Dekubitus

Dekubitus

Herausforderung für Pflegende

Herausgegeben von

**Christel Bienstein, Gerhard Schröder
Michael Braun und Klaus-Dieter Neander**

Bearbeitet von

M. Arndt, C. Bienstein, M. Braun, P. Eckert,
K. W. Freigang, E. Grond, O. Inhester,
S. Kumpf, K.-D. Neander, R. Niedner,
A. Pröve, L. Risse, H.-W. Röhlig, G. Schröder,
W. Sellmer, B. Wille, A. Zegelin,
I. Zimmermann

82 Abbildungen, 31 Tabellen

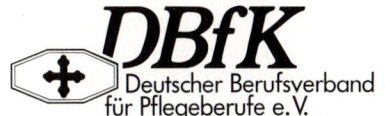

DBfK
Deutscher Berufsverband
für Pflegeberufe e.V.

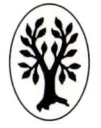

1997
Georg Thieme Verlag
Stuttgart · New York

Die Deutsche Bibliothek – CIP-Einheitsaufnahme

Dekubitus : Herausforderung für Pflegende ;
Tabellen / hrsg. von Christel Bienstein ...
Bearb. von M. Arndt ... – Stuttgart ; New York :
Thieme, 1997
NE: Bienstein, Christel [Hrsg.]; Arndt, Marianne

Wichtiger Hinweis: Wie jede Wissenschaft ist die Medizin ständigen Entwicklungen unterworfen. Forschung und klinische Erfahrung erweitern unsere Erkenntnisse, insbesondere was Behandlung und medikamentöse Therapie anbelangt. Soweit in diesem Werk eine Dosierung oder eine Applikation erwähnt wird, darf der Leser zwar darauf vertrauen, daß Autoren, Herausgeber und Verlag große Sorgfalt darauf verwandt haben, daß diese Angabe **dem Wissensstand bei Fertigstellung des Werkes** entspricht.

Für Angaben über Dosierungsanweisungen und Applikationsformen kann vom Verlag jedoch keine Gewähr übernommen werden. **Jeder Benutzer ist angehalten**, durch sorgfältige Prüfung der Beipackzettel der verwendeten Präparate und gegebenenfalls nach Konsultation eines Spezialisten festzustellen, ob die dort gegebene Empfehlung für Dosierungen oder die Beachtung von Kontraindikationen gegenüber der Angabe in diesem Buch abweicht. Eine solche Prüfung ist besonders wichtig bei selten verwendeten Präparaten oder solchen, die neu auf den Markt gebracht worden sind. **Jede Dosierung oder Applikation erfolgt auf eigene Gefahr des Benutzers**. Autoren und Verlag appellieren an jeden Benutzer, ihm etwa auffallende Ungenauigkeiten dem Verlag mitzuteilen.

© 1997 Georg Thieme Verlag
Rüdigerstraße 14, D-70469 Stuttgart

Printed in Germany

Satz: Gulde-Druck, Tübingen

Druck: Druckhaus Götz, Ludwigsburg

ISBN 3-13-101951-4 (Thieme)   1 2 3 4 5 6
ISBN 3-927944-16-5 (DBfK)

Anschriften

Arndt, Marianne, Dr.
Humboldt-Universität Berlin
Ziegelstr. 5–9
10117 Berlin

Bienstein, Christel
Universität Witten/Herdecke
Stockumer Str. 12
58453 Witten

Braun, M., Dr.
Malteser-Krankenhaus
Pillkaller Allee 1
14055 Berlin

Eckert, P., Prof. Dr.
Plastische Chirurgie
der Chirurgischen Universitätsklinik
Josef-Schneider-Str. 2
97080 Würzburg

Freigang, K. W.
IKK-Bundesverband
Kölner Str. 1–5
51429 Bergisch-Gladbach

Grond, E., Prof. Dr.
Veilchenstr. 1
58095 Hagen

Inhester, O.
Hervester Str. 26
46286 Dorsten-Wulfen

Kumpf, Sonja
Dellbrücker Hauptstr. 108
51069 Köln

Neander, K.-D.
Deutsches Institut für Pflegehilfsmittelforschung
und -beratung
Marienstr. 34
37073 Göttingen

Niedner, R., Prof. Dr.
Klinikum Ernst von Bergmann
Klinik für Dermatologie
Postfach 60 09 52
14409 Potsdam

Pröve, A.
Hinter-Kronen-Hof 2
29339 Wathlingen

Risse, L.
Schoppenhauerstr. 11
59063 Hamm

Röhlig, H.-W.
Seilerstr. 106
46047 Oberhausen

Schröder, G.
Werner-Schule
Reinhäuser Landstr. 19–21
37083 Göttingen

Sellmer, W.
Krankenhaus-Apotheke
Rübenkamp 148
22291 Hamburg

Wille, B., Prof. Dr.
Siemensstr. 18
35394 Gießen

Zegelin, Angelika
Weißbachstraße 12
44139 Dortmund

Zimmermann, Ingrid
Hervester Str. 26
46286 Dorsten-Wulfen

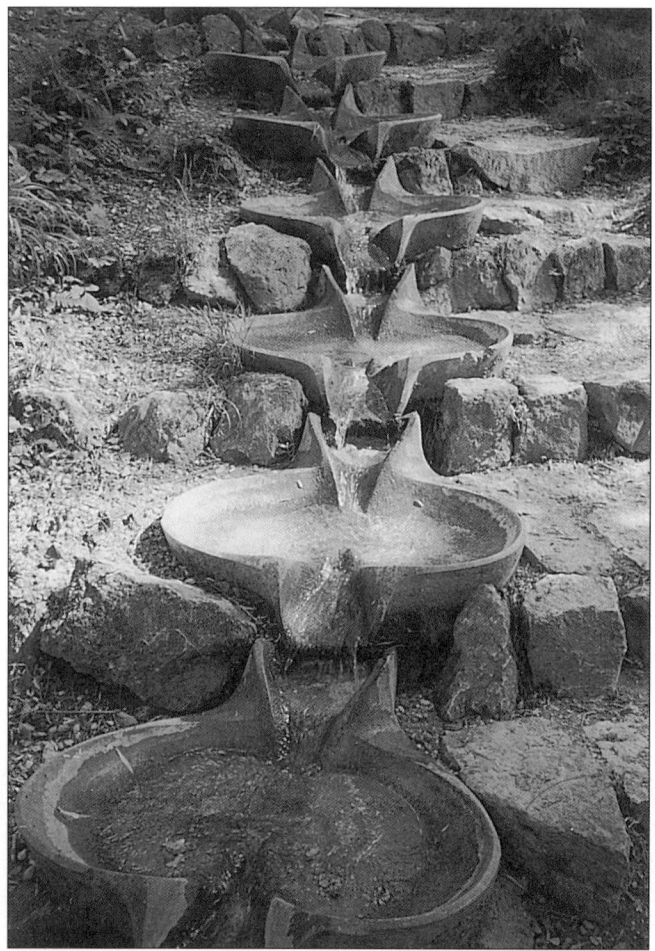

Der Lemniskatebach in CH-Dornach,
Goetheanum. Foto: Ch. Bienstein

Leben ist Bewegung,
Bewegung, die nicht gerade verläuft,
sondern die eigenen Bahnen suchen muß.

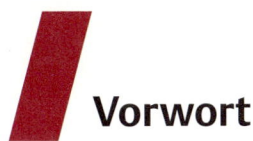

Vorwort

Bislang erschienen in Deutschland zwei wichtige Bücher zum Thema „Dekubitus": „Dekubitus – Prophylaxe und Therapie" entstand ursprünglich aus Referaten eines Fachkongresses und wurde von C. Bienstein und G. Schröder herausgegeben; „Dekubitus" von Dr. M. Braun ergänzte dieses Buch um weitere wichtige Inhalte, die zuvor nicht genügend Berücksichtigung gefunden hatten.

Seit dem Erscheinen beider Bücher wurden neue Forschungsergebnisse bekannt, warfen sich neue Fragestellungen auf, die es notwendig machten, alle Beiträge gründlich zu überarbeiten und zu ergänzen.

Das vorliegende Buch entstand durch intensive Zusammenarbeit engagierter Pflegender, Ärzte, Verwaltungsfachleute und Juristen. Durch diese Zusammenarbeit wird dokumentiert, daß die Dekubitusprophylaxe und -therapie einer *interdisziplinären Zusammenarbeit* bedarf. Nur wenn die Erfahrungen der Praktiker und die Forschungsergebnisse von Pflegenden und Medizinern zusammengetragen werden und der Versuch unternommen wird, daraus Handlungsanweisungen für die tägliche Praxis zu formulieren, hat dieses Buch seine Berechtigung. Die Herausgeber sind zuversichtlich, daß dies gelungen ist.

Das Buch dokumentiert in vielfältiger Weise, wie sich *Forschungsergebnisse* und Sichtweisen der verschiedenen Disziplinen ergänzen: neben den naturwissenschaftlichen Forschungsergebnissen, die sich mit Durchblutungsgrößen und Auflagedruckmessungen beschäftigen, stehen Überlegungen zur psychischen Situation der Patienten und Beobachtungen über Nebenwirkungen von Weichlagerung, die eine Einschränkung der wissenschaftlich fundierten Erkenntnis bedingen, daß Patienten so weich wie irgend möglich zu lagern seien. Deutlich wird, daß die Pflegeforschung erhebliche Beiträge geliefert hat, die sinnvolle und effektive Prophylaxemaßnahmen ermöglichen und lieb gewonnene Pflegeerfahrungen kritisch prüfen.

Die Herausgeber hoffen, daß das Buch für die Pflegenden und Ärzte in den Kliniken, Altenheimen und ambulanten Pflegeeinrichtungen eine Hilfe ist, um wirksam den Dekubitus zu verhindern bzw. die Therapie nach neuesten Gesichtspunkten zu gestalten. Auch wenn es nicht gelingen wird, alle Dekubiti durch eine sinnvolle Prophylaxe zu verhindern, so hoffen wir dennoch, daß immer mehr Patienten davon verschont werden. Bedenkt man, daß ca. 10% der jährlich etwa 14–15 Mill. in deutschen Kliniken behandelten Patienten einen Dekubitus bekommen, wird deutlich, um welche Dimensionen es geht.

Wir hoffen auf konstruktive Kritik und stehen Ergänzungsvorschlägen oder sonstigen Anregungen aufgeschlossen gegenüber.

November 1996   Christel Bienstein
                                 Gerhard Schröder
                                 Michael Braun
                                 Klaus-Dieter Neander

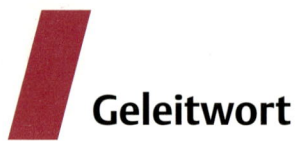

Geleitwort

Der Deutsche Berufsverband für Pflegeberufe freut sich, Ihnen heute gemeinsam mit dem Thieme Verlag diese Neuauflage in die Hand geben zu können. Damit stellen wir gleichzeitig eine Novität im Bereich der Fachbuchliteratur vor. Der Berufsverband und der Verlag nutzen ihre jeweiligen Ressourcen und bringen ihren jeweiligen Sachverstand in ein gemeinsames Projekt ein – die Fachbuchreihe „Pflegepraxis".

Der Name der Reihe als auch der Gegenstand dieses ersten gemeinsamen Buches zeigen deutlich, welches Ziel wir verfolgen. Praktisch erprobtes und wissenschaftlich überprüftes Wissen soll allen Pflegenden zugänglich gemacht werden, so daß es im beruflichen Alltag auf der Station und im ambulanten Sektor als auch in der Altenpflege angewendet werden kann.

Nur wenn die PflegepraktikerInnen ein angemessenes Instrumentarium zur Verfügung haben, zu dem wir mit dieser Fachbuchreihe beitragen wollen, kann die professionelle Pflege den Herausforderungen eines sich wandelnden Gesundheitswesens und den sich verändernden Patientenbedürfnissen gerecht werden. Pflegerisches Fachwissen bedarf der kontinuierlichen Weiterentwicklung und Aktualisierung, und zwar gerade auf den Gebieten, die so selbstverständlich und unveränderlich erscheinen.

Insbesondere die Weiterentwicklung der Dekubitusprophylaxe und -therapie der letzten Jahre hat deutlich gemacht, wie notwendig die Überprüfung „ewiger Wahrheiten" ist. Als das Dekubitusbuch 1990 erstmals erschien, hat es dazu beigetragen, die pflegerische Behandlung des Dekubitus zu „revolutionieren". Um so erfreulicher ist es für uns, die AutorInnen dafür gewinnen zu können, in einer Neubearbeitung weitere Entwicklungen und neue Erfahrungen zusammenzutragen und an die Pflegenden in der Praxis weiterzugeben.

Somit steht dieses Werk für das Programm, das der Deutsche Berufsverband und der Thieme Verlag mit dieser gemeinsamen Fachbuchreihe verfolgen – die Weiterentwicklung pflegerischen Wissens für eine qualitätsbewußte Pflegepraxis.

Barbara Schwochert
Bundesgeschäftsführerin des DBfK

Inhaltsverzeichnis

1 Zwei Geschichten

Die Prinzessin auf der Erbse

„Es war einmal ein Prinz; der wollte eine Prinzessin hei-
raten, aber es sollte eine wirkliche Prinzessin sein. Da
reiste er in der ganzen Welt herum, um eine solche zu
finden, aber überall war etwas im Wege. Prinzessinnen
gab es genug, aber ob es wirkliche Prinzessinnen waren,
konnte er nicht herausbringen, immer war etwas, was
nicht so ganz in der Ordnung war. Da kam er denn wieder nach Hause und war ganz traurig, denn er wollte
doch so gern eine wirkliche Prinzessin haben.
Eines Abends zog ein schreckliches Wetter auf; es blitz-
te und donnerte, der Regen strömte herunter, es war
ganz entsetzlich! Da klopfte es an das Stadttor, und der
alte König ging hin aufzumachen.
Es war eine Prinzessin, die draußen vor dem Tor stand.
Aber Gott! wie sah sie vom Regen und bösen Wetter
aus! Das Wasser lief ihr von den Haaren und Kleidern
herunter, und lief in die Schnäbel der Schuhe hinein und
aus den Hacken wieder heraus, und da sagte sie, daß sie
eine wirkliche Prinzessin sei.
„Ja, das werden wir schon erfahren!" dachte die alte Kö-
nigin, aber sie sagte nichts, ging in die Schlafkammer
hinein, nahm alle Betten ab und legte eine Erbse auf den
Boden der Bettstelle, darauf nahm sie zwanzig Matratzen, legte sie auf die Erbse, und dann noch zwanzig Ei-
derdaunenbetten oben auf die Matratzen.
Da sollte nun die Prinzessin die ganze Nacht liegen. Am
Morgen wurde sie gefragt, wie sie geschlafen habe?
„Oh, erschrecklich schlecht!" sagte die Prinzessin, „ich
habe meine Augen fast die ganze Nacht nicht geschlos-
sen! Gott weiß, was da im Bett gewesen ist! Ich habe auf
etwas Hartem gelegen, so daß ich ganz braun und blau
über meinen ganzen Körper bin! Es ist ganz entsetzlich!"
Nun sahen sie ein, daß es eine wirkliche Prinzessin war,
da sie durch die zwanzig Matratzen und die zwanzig Ei-
derdaunenbetten hindurch die Erbse verspürt hatte. So
empfindlich konnte niemand sein, als eine wirkliche
Prinzessin.
Da nahm der Prinz sie zur Frau, denn nun wußte er, daß
er eine wirkliche Prinzessin besitze, und die Erbse kam
auf die Kunstkammer, wo sie noch zu sehen ist, wenn
niemand sie gestohlen hat.
Sieh, das war eine wahre Geschichte" (Andersen).

Der folgende Auszug aus „Herbstblumen" schildert die Situation eines alten Mannes, der, um in
Ruhe sterben zu können, unter dem Druck institutioneller Zwänge in eine aussichtslose Operation eingewilligt hatte und nun die postoperative
Phase (5. Tag) erlebt.

Erfahrungen

„Bereits nach einigen Tagen in dem winzigen weißen
Zimmer verlor ich teilweise das Bewußtsein. Wenn ich
die Augen aufschlug und gerade niemand im Zimmer
war, konnte ich mich nicht orientieren. Mit einem Wasserbett hatte man verhindern wollen, daß sich die
schmerzenden Stellen durchlagen. Gleichzeitig verhin-
derte diese Vorsorge jedoch, daß ich mich aus eigener
Kraft noch irgendwie selber bewegen konnte. Bis auf
schmerzende Stellen verlor ich vollständig mein Körperschema. Ich wußte nicht, wo meine Beine aufhörten,
noch wo und wie sie gelagert waren. Mein Bauch
schmerzte, aber mein ganzer Rücken war mir verloren-
gegangen. Einzig meine Arme bewegte ich ab und an
kraftlos, um Zeichen damit zu machen. Meine Augen
suchten Bekanntes, aber auf der weißen Wand gegenüber befand sich nichts, außer einem Fernseher und einer kleinen roten Tafel mit der Brandschutzordnung.
Mit dem brennenden Verlangen in meinem Inneren
stimmten die Regeln jedoch vollkommen überein. Nur
kamen sie leider nicht zur Anwendung.
Mehrmals bat ich meine Töchter, mir die Tafel vorzule-
sen. Dann bereitete mir die Ironie in den Vorschriften
ein inneres Lachen. Dann wiederum konnte ich diesen
schwarzen Humor nicht mehr verkraften und bat fast
wütend darum, die Brandschutztafel von der Wand zu
nehmen. Mit einer Regelmäßigkeit, die das einzig Verläßliche im Tagesablauf war, hängte die Putzfrau die Tafel jedesmal wieder auf.
„Keine Panik." Mit Gewißheit würde das Leben weiter-
gehen, wenn das Bewußtsein in meinem todkranken
Körper verloschen sein würde.
*„Kümmern Sie sich nicht um Ihr Gepäck oder Wertsachen,
diese sind ersetzbar."* Mein Körper war nichts mehr wert,
und trotzdem wurde er als das einzig Wertvolle an mir
um jeden Preis am Leben erhalten, z.B. durch jede Menge von Infusionen und Transfusionen. Wozu? Ich sollte

doch das Gebäude verlassen, das nicht mehr zu retten war. Oder doch? Manchmal vergaß ich, wie sterbenskrank ich wirklich war.

„Benutzen Sie nicht die Fahrstühle, sondern das Treppenhaus." Häufiger hatte ich jetzt ein Gefühl, wie es beim Fahrstuhlfahren entsteht. Mit einem Ruck entschwebte ich nach oben und sah dabei gleichzeitig, wie ich schlafend in meinem Bett lag. Oder schlief ich gar nicht? Meine Augen suchten die Treppe. Ein paarmal hatte ich sie schon in diesem Zustand gesehen. Sie war vollkommen weiß. Am oberen Ende befand sich eine weiße Tür. Dahinter war ein helles Licht. Ich wußte genau, daß dieses Licht da war, obwohl ich es nicht sehen konnte. Dann sauste der Fahrstuhl in Sekundenschnelle wieder nach unten, und ich erwachte in meinem Körper" (Zimmermann 1995).

2 Geschichtliche Aspekte des Dekubitus

Gerhard Schröder

- Die ersten Berichte über den Dekubitus
- Entwicklung des Begriffs Dekubitus
- Dekubitus im Mittelalter
- Dekubitus im 19. Jahrhundert
- Dekubitus im 20. Jahrhundert

Zusammenfassung

Dieses Kapitel soll den Leser in ein uraltes Problem einführen, um ihm gleichzeitig Ergebnisse für die eigene Praxis mitzugeben. Neben der frühen Geschichte des Dekubitus wird die Entwicklung des Begriffs Dekubitus aufgezeigt. Die unterschiedlichen prophylaktischen und therapeutischen Ansichten sowie die wesentlichsten Forschungsergebnisse werden dargestellt.

Der Dekubitus ist nicht nur heute ein Problem. Bereits im Mittelalter wurden die verschiedensten „Geheimrezepte" angeboten, in denen sich häufig bereits die Hoffnungslosigkeit der Autoren widerspiegelt. So haben diese alten Berichte mit der heutigen Prophylaxe eines gemeinsam: Die Polypragmasie (Methodenvielfalt) und die dabei vorhandene Hilflosigkeit der Pflegenden und der Ärzte.

Viele interessante Forschungsergebnisse sind bereits sehr alt, wenngleich einige neu erscheinen, weil sie in den heutigen Lehrbüchern vielfach nicht wiederzufinden sind, obwohl sie für die Praxis relevant sind. Von daher ist es wichtig und spannend zugleich, sich mit der Geschichte des Dekubitus auseinanderzusetzen.

■ Die ersten Berichte über den Dekubitus

Die ersten Berichte über den Dekubitus stammen bereits aus dem alten Ägypten. Hier wird von einer ca. 30 Jahre alten Prinzessin berichtet, die, durch eine unbekannte Grundkrankheit bedingt, einen faustgroßen Dekubitus im Sakralbereich erlitt. Die Therapie sah eine Hauttransplantation vor; man wollte quasi den Schaden „schnell bedecken". So wurde der Prinzessin die Haut eines Schweines verpflanzt, natürlich ohne Erfolg: Die Prinzessin zeigte nach kurzer Zeit Abstoßungsreaktionen, an denen sie verstarb.

Mitunter werden allerdings auch alte Textstellen mißverstanden, wie z. B. in der Bibel. Hier findet sich in den Psalmen ein „Psalm Davids zum Gedenkopfer", in dem ein Bußpsalm Davids in einer neueren Übersetzung als Dekubitus gedeutet wird.

„Es ist nichts Gesundes an meinem Leibe wegen deines Drohens
und ist nichts Heiles an meinen Gebeinen wegen meiner Sünde.
Denn meine Sünden gehen über mein Haupt;
wie eine schwere Last sind sie mir zu schwer geworden.
Meine Wunden stinken und eitern
um meiner Torheit willen.
Ich gehe krumm und sehr gebückt;
den ganzen Tag gehe ich traurig einher.
Denn meine Lenden sind ganz verdorrt;
es ist nichts Gesundes an meinem Leibe.
Ich bin matt geworden und ganz zerschlagen;
ich schreie vor Unruhe meines Herzens" (Psalm 38, Vers 4–9).

Dies ist so nicht korrekt, weil es sich hier um die Erkrankung „Aussatz" handelt, wie kompetente Bibelkenner immer wieder auslegen. Vielmehr bedeutet Krankheit

„… in der Antike – und auch sonst – immer Korrespondenz zu Schuld und Sünde. Es ist deshalb nur symbolisch, wenn der Psalmbeter bestimmte Krankheitsbilder konkret nennt; es hängt dann von der Phantasie des Übersetzers ab, wie er es gerade ausdrückt…. Und die diversen Heilungsgeschichten bei Jesus zeigen das überdeutlich, daß der ekelerregende und für alle Menschen sichtbare Aussatz – ähnlich wie Blindheit – als Inbegriff der Verdorbenheit und Sündhaftigkeit des Menschen aufgefaßt wurde. Die Heilung durch Jesus ist dann nicht vornehmlich Heilung einer körperlichen Krankheit, sondern vielmehr die Befreiung des ganzen Menschen von der Sünde…. Das Element der Bewegung heißt hier, auf Jesus zuzugehen oder sich von ihm abzuwenden" (Zwink, persönl. Mitt.).

■ Entwicklung des Begriffs Dekubitus

In den ersten Berichten wird der Begriff Dekubitus allerdings noch nicht benutzt, da er sich erst später entwickelte. Druckgeschwüre wurden zunächst als **„Gangraena"** zusammengefaßt und entsprechend der Ursache **„Gangraena per decubitum"** genannt. Das Wort „decubitum" leitet sich von dem lateinischen Wort **decubare** ab, was zunächst nur **„darniederliegen"** bedeutet. „Gangraena per decubitum" sagt also soviel wie **„faulige Wunde durch das Liegen"**. Von dem Begriff Gangraena per decubitum blieb schließlich nur die Bezeichnung **„Decubitus"** übrig, die heute üblich ist. Dieses Wort wurde inzwischen eingedeutscht und deshalb mit k geschrieben – anstelle der ursprünglichen Schreibweise mit c. Der Plural des Wortes „Decubitus" ist ebenfalls „Decubitus" – mit langem U gesprochen. Der heute übliche Plural „Dekubiti" ist eigentlich falsch, ist aber an die deutsche Schreibweise angepaßt und deshalb auch statthaft.

■ Dekubitus im Mittelalter

Die erste medizinische Veröffentlichung geht auf den holländischen Chirurgen Fabricius Hildanus zurück, der bereits 1593 in seiner Schrift „Dekubitus gangraena et sphacelo tractatus methodicus" eine scharfe Beobachtungsgabe zeigt. Er hält damals schon das Gangrän für eine Krankheit, die auf mindestens eine der drei folgenden Ursachen zurückzuführen sei (Groth 1942):

- äußere Ursachen, z. B. Kälte,
- innere, übernatürliche, im Körper auftretende Ursachen,
- Unterbrechung der Zufuhr von Pneuma, Blut und Nahrung. Unter Pneuma verstanden die Ärzte zur damaligen Zeit eine Flüssigkeit, welche für die Nutrition (Ernährung) des Gewebes und der einzelnen Zellen verantwortlich sein müßte.

Hildanus schreibt:

„Wenn die Pneumazufuhr unterbrochen wird, wie es bei Paralytikern und Apoplektikern der Fall ist, werden bisweilen deklive Gebiete von Gangrän angegriffen [deklive = vorgeschädigt, gemeint ist eine Vorschädigung der Haut, z. B. eine Mazeration durch Urin]… Der Coccyx [Os coccygis = Steißbein] begann, unter dem Druck zu leiden, wurde durch den ständig fließenden Harn ulzeriert und schließlich vom Gangrän angegriffen."

Hieran sieht man, daß die auch heute noch vielfach vertretenen Vorstellungen über die Entstehung des Dekubitus bereits eine sehr lange Geschichte haben.
Bis zum Jahre 1700 ändert sich an der Meinung, daß ausschließlich äußere Umstände Ursache des Dekubitus seien, kaum etwas. Im Jahre 1700 veröffentlicht der französische Chirurg de la Motte über 300 Krankengeschichten von Patienten mit Dekubitus, in denen er u. a. mitteilt, daß der Druck zwar eine ausschlaggebende Rolle spiele, die Grundkrankheit aber als eigentliches Übel zu

sehen sei. De la Motte ändert damit seine ursprüngliche Auffassung, daß nämlich mechanischer Druck und Unsauberkeit die wichtigsten Ursachen des Dekubitus seien, veranlaßt durch die exakte Beschreibung und Auswertung von Dekubitusfällen. Er empfiehlt bei aufgetretenen Dekubitalgeschwüren eine für damalige Verhältnisse erstaunliche konservative Behandlung mit Daunenkissen zur Weichlagerung. Den Lagewechsel des Kranken hält er für schädlich, weil hierdurch „nur noch zusätzlich der Trochanter major befallen würde". Statt dessen schlägt er Waschungen mit Kampherspiritus vor, um die Haut abzuhärten. Auch dies sind bekanntlich heute nicht selten anzutreffende Vorstellungen: Anstatt die Ursache – nämlich den Druck – zu bekämpfen, versucht man mit eher schädigenden Maßnahmen die Haut abzuhärten.

Eine häufige Therapie bei Dekubitus besteht in der damaligen Zeit im Aderlaß der Patienten, der natürlich den Zustand der Mangeldurchblutung deutlich verschlechtert.

Quesnay stellt im Jahre 1749 die Theorie auf, daß die Nerven, die die Arterien begleiten, mit verantwortlich seien für die Entstehung des Dekubitus. Lähmungen dieser Nerven führten zu einer verschlechterten Durchblutung. Er fordert deshalb, „man solle die Krankheit heilen, so werde das Abgestorbene von selbst abgestoßen". Quesnay hält den Druck als äußeren Faktor der Dekubitusentstehung für relevant, nicht aber die damals noch als sehr wichtig empfundene „Unreinlichkeit" (Inkontinenz).

All diese ärztlichen Berichte deuten darauf hin, daß zu dieser Zeit Dekubitus ein „ärztliches Thema" war. Schaut man in die damaligen Pflegelehrbücher, so findet man als Verfasser ebenfalls Ärzte. Als das älteste Krankenpflegelehrbuch in Deutschland gilt das Buch von Franz May „Unterricht für Krankenwärter" aus dem Jahre 1784. Sucht man darin nach dem Thema Dekubitus, so wird deutlich, daß dieser Begriff damals noch nicht benutzt wurde. Angaben zur Dekubitusprophylaxe finden sich in dem Abschnitt über Lagerungen:

„In langwierigen Krankheiten, wenn der Kranke mehr ein Knochengeripp als einen befleischten Körper hat, kann man auf die roßhaarne Matratze noch eine andere von Lämmerwolle legen. Nach Unterschied der Jahreszeit und der hergebrachten Gewohnheit kann man zwei Oberdecken, eine von Baumwolle, die andere von gemeiner Wolle, oder auch ein leichtes Federbettchen auflegen. Zu wünschen wäre es, daß der Kranke in langwierigen Fällen öfters frisch gebettet werden und den Tag hindurch auf einem ledernen Ruhesessel zubringen könnte."

■ Dekubitus im 19. Jahrhundert

Boyer hat 1818 ebenfalls den Druck als ausschlaggebenden Faktor der Dekubitusentstehung beschrieben, weil dieser Druck die Blutgefäße zusammendrückt und dadurch der Kreislauf unterbrochen wird. Boyer unterscheidet beim Sakraldekubitus zwei Formen:

- den *gutartigen Dekubitus*, der sich erst spät im Verlauf einer Krankheit entwickelt und hauptsächlich durch langen Druck infolge des Liegens hervorgerufen wird
- die *schwere Verlaufsform des Dekubitus*, die bei akutem Fieber auftritt und deshalb als symptomatisch für die Krankheit zu betrachten sei. Diese Art des Dekubitus werde durch Druck und Verunreinigung an der betroffenen Stelle (Os sacrum) hervorgerufen.

Mitte des 19. Jahrhunderts wird die Ursache hauptsächlich in den beiden äußeren Faktoren Druck und Unsauberkeit gesehen, wobei kontrovers diskutiert wird, ob eine Infektion vorausgeht oder nicht.

Der deutsche Pathologe Virchow bezeichnet 1854 den Dekubitus als „Nekrose aus Schwäche", um damit deutlich zu machen, daß bei entsprechender innerer Prädisposition der Patienten (Ernährungsstörungen des Gewebes, Fieber, Respirationsstörungen) ein Dekubitus durch „unbedeutende äußere Ursachen" ausgelöst werden kann. Daß Diabetes mellitus infolge der Stoffwechselveränderung zu den prädisponierenden Faktoren des Dekubitus gehört, erkennt schon Bardsley im Jahre 1807, der durch Mussets Feststellung, daß es durch den Diabetes zu Arterienveränderungen kommen kann, bestätigt wird.

Zu dieser Zeit – also um 1850 – wird allgemein angenommen, daß der Dekubitus in der Haut beginnt und sich dann allmählich nach unten ausbreitet, bis schließlich der Knochen betroffen ist. Auch in der Pflege – hier in den Lehrbüchern –

drückt sich deutlich die damalige Hoffnungs- und Hilflosigkeit aus, wie z.B. im „Handbuch der Krankenwartung" (Gedicke 1854):

„Um das Durchliegen zu verhüten, muß das Lager des Kranken so rein wie möglich gehalten, oft frische Tücher unter das Kreuz gelegt und letzteres oft mit kühlem Wasser abgewaschen werden. Man pflegt auch wohl, um das Bett kühl zu erhalten, ein Gefäß mit kaltem Wasser unter dasselbe zu setzen, was wenigstens nicht schadet, wenn es auch nicht viel helfen sollte."

Hinter dieser eher merkwürdig klingenden Hilflosigkeit steckte die Hoffnung, daß durch die Kühlung des Bettes das Fieber des Kranken gesenkt werden könne, was wiederum die Dekubitusgefährdung senken würde. Man wußte ja bereits zur damaligen Zeit, daß Fieberkranke durch einen beschleunigten Stoffwechsel eher einen Dekubitus bekommen.

Neben dieser für heutige Verhältnisse eher spaßigen Form der Dekubitusprophylaxe werden aber recht konkrete, auch heute noch gültige Formen der Dekubitusprophylaxe beschrieben (Gedicke 1854):

„Der Kranke muß mit der Last seines Körpers nicht immer auf einer Seite ruhen, sondern seine Lage muß, wo möglich, von Zeit zu Zeit verändert werden, auch derselbe eine mehr liegende als sitzende Stellung im Bette erhalten, damit nicht die ganze Schwere des Körpers auf das Kreuz hinwirkt."

Weiterhin werden verschiedene Felle zur Weichlagerung empfohlen, wobei „eine gegerbte Elendshaut" besser geeignet zu sein scheint als ein weichgegerbtes Hirsch- oder Rehleder. Auch werden zur Behandlung des Dekubitus Hohllagerungen mit Sitzkränzen empfohlen, eine heute zum Glück verlassene Methode, die durch die zirkuläre Abbindung keine bessere Durchblutung der geschädigten Stelle bringt.

In einem Lehrbuch der Krankenpflege (Brunner) aus dem Jahre 1908 werden folgende Methoden der Prophylaxe vorgeschlagen: häufiges Reinigen, Waschen, Trockenlegen, Umbetten des Patienten, Anstrecken des Leintuches und der Lagewechsel des Patienten.

Dekubitus mit Metastasen in der Lunge?

Foville untersucht im Jahre 1829 mehrere Sektionsberichte von Geisteskranken, die mit Inkontinenz verstorben waren, und stellt dabei fest, daß alle einen Dekubitus in der Sakralregion haben und außerdem kleine gangränöse Hohlräume in den Lungen aufweisen. Er neigt dabei zu der Ansicht, daß Keime vom Dekubitus zur Lunge transportiert werden, sich dort festsetzen und zu diesen gangränösen Hohlräumen in der Lunge führen. Ähnliche Vermutungen äußern Charcot und Ball im Jahre 1860, die bei einem ähnlichen Fall „gangränöse Embolien vom Dekubitus in andere Körperorgane" annehmen.

Kerschensteiner studiert 1859 den Dekubitus bei Typhus und teilt ihn in insgesamt acht Typen auf, unter denen einer in der Unterhaut beginnt und sich allmählich in die Epidermis ausbreitet.

In der Mitte des 19. Jahrhunderts hält man den Dekubitus also für eine Nekrose, die durch eine Durchblutungsstörung entsteht, wenn der äußere Druck den Kreislauf in den gefährdeten Gebieten unterbindet und interne Faktoren (z.B. Diabetes) dies infolge verschlechterter Stoffwechsel- und/oder Durchblutungssituation forciert.

Dekubitus durch Störungen der „Ernährungsnerven"?

Samuel kritisiert in seinem 1860 erschienenen Buch „Die trophischen Nerven" die bisherige Auffassung, daß der äußere Druck dominierend ist, und behauptet, daß eher die unterschiedlichen Grunderkrankungen des Patienten den Dekubitus auslösen würden. Andere prädisponierende Faktoren wie Alter, Konstitution und Körperbau des Patienten hielt er ebenso für nebensächlich, weil ein Dekubitus im Verlauf einer Erkrankung unregelmäßig auftritt, selbst bei äußerlich gleichen Faktoren. Samuel teilt deshalb den Dekubitus in drei Arten auf, je nach Zeitpunkt der Entstehung:

- Decubitus chronicus (nach Monaten),
- Decubitus subacutus (nach Wochen) und
- Decubitus acutus (nach wenigen Tagen).

Decubitus chronicus ist demnach durch Druck ausgelöst, der bei langem Liegen entsteht, hauptsächlich bei älteren und geschwächten Patienten. Decubitus subacutus tritt bei zerebralen Erkrankungen auf (zu denen Samuel auch den Typhus rechnet). Hierbei spielen drei äußere Faktoren eine Rolle:

- Druck durch Rückenlage,
- Hautreizung durch Urin und
- Sensibilitätsstörungen.

Interessant sind Samuels Ausführungen zum Decubitus acutus, der bereits bei Lähmungen nach wenigen Tagen auftreten kann. Samuel vermutet sog. trophische Nerven, die die Ernährung des Gewebes regeln, d. h., Ursache solcher Dekubitusgeschwüre ist nicht unmittelbar der äußere Druck, sondern vielmehr ein Versagen dieser Nerven, wodurch das Gewebe in diesen Regionen untergeht. Diese von Samuel vermuteten Nerven konnten allerdings nicht gefunden werden, so daß seine Auffassung sich eigentlich nie etablieren konnte, wohl aber seine Bezeichnung „Decubitus acutus".

Charcot schließt sich trotz aller Mängel der Theorie Samuels an und ist davon überzeugt, daß eine Reizung des Rückenmarks – der darin verlaufenden Nerven – zum Dekubitus führen könne. Er untersucht den Dekubitus insbesondere bei hemiplegischen Patienten und kann ihn fast immer in der Mitte der Gesäßbacke der hemiplegischen Seite finden, nicht über dem Os sacrum wie bei Rückenmarksaffektion.

Gegen Ende des 19. Jahrhunderts wird allerdings allgemein die Meinung verlassen, daß eine Störung der sog. trophischen Nerven zu einem Dekubitus führen könne, weil diese weder anatomisch noch experimentell nachgewiesen werden können. Inzwischen wird die Entstehung des Dekubitus als viel komplizierter gesehen (Lubarsch 1907). Insgesamt wird die „geordnete Pflege" als effektive Dekubitusprophylaxe angesehen, wenngleich zugegeben wird, daß in einigen Fällen auch besondere Momente hinzukämen, die nicht durchschaubar seien.

Eine andere Meinung, die damals insbesondere von der Chirurgie vertreten wird, ist die Entstehung des postoperativen Dekubitus durch Ischämie oder Infektion (Lèprevost 1892).

Dekubitus infolge bakterieller Infektion

Als Samuel seine Theorie über die trophischen Nerven vorlegt, werden die pathogenen Keime entdeckt. Zunächst bringt man die Bakterien nicht in Zusammenhang mit der Entstehung des Dekubitus, da man den Dekubitus als eine Druckischämie der Haut versteht. 1892 spricht Winiwarter erstmals neben dem traumatischen Dekubitus und dem akuten neurotischen Dekubitus vom entzündlichen Dekubitus. Nyström schreibt 1917 in Schweden bei experimentellen Untersuchungen an künstlich hämatogen infizierten Kaninchen (die Tiere bekamen in Narkose Keime in den Blutkreislauf gespritzt) die danach entstandenen Geschwüre einer Toxinwirkung der Keime zu, welche sich in den durch Druck geschwächten Hautpartien festgesetzt und dort stärker entwickelt hätten.

Kerschensteiner ist der erste, der 1859 behauptet, daß ein Dekubitus nicht immer in der Haut beginnt. Er beschreibt eine Art des Dekubitus bei Typhuskranken, die mit einer Nekrose des Unterhautgewebes beginne, worauf erst später eine Erweichung der Epidermis erfolge. Zunächst schenkt man Kerschensteiners Behauptung aber kaum Aufmerksamkeit. Erst als Wieting 1918 propagiert, daß „… das Wundliegen also eine Drucknekrose (sei), die nicht von außen nach innen schreitet, sondern umgekehrt in der Tiefe entsteht und nach außen fortschreitet…" geht man dieser Theorie nach.

In Kapitel 7 kann die physikalische Begründung für die Entstehung des Dekubitus in der Tiefe nachgelesen werden. Entscheidend hierbei ist, daß man den Dekubitus, der in der Tiefe entsteht, zuerst durch eine blauschwarze Nekrose, die durch die intakte Haut hindurch scheint, erkennen kann, ein in der Praxis häufig vorkommendes Bild z. B. an den Fersen der Patienten.

Dekubitus im 20. Jahrhundert

Nachfolgend werden experimentelle Studien und einige interessante krankenpflegerische Lehrbücher des 20. Jahrhunderts aus Deutschland beschrieben.

Experimentelle Studien zur Entstehung des Dekubitus von Groth aus dem Jahre 1942

Die folgenden Experimente sind von dem schwedischen Chirurgen in den Jahren 1938 bis 1942 in der Universitätsklinik Uppsala durchgeführt worden. Diese Ergebnisse werden einerseits wegen ihrer Relevanz für die Dekubitusprophylaxe, andererseits wegen ihres geringen Bekanntheitsgrades anschließend skizziert.

Zunächst berichtet Groth über eigene klinische Fälle von Patienten, die alle eine Infektion hatten und daran verstarben. Bei der anschließenden Sektion fand Groth im Sakralbereich ausgedehnte nekrotische Bereiche mit eingekapselten Abszessen in der Tiefe, während die oberflächliche Haut unbeschädigt war. Groth vermutete, da die Glutäalabszesse die gleichen Keime enthielten wie die zum Tode führenden Infektionen, daß die Keime sich durch hämatogene Streuung von den Primärinfekten in den „bedrückten" Gebieten abgesetzt hätten. Er begründet seine Behauptung mit der Tatsache, daß die „bedrückten" Gebiete durch die Ischämie eine örtliche Immunschwäche aufwiesen und deshalb die Keime sich hier leicht niederlassen könnten. Weiterhin beschreibt Groth einen postoperativen Dekubitus, bei dem es seiner Meinung nach ebenfalls zu einer hämatogenen Infektion kam, weil nach der Operation der anschließende Liegedruck zu einer Festsetzung der Keime führte. Groth sieht diese Ergebnisse als Bestätigung seiner Hypothese, daß der bösartige Dekubitus in der Gewebetiefe entstehe und erst allmählich zur Hautoberfläche wandert.

Zur Bestätigung seiner Thesen führte Groth an fast 250 Kaninchen Druckversuche durch. Er belastete die Tiere während einer Vollnarkose an einer genau definierten Stelle des Hinterteiles mit einem definierten Druck zwischen 24 und 429 mmHg. Anschließend sezierte er die Muskulatur der Tiere und konnte nach einer bestimmten Druckzeit immer Veränderungen der Muskulatur im Sinne einer Nekrose finden, während die Hautoberfläche unverändert erschien. Groth urteilte danach: „Die Widerstandskraft der Haut war in allen Versuchen größer als die der darunterliegenden Muskulatur." Dieses Ergebnis bedeutet für die durchzuführende Prophylaxe, daß alle Maßnahmen, die die Widerstandskraft der

Haut stärken wollen, vom Ansatz her unnötig sind, da die Haut noch die stärkste Widerstandskraft hat.

Ein weiteres Ergebnis seiner Experimente war, daß über einem Knochenvorsprung der Druck in der Tiefe höher war als an der Hautoberfläche:

„Der Druck in der Tiefe ist an der Knochenfläche unter gewissen Verhältnissen grösser als an der Hautoberfläche. Degenerative Herde in dem in der Tiefe liegenden M. gluteus min. bei Versuchen, wo der oberflächlich liegende M. gluteus med. keine sichtbaren Veränderungen aufweis, können also dadurch erklärt werden, dass der Druck je Flächeneinheit in der Tiefe grösser war als an der Oberfläche."

Insgesamt also interessante Ergebnisse, deren Inhalt bislang in den deutschsprachigen Krankenpflegelehrbüchern wenig Einzug hielt.

Lehrbücher der Krankenpflege

Zunächst muß man auch hierbei bemerken, daß Pflege ehemals zwar ein Ausbildungsberuf war, in erster Linie jedoch durch Ärzte definiert wurde; Pflege verstand sich als ein Assistenzberuf der Medizin. Pflegelehrbücher wurden – bis auf wenige Ausnahmen – von Ärzten geschrieben.

In dem „Taschenbuch der Krankenpflege für Krankenpflegeschulen, für Ärzte und für die Familie" von Dr. R. Eberle aus dem Jahre 1914 wird die Dekubitusprophylaxe u.a. in dem Kapitel „Krüppelfürsorge" dargestellt. Eine besondere Betonung legt Eberle auf rückenmarksgelähmte Patienten, die sich an fast allen gelähmten Körperstellen aufliegen können. Zur Prophylaxe empfiehlt er:

„Tägliches mehrmaliges Glattziehen des Bettuches und des Hemdes, in denen sich keine dicken Nähte befinden dürfen, Aufschütteln des zusammengedrückten Lagers, Entfernung von Brotkrümeln, regelmäßiger Wechsel der Lage, damit sich der Rücken abkühlt, kalte Abwaschungen des Rückens, Waschungen der gefährdeten Stellen mit Branntwein, Essig, spirituöser Sublimatlösung, Anwendung des Luft- und Wasserkissens, Verhütung der Beschmutzung des Bettes mit Harn und Stuhl, Lagerung auf feiner Holzwolle und Moos."

Sicherlich etwas seltsam für heutige Verhältnisse ist die Lagerung auf den genannten Torfmooslagern, die aber den Vorteil aufwiesen, daß inkontinente Patienten im Trockenen lagen und zusätzlich der Geruch gehemmt wurde. Hergestellt wurden diese Torfmooslager folgendermaßen: Man nahm das Mittelteil der dreiteiligen Matratze aus dem Bett und stellte eine entsprechend große Kiste hinein, die mit getrocknetem Torfmoos gefüllt war. Der Kranke sollte möglichst direkt auf dem weichen Moos zu liegen kommen. Interessant ist das Buch „Krankenpflege" von Schwester M. Angelina Hodel, das 1921 erschien. Hier wird die Dekubitusprophylaxe im Kapitel 5, „Die Pflege der Kranken im Bett", dargestellt, wobei eingangs der Dekubitus als ein besonderes Qualitätsmerkmal der Pflege aufgeführt wird:

„Sehr gefürchtet und für den Patienten furchtbar schmerzhaft ist das Wundliegen oder Decubitus. Eine liebevolle, aufopfernde, gewissenhafte Pflegerin wird es sich daran gelegen sein lassen, diese üble Erscheinung nach Möglichkeit zu verhüten."

Die dann beschriebene Entstehung des Dekubitus unterscheidet zwischen den beiden Arten „normaler Dekubitus" und „brandiger Dekubitus", wobei letztgenannter in der Tiefe entsteht und zunächst nur durch eine blauschwarze Verfärbung des Gewebes erkennbar ist. Die Dekubitusprophylaxe gleicht der in dem obengenannten Buch von Eberle: Bettlaken glattziehen, Brotkrümel entfernen usw. Doch darüber hinaus merkt man sehr deutlich, daß dieses Buch von einer Pflegehand geschrieben wurde, weil praktische Lagerungshinweise gegeben werden:

„Dann wird die Lage des Patienten fleißig gewechselt; bald wird Seitenlage rechts, bald links, hie und da Bauchlage, dann wieder Rückenlage eingenommen."

Aber auch hier werden wiederum Maßnahmen vorgeschlagen, die eher in den experimentellen Bereich der Dekubitusprophylaxe eingestuft werden können, nämlich die Bemühungen, die Haut widerstandsfähiger zu machen:

„Die gefährdeten Stelle werden fleißig mit Alkohol oder Franzbranntwein abgetupft oder mit Essigwasser oder Zitronenwasser gewaschen und so die Haut dauerhafter gemacht."

Das „Krankenpflegelehrbuch", das 1943 vom Reichsausschuß für Volksgesundheitsdienst herausgegeben wurde, behandelt den Dekubitus im Kapitel „Krankenwartung". Interessant ist, daß dieses Buch von Hagen u. Mitarb. im Jahre 1951 neu herausgegeben wurde, wobei sich an dem Kapitel „Dekubitus" im wesentlichen nichts änderte. Auch hierin wird zunächst die grobe Entstehung eines Dekubitus dargestellt, woraufhin Ausführungen über die Prophylaxe folgen, wie z. B. Abreiben der Haut mit Franzbranntwein, das Einpudern und das häufigere Vornehmen eines Lagewechsels des Kranken. Als Lagerungshilfsmittel werden Ringe und Sitzkränze sowie vor allem das Wasserkissen als etwas „besonders Brauchbares" ausgewiesen.

Ebenfalls aus der NS-Zeit stammt das 1940 erschienene „Hand- und Lehrbuch der Krankenpflege" von Fischer u. Mitarb. Hier findet man die Dekubitusprophylaxe im Kapitel „Die Versorgung des Kranken." Hierin wird zunächst der Schwerpunkt auf die Lagerung gelegt:

„Um einem derartigen Dekubitus vorzubeugen, legt man den Kranken auf eine besonders nachgiebige Unterlage. So kann man z. B. einen halbgefüllten Hirsesack oder – besser noch – ein Wasserkissen auf die Matratze legen. Auch luftgefüllte flache Gummiringe werden zu diesem Zwecke verwendet. Die Fersen können gleichfalls auf kleine Hirsesäcke oder in besonders dafür hergestellte, weich umwickelte Ringe gelagert werden.
Im übrigen vermeidet man das Durchliegen, vor allem bei Kranken, die stark schwitzen oder unter sich lassen, durch regelmäßiges Abwaschen der Kreuzbeingegend mit Alkohol oder Sublimatspiritus mit nachträglichem Pudern."

Letztes Beispiel soll das Buch „Die Pflege des kranken Menschen" von der Arbeitsgemeinschaft Deutscher Schwesternverbände (ADS) und der Deutschen Schwesterngemeinschaft e.V. aus dem Jahre 1958 sein. Hierin wird der Dekubitus im Kapitel „Allgemeine Pflegeverrichtungen" (nach dem Reinigungsbad) beschrieben. Zunächst wird auch hier aufgezeigt, wie ein Dekubitus entsteht. Extrem gefährdet und daher besonders hervorgehoben sind Patientengruppen nach schweren Erkrankungen. Insgesamt werden drei Maßnahmen zur Dekubitusprophylaxe aufgezeigt:

„Um ein derartiges Wundliegen zu verhüten, muß die Schwester
die Haut des Kranken trocken halten,
sie von Druck entlasten und
vor Reibung schützen."

Hier wird also die Reibung als Entstehungsmöglichkeit eines Dekubitus neu in die Thematik eingeführt. Auch werden kalte Abwaschungen – mit Franzbranntwein oder anderen Mitteln – empfohlen, „... um die Haut auszutrocknen"! Eine Vorstellung, die sich zum Teil bis heute gehalten hat – aber mit keiner dermatologischen Kenntnis korreliert. Aber die obsoleten prophylaktischen Maßnahmen gehen noch weiter:

„Ist das Zimmer warm genug, so kann man die Druckstellen für kurze Zeit aufdecken, damit die Haut ausdünstet. Unter Umständen kann man auch mit dem Fön nachtrocknen, was gleichzeitig eine starke Hautdurchblutung bewirkt."

Hier wird zum ersten Mal die Anwendung des Föns zur Dekubitusprophylaxe empfohlen.

Insgesamt werden in diesem Buch zum Teil obskure Vorstellungen über die Pathophysiologie und die daraus entwickelte Prophylaxe deutlich, die sich auch Jahre später in der Praxis durch viele Experimente an der Haut niedergeschlagen haben.

Literatur

Arbeitsgemeinschaft Deutscher Schwesternverbände und Deutsche Schwesterngemeinschaft e.V.: Die Pflege des kranken Menschen. Kohlhammer, Stuttgart 1958

Barrington, F.J.F., H.D. Wright: Bacteriaemia following operations on urethra. J. Pathol. Bacteriol. 33 (1930) 871

Behrend, M.: Pathogenese und Behandlung des Wundliegens. Z. ärztl. Fortbild. 17 (1920) 485

Billroth, Th.: Allgemeine chirurgische Pathologie und Therapie. Berlin 1863

Browing, W.: The management of decubitus. Trained Nurse 60 (1917–1918) 207

Eberle, R.: Taschenbuch der Krankenpflege für Krankenpflegeschulen, für Ärzte und für die Familie. Böhlau, Weimar 1914

Fischer/Gross/Venzmer: Hand- und Lehrbuch der Krankenpflege, Bd. 2: Praktischer Teil. Franckh, Stuttgart 1940

Gartner, A.: Ueber den Decubitus. Berlin 1872

Gedicke, C.E.: Handbuch der Krankenwartung. Hirschwald, Berlin 1854

Gottesbühren, H.: Decubitalgeschwür als Ausgangspunkt einer Gasödemerkrankung. Chirurg Nr. 11 (1939) 492

Groth, K.-E.: Klinische Beobachtungen und experimentelle Studien über die Entstehung des Dekubitus. Almquist & Wikrells, Uppsala 1942

Hagen/Hübner/Kress/Neubert: Krankenpflege-Lehrbuch. Springer, Berlin 1951

Hake, E.: Ein Fall von schwerer Myelitis mit Decubitus. Med. Klin. Nr. 4 (1908) 944

Hildanus Chirurgicus: Decubitus gangraena et sphacelo tractatus methodicus. Köln 1592, Leyden 1598

Hodel, M.A.: Krankenpflege. Institut Baldegg, Baldegg 1921

May, F.: Unterricht für Krankenwärter. Schwan, Mannheim, 1784

Nyström, G.: Experimentella studier över en ny väg för kemoch seroterapi vid lokala kirurgiska infektioner. Svenska Läk. Sällsk. Handl. Nr. 43 (1917) 185 f.

Reichsausschuß des Innern: Krankenpflegelehrbuch. Thieme, Leipzig 1943

Samuel, S.: Die trophischen Nerven. Leipzig 1860

Schröder, G.: Der lange Weg einer ungelösten Geschichte. Forum Sozialstat. Nr. 42 (1988) 11–14

Zipperling: Decubitus acutus. Zbl. Grenzgeb. Med. Nr. 17 (1913) 187 f.

3 Pflege als Profession

Otto Inhester

- Druckgeschwür – ein sichtbares Phänomen?
- Im Druck drückt sich etwas aus
- Strategische Pflegeplanung statt Verwaltung nach Vorschrift

Zusammenfassung

Dieses Kapitel zeigt die paradigmatische und sozialpsychologische Bedeutung des Themas für die Berufsgruppe und die Wahrnehmung als Pflegeproblem auf. Es stellt Überlegungen zu pflegewissenschaftlichen Erkenntnisinteressen an und diskutiert interaktive Prozesse und die Fragwürdigkeit von Pflegestandards.

Dekubitusprophylaxe und -behandlung ist eines der Themen beruflicher Pflege, das wohl am umfangreichsten – der vorliegende Band mag als Beleg gelten – von Pflegenden selbst bearbeitet worden ist. Es ist ein Thema, mit dem sich Pflege auf unterschiedlichen Ebenen profiliert:

- in der Praxis, wo die Verhütung von Druckgeschwüren mehr oder weniger unausgesprochen zum Maßstab von Pflegequalität wird;
- in Theorie und Wissenschaft, wo Überlegungen zum Thema belegen sollen, daß Pflegeprobleme wissenschaftlicher Bearbeitung nach allgemein anerkannten Methoden zugänglich und bedürftig sind;
- in der Ausbildung, wo demonstriert werden kann, daß fachliche Pflege eben dieses Überbaus bedarf, da normale menschliche (weibliche) Begabung allein nicht ausreicht, den gefährdeten und betroffenen Patienten gerecht zu werden.

Aufgrund dieser Tatsachen ergeben sich Fragen nach der versteckten Bedeutung und inneren Dynamik des Themas Druckgeschwür, Fragen nach den gesellschaftlichen und berufspolitischen Momenten und den psychosozialen Mechanismen, die die Wahrnehmung dieses Pflegeproblems beeinflussen und somit seine Definition weitgehend bestimmen.

Das Druckgeschwür – ein sichtbares Phänomen?

Ein maßgeblicher Grund für die Bedeutung, die dieses Thema erlangt hat, liegt darin, daß es sich beim Druckgeschwür um ein augenscheinlich äußerliches, sichtbares, gut und objektiv dokumentierbares Phänomen handelt. Vorhandensein oder Fehlen, Größe und Schweregradeinteilung lassen sich unzweifelhaft feststellen.

Diese Charakterisierung ist für das Selbstverständnis des Pflegeberufes bis heute außerordentlich selten und wichtig, da bis vor wenigen Jahren pflegerische Arbeit nur als ein relativ konturloser und diffuser Arbeits- und Verantwortungsbereich darzustellen war. Solange es an geeigneten Methoden, wie sie jetzt durch die Pflegedokumentation gegeben sind, fehlte, war ein Druckgeschwür für die in der Pflege Tätigen so ziemlich das einzig *sichtbare und patientenbezogene* Signal, das als Vehikel dienen konnte, ureigenste pflegerische Arbeits- und Machtbereiche zu behaupten. Deshalb fungierte es auch viel eher als Auslöser von Lob oder Tadel als z. B. Merkmale psychosozialen Wohlbefindens.

Aus dieser Sichtweise resultiert ein weiterer bedeutungsvoller Aspekt: Bei der Dekubitusprophylaxe wird die Ideologie gepflegt, Erfolg oder Mißerfolg in der Pflege könnten mehr oder weniger *eindeutig* auf Handlung oder Unterlassung Pflegender zurückgeführt werden. Somit wird das manifeste Druckgeschwür zum sichtbaren Symbol pflegerischer Verwahrlosung und Versäumnisse auf der einen Seite, zum Symbol pflegerischer Mach(t)barkeit auf der anderen. Damit sind zugleich die Voraussetzungen gegeben, pflegerische Arbeit justitiabel zu machen.

Genährt wird diese Entwicklung durch die traditionellen pathophysiologischen Erklärungsmuster, wie sie von der heutigen Medizin geliefert werden. Vorzüglich eignen sich diese für eine kausalanalytische Deutung des Phänomens Druckgeschwür. Druck als physikalische Größe zur Ursache des Druckgeschwürs erhoben, verspricht – dem Zeitgeist gemäß – eine technische Lösung des Problems. Diese Art der Problemdeutung, die eben noch dazu geführt hat, die besondere Verantwortung und einzigartige Bedeutung des Pflegeberufes zu belegen, stellt nun selbst eine große Erleichterung, sprich *druckreduzierende Maßnahme, für Pflegende dar;* nicht nur, weil durch die Medizintechnik ein entsprechendes Angebot an Pflegehilfsmitteln bereitgestellt wird, das von schwerer Handarbeit entlastet. Vielmehr verweisen die mit dem Angebot von sog. selbstwirkenden Materialien verbundenen Verkaufsargumente auch auf die psychische Dimension der Problematik:

❗ Der Druck (Kilopond) des Patienten darf nicht zum Druck (Streß) des Personals werden.

Bei der Deutung der Dekubituspathogenese als ein sicht- und meßbares, ursächlich auf physikalischen Druck zurückzuführendes Ereignis tritt tatsächlich neben der körperlichen eine weitere psychische Entlastungsfunktion für das Pflegepersonal hinzu, nämlich die Möglichkeit, sich als Mensch hinter der Anwendung von Technik zu verstecken.

Mit der alleinigen Annahme eines Grundes (hier der physikalische Druck), der als zeitlich dem Ereignis vorausgehende Ursache betrachtet wird und der sich aus der Frage nach dem *Warum* ergibt, erübrigt sich die Frage nach dem Zweck. Ein Zweck wird zeitlich dem Ereignis nachgeordnet und ergibt sich aus der Frage nach dem *Wozu* (Inhester 1993 a, b, Zimmermann u. Inhester 1993). Mit dieser Ausklammerung der Sinndimension pflegerischen Handelns werden sowohl Pflegende am Krankenbett als auch Pflegetheoretiker am Schreibtisch von Fragestellungen entlastet, die erstens nicht einfach und zweitens nicht allgemeinverbindlich beantwortet werden können. Während Praktiker vielfältige Lösungsstrategien suchen, die nicht immer die Erleichterung des Gewissens zur Folge haben, besteht für die offizielle Pflegewissenschaft in dieser am Dekubitus geübten Sichtweise der Gewinn darin, sich dem herrschenden Wissenschaftsideal nähern und ein Gefühl der Gleichwertigkeit innerhalb des Wissenschaftsbetriebes aufbauen zu können.

Für die Entwicklung und Zukunft des Pflegeberufes ist es daher notwendig, sehr genau die Denkweisen zu analysieren, die für die Pflege Geltung erhalten sollen. Insbesondere sind die Vorstellungen ganzheitlichen Denkens als kritische Instanz heranzuziehen. So verschiedenartig die Vorstellungen von Ganzheitlichkeit zur Zeit auch sein mögen – offensichtlich ist Verschiedenartigkeit der Ansichten ein konstitutives Moment von Ganzheitlichkeit – so stellt sich die Frage, in welche Richtung zukünftige Energien gesteckt werden sollen, um Pflege auf ein höheres Niveau zu heben. Jedenfalls erweist sich die Anerkennung durch den herrschenden Zeitgeist als für die von Pflegenden durchgeführten Forschungen als einseitiger und völlig unzureichender Maßstab. Man bedenke, daß ein großer Teil der Pflegeprobleme, mit denen Pflegende heute konfrontiert werden, ihre Ursache in den Begleiterscheinungen unserer technischen Zivilisation hat. Eine kritische

Wissenschaftstheorie (Feyerabend 1986) zeigt, daß gerade in den methodologischen Bemühungen zur Eliminierung von Subjektivität und vermeintlicher Irrationalität eine neue Irrationalität erzeugt wird, die allerdings wesentlich schwieriger zu durchschauen ist, weil sie gesellschaftliche Anerkennung genießt. Eine dieser unhaltbaren Grundlagen ist die Reduktion von Natur auf sicht- und meßbare Werte und Prozesse.

■ Im Druck drückt sich etwas aus

Die tägliche Praxis zeigt, daß die Zusammenhänge, die bei der Entstehung, Verhinderung und Behandlung eines Druckgeschwürs von Bedeutung sind, äußerst vielfältig und verflochten sind. Tab. 3.**1** zeigt die bei Dekubitusgefährdung gleichzeitig auftretenden Pflegeprobleme.

Tabelle 3.**1** Dekubitusgefährdung und gleichzeitig auftretende Pflegeprobleme bei 10 verschiedenen Patienten

Zusätzliche Pflegeprobleme	Häufigkeit des Auftretens (absolut)
Pneumoniegefährdung	6
Kontraktur	7
Urin- und Stuhlinkontinenz	5
Desorientierung	5
Beweglichkeitsabnahme	4
Beweglichkeitszunahme	1
Regulation der oralen Flüssigkeitszufuhr	7
Schluckstörungen	3

! In der Dekubitusgefährdung drückt sich eine Situation aus, die über die eigentliche Gefährdung der Haut selbst hinausgeht.

Interessant ist daher die Frage, wann die Haut als Ausdrucksorgan eingesetzt wird, um zu signalisieren, daß eine bestehende Situation vom Kranken nicht mehr allein bewältigt werden kann, d.h., wann ein betroffener Mensch sich seiner Haut nicht mehr wehren kann. Geht man diesen Fragen in der Pflege nach, so zeigt sich, daß die Zweck- oder Sinndimension menschlicher Existenz nicht nur philosophisch-geistiges, sondern

durchaus eine Frage physiologisch-existentieller Natur ist.

Einen Hinweis dazu gibt uns ein Blick auf die erweiterte Norton-Skala (Bienstein 1987). Hier taucht mit *Motivation* eine Kategorie jenseits traditioneller physiologischer Konzepte auf. Mit Motivation als einer Bedingung zielgerichteten und sinnvollen Handelns fragen wir jetzt nicht:

* Welcher Druck macht in welcher Zeit welchen Schaden? Wir fragen:
* Warum ist der betreffende Mensch in der Situation „Bettruhe"? oder noch genauer:
* Was sagt die Situation, daß sich der Patient nicht mehr ausreichend bewegt, aus?

Um diese Fragen zu beantworten, müssen wir unseren Blick von dem äußerlichen physikalischen Druck wenden und uns mit dem inneren seelischen Druck auseinandersetzen. Wir fragen nicht mehr länger nach Auflage- oder kapillarem Verschlußdruck, sondern danach, was den Patienten bedrückt, was ihn hindert, sich zu bewegen, sich zu erheben.

Wir haben gelernt, hierbei vor allem an Störungen des neuromuskulären Systems zu denken, d.h. an die Folgen motorisch-sensorischer Ausfälle. Drehen wir den Sachverhalt einfach um, so kommen wir zu der These, daß sensorische und/ oder motorische „Ausfälle" zu Störungen des Nervensystems führen!

Welche Reaktionsmöglichkeiten verbleiben einem Menschen, wenn er

* wochen- und monatelang in einem warmen, weichen Bett liegt,
* jeden Morgen mit einem warmen, weichen Waschlappen gewaschen wird,
* zum Frühstück eine warme, weiche Milchsuppe, warmen Tee und weiches Brot zu essen und
* anschließend abwechselnd eine kahle weiße Zimmerdecke oder die warmen, weichen Farben eines Nußbaumeinbauschrankes zu Gesicht bekommt?

Vom Flur sind gedämpfte Geräusche zu vernehmen, die Tür zum Zimmer geht 49mal in 12 Stunden auf, und von dem ganzen Treiben rings umher ist nur eines gewiß: Es gilt nicht dem Weichgelagerten.

Wenn ein Mensch dies erlebt und dann noch überleben will, hat er nur zwei Möglichkeiten: Er wird äußerlich unruhig und versucht, sich durch für Außenstehende sinnlos erscheinende Aktionen zu befreien. Die andere Möglichkeit besteht im totalen Rückzug! Augen zu, Ohren zu, sich tot stellen, damit bestimmte grundlegende Bedürfnisse nicht enttäuscht werden können. Das Druckgeschwür, das in solchen Situationen entsteht, ist somit der Ausdruck für den soeben beschriebenen sozialen Tod.

Es ist klar, daß sich Dekubitusprophylaxe da nicht auf Weich- und Umlagerung beschränken kann. Im Gegenteil, unter Umständen leisten wir durch falsch verstandene Entlastung einer verhängnisvollen Entwicklung Vorschub. Dekubitusprophylaxe heißt, Zuwendung und Ansprache zu geben und sich nicht allein auf die Wirkung von Wassermatratzen oder Schaumstoff zu verlassen. Dekubitusprophylaxe bedeutet, Stimulation und Orientierung zu geben und nicht abzuwarten, daß der Patient seine restlichen Probleme allein löst. In diesem Sinne ist hervorzuheben, daß der physikalische Druck und der durch ihn erzeugte Ischämieschmerz durchaus positive Seiten hat. Jeder, der Konflikten nicht aus dem Weg geht, sondern die Auseinandersetzung mit ihnen gewohnt ist, weiß, daß in vielen Situationen Druck das einzige Mittel ist, um Bewegung zu erzeugen. Wenn wir die Bedingungen, unter denen der Patient lebt, mit unseren Arbeitsbedingungen vergleichen, so finden wir viele Parallelen. Pflege ist chronisch krank, wenn sie ständig im Konflikt von erledigten und unerledigten Aufgaben steht. Der Druck, der auf Pflegenden lastet, ist schmerzhaft und will uns eigentlich zwingen, innezuhalten und die Situation zu überdenken. Weder uns noch den Patienten erweisen wir einen Gefallen, wenn wir die Signale verdrängen. Unsere Möglichkeiten, spontan etwas zu verändern, sind begrenzt, unsere Beweglichkeit eingeschränkt, die Belastungen gehen auf keine Kuhhaut mehr. Schließlich findet dieser Druck auch seinen Ausdruck: Ausbruch aus dem Beruf oder Ausbruch eines Magengeschwüres.

Bei der Lösung dieses Problems können wir aus der ganzheitlichen Betrachtungsweise des Druckgeschwürs lernen.

> **!** Nur wenn wir ordentlich Druck machen, nur wenn wir woanders im System Schmerzen verursachen, findet Bewegung statt, können Veränderungen eingeleitet werden.

■ Strategische Pflegeplanung statt Verwaltung nach Vorschrift

Aus der Tatsache, daß mit der Dekubitusgefährdung stets zahlreiche andere Probleme verbunden sind, läßt sich zunächst eine Konsequenz ziehen: Pflegerische Maßnahmen dürfen nicht isoliert betrachtet und auf nur ein einziges Pflegeproblem bezogen beurteilt werden. Tab. 3.2 zeigt am Beispiel der Umlagerung, welche Wechselwirkungen mit dieser Technik verbunden sind.

Welche Wechselwirkungen bei welchen Patienten wann auftreten und wie diese dann hinsichtlich verschiedener Parameter zu bewerten sind, ist eine in jedem Einzelfall neu zu klärende Fragestellung. Ergeben sich mehrere Pflegeprobleme zusammen – und dies ist beim Druckgeschwür der Fall –, auf die jeweils isoliert voneinander reagiert wird, so ist damit zu rechnen, daß in sich widersprüchliche und kontraproduktive Pflegeregi-

Tabelle 3.2 Wirkung der Umlagerung auf verschiedene Pflegeprobleme

Pflegeprobleme	Wechselwirkung
Dekubitus	Druckentlastung
Kontraktur	Dehnlagerung
Thrombose	Veränderung der Hämodynamik, sowohl systemisch als auch lokal
Pneumonie	Drainageeffekt, Beweglichkeit des Zwerchfells und des Thorax
Ruhe/Schlaf	Wach- und Schlafphasen werden beeinflußt
Schmerzen	Schonhaltung, zusätzlicher Schmerzreiz
Inkontinenz	verbesserte Körperwahrnehmung
Orientierung	Ansprache, Stimulation, Abwechslung
Kommunikation	zusätzliche Gelegenheit

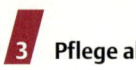

me zur Anwendung kommen können. Soll zudem ein Anspruch auf individuelle Pflege ernsthaft erfüllt werden, so sind die sich daraus zwingend ergebenden Konsequenzen zu akzeptieren:

> Der Geltungsbereich allgemeinverbindlicher Aussagen darüber, wie Pflege zu erfolgen hat, ist deutlich zu begrenzen; statt dessen ist die Analysekompetenz von Betroffenen und Pflegenden zu erhöhen.

> Der partielle Verzicht auf für regelhaft sicher gehaltenes Wissen und die Forderung nach individueller Planung beinhaltet zwangsläufig das Risiko des Irrtums, da es sich bei Pflege stets um einen für Patient und Pflegekraft neuen Lernprozeß handelt. Die Akzeptanz dieser Zusammenhänge scheint mir der wichtigste Unterschied zwischen medizinischen und pflegerischen Handlungssystemen zu sein.

Mit diesen Thesen sind Standardpflegepläne, verstanden als „todsicher" wirkende Handlungsempfehlungen oder allgemeingültige Normen (einklagbaren) pflegerischen Handelns, nur schwerlich in Einklang zu bringen. Um nicht in die Situation zu kommen, jedesmal „das Rad neu erfinden" zu müssen, ergibt sich mit den Gedanken zu einer strategischen Pflegeplanung ein geeigneter Rahmen, die obengenannten Aufgaben zu lösen.

Strategische Pflegeplanung beruht auf der Annahme ganzheitlicher Erkenntnistheorie, daß sich im Kleinen (oder im Teil) das Große (oder Ganze) zeigt. Des weiteren ist davon auszugehen, daß menschliche Lebensprozesse, zumal wenn sie in ihrer körperlichen und geistig-seelischen Ebene berücksichtigt werden sollen, niemals deterministisch beschrieben werden können. Stets muß mit unerwarteten, einmaligen und sogar mit nicht denkbaren Prozessen bzw. Ergebnissen gerechnet werden. Auf das Problem der Dekubitusprophylaxe angewandt bedeutet dies, daß alle Pflegeprobleme adäquat gelöst werden können, wenn es uns gelingt, ein einziges annähernd vollständig zu analysieren und angemessen darauf zu reagieren. Das heißt, bei der Analyse des Pflegeproblems Dekubitus muß man nicht unbedingt bei der Haut anfangen. Pneumoniegefährdung wäre ebenso als Einstieg wählbar, um geeignete

Maßnahmen zur Dekubitusprophylaxe zu finden. Des weiteren ist Pflege so zu gestalten, daß nicht zwangsweise bestimmte Prozesse und Ereignisse hervorgerufen werden, die der Genesung des Patienten (zu der auch Tod und Sterben gehören) zuwiderlaufen. Es muß noch einmal betont werden, daß die An- bzw. Abwesenheit von sichtbaren Symptomen (Schonauer 1986) allein keinen Gradmesser für den Genesungsprozeß darstellen kann. Ebenso wichtig ist es, pflegerisches Handeln von jenen (Zwangs-)Vorstellungen über Wirksamkeit und Verantwortlichkeit zu befreien, die auf Wünschen und Erwartungen beruhen, die einzig für medizinisch-therapeutisches Handeln von grundlegender Bedeutung sind.

Die Dekubitusgefährdung ist als Ausgangspunkt für strategische Überlegungen zur Lösung von Pflegeproblemen deshalb besonders gut geeignet, weil sie Ausdruck einer bereits weit fortgeschrittenen Entwicklung des Patienten ist. In ihr kommt zum Ausdruck, daß der betroffene Mensch seine äußeren Aktivitäten reduziert hat. Offensichtlich haben sich die bisher gepflegten Verhaltensweisen als unzureichend erwiesen und den nun eingetretenen erhöhten Pflegebedarf erzeugt. Mit der äußeren Zwangsruhe ist die Möglichkeit gegeben, vermehrt Energie für innere, ausschließlich der eigenen Person zugute kommende Bewegung bereitzustellen. Besonders die Veränderung der Wahrnehmungen der eigenen Person auf unterschiedlichen Ebenen ist als ein Hinweis auf diese Zusammenhänge zu sehen. Die folgende authentische klinische Studie eines bettlägerigen Mannes, die zu Beginn dieses Buches bereits vorgestellt worden ist, gibt ein lebendiges Bild davon (Zimmermann 1995):

„Immer häufiger war ich nicht mehr anwesend. Wenn ich flach auf dem Rücken lag, konnte ich nur die weiße Decke über mir sehen. Ob ich die Augen schloß oder nicht, immer sah ich nur Weiß. In dieses Weiß mischten sich zunehmend Bilder. Ich sah die Gedanken, die meine Kinder dachten, wenn sie an meinem Bett saßen. Ihre Ängste und Sorgen, ihre Hoffnungen und Wünsche, die sich fast ausschließlich auf mich bezogen. Meine jüngste Tochter konnte ich am besten verstehen. Wenn ich wieder vollkommen wach war, bereitete es mir keine Schwierigkeiten, ihr von meinem Schwebezustand als etwas ganz Realem zu berichten. Sie schien sich sogar damit auszukennen und gab mir manche Erklärungen, die mich beruhigten, aber auch immer mehr erstaunten. „Du gehst mit deinem Geist bereits in deine zukünftige Welt. Ohne deinen irdischen Körper hast du ganz andere Fähigkeiten, und die werden sich immer mehr verbessern. Du wirst meine Gedanken verstehen und ich die deinen. Du verläßt deinen Körper bald vollständig, aber sterben wirst du nie. Mit Verwirrtheit, die du befürchtest, hat das nichts zu tun, sondern ganz das Gegenteil." Besser verstand ich jetzt, daß ich immer häufiger meine verstorbene Frau sah. Fast in jeder Nacht (oder war es am Tage?) sah ich sie. Jung, gesund und voller Leben stand sie im hellen Licht und lächelte mich liebevoll an. Aber wenn ich ihr entgegeneilen wollte, war dort ein weißes Gitter, das uns jedes Mal trennte. Meine Hoffnung wuchs von Tag zu Tag, daß dieses Trennende bald verschwinden möge. „Die Mutter ist gefangen und kann darum nicht zu mir kommen", beklagte ich mich bei meiner Tochter, der ich von meinen Visionen erzählte. „Aber sie ist doch gar nicht gefangen, sondern du", entgegnete sie mir weise. Du bist noch nicht gefangen in deinem Körper. Bald bist du frei und dann wird es keine trennenden Gitter mehr für dich geben."

Wenn Bettlägerigkeit also derartig sensible und differenzierte Prozesse begünstigt, dann ist auch einleuchtend, daß alle Bereiche der Person davon berührt werden können. Einleuchtend ist auch, daß eine Wassermatratze allein nicht geeignet ist, den Druck vom Patienten zu nehmen.

Eine angemessene und differenzierte Begleitung kann sich demnach nicht nur auf eine Förderung der äußeren Ruhe und die praktischen Probleme der Lagerung beschränken. Psychosomatische und psychosoziale Zusammenhänge von Genesung und Wirkung pflegerischer Interaktion können nicht erfaßt werden, wenn sich Pflege in der (vergeblichen) Suche nach Möglichkeiten zur Reduktion der Schwerkraft erschöpft.

Strategische Pflegeplanung versucht dagegen in der Vielfalt der Wechselbeziehungen von inneren und äußeren Ereignissen an einer besonders günstigen Stelle anzuknüpfen, um den Patienten in seiner Entwicklung zu unterstützen. Für den Pflegenden ist die Möglichkeit gegeben, durch Vertiefung seiner Erfahrungen und analytischen Kompetenz in einem Bereich Wissen für die Pflege und Selbstpflege auch in anderen Bereichen zu gewinnen.

Literatur

Bienstein, C.: Erweiterte und überarbeitete Nortonskala. Krankenpflege 41 (1987) 84

Feyerabend, P.K.: Wider den Methodenzwang. Suhrkamp, Frankfurt/M. 1976

Inhester, O.: Der Druck des Patienten hat seine Ursachen eigentlich in der Schwerkraft unseres Denkens oder in der fehlenden Anziehungskraft unserer Welt. In Inhester, O.: Kritische Schriften zur Pflege und Medizin. 1. Sammelband. Zimmermann-Inhester, Dorsten 1993 a

Inhester, O.: Lernen ist Selbstpflege. In Inhester, O.: Kritische Schriften zur Pflege und Medizin. 1. Sammelband. Zimmermann-Inhester, Dorsten 1993 b

Schonauer, K.: Signal – Symbol – Symptom: alte und neue Aspekte der medizinischen Semiotik. Nodus, Münster 1986

Zimmermann, I., O. Inhester: Das besonders andere Lehrbuch zum pfleglichen Umgang mit sich und anderen. Vincentz, Hannover 1993

Zimmermann, I.: Herbstblumen, 3. Aufl. Zimmermann-Inhester, Dorsten 1995

4 Auswirkungen von Strukturen auf die Pflege

Ludger Risse

- Zum Begriff der patientenorientierten Pflege
- Institutionelle Bedingungen und ganzheitliche Pflege
- Autokratische Hierarchie behindert Kreativität und damit Individualität
- Gemeinsame Zielsetzung entscheidet über den Erfolg der Pflege
- Aus- und Fortbildungskonzept des Krankenhauses
- Pflegerische Qualitätssicherung muß vom Patienten ausgehend betrachtet werden.

Zusammenfassung

Maßnahmen der Dekubitusprophylaxe und -therapie finden im Spannungsfeld zwischen den Ansprüchen einer patientenorientierten Pflege einerseits und den Bedingungen und Strukturen der Institution andererseits statt. Die institutionellen Bedingungen haben oftmals einen so starken Einfluß auf die Auswahl und Durchführung pflegerischer Maßnahmen, daß nicht der Patient mit seinen individuellen Problemen und Ressourcen entscheidend ist, sondern vornehmlich die vorhandenen Möglichkeiten die Pflege bestimmen. Dabei ist der Patient oft einschneidenden Nachteilen und Gefährdungen ausgesetzt.
Eine professionelle patientenorientierte Pflege erfordert daher eine durchgängige, an einem ganzheitlichen Menschenbild orientierte Zielsetzung der Institution.

Zum Begriff der patientenorientierten Pflege

Ein ganzheitliches Pflegeverständnis orientiert sich an einem Menschenbild, das aus der untrennbaren Einheit von Körper, Geist, Seele und seinem sozialen Umfeld besteht.
In diesem Verständnis wird der *Körper* einerseits als die Gesamtheit der Organismen beschrieben, andererseits ist er der Gegenstand des Lebens,

der gleichzeitig von außen wahrgenommen und von innen empfunden wird. Der Übergang zu Seele und Geist ist fließend und läßt sich nicht abgrenzen. Körperliche Bedürfnisse, wie z.B. Hunger und Durst, sind untrennbar mit seelischen und geistigen Bedürfnissen verbunden.

„Der *Geist* wird als das lebensschaffende Prinzip beschrieben, das aktive Impulse setzt wie Erleben, Gefühl und Gemüt, Wille und Verstand, Stimmungen und Gereiztheit" (Juchli 1994).

Geistige Fähigkeiten und Eigenschaften sind zumindest teilweise von außen wahrnehmbar und objektivierbar.

Die *Seele* wird als „Innerstes" des Menschen und als nur subjektiv faßbar angesehen. Im religiösen Verständnis gilt sie als der unsterbliche Teil des Menschen. Sie steht für die individuelle Erlebniswelt und Erlebnisqualität des Menschen.

Jede Pflegehandlung hat in diesem Sinne Auswirkungen auf den ganzen Menschen. Das heißt, daß eine Pflegehandlung ohne Auswirkungen auf den ganzen Menschen nicht möglich ist.

Das Waschen eines Menschen pflegt den Körper, die Haut und regt den Stoffwechsel an. Geistig fördert es z. B. die Wahrnehmung des eigenen Körpers durch unterschiedlichste nervale Impulse. Es kann anregen oder entspannen. Seelisch wird die Waschung möglicherweise als Zuwendung empfunden und vermittelt Geborgenheit. Ebenso kann das Waschen aber auch als unerlaubter Eingriff in die Intimität empfunden werden und somit sehr verletzend wirken.

Die Differenzierung zum ganzheitlichen Pflegeverständnis liegt also darin, daß sich von seiten der Pflegenden die Pflegehandlungen an den individuellen körperlichen, geistigen und seelischen Bedürfnissen des Menschen in seiner individuellen Situation und in seiner individuellen Umgebung orientieren.

Allerdings kann auch das Individuum Pflegekraft immer nur Teilaspekte des ganzen Menschen erkennen, so daß eine ganzheitliche Pflege kaum möglich ist. Wenn sich die Pflegehandlungen an den erkennbaren Bedürfnissen des Menschen orientieren, so kann von einer *patientenorientierten Pflege* gesprochen werden.

■ Institutionelle Bedingungen und ganzheitliche Pflege

Die Institution Krankenhaus oder Pflegeheim stellt eine Einrichtung dar, die mit bestimmten Merkmalen und Strukturen (z. B. räumliche, materielle und personelle Faktoren; aber auch äußere Einflüsse wie Finanzierungsabhängigkeiten, Gesetze und Kontrollorgane) einen Auftrag erfüllt. Diese Merkmale und Strukturen werden im folgenden als *institutionelle Bedingungen* bezeichnet.

> **!** Der Mensch kann nicht isoliert betrachtet, sondern muß auch immer als Individuum in seinem Umfeld gesehen werden, mit dem eine Wechselwirkung besteht.

Einerseits hat die Umgebung einen starken Einfluß auf die Person, weil diese versucht, sich zumindest teilweise an die Umgebung anzupassen. Andererseits übt der Mensch selbst Einfluß auf seine Umgebung aus und versucht, diese im Rahmen seiner Möglichkeiten an seine Bedürfnisse anzupassen. Gelingt diese zum Teil unbewußte Balance, so fühlt sich der Mensch in seiner Umgebung wohl.

Je festgefügter die institutionellen Bedingungen sind, um so schwieriger wird es für den Menschen, in dieser Institution das Gleichgewicht mit dem Umfeld zu finden. Es wird eine erhöhte persönliche Anpassungsleistung von ihm verlangt.

Beschäftigt man sich innerhalb einer Institution mit dem Anspruch der Patientenorientierung, so läßt sich sehr schnell feststellen, daß eine konsequente Umsetzung überhaupt nur dann möglich ist, wenn diese als durchgängiges Ziel in allen Abteilungen der Institution angesehen wird.

Das bedeutet, daß die Gesamtorganisation der Einrichtung sich an den Bedürfnissen der Patienten orientieren muß. Allgemein ist es derzeit in Krankenhäusern eher umgekehrt, so daß der Patient sich in die Organisation und die Bedingungen des Hauses weitgehend einfügen muß.

Fallbeispiel Auf einer internen Station werden in regelmäßigen Zeitabständen sog. Lagerungsrundgänge zur Dekubitusprophylaxe bei bettlägerigen Patienten durchgeführt. Weiterhin gilt die stationsinterne Regelung, daß die Patienten nach allen Mahlzeiten zunächst 2 Stunden auf dem Rücken gelagert werden sollen. Frau K., 56 Jahre, leidet an multipler Sklerose und ist seit etwa 2 Jahren überwiegend bettlägerig. Eine der wenigen verbliebenen Beschäftigungsmöglichkeiten für sie ist das abendliche Fernsehen mit Beginn der Tagesschau. Seit sie sich aufgrund einer Pneumonie im Krankenhaus befindet, ist ihr diese Abwechslung genommen. Um 17 Uhr bekommt sie Abendbrot. Danach soll sie bis etwa 19 Uhr Rückenlage einhalten, obwohl bei ihr Probleme mit Übelkeit oder Verdauungsstörungen in der Seitenlage unbekannt sind. Nach 19 Uhr wird sie seitlich gelagert, so daß ihr das Fernsehen um 20 Uhr nicht möglich ist. Eine Rückenlagerung wird erst ab 23 Uhr wieder ermöglicht. Da Frau K. sehr zurückhaltend und bescheiden ist, dauert es etwa 2 Wochen, bis dieses Problem von einer Krankenpflegeschülerin erkannt wird. Bis dahin mußte Frau K. sich mit einem für sie äußerst wichtigen Teil des Tagesablaufs den Bedingungen der Station unterordnen. ■

■ Autokratische Hierarchie behindert Kreativität und damit Individualität

Zum Erkennen und zur weitgehenden Erfüllung der persönlichen Bedürfnisse eines kranken Menschen bedarf es nicht nur einer sehr großen Fachkompetenz; die Pflegeperson muß über ein hohes Maß an Wahrnehmungsfähigkeit und Kreativität verfügen, um gemeinsam mit dem Patienten innerhalb der Institution einen Weg zu finden, seine Probleme anzugehen und seine Bedürfnisse zu befriedigen.

Wahrnehmungsfähigkeit und Kreativität lassen sich aber nur dann entwickeln, wenn ein gewisser „geistiger Freiraum" dafür vorhanden ist. Bei einer ausgeprägten Hierarchie, wie sie leider in den meisten Krankenhäusern – wenn auch häufig versteckt – zu finden ist, wird dieser Freiraum deutlich eingeschränkt.

Krankenschwestern und -pfleger, die in starkem Maße daran gewöhnt sind, auf Anforderungen, Anweisungen oder Verordnungen zu reagieren, werden wenig Kreativität entwickeln.

Fallbeispiel Auf meine Frage, warum täglich zwischen 9 und 11 Uhr bei allen Patienten auf der Station Fieber und Pulsfrequenz gemessen, dafür aber Lagerungswechsel, Zwischenmahlzeiten und atemfördernde Maßnahmen regelmäßig vergessen würden, bekam ich von der Stationsleitung folgende Antwort: „Dies machen wir, weil unser Chef (Chefarzt) möchte, daß zur Visite die aktuellen Werte eingetragen sind." ■

Hier werden – aufgrund einer pauschalen und damit wenig sinnvollen Anordnung – täglich 2,5 Stunden wertvoller Arbeitskraft eingesetzt. Würden gezielte Kontrollen durchgeführt, so könnten täglich bis zu 2 Stunden eingespart werden.

Die Kunst leitender Mitarbeiter liegt darin, die unterschiedlichen Fähigkeiten der ihnen anvertrauten Mitarbeiter zu erkennen und zu fördern.

■ Gemeinsame Zielsetzung entscheidet über den Erfolg der Pflege

Soll ein gemeinsames Ziel erreicht werden, ist es zunächst entscheidend, ob dieses Ziel allen Beteiligten transparent ist und von ihnen akzeptiert wird.

„Die einzelnen Mitglieder einer Organisation werden sich mit den Organisationszielen mehr identifizieren und sich mehr für den Erfolg der Organisation interessieren, wenn sie darüber mitentscheiden können, welches diese Ziele sein und wie sie erreicht werden sollen" (Gordon 1989).

Eine der Grundvoraussetzungen patientenorientierter Pflege besteht also darin, ein möglichst allgemein akzeptiertes pflegerisches Modell oder Leitbild zu finden und zu vermitteln. Dies dient als Grundlage und Bewertungsmaßstab jeglichen pflegerischen Handelns. Weiterhin ist es entscheidend, daß jeder Mitarbeiter erkennt, wo sein persönlicher Anteil am Gesamtwerk liegt.

Fallbeispiel Frau M., 47 Jahre, leidet an einem inoperablen Bronchialkarzinom. Über die völlig infauste Prognose wird sie vom behandelnden Arzt im unklaren gelassen. Einer Schwester vermittelt sie deutlich, daß sie ahnt, wie es um sie steht. Da ein aufklärendes Gespräch durch die behandelnden Ärzte unterbleibt und diese ausweichend reagieren, entsteht für das Pflegepersonal ein starker Zielkonflikt. ■

Bei einer gemeinsamen Zielsetzung aller Beteiligter über den Umgang mit Frau M. hätte die Chance bestanden, gemeinsam mit der Patientin die Behandlung und Pflege in der letzten Lebensphase zu gestalten.

Die Pflege muß sich durch Professionalität, Selbstbewußtsein und Kompetenz als eigenständige Berufsgruppe in einem Gesamtgefüge beweisen.

An den Überschneidungspunkten zwischen ärztlichem und pflegerischem Handeln ist partnerschaftliche Kooperation und gemeinsame Zielvereinbarung der einzige, langfristig sinnvolle Weg, eine durchgehend hohe Qualität der Patientenversorgung zu erreichen.

In einem weiteren Fall wurde seitens der Station entschieden, Frau H. mit der 5-Kissen-Methode zu lagern (S. 110).

Ausschlaggebend für diese Entscheidung waren im wesentlichen drei Gründe:

- Die Station hat in bezug auf Dekubitusprophylaxe und Therapie „gute Erfahrungen" mit dieser Methode gemacht.
- Die Patientin akzeptiert die Lagerung in hohem Maße.

- Am Tag der Aufnahme standen ohnehin gerade keine anderen Lagerungshilfsmittel im Hause zur Verfügung.

Eine Abwägung der in Abb. 4.1 beschriebenen Patientenfaktoren erfolgte nicht. Daraus resultierend hätte sich bei dieser Patientin die 5-Kissen-Lagerung verboten oder auf wenige Stunden am Tag begrenzt werden müssen. So wurde insbesondere die Beweglichkeit der Patientin weiter eingeschränkt und der Kontrakturenbildung Vorschub geleistet.

Aus- und Fortbildungskonzept des Krankenhauses

Existiert eine gemeinsame pflegerische Zielsetzung, die sich auch im Fortbildungskonzept eines Hauses widerspiegelt, so kann erreicht werden, daß eine an der individuellen Situation orientierte Prophylaxe durchgeführt wird. Diese entspricht den aktuellen Erkenntnissen der Wissenschaft und stellt sich wie folgt dar: Bei Frau H. wird ein breites Spektrum verschiedener Lagerungen in Verbindung mit einem wissenschaft-

lich überprüften Weichlagerungsmedium angewandt. Die Umlagerung und Bewegungsförderung erfolgt nach kinästhetischen Prinzipien. Ihre Beweglichkeit wird gefördert.

Im Gegensatz dazu könnte sich bei einem fehlenden Konzept die Situation wie folgt darstellen: Frau H. erfährt standardisierte, auf der Station übliche Maßnahmen. Ein Dekubitus wird zwar verhindert, aber ihre Beweglichkeit nimmt durch die anhaltende Weichlagerung kontinuierlich ab. Sie bekommt eine verstärkte Beugekontraktur der Hüftgelenke (Abb. 4.2), die Umlagerung ist schmerzhaft.

So sollte es sein

Die Station ist patientenbezogen organisiert, der Arbeitsablauf orientiert sich an den Bedürfnissen der Patienten, andere Bereiche (z. B. Funktionsabteilungen) orientieren sich an den Abläufen der Station.

Frau H. wird von der für sie verantwortlichen Pflegekraft regelmäßig mit verschiedenen Hilfsmitteln gelagert. Die Frequenz, die jeweilige Zeit sowie die Art der Lagerung orientiert sich an ihrem Tagesrhythmus, insbesondere an ihren Schlaf- und Wachzeiten. Die Art der Lagerung ist

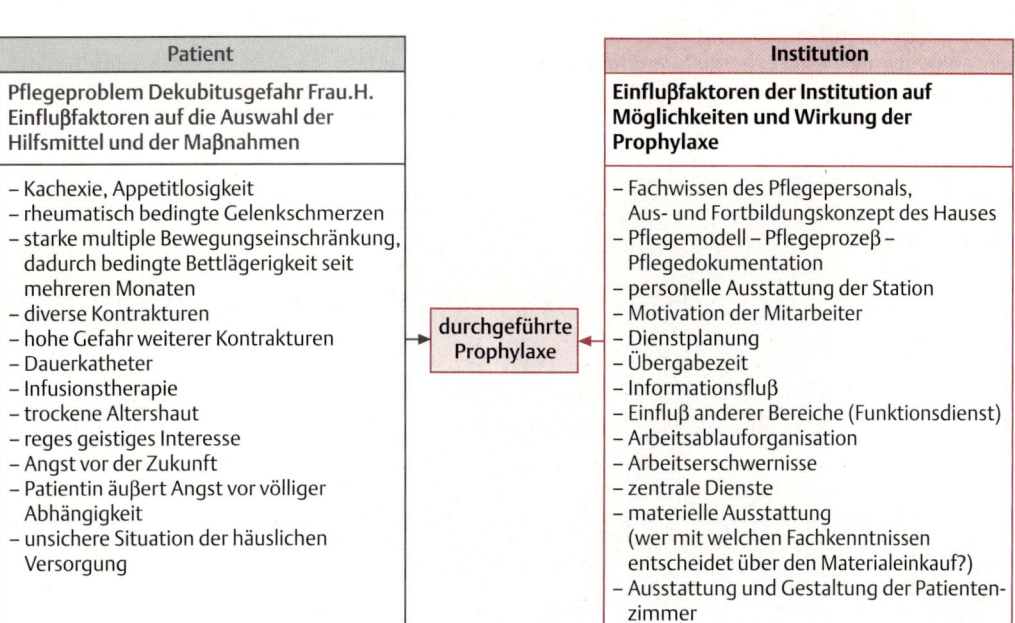

Patient	Institution
Pflegeproblem Dekubitusgefahr Frau.H. Einflußfaktoren auf die Auswahl der Hilfsmittel und der Maßnahmen	Einflußfaktoren der Institution auf Möglichkeiten und Wirkung der Prophylaxe
– Kachexie, Appetitlosigkeit – rheumatisch bedingte Gelenkschmerzen – starke multiple Bewegungseinschränkung, dadurch bedingte Bettlägerigkeit seit mehreren Monaten – diverse Kontrakturen – hohe Gefahr weiterer Kontrakturen – Dauerkatheter – Infusionstherapie – trockene Altershaut – reges geistiges Interesse – Angst vor der Zukunft – Patientin äußert Angst vor völliger Abhängigkeit – unsichere Situation der häuslichen Versorgung	– Fachwissen des Pflegepersonals, Aus- und Fortbildungskonzept des Hauses – Pflegemodell – Pflegeprozeß – Pflegedokumentation – personelle Ausstattung der Station – Motivation der Mitarbeiter – Dienstplanung – Übergabezeit – Informationsfluß – Einfluß anderer Bereiche (Funktionsdienst) – Arbeitsablauforganisation – Arbeitserschwernisse – zentrale Dienste – materielle Ausstattung (wer mit welchen Fachkenntnissen entscheidet über den Materialeinkauf?) – Ausstattung und Gestaltung der Patientenzimmer

durchgeführte Prophylaxe

Abb. 4.1 Fallbeispiel (Frau H.) einer Dekubitusgefährdung.

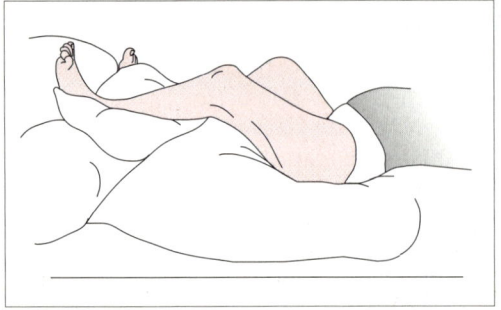

Abb. 4.**2** Zunehmende Bewegungseinschränkung und verstärkte Beugekontraktur durch Weichlagerung.

ihrer jeweiligen Aktivität angepaßt (z.B. Lesen, Fernsehen).

Andererseits ist es heute häufig noch so

Frau H. wird zu festen Zeiten nach einem festen Schema gelagert. Nicht selten wird sie dafür geweckt. Die Station hat feste Lagerungsdurchgänge, weil andere Abteilungen zu bestimmten Zeiten Tätigkeiten erfordern. So verbringt Frau H. einen großen Teil des Tages in rechter Seitenlage, wobei sich für sie der Blickwinkel in Abb. 4.**3** darstellt.

Diese Gegenüberstellung ließe sich weiter fortsetzen. Es wird deutlich, daß die institutionellen Bedingungen einen ganz erheblichen Einfluß auf die Möglichkeiten pflegerischen Handelns haben.

Die Sicherung pflegerischer Qualität muß daher zunächst mit der kritischen Analyse der *Strukturqualität der Institution* beginnen.

◼ Pflegerische Qualitätssicherung muß vom Patienten ausgehend betrachtet werden

Die erfolgreiche Dekubitusprophylaxe oder -therapie ist allgemein zum Merkmal der pflegerischen Qualität einer Einrichtung überhaupt geworden. Eine Klinik, die nur in Ausnahmefällen Patienten mit Dekubitus in die häusliche Pflege oder ein Heim entläßt, gilt bei diesen Pflegeeinrichtungen schnell als vorbildlich.

Sicher kann die festgestellte Häufigkeit des Entstehens von Dekubitus als ein Qualitätsmerkmal dienen, doch muß vor einer isolierten Betrachtungsweise gewarnt werden, da der Mensch nicht nur aus einem Körper besteht.

Die folgenden Thesen sowie Abb. 4.**4** und 4.**5** sollen daher dazu anregen, Pflegequalität aus einer ganzheitlicheren Sichtweise zu betrachten und sich von der körperbezogenen Betrachtungsweise zu lösen.

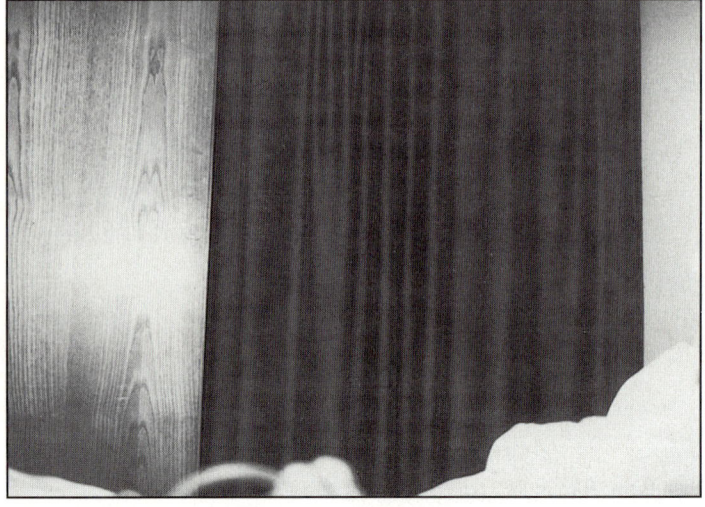

Abb. 4.**3** Trostloser Blickwinkel auf einen Vorhang.

Der Patient in seinem Umfeld

„Es kommt daher darauf an, den Körper mit der Seele und die Seele durch den Körper zu heilen" (Oscar Wilde).

Warm, satt, sauber – aber geistig verkümmert?

Fallbeispiel Herr K. wurde „erfolgreich" reanimiert. Jedoch liegt bei ihm ein hypoxischer Hirnschaden vor. Er reagiert auf unterschiedliche Weise auf seine Umgebung, kann sich jedoch weder verbal noch nonverbal gezielt äußern. Da er bereits einen sehr großen und tiefen Dekubitus 4. Grades am Gesäß hat, liegt er auf einer luftinsufflierten Mikrofaserbettauflage. Aufgrund per-

soneller Faktoren und Unkenntnis über basale Stimulation unterbleibt eine gezielte geistige Förderung, obwohl sich alle Beteiligten sehr um ihn bemühen. So verbringt Herr K. den größten Teil des Tages mit dem Anblicken der Wände um ihn herum (Abb. 4.4, 4.5).

Orientierung – Desorientierung?

Der Blickwinkel von Herrn K. (Abb. 4.5) ist selbst für einen gesunden Menschen kaum länger als 30 Minuten zu ertragen. Es fehlt jeglicher persönlicher Bezug, es ist völlig unklar, welche Auswirkungen der Anblick des Kreuzes auf Herrn K. hat.

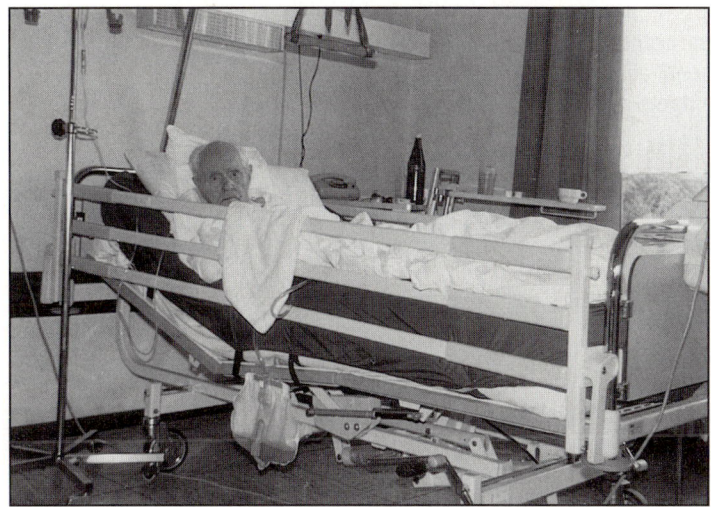

Abb. 4.4 Wo der Geist des Menschen nicht gefordert und die Seele nicht gepflegt wird, verkümmert der Mensch auch mit seinem Körper.

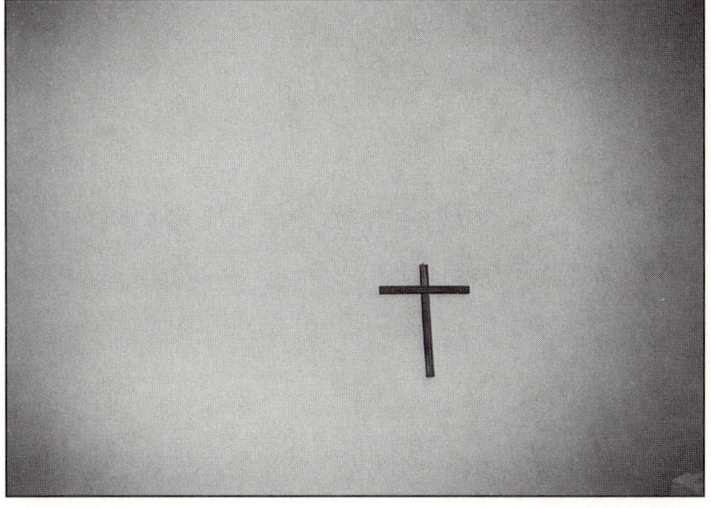

Abb. 4.5 Blickwinkel von Herrn K.

Es fehlt jeglicher Bezug zu Zeit und Ort. Der Tag wird nur durch Pflegehandlungen, Essen und Besuch der Ehefrau für wenige Stunden unterbrochen.

Gefühl für den eigenen Körper genommen?

Der Auflagedruck des Körpers von Herrn K. ist durch die Bettauflage erheblich reduziert. Dies ist ohne Frage für die Dekubitusbehandlung unverzichtbar. Allerdings darf nicht außer acht gelassen werden, daß dadurch die Empfindung für den eigenen Körper und die Eigenbeweglichkeit im Bett erheblich herabgesetzt werden. Herr K. hat außerdem einen Dauerkatheter, der ihm auch in diesem Bereich einen wesentlichen Teil der natürlichen Körperempfindungen nimmt.

Diesen herabgesetzten Körperempfindungen müssen gezielte Reize entsprechend dem Konzept der basalen Stimulation entgegengesetzt werden (Bienstein u. Fröhlich 1991).

Individueller Pflegeansatz

Es gibt für pflegerische Probleme und Aufgaben keine standardisierten Lösungsmöglichkeiten in dem Sinn, daß auf das Pflegeproblem A immer die Maßnahme B erfolgt. Viele Pflegestandards versuchen dies zwar und bergen daher auch die Gefahr in sich, mit einer Pflegemaßnahme ein neues Pflegeproblem zu schaffen.

Individuelle Patienten mit individuellen Problemen verlangen nach individuellen Lösungswegen.

Und genau hierin liegt die Profession der Pflege.

> **!** Professionelle Pflege kann nicht im Freiraum der einzelnen Pflegekraft entstehen, sondern benötigt einen Bezug zu einem Modell, an dem sich die Pflegekraft orientieren kann. Das Pflegemodell braucht einen Bezug zu einem ganzheitlichen Menschenbild. Fehlt dieser, so besteht die Gefahr, daß die körperlichen Aspekte in der Pflege einen größeren Raum einnehmen, als ihnen zusteht. Die geistige und seelische Befindlichkeit des Patienten tritt in den Hintergrund, obwohl häufig gerade hier die Ursachen des körperlichen Leidens zu finden sind.

Literatur

Bienstein, Ch., A. Fröhlich: Basale Stimulation in der Pflege. Selbstbestimmtes Leben, Düsseldorf 1991
Gordon, Th.: Managerkonferenz Effektives Führungstraining, Heyne, München 1989
Juchli, L.: Pflege. Praxis und Theorie der Gesundheits- und Krankenpflege, 7. Aufl. Thieme, Stuttgart 1994
Zimmermann, I., O. Inhester: Das besonders andere Lehrbuch. Zum pfleglichen Umgang mit sich und anderen. Schlüter, Hannover 1992

5 Bedeutung des Dekubitus für Patienten, Pflegende, Ärzte, Therapeuten und Heilpädagogen

Christel Bienstein, Michael Braun und Klaus-Dieter Neander

■ Bedeutung für Patienten und Pflegende

■ Bedeutung für Ärzte
■ Bedeutung für Therapeuten und Heilpädagogen

Zusammenfassung

Die pflegerische Qualität wird seit Generationen dominant am Nichtauftreten eines Dekubitus gemessen. Diese Anforderung proklamiert eine Pflegenorm, die auf bewußter und unbewußter Ebene das Denken und Handeln Pflegender prägt. Ebenso wie Pflegende messen Patienten und Angehörige Pflegequalität daran. Dieses Kapitel setzt sich besonders mit den uns oft nicht bewußten Mechanismen auseinander, welche die Dekubitusprophylaxe beeinflussen.

Des weiteren werden die unterschiedlichen Informationsquellen des ärztlichen und pflegerischen Bereichs sowie der Bedeutung für das therapeutische Tun dargestellt.

Inhalt ist auch die fatale Auswirkung von Dekubitalproblemen auf das rehabilitative Heilverfahren. Es finden bei vorliegendem Dekubitus sowohl eine deutliche Einschränkung von Aktivierungs- und Förderungsmöglichkeiten als auch eine spürbare Zunahme der depressiven Grundstimmung und eine sichtliche Herausbildung von Kontrakturen bei dem betroffenen Menschen statt.

■ Bedeutung für Patienten und Pflegende

Die Dekubitusprophylaxe bildet ein Herzstück der Pflege. An ihren festen, aber ungeschriebenen Normen wird Pflegequalität überprüft und gemessen.

Diese Normen sind inzwischen von fast jedem Pflegenden so verinnerlicht, daß man davon ausgehen könnte, sie seien eine vererbbare Information der DNA bei Pflegenden. Ausdruck davon sind Haltungen, Handlungen und Gefühle von Pflegenden im Zusammenhang mit dem Dekubitus. Es kann von einer *Dekubitusmystik* gesprochen werden. Diese wird an Vorurteilen und Normen deutlich, in denen sich Reaktionen widerspiegeln.

- Das Nichtvorhandensein eines Dekubitus wird als das pflegerische Qualitätsmerkmal erlebt.
- Ein bei der eigenen Pflege entstandener Dekubitus bewirkt Schuldgefühle.
- Ein Dekubitus, der nicht in der eigenen Pflege entstanden ist, dient Qualitätsrückschlüssen auf die Pflegegüte anderer.
- Die Dekubitustherapie genießt ein höheres Ansehen als die Dekubitusprophylaxe.
- Die gewonnenen Pflegeerfahrungen in der Dekubitusprophylaxe und -therapie erhalten eine höhere Wertschätzung als wissenschaftliche Erkenntnisse.
- Abwechslungsreichtum oder Polypragmasie werden wertvoller erlebt als nur eine pflegerische Handlung zur Dekubitusprophylaxe und -therapie.

Qualitätsmerkmal Dekubitus

> Das Nichtvorhandensein eines Dekubitus wird als das pflegerische Qualitätsmerkmal erlebt.

Sie kennen sicherlich von Ihrem Pflegealltag Aussagen wie: „Bevor wir den Herrn B. in die Klinik gaben, hatte er keinen Dekubitus – jetzt müßten Sie ihn mal sehen. Aber das ist oft so; wenn unsere Bewohner vom Krankenhaus kommen, sie sind durchgelegen. Dort kümmern die sich nur ums Vitale."

Genauso kann es aber auch umgekehrt laufen: „Jeder, der…"

Sind diese Pauschalierungen nötig? Warum werden sie gerade an einem entstandenen oder nicht entstandenen Dekubitus deutlich gemacht? Steckt dahinter nicht ein Wunsch nach Anerkennung der eigenen Pflegeleistung, nach Qualitätsmeßinstrumenten, die einen Vergleich mit der Pflegequalität anderer ermöglichen?

Die Verhinderung eines Dekubitus ist ein Grundanliegen der Pflegenden, das teilweise so extrem verinnerlicht ist, daß selbst Aussagen möglich sind wie „Den haben wir so gut gepflegt – der ist mit völlig intakter Haut gestorben." – Dekubitusverhütung, das Qualitätsmerkmal an sich?

Es wird deutlich, wie schwer es ist, den Anspruch von individueller Pflege in unsere Pflegehandlungen aufzunehmen. Dekubitusprophylaxe und die Verhinderung eines Dekubitus werden schon in den ersten Ausbildungswochen mit der „beruflichen Muttermilch" aufgenommen. Ein Dekubitus ist ein Indiz für mangelnde Qualifikation – so wird es oftmals von den Pflegenden erlebt –, und unsere Patienten müssen dadurch einiges ertragen.

Ein Dekubitus rührt an unseren beruflichen Urinstinkt, er verletzt das persönliche Ehrgefühl oder wird zur Verletzung desselben benutzt.

Dies zieht sich erstaunlicherweise durch alle Pflegedisziplinen. Es wird genauso beschämend empfunden, wenn ein Patient sich einen Dekubitus während einer Operation, im Rettungswagen oder in der Gemeinde zugezogen hat. Die Verhinderung eines Dekubitus ist ein verbindendes Band, das sowohl für Pflegende im Operationssaal, in der Endoskopie und auf der Station von Bedeutung ist. Kaum ein anderes Thema greift gleichermaßen in allen pflegerischen Bereichen so umfassend wie gerade dieses.

Um so mehr muß es erstaunen, daß die Prophylaxe oftmals erst dann einsetzt, wenn bereits eine Schädigung vorliegt.

Die Verhütung eines Dekubitus enthält diametrale Aspekte. Pflegequalität wird einerseits daran gemessen, daß kein Dekubitus entsteht, andererseits kann anhand eines nicht aufgetretenen Dekubitus auch nicht nachgewiesen werden, ob bei weniger Pflege überhaupt ein Dekubitus entstanden wäre. Damit trägt eine Dekubitusprophylaxe auch immer die Frage der Effektivität im Vergleich zum gebotenen Aufwand in sich.

Die Verhütung eines Dekubitus ist für Angehörige auch ein Qualitätsindiz der Pflegekompetenz der Pflegenden. Sobald sich ein Patient einen Dekubitus zugezogen hat, werden die Fragen der Angehörigen nach dem Grund, der zu dieser Störung führte, unüberhörbar. Das Mißtrauen in die pflegerische Betreuung wächst, der Patient wird z. B. regelmäßig von den Angehörigen „untersucht", die pflegerischen Handlungen werden kritisch beobachtet und hinterfragt.

Ein nichtvorhandener Dekubitus ist jedoch auch eine Qualitätsaussage über den Patienten selbst. Solange er sich keinen Dekubitus zugezogen hat, ist er äußerlich intakt. Ein vorhandener Dekubitus enthält für den Patienten oftmals das Signal: „Jetzt bist du schon so schlecht beisammen, daß du sogar wundliegst"; oder sogar die Aussage: „Jetzt verfaulst du bei lebendigem Leibe." Ein Dekubitus stellt ein Indiz für hochgradige Erkrankungen dar, die zu den bereits bestehenden Problemen hinzukommen.

Ohne Dekubitus sind die Aktionsräume eines Menschen wesentlich größer. Das Gesäß/die Ferse schmerzt nicht, der Schlaf wird dadurch nicht gestört, schmerzendes Aufrichten durch eine offene Wunde tritt nicht auf, und das Eindringen von Urin oder Kot in die Wunde unterbleibt.

Sobald ein Dekubitus aufgetreten ist, wirkt sich dieser auf fast alle Bereiche des täglichen Lebens aus. Neben den Schmerzen, der reduzierten Beweglichkeit, der Zunahme des Flüssigkeitsverlustes kann es zu einer Erhöhung sämtlicher angrenzender Gefährdungsfaktoren kommen (z. B. der Gefahr einer Thrombose oder Pneumonie und Inkontinenz).

Gerade unter diesem Gesichtspunkt ist die Notwendigkeit der Dekubitusverhinderung durch gezielte pflegerische Intervention oder Selbsthilfepraktiken des Patienten ein unbedingtes Muß.

Schuldgefühle der Pflegenden

Ein bei der eigenen Pflege entstandener Dekubitus bewirkt Schuldgefühle.

Neben dem qualitativen Aspekt kommt es jedoch zu Schuldgefühlen. Der Patient kann den Eindruck gewinnen, nicht genügend mitgeholfen, seine Unfähigkeit als mangelnde Kooperationsbereitschaft allen deutlich gemacht zu haben und damit selbst Mitschuld zu tragen oder schuld zu sein an seinem Elend (Beispiel: er erklärt sich nicht bereit oder dreht sich nach der Lagerung immer wieder auf seine Lieblingsseite zurück).

Nicht nur der Patient oder die Angehörigen können sich verantwortlich fühlen, sondern besonders das Pflegepersonal setzt einen Dekubitus einem Pflegefehler gleich. Alle Pflegenden kennen die Aussage: „Einen Dekubitus braucht keiner zu haben, das liegt immer an der Pflege."

Da auch wir zu pauschalen Aussagen neigen, ist dieses Dogma so verinnerlicht, daß fast immer Schuldgefühle geweckt werden. Es wird dann häufig, falls ein Dekubitus aufgetreten ist, mit Ve-

hemenz die Situation des Patienten in den Vordergrund gestellt: „Bei *ihm* war es unvermeidbar."

Was aber passiert, wenn auch äußerlich gut begründet, in unserem Inneren? Auf Schuld wird oft mit Abwehr oder Verdrängung reagiert. So ist es nicht verwunderlich, daß die einzelne Pflegeperson Energien zur Abwehr aufbringen muß, die sie viel Kraft kosten und ihr damit Energien zur Alltagsbewältigung entziehen.

Wir sind es noch nicht gewohnt, über unsere Schuldgefühle offen im Team zu sprechen; so sucht doch jeder einzelne immer wieder die Verantwortung bei sich selbst. Schuld hat aber nur, wer Pflegehandlungen zur Dekubitusprophylaxe bewußt unterlassen hat.

Die Verhinderung eines Dekubitus ist unter diesem Gesichtspunkt ein wichtiger psychischer Eigenschutz.

Pflegegüte anderer anhand des Dekubitus

Ein Dekubitus, der nicht in der eigenen Pflege entstanden ist, läßt Qualitätsrückschlüsse auf die Pflegegüte anderer zu.

Damit bekommt ein vorhandener Dekubitus, der nicht in der eigenen Pflege entstanden ist, die Impulse der

- Motivation,
- Belobigung,
- Qualitätsabgrenzung,
- Gruppen- oder Institutsabgrenzung,
- Macht.

Der Dekubitus bietet dem Pflegeteam die Möglichkeit, eine klare Abgrenzung zu Pflegenden vorzunehmen, die in ihren Augen für das Auftreten des Dekubitus Verantwortung tragen. Dem Patienten und den Angehörigen kann von Anfang an klar gemacht werden, daß „dieser in unserem Haus/auf unserer Station nicht entstanden wäre". Ein sog. Qualitätsbonus wird dann häufig im voraus wirksam. Patient und Angehörige treten mit den Pflegenden in einen lebhaften Austausch, der es mit sich bringt, daß die Aufmerksamkeit für den Patienten und sein Problem sich erhöht.

Dies wiederum führt zu intensiveren Pflegebemühungen, deren Erfolg als Beleg der Qualifikation des Teams oder der Pflegenden registriert wird. Die damit belegte Eingangseinschätzung wird zur „selbsterfüllenden Prophezeiung".

Ein vorhandener Dekubitus bietet somit einen Motivationsimpuls, der einer Qualitätsabgrenzung dient (z. B. unter dem Aspekt „es gibt auch gute Pflege"). Dieser Wirkungsmechanismus ist dadurch gekennzeichnet, daß nicht ergründet wird, warum der Dekubitus aufgetreten ist.

Der erfolgreichen Aufmerksamkeit folgt eine hohe Anerkennung der Pflegenden durch den Patienten, die Angehörigen und die Ärzte. Dieses sicherlich wichtige Verhalten fördert unter den oben aufgeführten Aspekten noch eine weitere Vorurteilsverstärkung: Wir sind gut, die anderen unqualifiziert.

Damit wird Gruppen- oder Institutionsabgrenzung oftmals über den vorhandenen oder nichtvorhandenen Dekubitus betrieben.

Um sich definieren und wohlfühlen zu können, bedarf der einzelne der Zugehörigkeit zu einer Gruppe. Neben der Zugehörigkeit zu einer Primärgruppe (Familie, Verwandte) hat die berufliche Gruppenzugehörigkeit leider oftmals keinen Solidarisierungs-, sondern mehr einen Abgrenzungsaspekt. So wird das evangelische Krankenhaus gegen das katholische Krankenhaus abgegrenzt, indem behauptet wird, in „unserem" Krankenhaus sei eine bessere Pflege üblich. Besonders oft funktioniert dieses Vorurteil zwischen Krankenhaus, Altenheim und häuslicher Pflege; ihm kann vor allem durch die Erweiterung der Erfahrung und der Information begegnet werden.

Ein vorhandener Dekubitus bietet jedoch auch die Möglichkeit der Machtimplikation im pflegerischen Tun. Der Patient und seine Angehörigen müssen sich den nun beschlossenen Pflegehandlungen fügen, falls der Dekubitus nicht schlimmer werden soll.

Wertschätzung der Dekubitustherapie im Vergleich zur Prophylaxe

Die Dekubitustherapie genießt ein höheres Ansehen als die Dekubitusprophylaxe.

Sicherlich ergibt sich diese Einschätzung daraus, daß die Behebung einer Dekubitalwunde direkt beobachtet werden kann. Im Gegensatz dazu ist die Vorbeugung eines Druckgeschwüres nicht an dem Patienten sichtbar. Es ist auch nicht deutlich, ob ohne Aktivitäten in diesem Bereich ein Dekubitus entstanden wäre.

Ein weiterer Aspekt ist die hohe Arztnähe, die bei der Dekubitustherapie auftritt. Während ein Ulkus am Unterschenkel meistens durch Mediziner behandelt wird, ist ein Dekubitalgeschwür noch häufig der Therapie der Pflegenden überlassen. Damit erhält dieses Vorgehen allein aus ihrer arztähnlichen Tätigkeit besondere Wertigkeit. Leider definieren sich noch zu viele Pflegende über medizinische Aufgaben und nicht über die Pflege. Die damit immer wieder auftretende Pseudoprofessionalisierung behindert eine klare Identitätsbildung und führt letztendlich dazu, daß originär pflegerische Aufgaben mangelhaft wahrgenommen werden.

Bedeutung eigener Pflegeerfahrungen

Die gewonnenen Pflegeerfahrungen in der Dekubitusprophylaxe und -therapie werden generalisiert und erhalten eine höhere Wertschätzung als wissenschaftliche Erkenntnisse.

Jede/r Pflegende hat eigene Pflegeerfahrungen. Diese dienen ihr/ihm als Richtschnur und Gütemaßstab, um Stellung zu beziehen zum breiten Angebot von Pflegemöglichkeiten und -hilfsmitteln der Dekubitusprophylaxe.

Eine analytische Betrachtung des Zusammenhangs von Ursache und Wirkung ist in diesem Prozeß oft nicht integriert. Da unbestreitbar positive Erfahrungen unter der Anwendung spezifischer Maßnahmen oder Hilfsmittel erlebt wurden, wird das Ergebnis als Beleg der Wirksamkeit derselben benutzt. Die Erfahrung wird nicht primär als eine Einzelerfahrung erlebt, sondern ihr wird das Prädikat „generell wirksam" zuerkannt.

Damit werden weitere andere Erfahrungen ausgeschlossen und das Pflegeproblem als für sich geklärt abgehakt.

Dieses „Fertigsein" mit einer pflegerischen Fragestellung verhindert einen Vergleich der eigenen Erfahrung mit wissenschaftlichen Ergebnissen. Die Wissensentwicklung wird nicht mehr wahrgenommen, und die erlebten Erfolge werden nicht begründet.

Eigene Erfahrungen haben einen direkten Wert, da sie erlebt und für wahr genommen werden. Wissenschaftliche Ergebnisse haben den Nachteil, daß diese oftmals nicht zum eigenen Erfahrungsschatz gehören und das persönliche Wissen und Tun rücksichtslos in Frage stellen. Eine Schutzhaltung, wie „wir haben mit dieser Methode viel Erfolg", wird herausgefordert. Wissenschaftliche Ergebnisse sollten auch immer den positiven Erfahrungen und den zugrundeliegenden Wirkungsmechanismen Rechnung tragen.

Polypragmasie kontra Monopragmasie

Ein Abwechslungsreichtum oder eine Polypragmasie werden wertvoller erlebt als nur eine pflegerische Handlung zur Dekubitusprophylaxe und -therapie.

Pflege findet in einem äußerst vielgestaltigen Umfeld statt. Aktivität, vieles auf einmal tun, ist erwünscht. Alles ist darauf angelegt, möglichst mindestens zwei Dinge gleichzeitig anzugehen (z.B. Auto fahren und Radio hören, fernsehen und gleichzeitig stricken). Selbst Medikamente werden so zusammengestellt, daß auf verschiedene Symptome mittels einer Dosis reagiert werden kann (hier läßt sich zum Teil eine positive Entwicklung zu den Monopräparaten hin beobachten). Dieses ständige Erleben von Polypragmasie führt auch zu ihrer Anwendung in der Pflege. Es scheint wertvoller, das Aufbringen von Medikamenten auf die Haut mit der Laserbestrahlung zu kombinieren sowie einen gleichzeitigen Lagerungswechsel vorzunehmen. Ein Lagerungswechsel als alleinige Antwort auf die Dekubitusgefährdung eines Patienten wird als Minimalpflege definiert, obwohl er wahrscheinlich für diesen Patienten auch gleichzeitig die Maximalpflege bedeuten würde.

Durch die Anwendung verschiedener Maßnahmen, Hilfsmittel oder Therapeutika wird es schwierig herauszufinden, was nun die positive Entwicklung bewirkt. So wurde z.B. sehr lange angenommen, daß Eisen und Fönen für die Dekubitusprophylaxe entscheidend sei. Die dabei notwendigerweise vorgenommene seitliche Lagerung führt jedoch zu einer Druckentlastung, der inzwischen die höhere Bedeutung beigemessen wird. Das Eisen und Fönen war nur der Auslöser, der die wichtige Druckentlastung einleitete.

Bei der Dekubitustherapie wird in vielen Kliniken ein ständiger Wechsel in der Therapie bewußt vorgenommen. So kann es sein, daß am Morgen auf eine Dekubitalwunde nach einer PVP-Jod-Desinfektion Actihaemyl gegeben und dieses mit einer Paraffingazeplatte abgedeckt wird. Die nachmittägliche Versorgung sieht z.B. eine Spülung mit Ringerlösung und das Aufbringen von Oxoferin vor. Die praktische Polypragmasie dient primär dem Gefühl der Pflegenden und Ärzte, alles für den Patienten getan zu haben.

> **!** Die Dekubitusprophylaxe und -therapie ist ein Freiraum für die Kreativität und für den Schöpfungsreichtum der Pflegenden.

Es ist faszinierend zu beobachten, welche Ideen und Praktiken bei der Dekubitusverhinderung zum Tragen kommen. Sie reichen von Fellschuhen bis zum Wollfett oder den Abreibungen der Haut mit Schmierseife.

Diese hier zu beobachtende Vielfalt hat sowohl positive wie negative Aspekte. Problematisch ist es, wenn Erfahrungen unreflektiert auf viele Patienten übertragen werden; kritisch ist es auch, wenn Schwester Martha eine andere Form der Prophylaxe am gleichen Patienten durchführt als Schwester Hedi.

In den vergangenen Jahren hat sich deutlich die gezieltere Absprache über die Pflege eines Patienten durchgesetzt, sicherlich unterstützt durch die exaktere pflegerische Dokumentation. Dies zeigt, daß Veränderungen möglich sind und das Weiterentwickeln des Wissens in der Praxis seinen Eingang findet.

■ Bedeutung für Ärzte

Der Dekubitus ist eine Krankheit mit einer eigenen ICD-Ziffer (ICD 9; 707.0 bzw. ICD 10: L 89). Er ist also in bezug auf Diagnose, Therapie und Prognose genau so zu bewerten, wie jede andere Krankheit auch.

Der Dekubitus galt aber lange Zeit als ein vermeidbarer Zustand, gewissermaßen als Pflegefehler. Ein solches Vorurteil war für Ärzte zwar bequem, aber nicht sachgerecht; es hat vielmehr den Blick auf die Wirklichkeit verstellt. Der Dekubitus ist ebenso sehr eine ärztliche wie eine pflegerische Aufgabe, unabhängig von dem Umstand, welche Berufsgruppe sich besonders um den Dekubitus kümmert.

▨ Berufstypischer Zugang zu Informationsquellen

Medizin und Pflege haben berufstypische eigene Zugänge zu Informationen und eigene berufsspezifische Zugriffe zu therapeutischen Verfahren. Diese gilt es in einer Vernetzung der Ressourcen und Fähigkeiten als Ganzes dem Patienten zu erschließen.

Durch Handeln und durch Unterlassen können Ärzte hilfreich oder hinderlich auf die Entwicklung eines Dekubitalulkus einwirken. Die Folgen ärztlichen Handelns zum Nutzen oder Schaden der Kranken sind so erheblich, wie es die medizinischen Hilfsmittel sind, die genutzt oder dem Patienten vorenthalten werden können.

Ärzte haben einen unmittelbaren Zugang zu Labordiagnostik und können jederzeit die Eiweißparameter bestimmen lassen, mit denen der Verlauf der Kachexie beurteilt werden kann. Mit der Kenntnis der Eiweißparameter kann im therapeutischen Team über die Maßnahmen entschieden werden, die nötig sind, um ein Verhungern, um die Muskelatrophie wirksam zu bekämpfen. Die massiven Maßnahmen, z.B. die Anlage einer PEG-Sonde, liegen in den Händen der Ärzte.

Ärzte können beim Fersendekubitus den arteriellen Druck über der Knöchelarterie messen und haben damit ein Maß für die Menge an Blut, die zur Versorgung des Fußes und damit der Ferse überhaupt zur Verfügung steht. Damit wird die Grundlage zu einer rationellen Therapie der arteriellen Verschlußkrankheit gelegt und gleichzeitig ein Druckulkus an den Fersen behandelt.

Die Schmerzen, unter welchen die Dekubituskranken zu leiden haben, erfordern eine Schmerztherapie. Es handelt sich um chronische Schmerzen, die nach dem Stufenschema der WHO zu behandeln sind, bis hin zum Einsatz von Opiaten. Auch hier ist ärztliches Handeln unersetzbar.

Ärzte können die Entwicklung des Dekubitus in vielfältiger Weise beschleunigen, nicht nur durch Unterlassung von gebotenen diagnostischen und therapeutischen Maßnahmen, sondern auch durch aktives Handeln. Ein Beispiel hierfür ist die Anordnung zum Blasenkatheterismus, die in aller Regel von Ärzten getroffen wird. Diese Anordnung hat zur Folge, daß sich der Dekubitus verschlechtert: Die Immobilität nimmt zu, der Abbau der Muskulatur ebenfalls. Eine ehemals keimfreie Blase wird infiziert, und der bakteriell verseuchte Urin, der nur zu oft neben dem Katheter abfließt, belastet die Haut mit Keimen. Die Eiweißsubstanz, die an die Bakterien und als Eiter und Fibrin verlorengeht, könnte besser in den Aufbau von Muskelgewebe investiert werden.

In diesem Zusammenhang wird der Dekubitus zu einem hygienischen Problem. Der Umgang mit dem Dekubitus muß im Hygieneplan behandelt werden. Die infizierte Wunde ist eine Quelle für nosokomiale Infektionen. Daher muß jeder Dekubitus, der in der Klinik entsteht, auch in die Statistik der nosokomialen Infektionen aufgenommen werden.

■ Bedeutung für Therapeuten und Heilpädagogen

Der Dekubitus bzw. die Dekubitusprophylaxe hat, wie in Gesprächen mit den entsprechenden Berufsgruppen herausgefunden wurde, in mehrfacher Hinsicht auch für Therapeuten und Heilpädagogen eine eminente Bedeutung.

Dieses ganze Buch handelt auch von den Möglichkeiten der *Prophylaxe*, die auch im nichtpflegerischen und nichtmedizinischen Bereich unterstützt werden kann. Die vielfältigen Möglichkeiten der Stimulation des Gefährdeten – die ihn ermuntern und befähigen, sich zu bewegen, seine depressive Grundstimmung (wenn auch vielleicht nur kurzfristig) positiv zu beeinflussen, seine Wahrnehmung zu fördern, damit er selbst wieder „wahr-nehmen" kann – müssen von den Therapeuten intensiv gefördert und ausgebaut werden. Im „normalen" stationären Alltag fehlt den Pflegenden sowohl die Zeit als auch oft die Kompetenz, Gefährdete in dieser Weise zu unterstützen. Pflegende bewerten die Möglichkeiten der Therapeuten und Heilpädagogen häufig aus eher medizinischer Sicht und unterschätzen dabei leicht die wichtigen Kommunikations- und Stimulationsmöglichkeiten von Therapeuten und Heilpädagogen.

Hat sich ein Dekubitus entwickelt, werden Therapeuten und Heilpädagogen plötzlich einen „anderen" Patienten vorfinden, der Schmerzen hat, sich noch weniger bewegen möchte, der – wie auf S. 71 ff. ausgeführt – u. U. depressiv wird. Und die Pflegenden verhalten sich eventuell auch anders: genervter, in ihrem pflegerischen Elan reduziert, vielleicht aggressiv, weil die Entstehung eines Dekubitus eben häufig als „Pflegefehler" bezeichnet wird.

Hier müssen die anderen Berufsgruppen manchmal die seelische Betreuung von Patienten und Pflegenden leisten, müssen die Verschlechterung des „Klimas" ertragen und intervenieren können. Es zeigt sich, daß der Dekubitus nicht allein ein „pflegerisches" oder „medizinisches" Problem darstellt, sondern alle Berufsgruppen fordert, die mit dem Betroffenen arbeiten. Teamverständnis und Teamfähigkeit werden so zu zentralen Bedingungen eines „therapeutischen Teams".

Einschränkung von Therapien durch den Dekubitus

Patienten mit Dekubitus bekommen u. U. eine spezielle physiotherapeutische Therapie nicht oder nicht in vollem Umfange, weil sie nicht oder nur eingeschränkt durchgeführt werden kann. Patienten mit dekubitusinduzierten Schmerzen sind weniger konzentriert als andere Patienten. Sie sind psychisch auf den Dekubitus fixiert und befinden sich in einer permanenten Erwartung auf neue Schmerzen. Ein Dekubitus wirkt demotivierend auf den Kranken. Häufig sagen Patienten: „Ich kann ja nicht, weil…". Der Kräfteverlust durch den Eiweißmangel begrenzt das Übungsprogramm, das von den Physiotherapeuten für und mit dem Patienten entwickelt wurde. Patienten mit großen, offenen Wunden können nicht im Bewegungsbad behandelt werden. Bettlägerige Patienten ziehen sich, insbesondere auf besonders weichen Matratzen, gern in eine „embryonale Körperhaltung" mit Beugung in den großen Gelenken zurück und entwickeln daher Kontrakturen.

Eine Bobath-Therapie kann gegebenenfalls auch nur unter erschwerten Bedingungen stattfinden, weil ein Dekubitus in der Beckenregion die Lagerungsmöglichkeiten einschränkt. Physiotherapeutische Übungen auf einer Trainingsliege sind nahezu unmöglich; das Sitzen selbst kann beeinträchtigt sein.

Eine Fersennekrose verhindert, daß die Patienten vernünftiges Schuhwerk tragen können. Damit wird eine Gehschulung erheblich eingeschränkt.

Literatur

Brenner, P.: Pflegeexperten. Huber, Bern 1994

Dätwyler, B., J. Baillad: Mir ist es wichtig, nicht einfach so auf die Krankheiten fixiert zu sein. Pflege 8 (1995) 59–69

Jensen, K. P., et al.: Der Pflege-Moment und das „Grüne-Daumen-Phänomen". Pflege 8 (1995) 163–172

Schreiner, P.-W.: Hauptsache Gesundheit. Pflege 8 (1995) 138–145

Seidel, E.: Pflege im Wandel. Maudrich, Wien 1990

Walsh, M., P. Ford: Pflegerituale. Forschung und eine wissenschaftlich fundierte Pflegepraxis. Ullstein Mosby, Wiesbaden 1996

Weidmann, R.: Rituale im Krankenhaus. Deutscher Universitätsverlag, Wiesbaden 1990

Weidner, F.: Professionelle Pflegepraxis – ausgewählte Ergebnisse einer Untersuchung auf der Grundlage eines handlungsorientierten Professionalisierungsverständnisses. Pflege 8 (1995) 49–58

6 Dekubitus als moralisches Problem und als gesellschaftliches Thema

Marianne Arndt

- Bedeutung der Ethik für das menschliche Zusammenleben, die Pflege, den Dekubitus
- Prinzipien

  Autonomie

  Den Kranken wohltun

  Den Kranken keinen Schaden zufügen

  Gerechtigkeit walten lassen
- Gesellschaftliche, institutionelle und persönliche Bedeutung
- Ethisches Wissen im Rahmen einer eigenen Ethik in der Pflege

  Themen einer frauenorientierten Ethik

  Prinzipien ethischen Pflegewissens

Zusammenfassung

Ungeordnet, zufällig, lebensnah, warm, echt und wirklich, eben nicht systematisiert, organisiert und generell anwendbar, sondern aus einer spezifischen Situation hervorwachsend und für eine spezifische, ganz konkrete Situation gültig, dies sind Merkmale einer neuen Ethik für die Pflege. Ethisches Pflegewissen geht aus von lebendigen Menschen, bezieht sich auf Menschen und bezieht konkrete Menschen ein in die ethische Reflexion. Bei dieser Reflexion können Prinzipien eine helfende Rolle spielen, besonders, wenn es darum geht, Erfahrungen außerhalb der Narrative zu versprachlichen. Wir werden immer wieder Situationen antreffen, in denen Abstraktion, Objektivierung angebracht ist. Dort ist es gut, die traditionelle Sprache der Ethik zu kennen und zu beherrschen. Ethik befaßt sich mit Fragen, die sich auf das richtige oder falsche moralische Handeln beziehen, auf das Gute oder das Schlechte. Ethik, als Teilgebiet der Philosophie, daher Moralphilosophie, stellt dar, in welchem Zusammenhang Pflichten und Rechte stehen und welche Bedeutung Werte haben im Hinblick auf unsere moralischen Entscheidungen. Ethik untersucht und analysiert letztlich die Antworten, die wir auf Fragen geben, wie „Was soll ich tun?" oder „Wie handle ich richtig?" Das Thema Dekubitus kann nicht isoliert gesehen werden, und doch ist es angebracht, ein Buch über Dekubitus und Dekubitusprophylaxe zu schreiben. Das objektive Wissen über die Entstehung und Behandlung von Druckgeschwüren ist notwendig und hilfreich. Es ist ein Teil ethischen Wissens, das uns hilft, zu pflegen. Aber eben nur ein Teil, wie auch Ethiktheorien und Prinzipien nur ein Teil ethischen Wissens sind. Das Wissen um die gelebte Erfahrung konkreter Patienten schafft Beziehungen, die pflegerische Beziehungen sind. In solchen Beziehungen werden Antworten auf ethische Fragen gegeben, z. B. „Wie soll ich leben?" „Was muß ich tun?" Oder für den Bereich der Pflege „Wie soll ich pflegen?"

Natürlich gibt es keine Ethik der Dekubitusprophylaxe. Wir können uns nur Gedanken machen über Ethik allgemein und über moralphilosophische Fragen im Bereich von Gesundheit und Krankheit. Wir können dann die Thematik Dekubitus vor diesem Hintergrund betrachten. Zunächst werden einige allgemeine Überlegungen zur Bedeutung von Ethik angestellt, in den folgenden beiden Abschnitten Elemente einer traditionellen Ethik aufgezeigt, die sich im medizinisch-philosophischen Denken bewährt hat, und diese auf die Thematik Dekubitus bezogen.

In einem weiteren Abschnitt wird ein solcher traditioneller Ansatz, der generalisierende und abstrakte Elemente aufweist, ethischem Denken, das persönlich und konkret ist, gegenübergestellt. Dieses Denken läßt sich nicht in Lehrsätzen verallgemeinern. Es ist aber wesenhaft der Pflege zuzuordnen und kann einen eigenen Beitrag leisten zur Entwicklung von Pflegewissenschaft, insbesondere zur Ethik in der Pflege.

◼ Bedeutung der Ethik für das menschliche Zusammenleben, die Pflege, den Dekubitus

Daß menschliches Miteinander gelingt, ist ein politisches Ziel im gesellschaftlichen Rahmen, ist das Ziel einzelner Institutionen und Einrichtungen, ist weiterhin das persönliche Ziel eines jeden Menschen. Für dieses Gelingen setzen sich gesellschaftliche Organe, politische Parteien und staatliche Organisationen ein wie auch Kirchen und nichtreligiöse und humanitäre Einrichtungen. Ein Bildungssystem, ein Gesundheitssystem oder konkreter eine Versicherungsgesellschaft, ein Krankenhaus oder eine Sozialstation beanspruchen, mit der Orientierung und der strukturellen Ausrichtung ihrer Organisation einen Beitrag zu menschlichem Wohlergehen zu leisten.

Als einzelne Menschen mit Wünschen und Plänen, mit Fähigkeiten und Fehlern gestalten wir diese Strukturen, leben wir mit und in ihnen. Die Wirklichkeit unseres Lebens drückt sich jedoch immer aus in den Beziehungen zu anderen Menschen mit ihren jeweils anderen oder mit ähnlichen Wünschen, Plänen, Fähigkeiten und Fehlern.

Zwar ist unser Dasein geprägt von politischen, kulturellen und praktischen Sachzwängen, doch sind wir im täglichen Umgehen miteinander immer wieder auf persönliche und individuelle Entscheidungen angewiesen. Diese Entscheidungen mögen allgemeine, praktische Bedeutung haben, sie mögen sich aber auch auf spezielle Werte beziehen und somit entweder wichtig sein aus soziologischer oder psychologischer Sicht, oder aber, wenn es sich um „richtig" oder „falsch", „gut" oder „schlecht" im moralischen Sinne handelt, ehtisch bedeutsam. Unsere persönliche Verantwortung ist hierbei wesentlich. Vor diesem Hintergrund können wir die Thematik Dekubitus betrachten.

In der Ethik hat sich in den vergangenen 20 Jahren ein spezieller Bereich herausgebildet, der als Bioethik oder auch medizinische Ethik bezeichnet werden kann. Dieser Bereich ist auch für die Pflege von besonderer Bedeutung. Allerdings gibt es für Pflegende Themen, die sich nicht ausschließlich unter der Überschrift *medizinische Ethik* abhandeln lassen. Desgleichen gibt es für Angehörige von anderen Fachberufen im Gesundheitswesen eigene und spezifische Themen. So scheint es heute sinnvoll, zunächst von *Ethik im Gesundheitswesen* zu sprechen. Auch in der englischsprachigen Literatur begegnet uns der Begriff „*ethics of health care*". *Ethik im Gesundheitswesen* wäre somit ein angemessener Dachbegriff, dem sich unter anderem Fragen der Bioethik, der medizinischen Ethik und auch der Ethik in der Pflege zuordnen lassen.

Es ist sinnvoll, zwischen Standesethik und spezifischen berufsrelevanten ethischen Fragen zu unterscheiden. Somit können wir z. B. von Medizinethik und auch von Ethik in der Medizin sprechen, wie auch von Pflegeethik und von Ethik in der Pflege. Im Zusammenhang mit dem letztgenannten Begriff soll das Thema *Ethik in der Pflege und Dekubitus* hier entfaltet werden.

Natürlich sind auch Angehörige anderer Berufe im Gesundheitswesen an dem Thema interessiert; es ergeben sich auch für Ärzte, für Physiotherapeuten oder für Klinikseelsorger ethische Fragen zum Thema Dekubitus. Dennoch werden diese andere Schwerpunkte aus ihrer jeweiligen beruflichen Spezialisierung zu stellen haben. Allerdings wird es auch für Ärzte und andere Mitarbeiter im Gesundheitswesen bedeutsam sein, was aus pflegerisch-ethischer Perspektive hier gesagt wird.

Da der Pflegeberuf in besonderer Weise auf menschliches Leben hin ausgerichtet ist, kommt Pflegenden auch in besonderer Weise moralische Verantwortung für die Entfaltung und die Bewahrung menschlichen Lebens zu. In der sachlich-fachlichen Kompetenz, die gute Pflege bezeichnet, liegt gleichermaßen ein moralischer Anspruch auf *„Benefizenz"* und *„Nonmalefizenz"*, d.h., Kranken wohlzutun und ihnen nicht zu schaden.

Die Notwendigkeit, über eine ethische Begründung pflegerischen Handelns nachzudenken, ergibt sich aus dem gesellschaftlichen Auftrag, den Pflegende im Rahmen des Miteinander-Mensch-Seins haben. Dies bedeutet, Pflege ist nicht nur sachlich, wissenschaftlich zu begründen und zu untermauern, sondern braucht auch die Ausformulierung eines eigenen ethischen Hintergrundes. Dies kann besonders sinnvoll und fruchtbar sein in der Auseinandersetzung mit dem pflegerischen Detail. Das heißt, es ist notwendig, einzelne Aspekte pflegerischen Handelns aus ethischer Sichtweise zu betrachten; oder anders ausgedrückt, Ethik in der Pflege braucht die Anbindung an die konkrete Pflegepraxis. Hier ist der Raum, in dem sich einzelne Pflegehandlungen über empirisch objektive und subjektive wissenschaftliche Daten hinaus im Hinblick auf die Lebensqualität konkreter Menschen moralisch begründen lassen.

Dieses Kapitel leistet eine solche Begründung für das pflegerische Thema Dekubitusprophylaxe und Dekubitus.

Wir sprechen von „belastenden" Situationen oder davon, in einer Lebenslage „gefangen zu sein"; wir sind „unter Druck", wenn wir mit bestimmten Anforderungen nicht fertig werden. Unter solchen Umständen können wir die Möglichkeiten unseres Daseins nicht voll nutzen, unsere Lebensqualität ist eingeschränkt, wir wirken auf andere nicht lebensfroh, sondern „bedrückt". Auch Krankheitssituationen, die mit Druck und Unbeweglichkeit einhergehen, schränken die Lebensqualität ein. Druckgeschwüre entstehen in erster Linie durch Einschränkung der Beweglichkeit und durch Druck. Nun besagt hohe Lebensqualität nicht unbedingte Gesundheit oder ein Leben ohne jegliche Art von Behinderungen.

> **!** Es geht beim Streben nach gelingendem Leben nicht darum, daß wir als einzelne unser Menschsein in allen nur möglichen Bereichen verwirklichen und leben. Es geht darum, daß alle Menschen entsprechend ihren Möglichkeiten an den Gütern des Menschseins teilhaben.

Jegliche Art der Bedrohung von Entwicklung oder Entfaltung, jegliche Art von Gefährdung menschlicher Freiheit schränkt die Lebensqualität ein. Ein Dekubitalgeschwür verletzt zunächst die physische Integrität eines Patienten, einer Patientin, hat aber Auswirkungen auf die gesamte Befindlichkeit. Doch auch Lebens- und Krankheitssituationen sind voneinander abhängig, bedingen sich gegenseitig. Somit kann ein Dekubitus nie isoliert gesehen werden.

Pflege nun kann das Menschsein fördern, kann den moralischen Auftrag zur Menschwerdung unterstützen. Schlechte oder mangelnde Pflege kann hier behindernde oder verhindernde Auswirkungen haben.

Wo einzelnen Menschen Kraft, Wissen oder Willen fehlen, handeln Pflegende stellvertretend, um Patienten zur Unabhängigkeit zu führen. Dies ist eine Grundlage verschiedener Pflegetheorien, die zuerst von Virginia Henderson formuliert wurde und die sich wiederfindet in den internationalen Ethikregeln für Krankenpflegepersonen (Arndt 1988).

Das heißt im Hinblick auf dekubitusgefährdete Patienten korrekte Lagerung und entsprechende Bewegung und Mobilisation; das heißt angemessene Körperpflege und ausgewogene Ernährung. So wie ein Dekubitus nie isoliert von der Gesamtbefindlichkeit eines Menschen auftritt, ist die Dekubitusprophylaxe auch nie als isolierte Pflegemaßnahme zu sehen. Lagerung, Mobilisation, Körperpflege und Ernährung haben Auswirkungen auf das Personsein.

■ Prinzipien

Neben physiologischen und anatomischen Gegebenheiten, neben pathologischen Befunden und harten, wirtschaftlichen Fakten, neben objektiven Betrachtungsweisen also, haben Fragen um Gesundheit und Krankheit auch ethische Bedeutung. Diese Bedeutung fand konkreten Ausdruck und theoretische Abstraktion in der Beschreibung von ethischen Prinzipien. Für den Bereich der Ethik im Gesundheitswesen wurden besonders die folgenden vier Prinzipien hervorgehoben (Beauchamps u. Childress 1983):

- Respekt vor der Autonomie des einzelnen Menschen,
- dem Kranken/der Kranken wohltun,
- dem Kranken/der Kranken keinen Schaden zufügen,
- Gerechtigkeit walten lassen.

Diese Prinzipien lassen sich herleiten von der klassisch traditionellen Sorge um kranke Menschen. Und wie sie in allen Bereichen medizinischer Behandlung und pflegerischer Betreuung von Kranken ihre Bedeutung haben, helfen sie auch, den Themenbereich Dekubitus aus ethischer Perspektive zu verstehen.

Autonomie

Als dekubitusgefährdet gelten jene Patienten und Patientinnen, bei denen durch Immobilität über längere Zeit bestimmte Körperstellen erhöhtem Druck ausgesetzt sind. Durch unterschiedliche Krankheitseinflüsse sind bestimmten Patienten freie Entscheidung und Kontrolle über die eigene Beweglichkeit genommen. Die Dekubitusgefährdung stellt somit ein Faktum dar, durch das nicht nur die physische Unverletztheit, sondern auch die moralische Integrität eines Menschen bedroht ist.

Den Kranken wohltun

Wenn es um therapeutische und pflegerische Maßnahmen geht, ist es nicht allzu schwer, Aspekte der *Benefizenz*, des Wohltuns, hervorzuheben. Zu diesen Maßnahmen gehören in klarer Weise auch die Prophylaxen. Gerade bei der Druckentlastung, bei der prophylaktischen Lagerung, bei guter Körperpflege und der Sorge um eine angemessene Ernährung wird ein konkretes Wohltun deutlich.

Den Kranken keinen Schaden zufügen

Andererseits bedeutet das Unterlassen all dieser Maßnahmen zur Dekubitusprophylaxe zwar nicht das aktive Zufügen von Schaden, kann aber in der Konsequenz mit ihm gleichgesetzt werden. *Nonmalefizenz* heißt, den Kranken keinen Schaden zufügen. In der Diskussion um moralische Verantwortung ist es umstritten, ob die Unterlassung einer guten Tat gleichermaßen verwerflich ist wie eine eindeutig schlechte Handlung. Im Hinblick auf mangelhaft ausgeführte oder unterlassene Prophylaxen wird jedoch deutlich, daß Unterlassung in diesem Bereich Kranken Schaden zufügen wird.

Gerechtigkeit walten lassen

Dieses Prinzip ist im Zusammenhang mit dem Thema Dekubitus und Dekubitusprophylaxe in mancherlei Hinsicht bedeutungsvoll. Zunächst klingt hier das Recht auf körperliche Unversehrtheit an, das jedem Menschen auf den Grundlagen der allgemeinen Menschenrechte zugesagt ist. Weiterhin ergibt sich aus den Menschenrechten ein Recht auf grundlegende medizinisch-pflegerische Versorgung. Dieses Recht fordert die WHO mit dem Projekt *„Gesundheit für alle bis zum Jahr 2000"* ein. Die Forderungen schließen sorgfältige vorbeugende Maßnahmen zur Dekubitusprophylaxe ein wie auch korrekte Behandlung von Dekubitalgeschwüren, wo die Entstehung nicht verhindert werden konnte.

Gesellschaftliche, institutionelle und persönliche Bedeutung

Gesellschaftliche Bedeutung

Gerade bei der Betrachtung des Prinzips der moralischen Gerechtigkeit tritt die gesellschaftliche Bedeutung in den Vordergrund, die der Vorbeugung von Druckgeschwüren auf der einen und der Behandlung auf der anderen Seite zukommt. Hier stellen sich Fragen aus finanzieller Sicht im Hinblick auf die Vermeidung oder die Behandlung von Druckgeschwüren. Hat ein Gesundheitssystem, ein konkretes Krankenhaus oder ein entsprechender Kostenträger die Pflicht, die besten und damit vielleicht auch teuersten Mittel zur Dekubitusprophylaxe und -behandlung einzusetzen? Diesem Fragekomplex kommt besondere Bedeutung zu, wenn wir bedenken, daß vor allem betagte Kranke dekubitusgefährdet sind (Seiler u. Stähelin 1993). Damit werden Einsatz und Aufwand bei einer Kosten-Nutzen-Analyse kaum für die Wiederherstellung von Arbeitskraft zu Buche schlagen. Allerdings besteht kein Zweifel, daß die Kosten für effektive Lagerungshilfsmittel zur Verhinderung von Druckgeschwüren und für angemessenen personellen Einsatz zur Durchführung von prophylaktischen Maßnahmen geringer sind als die Kosten, die für entsprechende Behandlungen von Druckgeschwüren aufgewandt werden müssen. Eine positive Einschätzung solcher Berechnungen wird sich allerdings nur dort ergeben, wo nicht die Wiederherstellung von Arbeitskraft einziger bestimmender Faktor und Zielsetzung für die Ausrichtung eines Gesundheitssystems ist.

Institutionelle Bedeutung

Im Hinblick auf den personellen und finanziellen Einsatz von Mitteln zur Verhinderung von Dekubitalgeschwüren zeigt sich unter anderem die Wertschätzung, die eine Institution der Lebensqualität der ihr anvertrauten Patienten zuschreibt. Solche Wertschätzung oder auch mangelnde Wertschätzung kann unter anderem gemessen werden an dem konkreten Auftreten oder Nichtauftreten von Druckgeschwüren.
Letztlich sind natürlich die einzelnen Pflegenden die Handlungsträger. Doch liegt ein Großteil der Verantwortung für eine Kultur der Wertschätzung von Lebensqualität bei den Trägern von Einrichtungen der einzelnen Gesundheitsdienste wie auch bei den Personen, die Führungspositionen innerhalb dieser Institutionen besetzen. In den Formulierungen von Pflegeleitbildern für eine Institution kann das Ernstnehmen moralischer Prinzipien zum Ausdruck kommen, das sich im Hinblick auf den Stellenwert äußert, der vorbeugenden Pflegemaßnahmen zugeschrieben wird. Pflegeleitbilder als Ausdrucksformen der

„corporate identity" einer Institution beeinflussen die Einstellung zu Pflegehandlungen und damit auch Pflegehandlungen als solche.

Persönliche Bedeutung für die Pflegenden

Jede Handlung hat eine offensichtliche Außenwirkung. Bei der Dekubitusprophylaxe wäre das die Verhinderung des Entstehens eines Druckgeschwürs. Jede Handlung kann aber weiterhin eine Innenwirkung haben und wenn wir sie vollziehen, bedeutungsvoll sein im Hinblick auf unseren moralischen Charakter. Die Dekubitusprophylaxe hat zunächst ausschließlich praktische Bedeutung im pflegerisch-therapeutischen Sinn. Solche Handlung ist zunächst „gut" im vormoralischen Sinn. Für den moralischen Akt ist die Intention von entscheidender Bedeutung. Erst das bewußte Aufladen mit den Zusätzen, beispielsweise *„korrekt auszuführen, um die Autonomie eines Patienten zu achten, um wohlzutun"*, gibt dieser praktischen Handlung moralische Wertigkeit. Die in dieser Weise sorgfältig durchgeführte Prophylaxe stärkt unser Bewußtsein um die Notwendigkeit und um die Richtigkeit solchen Handelns.

> **!** Im bewußten Tun üben wir moralische Handlungsweisen ein und verwirklichen so berufliches Ethos.

Ethisches Wissen im Rahmen einer eigenen Ethik in der Pflege

Ethik in der Pflege .

Ethik in der Pflege ist ein Bereich, dem zunehmend mehr Aufmerksamkeit geschenkt wird. Solange Pflege ausschließlich als Heilhilfsberuf gesehen wurde, konnten ethische Grundeinstellungen von denen, die sich für die Heilung verantwortlich sahen, übernommen werden. Für Pflegende waren dann Tugenden wie Gehorsam, Loyalität und Sorgfalt die wichtigsten ethischen Forderungen, die in Ethikregeln und Richtlinien zum Ausdruck kamen.
Sie drückten das Standesethos des Pflegeberufs

aus. Obwohl ethische Richtlinien und standesethische Regeln gespeist sind von ethischer Reflexion, ersetzen sie letztlich nicht die Notwendigkeit für jeden Menschen, eigene ethische Grundentscheidungen zu treffen und das eigene Tun auf moralische Kompatibilität zu überprüfen.

Pflegende besannen sich in den vergangenen beiden Dekaden zunehmend auf die therapeutische Bedeutung, die der Pflege selbst zukommt. Somit ist es nicht verwunderlich, daß es zu einem entscheidenden Anliegen wird, eine eigene Ethik in der Pflege zu entwerfen.

Themen einer frauenorientierten Ethik

Für eine zu umschreibende Ethik in der Pflege reicht es nicht aus, die überkommenen Theorieansätze auf pflegerische Situationen zu übertragen. Es ist letztlich nicht möglich, die Ethik einer männlich geprägten Medizin und Medizinwissenschaft der Pflege zu verschreiben. Wir müssen beginnen, pflegerische Werte und Bedürfnisse aus pflegerischer Perspektive wahrzunehmen. Wir müssen beginnen, selbst zu denken und neue Konzepte für eine Ethik in der Pflege formulieren. Wenn wir die ethischen Belange eines traditionellen Frauenberufes betrachten, greift eine Ethik des Rechts und der Gesetze, der Vorschriften und Pflichten oder eine Ethik, die auf Nützlichkeit ausgerichtet ist, zu kurz.

Für die Pflege haben neuere Arbeiten frauenorientierter Philosophie zur Ethik besondere Bedeutung. Drei Themen treten hier hervor (Grimshaw 1993):

- Denken in Zusammenhängen und in Beziehungsgefügen statt abstrakt und analytisch zerlegend.
- Das moralische Empfinden von Frauen wird stärker bestimmt durch das Mitempfinden (Empathie), das Sorgen für und das Sichsorgen um; Männer denken in Kategorien wie Recht, Fairneß, Pflicht.
- Ein neuer Schwerpunkt liegt auf den Anforderungen konkreter Situationen; und solche Anforderungen werden entdeckt und wahrgenommen durch die Hinwendung zu den konkreten Menschen, die in einer Situation vorkommen.

Die traditionelle moralphilosophische Argumentationsweise begründet die Richtigkeit moralischer Entscheidungen durch hohe Abstraktion und theoretisch-unpersönliche Klassifikation. Wo die traditionelle Einstellung behauptet, moralisches Verstehen vertieft sich, je größer Systematisierung und Verallgemeinerung sind, da sieht feministische Ethik solches Verständnis schwinden (Urban Walker 1992).

Ethik, die von weiblichen Werten bestimmt ist, ist persönlich und parteiisch, ist nicht allgemein oder verallgemeinernd, sie ist am Detail interessiert. Diese Ethik ist narrativ – Geschichten erzählend und zuhörend. Die moralischen Entscheidungen von Frauen werden von persönlicher Betroffenheit bestimmt. Es geht nicht um Wissen, es geht um Verstehen. Es geht aber auch um den Dialog zwischen Wissen und Verstehen, um den Dialog zwischen Rationalität und Emotionalität. Die Konzeption einer neuen Ethik auf den Grundlagen weiblicher Werte gründet sich jedoch nicht ausschließlich auf eine Position, die bestimmt ist von Emotionalität. Neues ethisches Denken kann kognitive wie affektive Elemente einbeziehen (Gilligan 1987).

Prinzipien ethischen Pflegewissens

> **!** Ethisch denken heißt Verantwortung wahrnehmen, heißt Antwort geben.

Unser menschliches Dasein ist immer auch mitmenschliches Dasein, ist eingebunden in Beziehungen zu anderen Menschen. Wir sind, wir agieren in Beziehungen. Wir reagieren in Verantwortlichkeit im Antwortgeben (Tschudin u. Marks-Maran 1993). Wenn wir von menschlichen Beziehungen sprechen, dann ist das objektive Wissen um einen Menschen, um eine Situation nicht ausreichend. Ethisches Wissen vereinigt subjektives und objektives Wissen und läßt sich auf konkrete Situationen und Menschen ein (Bergum 1994).

Subjektives und objektives Wissen

Wir sind vertraut mit subjektivem und objektivem Wissen. Im Bereich von Gesundheit und Krankheit ergibt sich das subjektive Wissen aus der persönlichen Beschreibung eines Menschen über seine/ihre Befindlichkeit und aus dem menschlichen Verständnis, dem Mitfühlen, das Ärzte und Pflegende als Gegenüber, als Zuhörende und als Mitfühlende entwickeln. Dieses subjektive Wissen allein reicht nicht aus, um eine Diagnose zu stellen und um ein Behandlungskonzept zu entwickeln. Hierzu ist es notwendig, zu abstrahieren und zu kategorisieren. Um eine Krankheitsursache zu verstehen, um die subjektive Beschreibung von bestimmten Schmerzen umzusetzen in die mögliche Ursache des Schmerzes, müssen wir zunächst verallgemeinern, müssen wir theoretisieren. Wir brauchen das objektive Wissen, um von der Befindlichkeit zu einem Befund zu kommen. Dieses objektive Wissen ist notwendigerweise wertfrei und verallgemeinernd. Es ist aber auch gesichtslos und fragmentiert. Dieses Wissen ist aber die Grundlage medizinischer Wissenschaft.

Unsere westlichen Gesundheitssysteme sind auf diese Art von Wissen ausgerichtet. Sie gründen sich auf abstrakte Befunde und Daten körperlicher Funktionssysteme. Die Sorge um den Herrn Karlsen mit dem Katheter, der Geh- und Sprachstörung, mit dem hohen Blutdruck wird zum Behandlungskonzept der *„Apoplexie in Zimmer drei"*, oder noch kürzer, zu *„Schema I für die Apoplexie in drei am Fenster"*. Dies ist notwendigerweise so, wenn korrekte Diagnose und effektive Behandlung auf wissenschaftlicher Basis angestrebt werden.

Wir fragen zwar nach psychischen und sozialen Gesichtspunkten, doch bleibt dieses Fragen ein Teil systematischer und fragmentierter Wissenschaftlichkeit, indem unser Wissen über die subjektive Befindlichkeit einen Beitrag leistet zur objektiven Betrachtung eines Krankheitsfalles.

Gelebtes oder wesenhaftes Wissen

Die Begrenzung abstrakten, objektiven Wissens kann nur aufgehoben werden, wenn wir lernen, eine Person, einen Menschen als lebendige Einheit zu verstehen und als lebendiges Ich wahrzunehmen und zu stärken. Hiermit könnte die Ausschließlichkeit wissenschaftlicher Objektivität ergänzt werden. Dies ist eine dritte Weise des Wissens. Vielleicht ist es dieses Wissen, was der Soziologe Weber meinte, wenn er von „Verstehen" sprach. Vielleicht ist es dieses Wissen, nach

dem wir uns sehnen, wenn wir das Wort „ganzheitlich" aussprechen. Es ist das Wissen, dem die gelebte und durchlebte Daseinserfahrung des lebendigen Ich zugrundeliegt. Dieses „inhärente Wissen" kann ich auch als *gelebtes* oder *wesenhaftes Wissen* bezeichnen.

Gelebtes Wissen beruft sich auf subjektives und auch auf objektives Wissen, es benutzt das objektive Wissen. Doch bei dieser Art von Wissen beziehe ich die Bedeutung von Symptomen und Beschwerden und von Daten und Befunden ein in die Lebenswelt einer Person.

> **!** Symptome werden wahrgenommen auf dem Erlebnishintergrund einer Person und nicht ausschließlich im gesichtslosen Zusammenhang eines abstrakten, wissenschaftlichen Systemverständnisses.

Ein Beispiel

Die Thematik Dekubitus wurde oben auf der Grundlage von Prinzipien betrachtet, die im Bereich der Bioethik formuliert wurden. Eine Ethik, die sich auf Prinzipien wie die oben beschriebenen stützt, kann verallgemeinernd, generell und abstrakt dargestellt werden. Ethische Betrachtungen jedoch, die einzelne Menschen und situative Zusammenhänge im Blickfeld haben, finden viel schwerer den Weg in ein Lehrbuch.

Um herauszuarbeiten, wie ethisches Wissen sich der gelebten Erfahrung eines Menschen bedient, erzähle ich an dieser Stelle, eine Geschichte. Meine Erfahrung mit Regina, einer 82jährigen Patientin, zeigt, wie bedeutsam eine persönliche pflegerische Beziehung auch für das Heilen eines Dekubitus sein kann.

Fallbeispiel Regina kam noch vor dem zweiten Weltkrieg nach Holland, um in einem Ordenskrankenhaus im Bereich der Pflege ausgebildet zu werden. Es war ihr Wunsch, als Missionsschwester nach Afrika zu gehen. Regina war in den USA aufgewachsen und hatte dort nach ihrer Schulausbildung in der Firma ihres Vaters gearbeitet. Die Entscheidung für den Pflegeberuf und für die Missionsarbeit führte zu einem Bruch mit ihrer Familie.

In den ersten Wochen ihres Aufenthalts in Holland, bei der Arbeit in der Waschküche, geriet Reginas rechter Arm in die Heißmangel. Die Verletzung war so schwer, daß an eine pflegerische Ausbildung nicht mehr zu denken war. Regina blieb in Holland, zunächst in der

Waschküche des Krankenhauses, später leitete sie die gesamte Wäscherei der Einrichtung. Sie arbeitete weiter, nachdem sie das Ruhestandsalter erreicht hatte, bis ein chronisches Herzleiden die Aufnahme in ein dem Krankenhaus angeschlossenes Altersheim nötig machte. Dort traf ich Regina auf der geriatrischen Pflegestation. Seit einem Jahr lag sie dort „im Sterben".

Bei der ersten Übergabe wurde mir diese Patientin wie folgt beschrieben „Die hat sich aufgegeben, ißt nicht mehr, hat einen Dekubitus im sakralen Bereich. Manchmal schaffen wir es, daß sie aufsteht, sonst muß sie im Bett gewaschen werden. Vorsicht, sie kann auch aggressiv werden, dann fliegt der Kartoffelbrei durchs Zimmer."

„Ich bin die Neue!" Blanke, wache Augen in einem alten, faltigen Frauengesicht verfolgen meine Bewegungen. Alles ist mühsam an diesem ersten Tag. Regina ist kachektisch, wenig kooperativ, sehr schweigsam, liegt fast regungslos im Bett. Ein sakrales Dekubitalgeschwür so groß wie eine Untertasse sieht böse aus. Am zweiten Tag singe ich bei der Körperpflege leise vor mich hin „Greensleeves was my delight…", ein englisches Volkslied. Und Regina summt mit. Ich verabschiede mich mit „good bye". Am dritten Tag begrüßt sie mich auf Englisch. Ich bin glücklich, bin ich doch auch in der englischen Sprache zu Hause. Es macht mir Spaß, mich auf Englisch zu unterhalten. Und offensichtlich macht es auch Regina Spaß. Ich erfahre ihre Geschichte, und am Ende der Woche steht unser Vertrag. Das Ziel ist, Regina wird wieder aufstehen, und wir werden gemeinsam im Park spazieren gehen.

Die nächsten Wochen sind mühsam, und manchmal möchte ich aufgeben; aber in den zwei Stunden, die ich täglich mit Regina verbringe, verlagert sich langsam der Schwerpunkt von der passiv hingenommenen Pflege im Bett zur Morgentoilette am Waschbecken und zum Essen am Tisch. Wir reden, erzählen, manchmal unsinniges Zeug; wir singen, immer auf Englisch; wir versuchen, uns an Kinderreime zu erinnern. (Wie gut, daß ich mir damals, bei meinem ersten Englandaufenthalt ein Kindergedichtbuch gekauft hatte!) Mit dem Aufstehen, dem Anziehen und dem Essen ist der Druck genommen. Die Lebensperspektiven weiten sich für Regina. Oder gewinnt ihr Dasein einen neuen Orientierungspunkt? Die offene geschwürige Stelle am Gesäß heilt. ■

Pflege ist, In-Beziehung-Treten. Hier war es die Sprache ihrer Kindheit, die durch das Lied „Greensleeves" wieder geweckt wurde und die für Regina und für mich das Medium unserer Beziehung darstellte. Vielleicht trug diese Sprache auch dazu bei, daß Regina wieder in Beziehung treten konnte zu einem unabgeschlossenen Kapitel ihres Lebens. Die Freundschaft mit Regina bereicherte mich, lehrte mich die heilende Bedeutung des In-Beziehung-Tretens.

Diese Beziehung erlaubte eine neue Beweglichkeit, hob auch physische Einschränkungen auf und trug zur „Entlastung" bei. Die pflegerische Erfahrung, die ich selbst in dieser Begegnung machen konnte, stellt nun einen Teil meines persönlichen ethischen Wissens dar. Etwas davon ist im Erzählen der Geschichte zu vermitteln, letztlich jedoch muß jede Pflegende, jeder Pflegende die Bedeutung eigener pflegerischer Erfahrungen ausloten und in ethisches Wissen umsetzen.

Literatur

Arndt, M.: Der Pflegeprozeß. Handreichung zur Anwendung. Caritas-Schwesternschaft, Freiburg 1988

Beauchamp, T., J. Childress: Principles of Biomedical Ethics, 2nd ed. Oxford University Press, London

Bergum, V.: Knowledge for ethical care. Nurs. Ethics 1 (1994) 71–79

Gilligan, C.: Gender difference and morality: The empirical base. in Kittay, E. F., D. T. Meyers: Women and Moral Theory. Rowman Littlefield, Totowa/N. J. 1987 (pp. 19–33)

Grimshaw, J.: The idea of a female ethik. In Singer, P.: A Companion to Ethics. Blackwell, Oxford 1993 (pp. 491–499)

Seiler, W. O., H. B. Stähelin: Wie Dekubitus entsteht. Krankenpflege 10 (1993) 9–13

Tschudin, V., D. Marks-Maran: Ethics: A Primer for Nurses. Workbook. Baillière Tindall, London 1993

Urban Walker, M.: Modern understandings: alternative "epistemology" for a feminist ethics. In Browning Cole, E., S. Coultrap-McQuin: Explorations in Feminist Ethics – Theory and Practice. Indiana University Press, Bloomington 1992 (pp. 165–175)

7 Anatomische, physiologische und physikalische Aspekte der Dekubitusentstehung

Michael Braun

- Physikalische und physiologische Grundlagen

  Raum/Zeit und Druck als physikalische Begriffe

  Menschliches Gewebe im Druckfeld

  Stofftransport
- Druckverteilung auf der Hautoberfläche

  Experimentelle Untersuchungen

  Theorie der Druckverteilung
- Druckverteilung in der Gewebstiefe

  Ausbreitung der Druckwelle

  Experimentelle Untersuchungen

  Theorie der Druckausbreitung in der Gewebstiefe
- Beziehung von Druck und Zeit

  Experimentelle Untersuchungen

  Theorie der Kosiak-Gleichung

  Druck-Zeit-Produkt als kennzeichnendes Prinzip des Dekubitus

  Grenzen der Kosiak-Gleichung: der Begriff „const."
- Pathophysiologie der Dekubituswunde
- Dekubituskrankheit

Zusammenfassung

Im Einklang mit der Kennzeichnung des Dekubitus als pathologischer Druckbelastung klassifizieren ICD 9 mit der Ziffer 707.0 und ICD 10 mit der Ziffer L 89 das „Dekubitalgeschwür".

Das Dekubitalulkus entsteht ausschließlich durch Druck, daher muß die Darstellung der Pathophysiologie des Dekubitus aus der physikalischen Ursache, nämlich aus der Druckeinwirkung, entwickelt werden. Es ist dabei nicht zu vermeiden, daß im einzelnen physikalische Gesetzmäßigkeiten erörtert werden müssen. Die Mühen, die diese Vorgehensweise dem mehr klinisch orientierten Leser abverlangt, werden damit ausgeglichen, daß Experiment und Theorie unmittelbar mit den praktischen Schlußfolgerungen verknüpft werden. Damit wird nicht nur deutlich, daß der Dekubitus wissenschaftlich interessanter ist, als gemeinhin angenommen wird. Viel wichtiger ist, daß so eine tragfähige wissenschaftliche Grundlage gewonnen wird. In der Praxis wird ein solides Wissen als Handwerkszeug benötigt, um in der Vielfalt der Meinungen die Spreu vom Weizen zu trennen.

Physikalische und physiologische Grundlagen

Der Dekubitus entsteht, wenn Druck lange genug auf die Haut einwirkt, so daß die Gewebedurchblutung unterbunden wird, bis die Kompensationsreserven erschöpft sind und das Gewebe nekrotisch wird. Die Nekrose ist das Kennzeichen des Dekubitus, nicht die Entzündung. Die Entzündung ist eine Sekundärphänomen, mit dem das Gewebe auf die Nekrose reagiert. Dies sind die notwendigen und hinreichenden Bedingungen für die Entstehung des Dekubitus. Druck, Zeit und deren Verknüpfung bilden die Leitlinien für die Pathophysiologie des Dekubitus.

Raum/Zeit und Druck als physikalische Begriffe

Für die Beschreibung der Pathophysiologie des Dekubitus nehmen die physikalischen Aspekte einen hohen Stellenwert ein. Von allen naturwissenschaftlichen Disziplinen ist es die Physik, die über den am besten fundierten theoretischen Apparat verfügt. Dieser Apparat erlaubt es, zu quantifizierbaren und zu experimentell reproduzierbaren Aussagen zu kommen. Mit dem Rüstzeug der Physik gewinnt die Beschreibung der Pathophysiologie ein tragfähiges Fundament. Unter diesem Aspekt werden die Begriffe von Raum und Zeit sowie die Definition des Drucks an den Beginn der Erörterungen gestellt.

Raum/Zeit

Der Raum wird durch drei gleichartige Dimensionen – Länge, Breite und Höhe – bestimmt. Die Zeit steht als Dimension gleichberechtigt neben den drei Dimensionen des Raumes. Den Dimensionen von Raum und Zeit können Maßzahlen zugeordnet werden, mit deren Hilfe jedem Gegenstand sein eigener Ort im Strom der Zeit zugewiesen werden kann. Die Eigenschaften vom Raum und Zeit in Kürze darzustellen, ist unmöglich. Vom Standpunkt der theoretischen Physik kann jedes mechanische System mit den Raumkoordinaten, mit der Angabe der Geschwindigkeit und mit der Zeitkoordinate charakterisiert werden (Landau u.

Lifschitz 1990). Für die folgenden theoretischen Erörterungen ist wichtig, daß die Zeit Dynamik in räumliche Gegebenheiten bringt. Dies spielt eine Rolle, wenn dargestellt wird, wie der Druck sich im Gewebe verteilt, und wenn die Fragen der Diffusion erörtert werden.

Druck

Die physikalische Gleichung des Drucks lautet (P = Druck, F = Kraft, A = Fläche):

$$P = \frac{F}{A}$$

Der Druck wird definiert als eine Kraft, die senkrecht auf eine Fläche wirkt. Kräfte haben immer eine Richtung. Der Druck selbst hat keine Richtung, weil die Fläche, auf welche die Kraft einwirkt, alle Richtungen im Raum annehmen kann. Ein Beispiel dafür ist der Fußball. Die Druckluft in ihm drückt gleichmäßig in alle Richtungen. Die Kraft als physikalisches Gebilde mit einer eindeutigen Richtung wird als Vektor bezeichnet; der Druck, der keine eindeutige Richtung hat, als Skalar.

Der Druck ist physikalisch gesehen eine abgeleitete Größe, weil in der Definition die Faktoren „Kraft" und „Fläche" enthalten sind. Davon ist die Kraft wiederum eine zusammengesetzte Größe, während die Fläche durch zwei Raumdimensionen, Länge und Breite, gekennzeichnet ist. In der Größe Kraft sind die Dimensionen Raum, Zeit und Masse miteinander verknüpft:

$$F = M \cdot \frac{cm}{s^2}$$

Beim Druck, welcher den Dekubitus verursacht, handelt es sich also um ein Geflecht physikalischer Grundgrößen. Der Druck, dem der Körper ausgesetzt ist, stammt aus der Schwerkraft. Es handelt sich dabei um die Wechselwirkung zwischen dem Körper und dem Gravitationsfeld der Erde. Diese Kraft wird an der Hautoberfläche in Druck umgewandelt. Die Schwerkraft hat eine Richtung; der Druck im Körper hat keine eindeutige Richtung mehr.

Der Druck breitet sich in Flüssigkeiten und Gasen aus, indem er die Moleküle komprimiert, gewissermaßen aneinander und an die räumlichen Begrenzungen drückt. An den Flächen der räumlichen Begrenzungen entsteht durch den Druck eine Kraft, die senkrecht auf diese Flächen wirkt. Dies wird in der Hydraulik technisch zur Kraftübertragung ausgenutzt.

Beispiel: Bei einem Preßlufthammer wird die Kraft, welche in einem Kompressor erzeugt wird, über Druckschläuche dorthin übertragen, wo sie gebraucht wird. Die Druckschläuche sind flexibel und ersetzen einen ganzen Komplex von mechanischen Mitteln zur Kraftübertragung, wie Getriebe, Stangen, Zahnräder.

Bei festen Körpern liegen die Verhältnisse etwas verwickelter. Der Druck komprimiert ebenfalls die Moleküle; es kommt aber hinzu, daß der Druck die Moleküle zusätzlich zur Seite drückt. Zur Kompression kommt die Scherung hinzu. Beides sind die Druckwirkungen im festen Körper. Soweit wie die Scherung Druckkräfte absorbiert, verteilt sich der Druck nicht im ganzen Festkörper, sondern bleibt ein örtlich begrenztes Phänomen.

Wenn immer wieder gesagt wird, zur Pathogenese des Dekubitus gehöre eine Kombination von Druck, Reibung, Feuchtigkeit und Scherkraft (Fulmer 1994), so ist diese Feststellung insofern trivial, als Druck und Scherkräfte bei festen Körpern untrennbar miteinander verknüpft sind.

> Es gibt keine Druckwirkung auf einen festen, elastischen Körper ohne gleichzeitige Scherkräfte.

Scherkräfte

Im medizinisch-pflegerischen Sprachgebrauch werden mit dem Begriff Scherung Verschiebungen im Unterhautfettgewebe bezeichnet. Von den Gewebeverschiebungen wird angenommen, daß sie ein eigenes Dekubitusrisiko darstellen, Blutgefäße verdrillt werden und damit die Blutzirkulation unterbunden wird. Um die Natur der Scherkräfte und die Bedeutung für den Dekubitus zu klären, wird zunächst das Experiment herangezogen und im Licht der physikalischen Gesetze interpretiert. Dieses Verfahren wird auch in den späteren Abschnitten für die jeweiligen Fragestellungen angewandt.

Experimentelle Untersuchungen zu den Scherkräften stammen von Bennet u. Mitarb. (1979) und von Goosens u. Mitarb. (1993). Die Untersu-

chungen von Goosens sind von solchem Interesse, daß auf sie ausführlich eingegangen wird.

Bei 10 gesunden Versuchspersonen wurde auf der Haut am Sakrum eine Meßkörper zur Messung des Sauerstoffpartialdrucks befestigt. An diesen Meßkörper wurde eine Mechanik angebracht, die es erlaubte, senkrecht und tangential wirkende Kräfte auf die Haut auszuüben. Die senkrecht einwirkende Kraft bewirkt Druck; die tangential zur Körperoberfläche wirkende Kraft verursacht Scherung. Die Gewebeverschiebung betrug bis zu 2 cm. Die Kräfte wurden so dosiert, daß der Sauerstoffpartialdruck auf einen kritischen Wert von 1,3 kPa absank.

Der eigentliche Versuch bestand aus zwei Teilen. Zuerst wurden nur Druckkräfte, also senkrecht zur Körperoberfläche, in verschiedener Dosierung ausgeübt. Im zweiten Teil wurde eine Kombination von senkrecht und tangential wirkenden Kräften angewendet, die einerseits Druck und andererseits Scherung bewirkten (Abb. 7.1). Das Ergebnis der Untersuchungen war, daß bei einer Kombination von Scherung und Druck eine niedrigerer Druck genügte, um den Sauerstoffpartialdruck auf den kritischen Wert abzusenken.

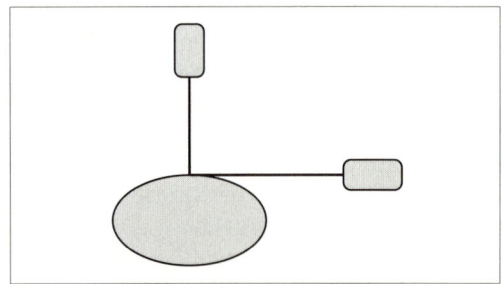

Abb. 7.1 Scherung. Einwirkung von Kräften senkrecht und tangential.

Ohne Scherung war ein Druck von 11,6 kPa erforderlich, um den Sauerstoffpartialdruck von 11 kPa auf 1,3 kPa abzusenken. Zusammen mit einer Scherkraft von 3,1 kPa genügte hingegen ein Druck von 8,7 kPa (Tab. 7.1). Die Untersuchungsergebnisse sind statistisch signifikant. Die Autoren folgern aus diesen Ergebnissen, daß es ein eigenes Dekubitusrisiko durch Scherkräfte gibt.

Zur Bewertung der Untersuchungsergebnisse unter physikalischen Gesichtspunkten muß festgehalten werden, daß Bennet u. Mitarb. (1979) und

Tabelle 7.**1**   Dekubitusrisiko durch Druck mit und ohne Scherkräfte

Druck ohne Scherung		Druck mit Scherung	
Druck	11,6 kPa	Druck	8,7 kPa
		Scherung	+3,1 kPa
Gesamt	11,6 kPa	Gesamt	11,8 kPa

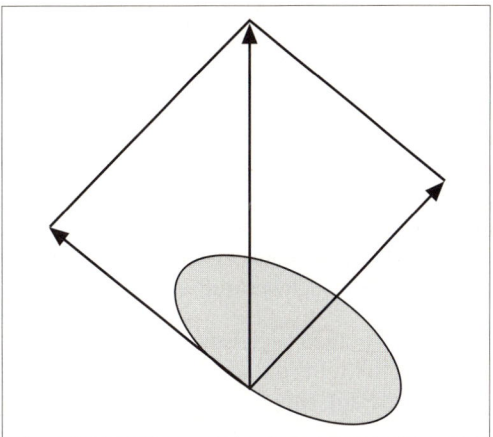

Abb. 7.**2** Aufspaltung der Schwerkraft in eine senkrechte und eine tangentiale Komponente.

Goosens u. Mitarb. (1993) bei beiden Untersuchungsreihen Kraft auf eine Fläche ausgeübt haben, sei es senkrecht zur Körperoberfläche, sei es tangential. Die Dimension der physikalischen Gebilde wird folgerichtig mit „kPa" angegeben, also „Kraft pro Fläche"; dies ist die Dimension von Druck, nicht von Kraft.

Verblüffend an diesen Ergebnissen ist, daß der Betrag an physikalischer Einwirkung bei beiden Versuchen übereinstimmt. Ohne Scherung werden 11,6 kPa benötigt, mit Scherung sind 8,7 + 3,1 kPa, also 11,8 kPa. Die Übereinstimmung beider Versuchsreihen ist sehr gut, wenn berücksichtigt wird, daß die Antwort des Gewebes (Absinken des Sauerstoffpartialdrucks) auf die physikalische Einwirkung eine physiologische Reaktion ist. Es stellt sich sofort die Frage, ob die Ergebnisse in der zweiten Versuchsreihe einfach addiert werden dürfen.

Wären die Kräfte allein für die Veränderungen des Sauerstoffpartialdrucks wirksam, dann wäre es unzulässig, den Betrag beider Kräfte zusammenzuzählen. Weil die Kräfte immer eine Richtung haben, hätte eine „vektorielle Addition" durchgeführt werden müssen. Graphisch geht man dabei so vor, daß ein Parallelogramm gebildet wird, dessen Seiten die Richtung und den Betrag jeweils einer Kraft repräsentieren. Die Diagonale des Parallelogramms steht für die Richtung und den Betrag der resultierenden Kraft (Abb. 7.**2**).

Eine einfache Addition gibt dann einen Sinn, wenn die zugehörige physikalische Größe keine Richtung hat, also ein Skalar ist. Eine Druckwirkung ist eine skalare Größe. Scherwirkung und Druckwirkung haben bei dieser Versuchsanordnung dieselbe Dimension; darum ist eine einfache Addition zulässig.

Bei der Interpretation der Versuchsergebnisse muß beachtet werden, daß die Kräfte, die außen auf die Haut einwirken, von der Haut in Druck (Kompression) und Gewebeverschiebung (Scherung) umgewandelt werden.

> Für die Wirkung auf den Sauerstoffpartialdruck kommt es auf die Summe von Druck und Scherung an.

Der Schluß, daß Scherkräfte keine eigene Bedeutung für das Dekubitusrisiko haben, wäre aber voreilig. Das Experiment von Goosens u. Mitarb. (1993) bezieht sich nämlich darauf, was hinter der Haut geschieht, also nach der Umwandlung von Kräften in Druck und Scherung.

Nunmehr sollen die Kräfte beobachtet werden, denen der Körper ausgesetzt ist. Die Kräfte im Experiment von Goosens u. Mitarb. (1993) waren unabhängig voneinander. Der Experimentator konnte frei über den Betrag der Kraft entscheiden. Beim Patienten im Krankenbett ist die Situation anders. Auf seinen Körper wirkt nur eine Kraft ein, nämlich das Schwerkraftfeld der Erde. Damit sind Richtung und Betrag der wirkenden Kraft vorgegeben. Kräfte, welche die Haut zusammendrücken, und Kräfte, die das Gewebe zur Seite verschieben, sind Komponenten der Schwerkraft; es besteht zwischen diesen eine wechselseitige Beziehung und Abhängigkeit.

Wenn die Schwerkraft senkrecht auf die Hautoberfläche einwirkt, dann wird diese Kraft mit dem Durchdringen der Haut ohne weiteres in Druck umgewandelt, entsprechend den Bedingungen eines festen Körpers.

Wenn der Körper schräg zu liegen kommt, dann teilt sich die Schwerkraft unmittelbar vor der Haut in eine senkrechte Komponente (zur Druckwirkung) und in eine tangentiale Komponente (zur Scherwirkung) auf. Die Kräfte, die in der Haut in die Druckwirkung und in die Scherwirkung umgewandelt werden, müssen vektoriell addiert werden. Die Komponenten, in die sich die Schwerkraft aufteilt, sind zusammen größer als die ursprüngliche Schwerkraft allein.

> Bei einer schrägen Lagerung entstehen aus der Schwerkraft Kräfte, die senkrecht und tangential auf die Haut einwirken. Der Gesamtbetrag dieser Kräfte übersteigt den Betrag der Schwerkraft.

Damit ist deutlich geworden, daß das Problem der Scherkräfte vor der Haut liegt, wo die Schwerkraft in Teilkomponenten zerlegt wird. Im Gewebe selbst kommt es darauf an, wie die Moleküle zusammen- und zur Seite gedrückt werden. Dazu wird auf S. 54, „Druckverteilung in der Gewebstiefe", verwiesen.

Menschliches Gewebe im Druckfeld

Die Auswirkung von Druck und Zeit auf das menschliche Gewebe ist dann befriedigend dargestellt, wenn es gelingt, die Merkmale des Dekubitus vollständig physikalisch zu erklären. Dabei sind folgende praktische Fragen zu beantworten:

- Warum stirbt das Gewebe?
- Warum entstehen die nekrotischen Taschen?
- Warum wird in der Praxis der Hautdruck so selten gemessen?
- Warum muß ein Patient im Bett nur alle 2 Stunden gedreht werden, während ein querschnittgelähmter Rollstuhlfahrer alle 10 Minuten eine Druckentlastung benötigt?
- Warum ist die 30°-Schräglagerung günstig?
- Nützen Fersenschoner bei der Dekubitusprophylaxe?

Bevor aber diese Fragen, die im Zusammenhang mit dem Dekubitus wichtig sind, beantwortet werden können, ist es notwendig, noch einige Bemerkungen zum menschlichen Gewebe in physikalischer Hinsicht zu machen. In einem zweiten Schritte folgen Ausführungen zur Druckverteilung auf der Hautoberfläche und in der Gewebstiefe sowie die Verknüpfung von Druck und Zeit.

Menschliches Gewebe als physikalischer Körper

Der menschliche Körper ist in sich vielfältig gegliedert; darum ist das spezifische Gewicht des Körpers uneinheitlich und die Körpermasse unterschiedlich verteilt. Der Kopf mit einem hohen Anteil an Knochengewebe und Nervengewebe ist über die Halswirbelsäule freibeweglich mit dem Brustteil des Rumpfes verbunden. Im Brustkorb ist durch die luftgefüllten Lungen deutlich weniger Masse vorhanden als in der Beckenregion, die durch die Lendenwirbelsäule über eine eigene Beweglichkeit verfügt. Die Beine sind über die Hüftgelenke mit dem Rumpf verbunden. Zwischen Ober- und Unterschenkel bildet das Kniegelenk ein Scharnier, das aber in Rückenlage gestreckt ist und den Endpunkt der Beweglichkeit erreicht. Die Verteilung der Körpermassen und ihre mehr oder weniger ausgeprägte Beweglichkeit gegeneinander beeinflußt die Druckverteilung in charakteristischer Weise. Die größte Masse befindet sich über der Sakralregion, das zweite Druckmaximum über den Fersen. Auf den Fersen lastet nicht nur das Gewicht des Fußes, sondern auch der Unterschenkel, weil diese durch die Fersen angehoben werden (Braun 1993) (Abb. 7.3). Haut, Unterhautgewebe, Muskulatur, Periost und Knochen sind die Anteile des menschlichen Gewebes, die vom Dekubitus betroffen sein können. Physikalisch gesehen handelt es sich um elastische Gebilde, weil sie nach einer Belastung immer wieder die ursprüngliche Gestalt annehmen. In dieser Hinsicht sind sie als feste Körper zu betrachten. Dies genügt aber nicht, weil alle Gewebearten von Flüssigkeit durchsetzt sind: Blut, Lymphe und Zellplasma.

In einem groben Modell ist das menschliche Gewebe einem Schwamm vergleichbar, der mit Flüssigkeit getränkt ist. Durch eine äußere Druckeinwirkung wird ein Teil des Gewebewassers verdrängt (Schwammeffekt).

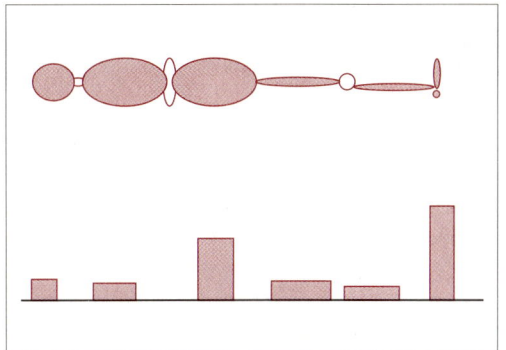

Abb. 7.**3** Druckverteilung im Liegen. Kopf, Thorax, Bekken, Oberschenkel, Unterschenkel und Fuß sind miteinander gelenkig verbunden und unterscheiden sich im spezifischen Gewicht sowie in der Krümmung der Körperkontur. Der luftgefüllte Thorax hat bei einer ähnlichen Krümmung ein geringeres Dekubitusrisiko als die Bekkenregion. Auf den Fersen lastet nicht nur der Fuß, sondern auch der Unterschenkel.

Anatomie der Haut, des Unterhautgewebes, der Muskulatur und des Periosts

Beim Dekubitus sind alle Gewebeschichten bis zur knöchernen Begrenzung zu beachten. Die Haut mit dem Unterhautfettgewebe weist eine Schichtung auf. Von der Oberfläche zur Tiefe hin folgt auf die Epidermis, die aus einem verhornenden Plattenepithel besteht, das Korium (Lederhaut). Das Korium besteht aus einem dichten Filz von kollagenen und elastischen Fasern. Die Subkutis (Unterhautfettgewebe, subkutanes Fettgewebe) ist die eigentliche Verschiebeschicht; sie enthält Bindegewebe in einer lockeren Anordnung, Fettgewebe und in begrenztem Maß Gewebewasser (Lymphe). Das Unterhautfettgewebe grenzt entweder an das Periost oder an Muskelgewebe (Abb. 7.**4**).

Die Gefäßversorgung der Haut nimmt ihren Ursprung von subkutanen Gefäßen, die in Bindegewebssepten verlaufen. Weil die Subkutis eine Verschiebeschicht ist, können Blutgefäße leicht verdrillt und abgeschnürt werden. Es gibt Regionen wie die Fußsohle, die schon physiologisch besonders druckbelastet sind, mit einem druckgeschützten Verlauf der Blutgefäße; dabei sind die Bindegewebssepten zwischen Fettzellen gelagert, wie an der Fußsohle unter der Ferse.

Das Fersenpolster verändert sich im Lauf des Lebens erheblich. Der Säugling verfügt über ein ausgedehntes Fersenpolster, welches auf der Dorsalseite bis weit in die Region des Unterschenkels

Abb. 7.4 Anatomie der Haut.

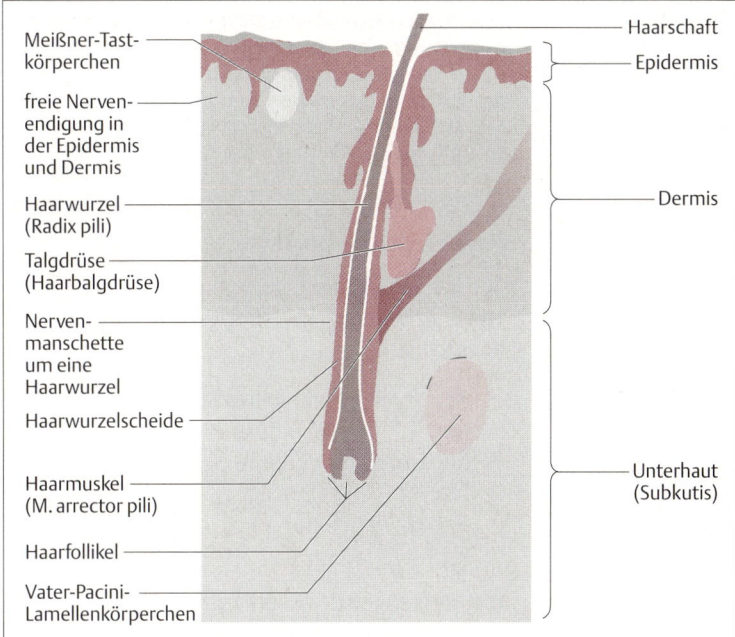

Meißner-Tastkörperchen

freie Nervenendigung in der Epidermis und Dermis

Haarwurzel (Radix pili)

Talgdrüse (Haarbalgdrüse)

Nervenmanschette um eine Haarwurzel

Haarwurzelscheide

Haarmuskel (M. arrector pili)

Haarfollikel

Vater-Pacini-Lamellenkörperchen

Haarschaft

Epidermis

Dermis

Unterhaut (Subkutis)

reicht (Blechschmidt 1933). Im Erwachsenenalter bildet sich das Fersenpolster auf der Dorsalseite des Fersenbeins zurück. Hinzu kommt, daß in den höheren Altersgruppen das Fettgewebe an Wasser verliert und darum funktionell schlechter wird. So wird der Fersendekubitus mit zunehmendem Alter und mit jeder Störung des Wasser- und Elektrolythaushalts zu einem pflegerisch-medizinischen Problem.

Das Korium enthält zwei Gefäßnetze. An der Grenze zur Subkutis liegt das kutane Arterien- und Venennetz. Von den kutanen Arterien steigen schräg zur Hautoberfläche Arterien auf, die in ein zweites subpapilläres Arteriennetz münden. Endarterien sind erst die haarnadelförmigen Kapillarschlingen, die vom subpapillären Gefäßnetz an die Hautpapillen aufsteigen und die Epidermis versorgen. Die Venennetze, ein subpapilläres und ein kutanes Netz, liegen parallel zu den Arteriennetzen (Macher 1964).

> ❗ Die Schichtung von Blutgefäßnetzen sichert die Blutversorgung der Haut von der Seite her, wenn die Blutzuführung aus der Tiefe durch Substanzdefekte unterbrochen ist.

Im Muskelgewebe sind die Blutgefäße so in den Septen zwischen den Muskelfasern angeordnet, daß unter den Bedingungen eines normalen Muskeltonus die Blutversorgung gesichert ist.

Das Periost umhüllt die Knochen und dient der Versorgung des Knochengewebes mit Blut. Wenn durch Druck die Blutzirkulation unterbrochen ist, ist eine retrograde Versorgung des Periosts vom Inneren des Knochens her in beschränktem Maße möglich.

▪ Stofftransport

Zur Versorgung der lebenden Zellen mit Sauerstoff, Elektrolyten, Glucose, Aminosäuren etc. nutzt der Körper zwei hintereinander geschaltete Systeme, den Blutkreislauf und die Diffusion im Interzellulärraum. Den Transport über weite Entfernungen übernimmt das Herz-Kreislauf-System. Der kurze Weg von der Kapillare zur Zelle wird durch Diffusion überbrückt.

Stofftransport über das Herz-Kreislauf-System

Im Herz-Kreislauf-System werden im Blut alle für den Stoffwechsel bedeutsamen Stoffe über weite Strecken transportiert. Essentiell für den Ferntransport ist, daß die Stoffe gemeinsam mit der Trägerflüssigkeit transportiert werden. Motor ist die Pumpfunktion des Herzens. Solange der äußere Druck niedriger als der Blutdruck in den Kapillaren ist, bleibt die Haut durchblutet, und es kann kein Dekubitus entstehen. Der Stillstand in den Blutgefäßen kann durch die Messung des perkutanen Sauerstoffpartialdrucks erfaßt werden; der Wert geht auf 0 mmHg zurück (Seiler u. Stähelin 1983 (Abb. 7.**5**).

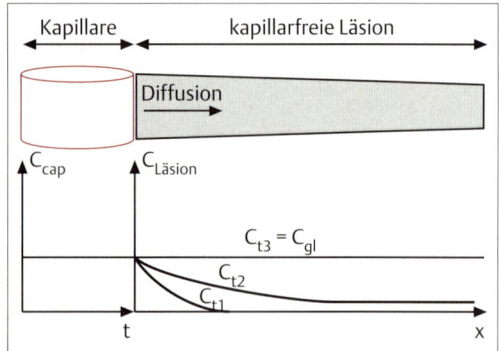

Abb. 7.5 Konzentrationsverlauf von permanent diffundierenden Stoffen. Es stellt sich ein Gleichgewicht zwischen Nachschub und Verbrauch ein. Mit dem Quadrat der Entfernung verringert sich die Konzentration. Der Sauerstoffverbrauch im nichtdurchbluteten Gewebe ist so groß, daß das Gleichgewicht bei 0 mmHg liegt.

Physiologische Druckwerte

Für den Druck, der für die Blutzirkulation im Gewebe notwendig ist, sind drei Kreislaufgrößen maßgeblich:

- der Druck im arteriellen Schenkel der Kapillaren: 32 (21–48) mmHg,
- der Druck im venösen Schenkel der Kapillaren: 12 (6–18) mmHg,
- der Gewebeinnendruck der Haut 5–12 mm Hg.

Die Messungen des Kapillardrucks gehen auf Landis (1930) zurück und sind mit anderer Methodik von Küchmeister (1953) bestätigt worden. Sie gelten für das Niveau auf der Höhe des Herzens, genauer der Ventilebene der Herzklappen. Oberhalb bzw. unterhalb des Herzens kommt durch den hydrostatischen Druck ein zusätzlicher Betrag hinzu.

Für den Stoffwechsel ist die Beziehung von Kapillardruck und Gewebedruck maßgeblich, nämlich das Druckgefälle von den Kapillaren und zum Zwischenzellgewebe (Interstitium). Das Druckgefälle ist auf dem arteriellen Schenkel der Kapillare hoch und verschwindet an ihrem venösen Schenkel. Dieser Mechanismus ist erforderlich, damit zu jeder Zeit ein Gleichgewicht zwischen der Flüssigkeit, die ins Gewebe wandert, und der Menge, die wieder in das Gefäßsystem zurückgeholt wird, besteht. Wenn dieses Gleichgewicht gestört ist, entsteht ein Ödem:

Von Sangeorzan u. Mitarb. (1989) wurde festgestellt, daß die Sauerstoffversorgung des Gewebes zusammenbricht, wenn im subkutanen Gewebe der Druck einen Wert um 30 mmHg überschreitet. Die Untersuchungen sind bemerkenswert: Bei 12 Freiwilligen wurden auf die Haut Druckbelastungen ausgeübt, und zwar über der Tibia und über dem M. tibialis anterior, 12 cm unterhalb der Patella, wobei die Versuchspersonen auf dem Rücken lagen und darauf geachtet wurde, daß die Meßsonden sich in Herzhöhe befanden. Es wurde am Ort der äußeren Druckapplikation der perkutane Sauerstoffpartialdruck gemessen, zusätzlich über einen subkutan gelegten Katheter der Druck unter dem Korium. Dabei zeigte sich, daß die verträgliche Druckbelastung verschieden war. Auf die Hautareale, die von Muskulatur unterlegt sind, mußte ein Druck von 71 ± 16 mmHg ausgeübt werden, damit der perkutane Sauerstoffpartialdruck auf den Wert 0 absank. Über den Hautarealen, die unmittelbar an die Tibia angrenzten, war eine äußere Druckbelastung von 42 ± 8 mmHg erforderlich. Diesen großen Unterschieden steht gegenüber, daß die Druckwerte im Unterhautgewebe sich nicht signifikant unterschieden; die Meßwerte betrugen 36 ± 11 mmHg im subkutanen Areal über Muskelgewebe und 28 ±10 mmHg im subkutanen Gewebe über dem Knochen (Tab. 7.**2**).

Der subkutane Sauerstoffpartialdruck bricht tatsächlich zusammen, wenn die arteriellen Abschnitte der Kapillaren komprimiert werden. Die

Tabelle 7.**2** Druckbelastungen, die die Sauerstoffversorgung des Gewebes verhindern

Ort der Druckapplikation	Äußerer Druck, der den O_2-Partialdruck auf 0 mmHg senkt	Subkutaner Druck, bei dem der O_2-Partialdruck auf 0 mmHg sinkt
Hautareal über dem M. tibialis anterior	71 ± 16 mmHg	36 ± 11 mmHg
Hautareal über der Tibia	42 ± 8 mmHg	28 ± 10 mmHg

Notwendigkeit, bei Hautarealen, die von Muskulatur unterfüttert sind, höhere äußere Drücke aufzuwenden, zeigt, daß die Muskulatur die Kräfte weiträumig verteilen kann. Dies kommt dadurch zustande, daß die Moleküle nicht nur zusammengedrückt sondern auch zur Seite gedrückt werden (Kompression und Scherung). Bei den Hautabschnitten, die direkt an den Knochen grenzen, fehlt der Raum, in den die Moleküle zur Seite gedrückt werden könnten; dadurch sind die Areale kleiner, auf welche der Körper drückt. Der Druck wird damit höher.

Man geht gewöhnlich davon aus, daß ein Gewebeareal nicht mehr durchblutet wird, wenn der äußere Druck höher ist als im arteriellen Schenkel der Kapillaren. Diese Situation wird angenommen, wenn der Wert von *30 mmHg* überschritten ist.

Zur Wertigkeit des Drucks im venösen Teil der Kapillaren wird in der Literatur angemerkt, daß auch der Abfluß gesichert sein muß. Daher wird gefordert, daß der Druck, der auf die Haut einwirken dürfe, geringer sein müsse als der Druck im venösen Teil der Kapillaren (Neander 1992). Aus der Mechanik ergibt sich aber, daß alles Blut, das in ein druckbelastetes Gewebeareal hineinfließt, unverzüglich wieder herausgedrückt wird.

Funktionell unterscheidet sich der arterielle Schenkel der Kapillaren vom venösen Schenkel. Vom arteriellen Schenkel wandern Flüssigkeit und die darin gelösten Stoffe in den Interzellulärraum. Auf der venösen Seite der Kapillaren findet der umgekehrte Prozeß statt. Beide Prozesse sind abhängig von den Drücken in den Kapillaren und im Interzellulärraum, also vom Binnendruck der Haut.

Der Binnendruck der Haut (Keller 1963) ist außerordentlich variabel und von verschiedenen Faktoren abhängig. So erhöhen Ödeme den Hautbinnendruck, bei exsikkierten Patienten ist er erniedrigt. Ödeme sind ungünstig, weil der Weg von den Kapillaren zur Zelle größer wird. Im exsikkierten Gewebe fehlt es nicht nur an Gewebewasser, sondern auch an den darin gelösten Stoffe. Die Menge der Stoffe, die für den Zellstoffwechsel zur Verfügung stehen, ist also zu gering.

Stofftransport durch Diffusion

Der Stofftransport über das Herz-Kreislauf-System endet in der Kapillare. Der weitere Weg bis zur Zelle muß durch die Diffusion zurückgelegt werden. Hierbei wandern die Stoffe in einer ruhenden Trägerflüssigkeit, dem Gewebewasser, an den Ort ihrer Wirkung. Der Schlüssel für die Art und Weise, nach der die gelösten Stoffe im Gewebe diffundieren, liegt in den *Gesetzen der Thermodynamik* (Dettli u. Straub 1960, Dettli 1961, 1991, 1994). Die Wärme, Summe aller ungeordneten Molekularbewegung, ist der Motor für den Stofftransport außerhalb der Blutgefäße.

Die Diffusion ist zunächst dadurch gekennzeichnet, daß Moleküle in einer Flüssigkeit gelöst sind und sich zufällig in jede beliebige Richtung bewegen, bis sie auf ein Nachbarmolekül prallen und in eine neue Richtung gestoßen werden. Die Stöße ereignen sich 10^{21} mal pro Sekunde. Durch die Diffusion sind die Stoffe nach einer gewissen Zeit gleichmäßig verteilt.

Eine Richtung bekommt die Diffusion dadurch, daß die lebenden Zellen ein Konzentrationsgefälle verursachen. Sie verbrauchen Sauerstoff, Glucose und andere Stoffe, wodurch die Konzentration dieser Stoffe in der unmittelbaren Umgebung der Zellen sinkt. Andererseits setzen die Zellen ihre Stoffwechselendprodukte, nämlich Kohlendioxid und andere, frei. Weil es Konzentrationsgefälle in die verschiedenen Richtungen gibt, diffundiert Sauerstoff von der Kapillare zu den Zellen. Endprodukte des Zellstoffwechsels wandern von den Zellen zur Kapillare.

Bei einer äußeren Druckeinwirkung muß die Diffusion das Druckfeld überwinden. Alle Stoffe, die der Stoffwechsel benötigt, werden gegen ein Potentialfeld transportiert. Dies wirkt sich so aus, als ob die Diffusionsstrecke größer würde.

Wird das Gewebe unter Druck gesetzt, dann werden die Moleküle des Gewebewassers zusammengedrückt (Kompression). Die Wegstrecke, die beispielsweise ein Sauerstoffmolekül bis zum nächsten Zusammenstoß zurücklegt, wird kürzer. Damit verlängert sich die Zeit, die ein Molekül braucht, um von der Zelle zur Kapillare zu wandern. Mit steigendem Druck wird die Gewebeflüssigkeit zäher (steigende Viskosität) und die Diffusionsgeschwindigkeit langsamer (Zeeck u. Mitarb. 1992).

Die Diffusion wird auch dadurch erschwert, daß infolge des oben beschriebenen „Schwammeffekts" das menschliche Gewebe unter Druck zunehmend inhomogen wird. Das Gewebewasser mit den darin gelösten Stoffen wird durch die Zellen und die Bindegewebefasern verdrängt, so daß letztlich das Gewebewasser sich nur noch in engen Kanälen befindet. Damit wird der Diffusion ein erheblicher Widerstand entgegengesetzt.

Im menschlichen Gewebe beträgt der Abstand zwischen den Kapillaren durchschnittlich 100 μm, also 1/10 mm. Normalerweise ist keine Zelle weiter als 50 μm von einer Kapillare entfernt. Um diesen Weg zurückzulegen, benötigt ein Sauerstoffmolekül ca. 6 s für die Diffusion. Wenn die Blutströmung im Kapillarnetz zum Stillstand kommt, vergrößert sich unmittelbar die Wegstrecke zwischen den durchbluteten Kapillargebieten und den Zellen. Die Zeit, die für die Diffusion erforderlich ist, steigt überproportional an, nämlich mit dem Quadrat der Entfernung. Für 100 μm sind 36 s erforderlich, für 1 mm beträgt der Zeitbedarf 1296 s (21,6 Minuten). Dieser Zeitraum dürfte die Grenze dessen sein, was mit dem Leben vereinbar ist. Warburg (1923) hat gezeigt, daß Sauerstoff nur in eine verhältnismäßig geringe Gewebstiefe diffundieren kann. Die Leberschnitte, an denen er in einer reinen Sauerstoffatmosphäre den Leberstoffwechsel untersuchte, durften nicht dicker als 0,5 mm sein (Tab. 7.**3**).

Tabelle 7.**3** Diffusionsweg und Diffusionszeit (aus Dettli, L.: Schweiz, med. Wschr. 91 [1961] 924)

Anatomisches Beispiel	Zeitbedarf	Länge des Diffusionsweges
Karzinom, verkäsende Pneumonie	3½ Monate	5 cm
nekrotischer Herd, Abszeß	ca. 1 Tag	0,5 cm
Granulom	10 Minuten	0,5 cm
interkapillärer Raum	6 Sekunden	50 µm
Zelle	6/100 Sekunden	5 µm

■ **Druckverteilung auf der Hautoberfläche**

■ **Experimentelle Untersuchungen**

Lindan u. Mitarb. (1965) haben bei Versuchspersonen mit unterschiedlichem Körpergewicht die Geometrie der Druckverteilung auf der Haut mit mechanischen Druckaufnehmern untersucht. Sie benutzten ein Bett mit einer Vielzahl von Federstiften, die als Druckaufnehmer dienten. Die große Anzahl der Meßwerte ordneten sie derart, daß sie zwischen Meßpunkten mit gleichen Druckwerten Linien zogen. Dabei erhielten sie Isobaren, die von Wetterkarten her bekannt sind. Mit Isobaren können Areale mit hohem Druck von Gebieten mit niedrigem Druck abgegrenzt werden (Abb. 7.**6**). Folgende Ergebnisse wurden erzielt:

- Die Druckverteilung ist in der Bauchlage gleichmäßiger als in Rückenlage.
- In Rückenlage ist die höchste Druckbelastung über dem Gesäß (50 mmHg) und an den Fersen. Im Sitzen wird die höchste Druckbelastung über den Sitzbeinhöckern gemessen.
- Bei Übergewichtigen ist der Druck gleichmäßiger verteilt als bei kachektischen Probanden. Bei abgemagerten Patienten werden überdurchschnittlich hohe Druckspitzen über den Knochenvorsprüngen gefunden. Die Dekubitusgefährdung ist daher bei Untergewichtigen höher als bei den Übergewichtigen.

Ähnliche Ergebnisse sind später mit elektronischen Meßverfahren erzielt worden (Nicol u. Hennig 1978).

Weitere Verfahren zur Messung der Druckwirkung an der Hautoberfläche sind die Thermographie (Risse 1990) und die Messung des perkutanen Sauerstoffpartialdrucks (Braun 1991, Neander u. Birkenfeld 1988, Finsterwalder u. Mitarb. 1993). Die Thermographie weist im Gebiet der pathologischen Druckeinwirkung ein Absinken der Temperatur auf. Die gemessenen Temperaturdifferenzen liegen in der Größenordnung zwischen 0,5 °C und 1,5 °C und sind als signifikant anzusehen. Die Geometrie der Temperaturdifferenzen entspricht der Geometrie der Drücke. Bei der Messung des perkutanen Sauerstoffpartialdrucks wird regelmäßig festgestellt, daß unter pathologischer Druckeinwirkung der Wert des perkutanen Sauerstoffpartialdrucks auf 0 mmHg absinkt. Die perkutane Sauerstoffmessung trennt scharf den pathologischen Zustand. Zwischenbereiche, bei denen der Sauerstoffpartialdruck etwa auf den halben Wert absinken würde, sind instabil und nur von kurzer Dauer.

■ **Theorie der Druckverteilung**

Die Gesetzmäßigkeiten, nach denen sich der Druck auf der Hautoberfläche verteilt, sind Gegenstand der Elastizitätstheorie. Sie geht dabei von folgender Gegebenheit aus:

> Wenn der menschliche Körper auf einer Matratze liegt, werden sowohl der Körper als auch die Matratze elastisch verformt.

Mit der elastischen Deformation nähern sich die beiden Körper um eine bestimmte Strecke. Aus einer anfänglich punktförmigen Berührung wird eine Berührungsfläche. Diese Annäherung beider Körper wird deswegen möglich, weil das Gewebe zusammengedrückt (Kompression) und zur Seite gedrückt (Scherung) wird. Wenn man einzelne Punkte auf der Oberfläche jedes der beiden Körper betrachtet, so ist die Annäherung beider Körper im Zentrum der Berührungsebene am höchsten. Zum Rand hin verringert sich das Ausmaß der Annäherung bis zum Minimum (Abb. 7.**7**).

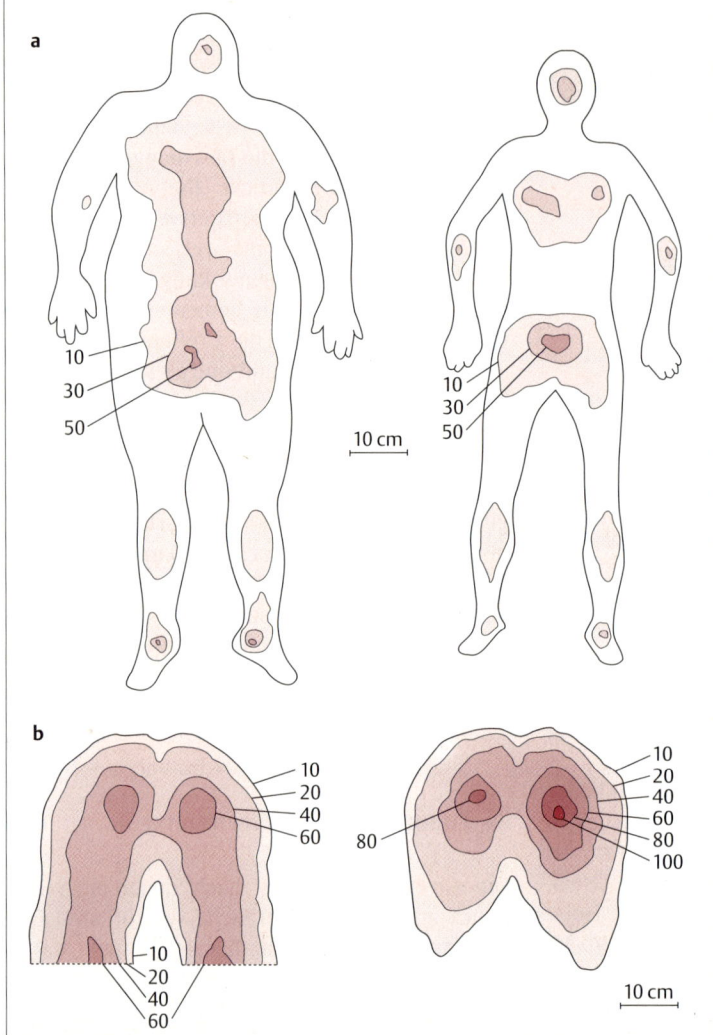

Abb. 7.**6** Druckverteilung auf der Hautoberfläche im Sitzen und Liegen. Die Werte der Isobaren sind in mmHg angegeben (nach Lindau u. Mitarb. 1965).
a Vergleich zwischen der Druckverteilung bei einem übergewichtigen Mann (150 kg, links) und einer untergewichtigen Frau (45 kg, rechts). Die Dekubitusgefährdung ist bei der Frau höher als beim Mann, weil bei der Frau über den Prädilektionsstellen besonders hohe Druckspitzen gemessen werden. Beim Übergewichtigen wird der Druck gleichmäßiger verteilt.
b Druckverteilung im Sitzen, wobei links die Beine frei hängen und rechts die Füße auf einer Wippe mit einem Kontergewicht von 12,5 kg ruhen.

Mit der Annäherung der beiden Körper und der elastischen Deformation entstehen Spannungen, die im Zentrum am stärksten sind und zum Rand hin abnehmen. Am Rand besteht keine Druckwirkung und auch keine elastische Spannung. Diese Veränderungen vom Zentrum zum Rand hin sind kontinuierlich, ohne Verwerfung und ohne Stufung. Die Druckeinwirkung von außen und die Spannung in den elastisch deformierten Geweben halten sich die Waage.

Zur Berührung von festen Körpern macht die Elastizitätstheorie folgende quantitative Aussage: Bei den Berührungsgebieten fester Körper han-delt es sich um Ellipsen mit einem Druckmaximum im Zentrum und einem Druckminimum an den Rändern. Das Druckmaximum beträgt das 1,5fache des durchschnittlichen Drucks in der Berührungsellipse.

Die Einfachheit der Zahlenverhältnisse zwischen dem maximalen und dem durchschnittlichen Druck ist erstaunlich und bedarf einer Begründung. Es handelt sich dabei um eine Frage, welche die theoretische Physik schon vor mehr als 100 Jahren gelöst hat (Landau u. Lifschitz 1989). Dazu wird die physikalische Gleichung des Drucks

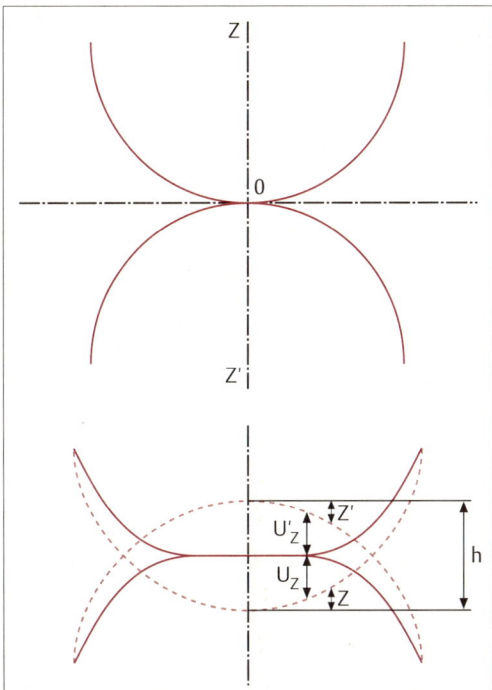

Abb. 7.7 Übergang einer punktförmigen in eine flächenhafte Berührung. Der Druck bewirkt eine elastische Deformierung, so daß eine Berührungsfläche entsteht. Im Zentrum ist die Deformierung am stärksten ausgeprägt (nach Landau u. Lifschitz).

$$P = \frac{F}{A} \quad \text{(Gl. 1)}$$

erweitert, und zwar so, daß der Druckwert für jeden Punkt der Berührungsfläche berechnet werden kann. Diese neue Gleichung enthält also folgende zusätzliche Strukturen:

- einen Anteil, der die Größe der Berührungsebene festlegt;
- einen Anteil, der Maßzahlen für den Druck an jedem Punkt der Berührungsebene angibt;
- einen Faktor, der die Summe der Druckwerte aller Einzelpunkte in Beziehung mit dem Gesamtdruck über der Berührungsebene bringt.

Die gesuchte und von Heinrich Hertz gefundene Gleichung lautet:

$$P = \frac{3}{2} \frac{F}{\pi a b} \sqrt{1 - \frac{x^2}{a^2} - \frac{y^2}{b^2}} \quad \text{(Gl. 2)}$$

Die mathematischen Beweise finden sich bei Landau u. Lifschitz (1989).

In der Gleichung sind die Begriffe Druck (P) und Kraft (F) unverändert. Folgende Strukturen sind neu:

- Unter dem Bruchstrich steht anstelle der Bezeichnung für die Fläche A die Flächenformel der Ellipse (πab). Damit wird ausgedrückt, daß die Kraft (F) auf eine elliptische Fläche wirkt.
- Der Bereich unter dem Wurzelzeichen liefert Proportionalzahlen für jeden Punkt innerhalb der elliptischen Grundfläche. Diese geben an, um wieviel der Druck vom Maximum im Zentrum abweicht. Das Maximum im Zentrum hat den Wert 1, an den Rändern beträgt der Druck 0. Dazwischen sind alle Zahlen zwischen 0 und 1 möglich. Außerhalb der elliptischen Grundfläche gibt es keinen Zahlenwert. Im Durchschnitt liegen alle Werte exakt 2/3 unter dem Maximalwert im Zentrum. Eine graphische Darstellung ergibt einen halben elliptischen Körper (ein halbes Ellipsoid, vergleichbar mit einem halbierten Ei).
- Weil nur ein Punkt als Maßzahl den Wert 1 hat, und weil der Durchschnitt für alle übrigen Punkte der elliptischen Grundfläche exakt um 2/3 niedriger ist, ist ein Ausgleichsfaktor erforderlich. Der Ausgleich erfolgt mit dem Faktor 3/2. Diese Proportionalzahl kennzeichnet speziell das Verhältnis des Rauminhaltes von Zylinder und Halbkugel und im allgemeinen Fall das Verhältnis von einem Zylinder mit elliptischer Grundfläche zu einem halben Ellipsoid.

Etwas an Anschaulichkeit gewinnen diese theoretischen Überlegungen durch folgende Aufgabe:

Eine halbe Apfelsine soll platzsparend in eine Dose gepackt, ja gepreßt werden. Wenn die Schnittfläche der halben Apfelsine und die Grundfläche der Dose gleich groß sind, dann haben die beiden Höhen, nämlich die Höhe der halben Apfelsine und die Höhe der Dose ein Verhältnis von 3:2.

Weil die Druckverteilung auf der Hautoberfläche der Geometrie eines halben Ellipsoids folgt, ist die Viskosität der Gewebeflüssigkeit im Zentrum des Druckpotentialfelds (Landau u. Lifschitz 1989) am höchsten und damit die Diffusionsgeschwindigkeit am niedrigsten. Zum Rand hin gleichen sich die Viskosität und die Diffusionsgeschwindigkeit den normalen Verhältnissen an.

Druckverteilung in der Gewebstiefe

Die Untersuchungen von Sangeorzan u. Mitarb. (1989) haben gezeigt, daß es nicht genügt, den Druck auf der Hautoberfläche zu kennen (S. 49). Entscheidend ist letztlich, was „unten ankommt". Von der Körperoberfläche bis zur Kapillare kann der Druck vielfältig beeinflußt werden.

Ausbreitung der Druckwelle

Mit der Kenntnis der Gesetzmäßigkeiten, nach denen sich der Druck in der Gewebstiefe verteilt, können weitere praktische Fragen geklärt werden:

- 30°-Schräglagerung,
- Prädilektionsstellen des Dekubitus,
- Entstehung der nekrotischen Taschen,
- Nutzen von „Fersenschonern",
- Stadieneinteilung des Dekubitus.

Der Verlauf der Isobaren in der Gewebstiefe wird durch das Wechselspiel pyhsikalischer Kräfte mit den komplexen Strukturen des Gewebes bestimmt. Nach Kosiak (1959) bilden die kollagenen Fasern ein Netz von Schlingen und Aufhängungen, in denen der Druck aufgefangen und verteilt wird. Es ist unmöglich, dieses Netz bis in die Verästelungen und gegenseitigen Wirkabhängigkeiten zu beschreiben; dennoch sind einige Aussagen zu der Frage möglich, wie der Druck sich in der Gewebstiefe verteilt.

Einen ersten Hinweis gibt die klinische Beobachtung, daß beim Dekubitalulkus vitale Haut von nekrotischem Gewebe unterminiert ist. Dies ist bei anderen sekundär heilenden Wunden nicht der Fall; das luetische Gewebe ist beispielsweise

zylinderförmig ausgestanzt. Die Unterminierung der Haut muß auf die Druckverteilung im Gewebe zurückgeführt werden.

Experimentelle Untersuchungen

Experimentell wurde der Druck in der Tiefe von Le U. Mitarb. (1984) gemessen. Dabei stellten sie fest, daß über Knochenvorsprüngen der Druck von der Oberfläche zur Tiefe hin zunimmt. Die quantitative Zunahme ist im einzelnen schwierig zu interpretieren, weil die Meßsonde den Druck nicht nur mißt, sondern auch beeinflußt.

> Unbestritten ist aber, daß über konvexen Körperkonturen der Druck mit Tiefe zunimmt.

Konvexe Knochenkonturen sind kennzeichnend für die Prädilektionsstellen des Dekubitus, wie Trochanter major, Fersen, Sitzbeinhöcker. Der experimentelle Befund ist erklärlich, wenn in Betracht gezogen wird, daß bei konvexen Konturen die Oberfläche des Knochens kleiner ist als das zugehörige Hautareal. Die Kraft, die der Körper im Schwerefeld der Erde erfährt, ist konstant. Sie wirkt sich aber von der Oberfläche zur Tiefe hin auf zunehmend kleinere Flächen aus, so daß der Druck zur Tiefe hin zunehmen muß. Umgekehrt ist es bei konkaven Skelettkonturen.

Prädilektionsstellen

Die Untersuchungsbefunde von Le u. Mitarb. (1984) haben einen unmittelbaren Bezug zu den Prädilektionsstellen des Dekubitus. Es handelt sich immer um Stellen der Körperoberfläche, an denen das Skelett direkt an das Unterhautfettgewebe grenzt und die druckverteilende Funktion der Muskulatur fehlt. Typischerweise sind die Skelettkonturen an den Prädilektionsstellen des Dekubitus konvex; dort steigt der Druck von der Oberfläche zur Tiefe hin an.

Klassische Lokalisationen des Dekubitus sind:

- Crista sacralis mediana ossis sacris (Sakraldekubitus),
- Tuber calcanei (Fersendekubitus),
- Trochanter major femoris (Trochanterdekubitus),

- Malleolus lateralis femoris (Knöcheldekubitus),
- Tuber ossis ischii (Sitzbeindekubitus).

Weitere sekundäre Lokalisationen sind die Hautpartien über den Schulterblättern, dem Hinterkopf, den Dornfortsätzen der Brustwirbelsäule, den Rippen, der Fibula und der Tibia.

Konvexität von Körperkonturen

Wenn durch Lebensereignisse die Konvexität an irgendeiner Stelle zunimmt, entwickelt sich ein Dekubitusrisiko. Dies ist z.B. der Fall, wenn im Verlauf einer Osteoporoseerkrankung ein kyphoskoliotischer Rundrücken entsteht. Die Dornfortsätze und der Rippenbuckel bilden die prominente Körperkontur, die leicht dem Dekubitus anheimfallen kann.

Fersen

In diesem Zusammenhang gehört die Tatsache, daß das Risiko für einen Fersendekubitus erst im Verlauf des Lebens entsteht. Säuglinge haben keine Dekubitalulzera an den Fersen. Nach der Entwicklungsgeschichte des Menschen wird das Sohlenpolster so angelegt, daß es die gesamte Ferse umfaßt und auf der Dorsalseite die Achillessehne umhüllt (Blechschmidt 1933). Das Sohlenpolster ist fast 2 cm dick und besteht aus einem gekammerten Fettkissen in einer unübertroffenen Textur zur optimalen Druckverteilung (Benninghoff 1985).

Das Fersenpolster auf der Dorsalseite des Fersenbeins bildet sich im Erwachsenenalter zurück. Es endet am Ansatz der Achillessehne am Fersenbein. Das Fersenbein ist ein prominenter Gewölbepfeiler des Fußes. Beim liegenden Menschen wird durch die Prominenz der Ferse der Unterschenkel angehoben; damit vergrößert sich das Gewicht, das auf den Fersen lastet. Wenn unter der Einwirkung einer Kachexie auch noch die Körpersubstanz zurückgeht, dann nimmt die Konvexität an der Ferse geradezu gefährliche Ausmaße an.

Die Frage nach dem Nutzen von Fersenschonern beantwortet sich dadurch, daß geprüft wird, ob und um welchen Betrag die Konvexität der Ferse selbst abnimmt. Es gibt keine schlüssige positive Antwort. Auch noch so dicke Polster ändern nichts an dem Umstand, daß das Gewicht von Fuß und Teilen des Beines letztlich doch auf das Fersenbein übertragen wird. Dort wie überall definiert sich der Druck aus dem Gewicht pro Fläche.

Arthrose

Weitere Konvexitäten der Körperkontur entstehen im Verlauf von degenerativen Erkrankungen des Bewegungsapparates. Erinnert sei an die Kniegelenkarthrose, insbesondere an die Form, bei der das Knie in eine Varusstellung übergeht. Hier ist unmittelbar das Fibulaköpfchen gefährdet. Von Bedeutung sind alle Erkrankungen des rheumatischen Formenkreises, die dazu führen, daß Gelenke destruiert werden.

Kachexie

Allgemein nimmt die Konvexität der Körperkontur zu, wenn sich eine Kachexie entwickelt. Dies ist der Hintergrund der Befunde von Lindan u. Mitarb. (1965), die oben dargestellt worden sind.

Konkavität der Skelettkontur und die 30°-Lagerung

Ein besonderes Interesse dürfen die konkaven Skelettkonturen beanspruchen. Hier kann man sicher sein, daß in der Gewebetiefe niedrigere Drücke herrschen als an der Körperoberfläche. Eine solche konkave Kontur findet sich seitlich der Wirbelsäule an der Rückenstreckmuskulatur. Hier hat das knöcherne Widerlager eine wesentlich größere Fläche als die zugehörige Haut. Dieses Gebiet seitlich der Dornfortsätze wird bei der 30°-Schräglagerung nach Seiler u. Stähelin (1983) genutzt.

Druckminderung im Muskelgewebe

Im Zusammenhang mit der 30°-Schräglagerung muß auf den besonderen druckverteilenden Effekt der Muskulatur hingewiesen werden. Kosiak (1959) hat zeigen können, daß von einer Druckapplikation annähernd 58% das subkutane Fettgewebe, aber nur 38% das Muskelgewebe in einer Gewebstiefe von 1 cm durchdringen. Zu den anatomischen Gegebenheiten treten also strukturelle Besonderheiten hinzu.

Theorie der Druckausbreitung in der Gewebstiefe

Die Schlußfolgerungen aus den Untersuchungen über den Druck in der Gewebstiefe haben unmittelbar einige Fragen für die Praxis geklärt. Die experimentellen Untersuchungen stoßen an Grenzen, weil die Meßsonden selbst als druckerhöhende Fremdkörper wirken. Störungsfrei sind hingegen die Werkzeuge der theoretischen Physik.

Grundlegend ist wiederum die Definitionsgleichung des Drucks

$$P = \frac{F}{A}$$

Es kann nicht genug darauf hingewiesen werden, daß bei festen Körpern die Flächen, auf die der Druck zu beziehen ist, nicht wegdividiert werden dürfen. Dies gilt nicht nur für die Körperoberfläche, sondern auch für die Konturen des knöchernen Widerlagers und für jedes beliebige Teil im Gewebe, das dem Druck ausgesetzt ist.

> ❗ Die Konturen des knöchernen Widerlagers entscheiden, ob die Druckwerte in der Gewebstiefe zunehmen oder abnehmen (S. 54f.).

Einen ersten theoretischen Zugang zu den Druckverhältnissen in der Gewebstiefe haben die Modellvorstellungen von Gadomski u. Raichura (1978) eröffnet. Sie haben auf das „Quadratgesetz" aufmerksam gemacht. Dieses beruht darauf, daß eine Wirkung sich im Raum verliert. Der Wirkungsverlust vergrößert sich mit dem Quadrat der Entfernung. Geläufig ist dieses Phänomen bei der Licht- und Schallausbreitung. Wird die Entfernung zur Licht- bzw. Schallquelle verdoppelt, dann ist die Helligkeit des Lichts bzw. die Lautheit des Schalls auf ein Viertel abgesunken.

Die Gründe, warum beim Dekubitalulkus *taschenförmige Nekrosen* entstehen, können aus der Definitionsgleichung des Drucks hergeleitet werden. Der Grundgedanke ist, daß berechnet werden soll, wie sich der Druck im Körper verteilt, wenn Moleküle zusammen-(Kompression) und zur Seite (Scherung) gedrückt werden. Dazu wird die Definitionsgleichung des Drucks mit der Wellenfunktion so erweitert, daß die zeitliche Abfolge von Druckänderungen betrachtet werden

kann. Im folgenden geht es also um die Ausbreitung von Druckwellen (Abb. 7.**8**). Die Basis der Überlegungen ist wiederum die Theorie der elastischen Körper (Brekhovskikh 1980, Landau u. Lifschitz 1989).

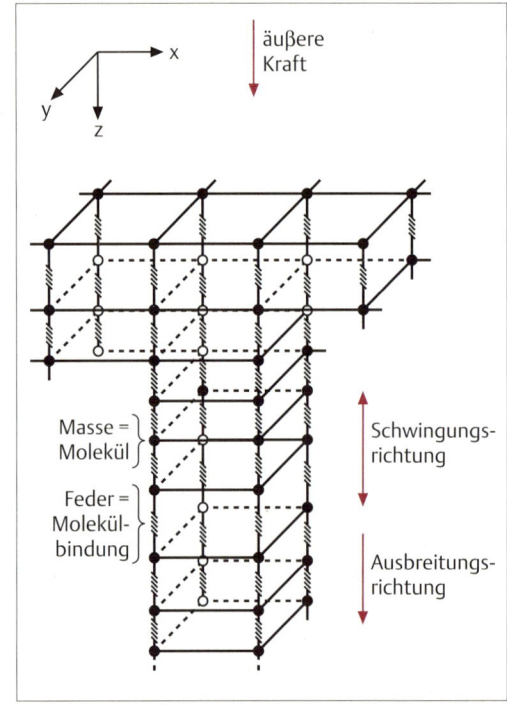

Abb. 7.**8** Ausbreitung einer Longitudinalwelle in einem Feder-Masse-Modell.

Bei jeder Umlagerung wird der Druck im Gewebe neu verteilt, wodurch eine Druckwelle auftritt. Die Umlagerung selbst kann als extrem gedämpfte Druckwelle aufgefaßt werden. Vom Zeitpunkt an, mit dem die Umlagerung beginnt, bis zu dem Moment, zu dem der Druck voll aufgebaut ist, vergeht ein Viertel einer Sinusschwingung.

Die Theorie der Druckverteilung ist durch die Entwicklung der Ultraschalldiagnostik erheblich gefördert worden. Dieselben Gewebeeigenschaften, welche die Druckverteilung bestimmen, führen zum Ultraschallbild. Die zugehörigen Gesetze sind mathematisch formuliert und die erforderlichen Daten erarbeitet. Damit können mit dem Ultraschallbild Elemente der Druckverteilung bildlich dargestellt werden.

Ein besonderer Vorteil der Wellentheorie ist, daß der Weg, den eine Welle nimmt, zu jedem Zeitpunkt bestimmt werden kann, egal ob sie gebrochen, aufgespalten oder reflektiert wird und unabhängig von anderen Wellen, die sie vielleicht überlagern.

In der Elastizitätstheorie und in der Akustik wird das Gewebe als elastisches Feder-Masse-Modell betrachtet, in welchem Bewegungsenergie in Form von Druckwellen auf benachbarte schwingungsfähige Massen übertragen wird. Der Druck pflanzt sich in longitudinalen Wellen im Gewebe fort; dabei werden Masseteilchen periodisch zusammengedrückt (Abb. 7.**8**). Eine zweite Form der Wellen sind die Transversalwellen, wenn Masseteilchen zur Seite ausgelenkt werden, die den Scherkräften entsprechen. Die Intensität der Druckwelle ist von der Gewebsdichte und dem Grad der Auslenkung von Masseteilchen aus der Ruhelage sowie von der Ausbreitungsgeschwindigkeit abhängig; es gilt folgende Beziehung:

$$I = \tfrac{1}{2} \cdot \rho \cdot c \cdot V^2 \quad \text{(Gl. 3)}$$

(I = Druck-/Schallintensität; Gewebsdichte; c = Schallausbreitungsgeschwindigkeit; V = Schallgeschwindigkeit, Maximum der Ablenkung der Masseteilchen aus der Ruhelage.)

Der Faktor $\rho \cdot c$ wird als Wellenwiderstand Z bezeichnet; er ist eine Gewebskonstante und entscheidet darüber, wie die Druckenergie bzw. Schallenergie beim Übergang von einem Gewebe zum anderen verteilt wird. Für Fettgewebe beträgt der Wert des Wellenwiderstands $1{,}42 \cdot 10^5$ g/cm^{2}s, für Muskelgewebe $1{,}63 \cdot 10^5$ g/cm^{2}s (Wessels u. Weber 1983). Druckwellen aller Art werden an den Grenzflächen zwischen zwei Geweben mannigfaltig verändert. Folgende Phänomen werden beobachtet und lassen sich mit Hilfe der theoretischen Physik quantifizieren:

- Brechung,
- Reflexion,
- Transmission,
- Übergang von der Longitudinalwelle zur Transversalwelle
- und umgekehrt.

Von diesen verschiedenen Umformungen der Druckwelle an einer Grenzfläche soll im Rahmen dieser Abhandlung auf die Transmission und die Reflexion eingegangen werden, weil diese mit der Ultraschalldiagnostik unmittelbar bildhaft dargestellt werden können (Abb. 7.**9**).

An der Grenzfläche zwischen einem Gewebe 1 und einem Gewebe 2 (z. B. Korium-Subkutis oder Subkutis-Muskulatur oder Subkutis-Knochengrenze) tritt eine sprunghafte Änderung der Gewebsdichte ρ_1 zu ρ_2, der Schallgeschwindigkeit c_1 zu c_2 und des Wellenwiderstandes Z_1 zu Z_2 auf. Wenn eine Druck- bzw. Schallwelle senkrecht auf eine Grenzfläche trifft, so gibt der Reflexionsfaktor R an, welcher Anteil der Welle reflektiert wird. Er errechnet sich aus den Wellenwiderständen Z_1 und Z_2 der aneinandergrenzenden Gewebe 1 und 2 nach der Formel (Abb. 7.**10**).

$$R = \frac{Z_2 - Z_1}{Z_2 + Z_1} \quad \text{(Gl. 4)}$$

(wobei $Z = \rho \cdot c$ ist. (Gl. 4)

Der Transmissionsfaktor D wird nach der Formel

$$D = \sqrt{1 - (R)^2} = \sqrt{\frac{4 \cdot Z_1 \cdot Z_2}{(Z_1 + Z_2)^2}} \quad \text{(Gl. 5)}$$

errechnet.

Für beliebige Winkel zwischen dem Vektor der äußeren Druckeinwirkung und einer Grenzfläche zwischen zwei Geweben gilt für den Reflexionsfaktor R:

$$R = \left(\frac{Z_2 \cdot \cos\alpha_1 - Z_1 \cdot \cos\alpha_2}{Z_2 \cdot \cos\alpha_1 - Z_1 \cdot \cos\alpha_2} \right)^2 \quad \text{(Gl. 6)}$$

wobei $Z = \rho \cdot c$, α_1 der Winkel des Vektors zu Gewebe 1, 2 der Winkel des Vektors zu Gewebe 2 ist; und für den Transmissionsfaktor D (Wessels u. Weber 1983):

$$D = \frac{4 \cdot Z_1 \cdot Z_2 \cdot \cos\alpha_1 \cdot \cos\alpha_2}{(Z_2 \cdot \cos\alpha_1 - Z_1 \cdot \cos\alpha_2)^2} \quad \text{(Gl. 7)}$$

Aus den Formeln ergibt sich, daß es zur Totalreflexion kommt, d. h., daß die Druckwelle nahezu vollständig reflektiert wird, wenn sie auf ein Gewebe mit hohem Wellenwiderstand trifft; dies ist beispielsweise am knöchernen Skelett der Fall. Die Totalreflexion der Schall-Druck-Welle an der knöchernen Skelettbegrenzung wird mit der Ultraschalldiagnostik bildlich dargestellt und stimmt mit der klinischen Beobachtung überein: Das Dekubitalulkus findet am Knochen seine Grenze.

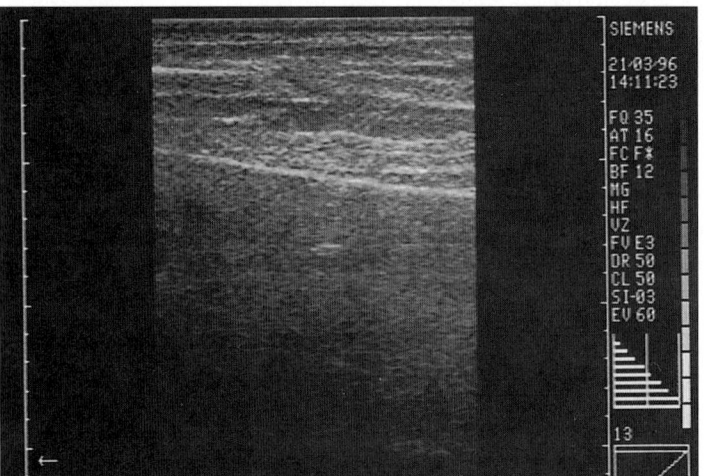

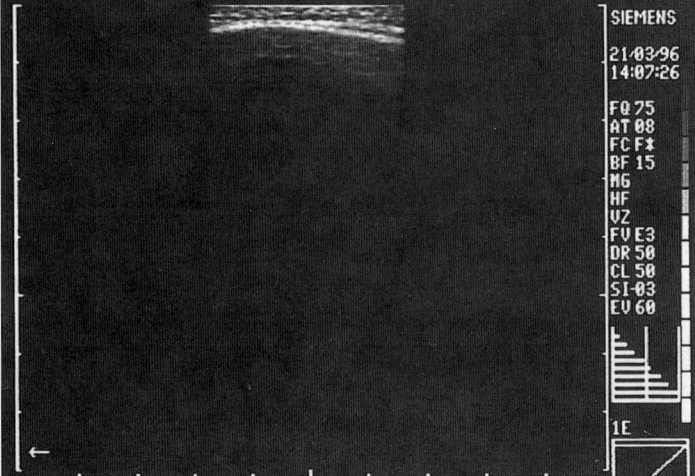

Abb. 7.**9** Sonographische Darstellung von Haut, Unterhautfettgewebe und Muskelgewebe bis zur Knochengrenze.
a Schienbeinkante. Das Unterhautfettgewebe zwischen Korium und Knochen ist äußerst dünn. Hier kann nur wenig Gewebe zur Seite gedrückt werden; der Druck komprimiert das Gewebe mit den Kapillaren.
b Rückenpartie, 3 cm paralumbal. Unter dem Korium und unter dem Unterhautfettgewebe finden sich Muskelschichten mit reich differenzierter Echostruktur von Grenzflächen, an denen Druckwellen reflektiert, transmittiert und gebrochen werden. Hier ist reichlich Raum vorhanden, in dem Gewebe zur Seite gedrückt werden kann und sich der Druck verliert.

Die Totalreflexion der Druckwelle an der knöchernen Skelettgrenze bedeutet, daß im Zentrum der Druckwirkung nicht unterschieden werden kann, in welche Richtung die Druckwelle gewandert ist, von der Haut zum Knochen oder umgekehrt. Das Modell der Druckwelle, welches aus der Akustik entlehnt ist, erfüllt also die Forderung, daß Druck und Gegendruck gleich sind. Es ist insoweit mit der Feststellung stimmig, daß der Druck selbst keine Ausrichtung hat.

Interessant für die Pathophysiologie des Dekubitus wird das Modell der Druckwelle, wenn Grenzschichten zwischen Geweben mit geringen Dichteunterschieden betrachtet werden. Hier finden Reflexion, Brechung und Transmission statt. Liegt die Ebene der Grenzfläche schräg zur Ausbreitungsrichtung der Druckwelle, dann wird diese gebrochen; und es gelten die Brechungsgesetze, die aus der Optik bekannt sind. Die Druckwelle wird am Übergang von dichtem Gewebe zum Zentrum und am Übergang von Gewebe mit geringerer Dichte zur Peripherie gebrochen.

Für die Verhältnisse der menschlichen Haut ist nun relevant, daß das Korium eine höhere Dichte hat als das Unterhautfettgewebe. Im Ultraschallbild ist das Korium wesentlich reflexreicher als das Unterhautfettgewebe. Daher wird hier die Druckwelle in vielfältige Richtungen gebrochen.

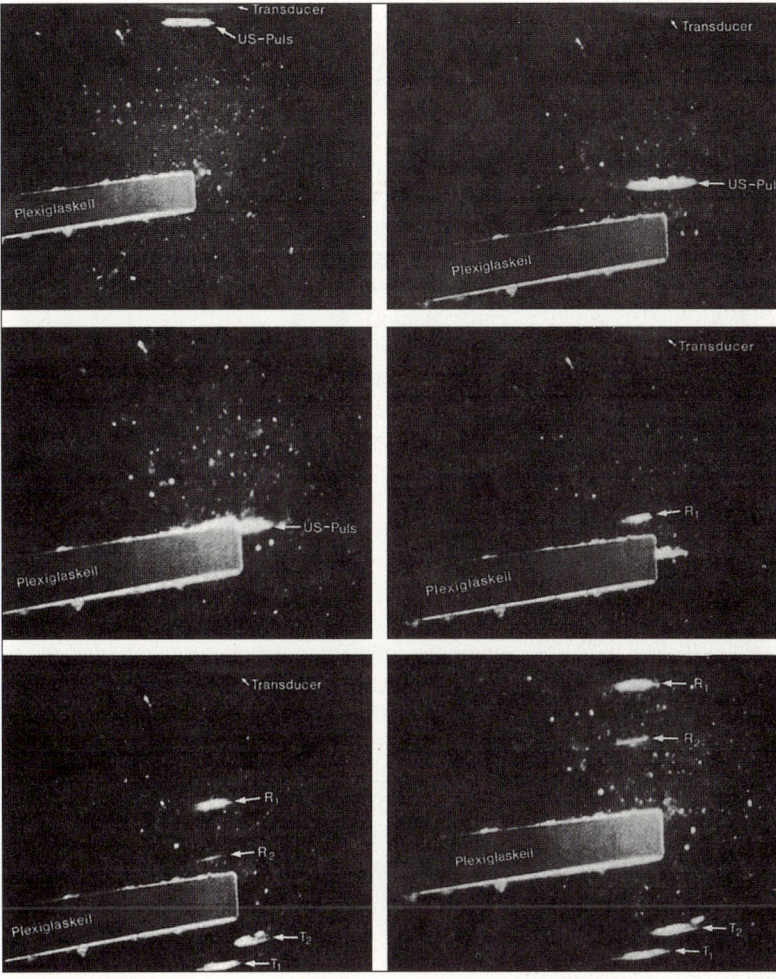

Abb. 7.**10** Schlierenoptische Aufnahme eines Ultraschallimpulses.
a und **b** Vor dem Auftreffen auf einen Plexiglaskeil.
c Beim Auftreffen auf einen Plexiglaskeil.
d Erster reflektierter Impuls (R_1) bewegt sich in Richtung Transducer zurück.
e und **f** Die transmittierten Pulse T_1 und T_2 bewegen sich vom Transducer weiter weg, die beiden Echos R_1 und R_2 der beiden Grenzflächen Plexiglas – Wasser weiter auf den Transducer zu (Schneekloth 1983).

Nun kann als praktische Anwendung der Theorie gefolgert werden, daß am Korium die Druckwelle gebrochen wird. Weil das Unterhautfettgewebe eine geringere Dichte hat, erfolgt die Brechung zur Peripherie hin; damit vergrößert sich die Fläche, auf die der Druckimpuls wirkt. Der Druck unter dem Korium wird geringer. Dieser Umstand hat zwei Konsequenzen:

- Für den Fall, daß die äußere Druckeinwirkung geringfügig über den pathologischen Grenzen liegt, entsteht als günstige Situation, daß der Druck unterhalb des Koriums so sehr gemindert wird, daß die Durchblutung nicht beeinträchtigt wird; es entsteht kein Dekubitalulkus.

- Für den Fall, daß der äußere Druck erheblich über den pathologischen Grenzen liegt, wird durch die Brechung der Druckwelle das Gebiet mit pathologischen Druckwerten erheblich vergrößert. Dies sind dann die nekrotischen Taschen.

! Das Prinzip „Brechung und Umlenkung der Druckwelle" wird im technischen Alltag beim Fahrrad- und Motorradhelm verwendet.

Damit hat die eingangs gestellte Frage: Warum entstehen die nekrotischen Taschen? folgende Antwort gefunden:
Nekrotische Taschen entstehen, weil das Korium den äußeren Druck auf ein größeres Gebiet im

Unterhautfettgewebe verteilt. Dabei wird das Korium im Zentrum ebenfalls nekrotisch; an den Rändern kann das Korium aber über verhältnismäßig weite Strecken durch die kutanen und subpapillären Gefäßnetze noch ausreichend mit Blut versorgt sein.

Stadieneinteilung des Dekubitus

Die Regeln, nach denen das Korium den Druck verteilt, haben eine Bedeutung für die Stadieneinteilung des Dekubitus. Das Korium bildet die Grenze zwischen oberflächlichen und tiefreichenden Dekubitalulzera.

Zur Stadieneinteilung ist zu fordern, daß sie das Ausmaß der Druckschädigung widerspiegelt. Also sind die Druckverteilung und die Gefäßarchitektur die bestimmenden Elemente der Stadieneinteilung.

Die folgende Stadieneinteilung unterscheidet sich von anderen Stadieneinteilungen, die in der Literatur zu finden sind, weil sie sich bewußt nicht am Modell der Entzündung oder ausschließlich an der Gewebeschichtung orientiert. Sie verfolgt auch keine didaktischen Nebenziele in bezug auf die Hautpflege.

Unter dem Gesichtspunkt der Druckverteilung und der Gefäßarchitektur ergibt sich folgende Stadieneinteilung:

- Stadium 1 – Persistierende Hautrötung.
- Stadium 2 – Epitheldefekt. Das Korium ist vital, die Druckläsion ist auf das subpapilläre Gefäßnetz beschränkt.
- Stadium 3 – Nekrose des Koriums und des Unterhautfettgewebes. Die Druckläsion ist auf das kutane und subkutane Gefäßnetz ausgedehnt.
- Stadium 4 – Nekrose reicht bis in die Muskulatur bzw. das Skelettsystem. Die Gefäße des Periosts und die nutritiven Gefäße des Knochens sind in die Druckläsion einbezogen.

Im **Stadium 1** (persistierende Hautrötung) liegt eine reversible Funktionsstörung vor, die folgenlos schwindet, wenn die Haut komplett vom Druck entlastet wird. Es ist jedoch folgende Klarstellung wichtig: Die persistierende Hautrötung wird nur in der Phase der Druckentlastung gesehen. Unter Druckbelastung ist dieser Hautbezirk blutleer und daher durch und durch *weiß*. Dies kann leicht beobachtet werden, wenn beispielsweise der Daumen gegen eine Glasplatte gedrückt wird. Solange Druck ausgeübt wird, bleibt die blutleere Haut weiß und wird niemals rot. Erst nach der Druckentlastung ist die reaktive Hyperämie zu beobachten.

In einem Bezirk mit persistierender Hautrötung kann mit einem durchsichtigen Sensor der Druck gemessen werden, bei dem die hyperämische Haut abblaßt. Eigene, nichtsystematische Messungen haben gezeigt, daß das Stadium 1 in zwei Gruppen zerfällt, die durch diametral entgegengesetzte Druckwerte gekennzeichnet sind. Es gibt Fälle, bei denen die Haut unter geringer Druckwirkung abblaßt mit Werten unter 30 mmHg (hypobare Hyperämie), und Fälle mit Druckwerten deutlich über 30 mmHg (hyperbare Hyperämie) (Braun 1991).

Bei den Fällen, in denen eine minimale Druckanwendung genügt, um eine Gewebsblutleere zu erzeugen, muß man davon ausgehen, daß durch die vorhergehende Druckbelastung die nervale Gefäßregulation paralysiert ist. Die sichtbare Hyperämie hat hier keinerlei Beziehung zu einer Entzündung. Anders verhält es sich in den Fällen, bei denen die Drücke deutlich höher sind als der Kapillardruck von 30 mmHg. Hier verhalten sich die Kapillaren wie bei einer Entzündung (Landis 1930).

Im **Stadium 2**, dem Epitheldefekt, ist das Korium noch intakt und schützt die tieferen Gewebeschichten. Der Dekubitus hat das Ausmaß einer Wunde erreicht; eine konsequente Druckentlastung und eine suffiziente Wundbehandlung führt zur vollständigen Heilung ohne Narbenbildung.

Im **Stadium 3 und 4,** der Nekrose von Korium, Unterhautfettgewebe und den angrenzenden Geweben, hat die Druckwirkung das Korium durchbrochen und endet an den begrenzenden Skelettkonturen. Hier heilt die Wunde unter Narbenbildung aus; es handelt sich immer um eine sekundäre Wundheilung. Auch in den Fällen, in denen „nur" die Haut schwarz verfärbt und trocken ist, liegt ein Stadium 3 bzw. ein Stadium 4 vor, denn die Nekrose reicht weit in die Tiefe. Es dauert vielleicht einige Zeit, bis das nekrotische Gewebe demarkiert und abgestoßen wird, aber dies ändert nichts an den grundsätzlichen Gegebenheiten.

Phasen des Dekubitus

Die Stadieneinteilung des Dekubitus muß durch eine chronologische Gliederung in Phasen ergänzt werden. Die 1. Phase beginnt mit der Druckeinwirkung, geht über die Entwicklung der Nekrose und endet schließlich mit der Heilung. Besonders wichtig für die Praxis sind die Phasen beim Dekubitus im Stadium 3 und 4. Von Phase zu Phase wechseln die Bedingungen für die Therapie.

In einem groben Raster können folgende Phasen voneinander abgegrenzt werden:

1. Druckeinwirkung ohne sichtbare Zeichen.
2. Nekrose wird sichtbar.
3. Schwarzverfärbung des Gewebes, trockene Nekrose.
4. Demarkierung, feuchte Nekrose.
5. Massive Exsudation.
6. Wundreinigung.
7. Abnahme der Exsudatbildung, Beginn der Granulation.
8. Epithelisation.

Die Phasen dienen zur Verlaufsbeschreibung; sie lassen sich nicht scharf voneinander trennen, sondern gehen fließend ineinander über. Die Abfolge der Phasen kann durch neue Druckbelastungen gestört werden. Wenn die Kachexie ein gewisses Maß überschreitet, kann der Eiweißstoffwechsel so zusammenbrechen, daß jegliche Stadien- und Phaseneinteilung hinfällig wird.

■ Beziehung von Druck und Zeit

Die Theorie der Beziehung von Druck und Zeit bildet die Grundlage für das Verständnis der weiteren praktischen Fragen:

- Management von Druckentlastung und Umlagerung,
- Strukturierung des Geflechts der Risikofaktoren des Dekubitus.

Wie die Faktoren Druck und Zeit miteinander verknüpft sind, hat für die Dekubitusprophylaxe und für die Therapie eine eminent praktische Bedeutung. Es macht einen Unterschied, ob beide Faktoren jeweils für sich stehen oder ob beide Faktoren zusammen eine Einheit bilden.

Zwei Möglichkeiten sind denkbar:

- Dekubitus entsteht als Ergebnis einer Summe von zwei unabhängigen Bedingungen: Ein schädlicher Druck von beliebiger Höhe muß länger als erlaubt einwirken. Druck und Zeit sind dabei voneinander unabhängig.
  Der Schaden tritt ein, wenn beide Bedingungen erfüllt sind, sonst nicht. In der mathematischen Sprache lautet diese Beziehung: $p+t$. In den Alltag von Prophylaxe und Therapie übersetzt, würde diese Verknüpfung besagen: Der Aufliegedruck muß entweder tief genug gehalten werden, oder der Patient muß oft genug umgelagert werden, damit ein Dekubitalulkus verhindert werden kann. Eine Kombination von Druckreduktion und Umlagerung wäre wirkungslos.
- Dekubitus, das Ergebnis eines Produktes von zwei Faktoren:
  Die Faktoren Druckhöhe und Zeit beeinflussen sich gegenseitig. Sie bilden das Druck-Zeit-Produkt $p \cdot t$.
  Ein hoher Druckwert führt früher zum Schaden als ein niedriger. Dies gilt besonders für Druckwerte, die weit über dem Blutdruck in den Kapillaren liegen. Im klinischen Alltag muß auf beides geachtet werden, sowohl auf die Druckminderung als auch auf die Zeit der Druckbelastung. Mit jeder, auch mit einer geringen Druckminderung wird die Zeit verlängert, die das Gewebe den Druck schadlos verträgt.

■ Experimentelle Untersuchungen

Für Druckbelastungen, die den Kapillardruck übersteigen, ist durch die tierexperimentellen Untersuchungen der Arbeitsgruppe von Kosiak (Kosiak 1959, 1961) nachgewiesen worden, daß es eine umgekehrt proportionale Beziehung zwischen der Höhe des Drucks und der Zeitdauer der Druckwirkung gibt. Aus der Abb. 7.**11**, welche die Ergebnisse der Tierversuche zusammenfaßt, geht folgende mathematisch formulierte Beziehung hervor:

$$p \cdot t = \text{const.} \quad \text{(Gl. 8)}$$

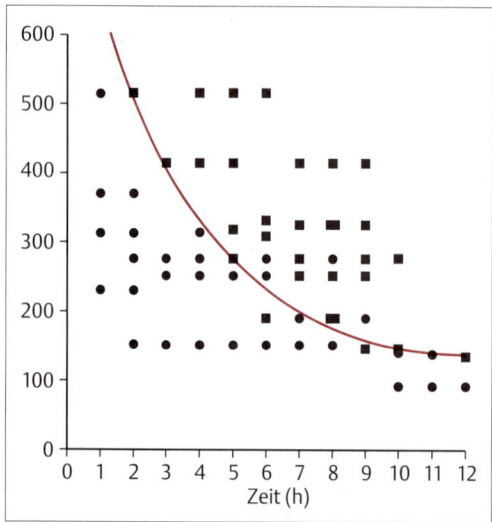

Abb. 7.11 Kosiak-Gleichung. Beziehung der Faktoren Zeit und Druck für die Entstehung eines Druckgeschwürs. Aus den tierexperimentellen Untersuchungen ergibt sich ein umgekehrt proportionales Verhältnis beider Faktoren (Kosiak 1959).

Diese Gleichung hat sich als kennzeichnend für den Dekubitus erwiesen. Sie liefert auch das Gerüst für die Gliederung der Risikofaktoren. Im folgenden wird sie auch „Kosiak-Gleichung" genannt.

Den tierexperimentellen Untersuchungen von Kosiak lag folgender Ansatz zugrunde: Bei 16 Hunden von der Rasse der Beagle wurden auf die Hinterbacken mit einer speziellen Vorrichtung unterschiedlich lang definierte Drücke ausgeübt. Dabei entwickelte sich bei einem Teil der Untersuchungspunkt innerhalb von 2 Tagen Druckgeschwüre. Als die Zeitdauer gegen die Druckhöhe in einem Diagramm aufgetragen wurde, zeigte sich eine klare Trennlinie zwischen den Versuchen, die zum Druckgeschwür geführt haben, und denen, die folgenlos geblieben sind. Die Trennlinie hat die Form einer Hyperbel.

Theorie der Kosiak-Gleichung

Die eingangs gestellte Frage, wie die Faktoren Zeit und Druck verknüpft sind, läßt sich mit den Experimenten, die zur Kosiak-Gleichung führen, eindeutig beantworten. Der Dekubitus entsteht durch das Zusammenwirken von zwei Faktoren, nämlich durch das Produkt von Druck und Zeit. Diese beeinflussen sich gegenseitig und bilden das Druck-Zeit-Produkt $p \cdot t$.

Die Kosiak-Gleichung $p \cdot t = $ const. ist deswegen so bedeutsam, weil sie die Definition des Dekubitalulkus quantifiziert; Dekubitus entsteht dann, wenn ein genügend hoher Druck eine genügend lange Zeit auf die Haut einwirkt. Das Risiko, daß ein Dekubitalulkus eintritt, hat eine zweifache Proportionalität. Sie ist direkt proportional zur Höhe des Druckes und sie ist direkt proportional zur Zeitdauer der Druckwirkung. Bei der Kurve der Kosiak-Gleichung handelt es sich um die Trennlinie zwischen den Alternativen „Nichtdekubitus" und „Dekubitus".

Der Ort der Trennlinie zwischen Dekubitus und Nichtdekubitus kann also nicht die Blutgefäße sein. Wenn die Blutgefäße verschlossen sind, sinkt der Sauerstoffpartialdruck auf den Wert 0. Die Kurve der Kosiak-Gleichung mit ihren Proportionalitäten von Druck und Zeit gilt auch für hohe Drücke, bei denen die Blutgefäße verschlossen sind. In diesem Bereich mit hohen Drücken bedeutet ein weiterer Druckanstieg eine Verkürzung der Zeit, in der die Druckbelastung vertragen wird.

Diese quantifizierbare Aussage der Kosiak-Gleichung über die Proportionalität von Druck und Zeit an der Grenze zwischen Dekubitus und Nichtdekubitus unterscheidet sich von den Ergebnissen der Messung des perkutanen Sauerstoffpartialdruckes. Der perkutane Sauerstoffdruck sinkt auf den Wert 0, wenn die Gefäßzirkulation durch eine Druckeinwirkung unterbunden wird. Eine stabile Zwischenzone zwischen „normal" und „0" gibt es nicht.

Unvollständig ist also die These, daß der Gewebetod eintritt, wenn die Zelle nur lange genug von der Sauerstoffversorgung abgeschnitten ist. Dafür, daß es zum Zelltod kommt, muß als weitere Struktur das Gebiet in Betracht gezogen werden, das zwischen der abgeschnürten Blutkapillare und der Zelle liegt. Es handelt sich um das Zwischenzellgewebe (Interstitium), in dem der Stoffaustausch durch Diffusion geschieht.

Die Frage, warum die Überlebenszeit von lebendem Gewebe unter höherem Druck kürzer ist als unter niedrigem Druck, weist unmittelbar auf die Wegstrecke zwischen Blutgefäß und Zelle, also auf das Interstitium. In diesem Gebiet erfolgt der Stoffaustausch durch Diffusion. Das Druckfeld, dem das Zwischenzellgewebe ausgesetzt wird, wirkt mehrfach als Diffusionshindernis. Proportional zum Druck muß sich die Menge an Stoffen, die zur Zelle diffundieren, so verringern, daß ein Leben nicht mehr möglich ist.

Es handelt sich hier offenkundig um ein physikochemisches Problem, bei dem die Diffusionsstrecke, die Diffusionsgeschwindigkeit und das Druckpotentialfeld eine wichtige Rolle spielen. Die Phänomene, die sich dabei abspielen, können hier nur angedeutet werden:

Die Moleküle werden durch den Druck zusammengepreßt. Dabei nimmt die Häufigkeit der Zusammenstöße zu. Die freie Wegstrecke, die die Moleküle zwischen den einzelnen Zusammenstößen zurücklegen können, verringert sich. Damit steigt die Zähigkeit des Gewebewassers proportional mit dem Druck an. Die Diffusionsgeschwindigkeit der Moleküle hängt direkt von der Zähigkeit des Lösungsmittels ab.

> **!** Je zäher das Lösungsmittel ist, um so niedriger ist die Diffusionsgeschwindigkeit, und um so schwieriger wird der Stoffaustausch für die Zelle.

Hierin liegt der theoretisch-physikalische Schlüssel zur Gültigkeit der Kosiak-Gleichung.

Die quantitativen Beziehungen sind aber verwikkelt und bedürfen einer eingehenden Ausarbeitung (Kap. 33).

◼ Druck-Zeit-Produkt als kennzeichnendes Prinzip des Dekubitus

Die eingangs gestellte Frage, wie die Faktoren Zeit und Druck verknüpft sind, läßt sich mit den Experimenten, die zur Kosiak-Gleichung führen, eindeutig beantworten.

> **!** Der Dekubitus entsteht durch das Zusammenwirken von zwei Faktoren, nämlich durch das Produkt von Druck und Zeit. Diese beeinflussen sich gegenseitig und bilden das Druck-Zeit-Produkt $p \cdot t$.

Durch die Kennzeichnung des Dekubitus mit dem Druck-Zeit-Produkt nimmt der Dekubitus eine

Sonderstellung ein. Viele Krankheiten können nämlich auf einen kennzeichnenden Faktor zurückgeführt werden. Beim Diabetes mellitus handelt es sich um den Blutzuckerwert, bei der Hypertonie um den Blutdruck, bei der infektiösen Hepatitis um das Virus usw. Das Druck-Zeit-Produkt besteht hingegen aus *zwei* kennzeichnenden Faktoren. Vergleichbar mit dem Dekubitus sind die Vergiftungen. Bei dieser Krankheitsgruppe bestimmt das Dosis-Zeit-Produkt das Ausmaß des Schadens (Frucht u. Zepelin 1994).

In der Toxikologie wird das Dosis-Zeit-Produkt unter dem Begriff „Wirkungsgröße" zusammengefaßt (Kurz u. Neumann 1977) (Abb. 7.**12**).

Die Parallele, welche das Druck-Zeit-Produkt in der Toxikologie findet, liefert den Schlüssel für das Verständnis des Dekubitus als einer Sonderform einer „Vergiftung", wobei das „Gift" physikalische Kräfte sind. Damit können die Risikofaktoren den schädlichen Ursachen sinnvoll zugeordnet werden und ist die Grundlage für die Behandlung des Dekubitus gegeben.

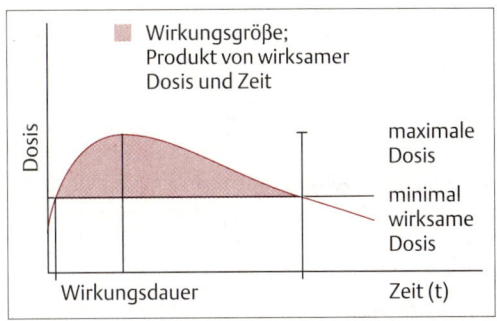

Abb. 7.12 Mit dem Produkt von wirksamer Dosis und Zeit wird in der Toxikologie die Wirkungsgröße definiert. Der wirksamen Dosis entspricht beim Dekubitus die Höhe des Drucks.

Risikofaktoren des Dekubitus

In der Literatur finden sich umfangreiche Listen von Risikofaktoren. Ursprünglich handelte es sich dabei um empirische Erhebungen, wie sie beispielsweise von Ek u. Boman (1982) vorgenommen wurden. Bei einer Umfrage in öffentlichen Einrichtungen für akut und chronisch Erkrankte fanden sie 71 von 1776 Patienten mit einem oder mehreren Dekubitalulzera. Es handelte sich vor-

Tabelle 7.4   Risikofaktoren eines Dekubitus, bezogen auf Druck und Zeit

Druck	Zeit	const. (Ischämietoleranz)
Ungünstige Druckverteilung • Kachexie • Skelettveränderungen • Gelenkveränderungen (Rheuma)	Immobilität infolge Bewußt-seinsstörung • Sedation • Depression • Intoxikation • Urämie	Mißverhältnis zwischen Bedarf und Angebot infolge mangelhafter Durchblutung • Anämie • Gefäßsklerose (diabetisch)
infolge erhöhtem Gewebedruck • Ödem • Eiweißmangel	infolge Schmerzen • rheumatische Arthritis • Osteomalazie • Krebs • weitere Schmerzursachen	infolge mangelhafter Gefäßregu-lation • Polyneuropathie (diabetisch, hepatisch, neurologisch)
	infolge Alter	infolge erhöhter Stoffwechsel-aktivität • Fieber • Allgemeininfektion • Lokalinfektion (Bakterien, Pilze) • Inkontinenz

wiegend um Frauen, die inkontinent waren und sich wenig bewegten, wobei die Altersklasse von 80 bis 85 Jahren besonders betroffen war.

Im Laufe der Zeit sind die Listen der Risikofaktoren von Artikel zu Artikel und von Zitat zu Zitat angewachsen und zunehmend unübersichtlich geworden. Darum soll darauf im einzelnen nicht eingegangen werden. Jede Einrichtung hat entsprechend ihrer Aufgabenstellung für die Krankenversorgung ihr eigenes Risikoprofil. Die Beziehung der Risikofaktoren zum Dekubitus selbst kann aus empirischen Studien nicht gewonnen werden. Das Druck-Zeit-Produkt in der Kosiak-Gleichung ist dagegen ein Ordnungsgefüge, in dem eine Vielzahl der Risikofaktoren einen sinnvollen Ort findet (Tab. 7.4).

Die Risikofaktoren sind keine zwangsläufigen Ursachen, sondern Umstände und Gelegenheiten, unter denen der Dekubitus besonders häufig entsteht. Die Faktoren, die dem Druck zugeordnet werden, gehen mit einer vermehrten Konvexität der Körperkontur einher. Kennzeichnend für die Rubrik „Zeit" ist die Immobilität. Unter „const." sind die Faktoren versammelt, die geeignet sind, das Gleichgewicht zwischen Beanspruchung und Belastbarkeit zu stören und die Adaptationsfähigkeit mindern. Daß Regulationen zusammenbrechen, ist in den Versuchen von Neander (1990)

nachgewiesen worden. Auf S. 66 (Wechsel von Belastung und Entlastung) wird darauf eingegangen. In diesem Zusammenhang soll auf die Infektionen hingewiesen werden. Infektionen als solche verursachen keine Minderdurchblutung, sondern eine entzündliche Hyperämie; dem Dekubitus geht aber eine Blutleere voraus. Das Risiko, daß bei einer Infektion doch ein Dekubitus entsteht, liegt darin begründet, daß ein geschwächter Organismus nicht mehr in der Lage ist, den Anforderungen durch die Entzündung nachzukommen.

Sonderstellung der Inkontinenz als Risikofaktor

Für die Inkontinenz als Risikofaktor des Dekubitus muß eine noch schärfere Abgrenzung vorgenommen werden. Zunächst sei festgestellt, daß die Inkontinenz auch dem Faktor Zeit zugeordnet werden kann. Inkontinenz liegt nämlich dann vor, wenn der Betroffene nicht zeitig genug die Toilette aufsuchen kann.

Nur infektiöser Urin verursacht eine Entzündung der Haut. Wenn solche entzündlichen Hautveränderungen als Dekubitus bezeichnet werden, dann liegt ein Mißverständnis oder ein Denkfehler vor, weil nicht exakt zwischen einer Hautläsion durch Druckwirkung und Hautläsionen anderer Genese unterschieden wird. Beim Dekubitus handelt es sich ausschließlich um eine primär nekrotische Hautläsion, die durch Druckeinwirkung entstanden ist, und sonst nichts. Eine entzündliche Hautkrankheit hat nichts mit einem Dekubitus zu tun. Zugestanden sei, daß zwei Krankheiten an derselben Stelle vorhanden sein mögen.

Das Ausmaß einer Inkontinenz kennzeichnet einen wichtigen Sektor der basalen Aktivitäten des täglichen Lebens; sie korreliert mit dem Grad der Multimorbidität und der Immobilität. Man wird der Inkontinenz nicht gerecht, wenn sie nur unter urologischen Aspekten betrachtet wird. Wer durch den Grad der Multimorbidität daran gehindert ist, rechtzeitig die Toilette aufzusuchen, ist inkontinent.

Darum muß vor dem Mißverständnis gewarnt werden, daß die Inkontinenz mit dem Dauerkatheter beherrscht werden könne. In bezug auf den Dekubitus verschlechtert sich die Situation, wenn ein Dauerkatheter gelegt worden ist. Die Immobilität nimmt zu, der Abbau der Muskulatur ebenfalls. Eine ehemals keimfreie Blase wird infiziert und der bakteriell verseuchte Urin, der nur zu oft neben dem Katheter abfließt, belastet die Haut mit Keimen. Die Eiweißsubstanz, die an die Bakterien und an die Eiter- und Fibrinbildung verlorengeht, könnte besser in den Aufbau von Muskelgewebe investiert werden. Auch ein suprapubischer Katheter ist angesichts der Zeiträume, um die es hier geht, ebenfalls keine Lösung.

Management von Druckentlastung und Umlagerung

Aus dem Umstand, daß der Dekubitus durch das Druck-Zeit-Produkt bestimmt ist, ergeben sich für die Prophylaxe und Therapie Konsequenzen. Es genügt nicht, das Augenmerk ausschließlich auf den Auflagedruck zu richten und Lagerungsmittel zu fordern, welche den Aufliegedruck unter einen „dekubitogenen" Wert senken, damit nichts passiert. Genau so verfehlt ist die Auffassung, daß durch ein einseitiges Regime der Lagerungsintervalle das Dekubitusproblem zu lösen sei.

Es ist notwendig, aber es genügt nicht, den Druck zu messen, mit dem die Haut belastet wird. Erforderlich ist die Angabe der Zeitdauer der Druckbelastung.

Beides gleichzeitig, Druck · Zeit, kennzeichnet das Management des Dekubitus.

▪ Grenzen der Kosiak-Gleichung: der Begriff „const."

Die Kosiak-Gleichung entstammt aus einem Laborversuch. Dabei sind durch die Anordnung des Experiments die Randbedingungen so festgelegt worden, daß nur Druck und Zeit veränderbar waren. Die Struktur der Kosiak-Gleichung mit der Verknüpfung von Druck und Zeit ist allgemeingültig. Schwierigkeiten bereitet aber der Ausdruck „const." auf der rechten Seite der Gleichung. Unter den Bedingungen des Tierversuchs von Kosiak, bei dem nur Zeit und Druck veränderlich waren, muß auf der rechten Seite der Gleichung ein unveränderlicher Wert erscheinen.

Es stellt sich die Frage, inwieweit die tierexperimentellen Ergebnisse auf den Menschen übertragen werden dürfen. Darum muß der Unterschied zwischen dem Laborversuch und dem Alltag des Dekubituskranken beschrieben werden.

Der Betrag der Konstanten hat im Tierversuch von Kosiak bei gesunden Hunden auf einem Gewebegebiet, das von Muskulatur unterlegt ist, den Wert $1400 \, (\text{mmHg} \cdot \text{h})$. Dies bedeutet, daß die Versuchstiere eine Druckbelastung von 200 mmHg über 7 Stunden vertragen haben. Wenn dieser Wert auch für den Menschen gültig wäre, dann wäre der Dekubitus kein medizinisch-pflegerisches Problem. Gibt es also beim Menschen einen konstanten Betrag für die Verknüpfung von Druck und Zeit, der für den Dekubitus relevant ist, und welchen Betrag hätte diese Konstante beim Menschen?

Ischämietoleranz

Der Begriff „const." der Kosiak-Gleichung kann als Ischämietoleranz bezeichnet werden. Er ist damit nicht mehr eine Konstante, sondern kann durch alle erdenklichen Faktoren verändert werden. Eine Ischämietoleranz wie beim gesunden Versuchstier in einer Hautregion, die von Muskulatur unterlegt ist, kann bei einem kranken Menschen nicht erwartet werden.

Im klinischen Alltag gilt als Faustregel, daß alle 2 Stunden ein Lagerungswechsel vorzunehmen ist.

Wenn das sakrale Hautgebiet einem Druck von 60 mmHg ausgesetzt wird, beträgt der Wert der Konstanten 120 mmHg · h. Dieser Wert ist um den Faktor 10 niedriger als der Wert, der aus dem Tierversuch ermittelt wird.

Die Häufigkeit der Umlagerungen ist nicht geeignet zur Abschätzung der Ischämietoleranz der Haut. Zu den Umlagerungen in der Pflege kommen die Eigenbewegungen des Kranken hinzu. Von Seiler u. Stähelin (1986) sowie von Exton-Smith u. Sherwin (1961) stammt folgender Befund: Beim Menschen besteht eine akute Dekubitusgefährdung, wenn die Zahl der Spontanbewegungen im Schlaf auf 3 pro Stunde abgesunken ist. Dies bedeutet, daß der Risikobereich bei einem Druck-Zeit-Produkt von mehr als 20 mmHg · h. beginnt. Eigene Beobachtungen bei einem doppelseitig Beinamputierten bestätigen die an Menschen ermittelten Zahlenwerte. Der Betreffende stemmte regelmäßig nach 7–8 Minuten seinen Körper vom Rollstuhl hoch, um die Sitzbeinregion vom Druck zu entlasten. Dort herrschen Druckwerte in der Größenordnung von 100–120 mmHg. Das Produkt von Belastungszeit und Druck ergibt einen Wert von 14 mmHg · h. Die Untersuchungsergebnisse von Seiler u. Stähelin (1986) und die Beobachtungen am Kranken ergeben von der Größenordnung her eine gute Übereinstimmung.

Schwellenwert des unbegrenzt verträglichen Drucks

Nicht jede Druckbelastung führt zum Dekubitus. Es gibt niedrige Druckwerte, die unbegrenzt lange einwirken können, ohne daß ein Dekubitus entstehen würde. Diese Drücke sind so gering, daß die Gefäßzirkulation nicht nennenswert eingeschränkt wird. Die Schwelle ist auch in Abb. 7.**11** erkennbar. Im Tierversuch strebt die Hyperbel nicht gegen die Nullinie, sondern gegen eine Kennlinie, die dem Druck entspricht, der in der Versuchsanordnung von den Versuchstieren unbegrenzte Zeit vertragen wird.

Wechsel von Belastung und Entlastung

Im klinischen Alltag wird die Haut abwechselnd belastet und entlastet. Bei der Umlagerungsbehandlung wird stillschweigend vorausgesetzt, daß sich die Haut nach einer Druckbelastung vollständig erholt, weil sie bei einer nachfolgenden Umlagerung wieder mit Druck belastet werden muß.

Der Versuch von Kosiak unterscheidet sich vom Klinikalltag dadurch, daß die Haut nur einmal der Druckbelastung ausgesetzt wird. Nach der Belastung wird beobachtend das Ergebnis abgewartet; anders wäre der Versuch auch nicht auswertbar gewesen.

Daß die Druckbelastung ein dynamisches Ereignis ist, haben die Versuche von Goosen u. Mitarb. (1993) an gesunden Versuchspersonen gezeigt. Unter einer Druckbelastung, welche die Blutzirkulation nicht vollständig zum Stillstand bringt, bricht der Sauerstoffpartialdruck zunächst zusammen; im Verlauf von 5 Minuten steigt er wieder an und stellt sich auf einen Wert ein, welcher der verbliebenen Durchblutung entspricht.

Die Voraussetzung, daß sich die Haut nach einer verträglichen Druckbelastung immer wieder vollständig erholt, wird von jungen Menschen in einer stabilen Körperverfassung erfüllt. Bei multimorbiden, chronisch Kranken gilt diese Voraussetzung nicht mehr. Es können vielmehr Situationen entstehen, bei denen die Erholungszeit länger als die Entlastungszeit dauert (Abb. 7.**13**).

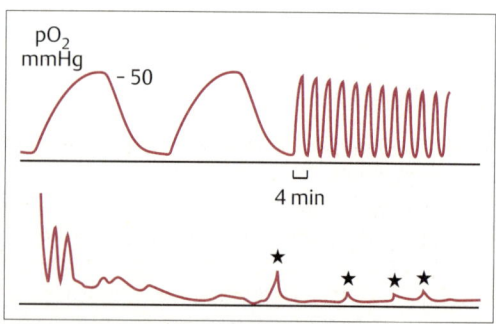

Abb. 7.13 Die Fähigkeit, sich von einer Druckbelastung zu erholen, ist individuell verschieden. Bei einem jugendlichen Organismus ist die Erholungszeit gleichbleibend kurz. Bei einem kranken Patienten mit einer eingeschränkten Kompensationsfähigkeit bricht die Regulierung des Sauerstoffpartialdrucks nach wenigen Be- und Entlastungen zusammen.

Neander (1990) hat bei Lagerungsversuchen auf der Wechseldruckmatratze gezeigt, daß die Regulation des Sauerstoffpartialdrucks nicht immer zuverlässig stabil ist. Nach einer Reihe von Belastungen und Entlastungen erholt sich der Sauerstoffpartialdruck nur bei gesunden Versuchspersonen qualitativ und quantitativ vollständig. Bei Kranken steigt er nach einigen Belastungen und Entlastungen nicht mehr an, sondern bleibt bei 0 mmHg. Die Sauerstoffregulation bricht zusammen. Dies ist ein Beispiel, wie sich Risikofaktoren auswirken, die dem Faktor „const." der Kosiak-Gleichung zuzuordnen sind (Tab. 7.**3**).

Wielange die Erholungszeit nach einer Druckbelastung andauert, ist in den Messungen von Finsterwalder u. Mitarb. (1993) enthalten. Diese Arbeitsgruppe hat bei Lagerungsversuchen simultan die Druckbelastung und den Sauerstoffpartialdruck gemessen.

> **!** Es zeigte sich, daß die Druckänderung der Veränderung des Sauerstoffpartialdrucks vorausgeht. Die Zeitverzögerung ist von Patient zu Patient verschieden. Je schlechter der Gesundheitszustand insgesamt ist, um so größer ist die Zeitverzögerung.

Eine exakte Analyse dieses Befundes steht aber noch aus (Kap. 33).

Wenn die Ischämietoleranz keine feste Größe ist, dann erhebt sich die Frage nach Möglichkeiten, wie sie positiv zu beeinflussen ist, was nicht einfach ist. Hyperämisierende Behandlungen wie die Massage führen zu uneinheitlichen Ergebnissen (Ek u. Mitarb. 1985).

◼ Pathophysiologie der Dekubituswunde

Zur Pathophysiologie der Dekubituswunde sei noch einmal an die Kosiak-Gleichung erinnert:

$$p \cdot t = \text{const.}$$

Diese wird geringfügig umgeformt. Das Gleichheitszweichen wird durch das Zeichen > ersetzt:

$$p \cdot t > \text{const.}$$

Damit wird in der mathematischen Sprache nicht mehr die Grenzlinie zwischen Dekubitus und Nichtdekubitus ausgedrückt, sondern das weite Gebiet jenseits der Grenzlinie. Dieses Gebiet wird vom Schaden des Dekubitus beherrscht. Hier gibt es keine Proportionalität mehr.

In der umgeformten Kosiak-Gleichung ist auch die Latenzzeit von 1–2 Tagen (Kosiak 1961) enthalten, die nach der Druckwirkung vergeht, bevor die Nekrose sichtbar wird.

Die Dekubitalulzera gehören zu den sekundär heilenden Wunden, heilen also dadurch, daß sich erst bindegewebiges Granulationsgewebe bildet, das dann von Epithel überdeckt wird. Granulationsgewebe entsteht erst, wenn die Wunde gereinigt ist.

Die Dekubitialulzera haben unter allen sekundär heilenden Wunden eine besonders schlechte Heilungstendenz und sind am ehesten mit den Wunden bei einer schweren arteriellen Verschlußkrankheit zu vergleichen. Die fortwährende Druckbelastung hat morphologische Folgen, die darauf beruhen, daß der Stoffaustausch im Gewebe gestört ist. Der Druck verhindert geradezu die Heilungsprozesse, die an eine Entzündung gebunden sind. Die toxische Wirkung des Drucks, der länger als verträglich einwirkt, ist die ischämische Nekrose. Es kommt zum Zelltod unter Blutleere, und unter Blutleere ist eine Entzündung nicht möglich.

Die Entzündung ist eine grundlegende Reaktionsweise des Gewebes als Ganzem – einschließlich der Blutgefäße – und setzt voraus, daß das Gewebe durchblutet ist. Zur Entzündung gehören die klassischen Kennzeichen hyperämische Rötung, Schwellung, Überwärmung und gestörte Funktion. In der ischämischen Nekrose sinkt die Temperatur; es fehlt die Rötung, denn das Gewebe unter Druck ist blaß. Eine Hyperämie ist nicht möglich, weil der Druck das Blut aus dem Gewebe drückt.

Die Koordination des Zellwachstums in der heilenden Wunde wird über eine Reihe von Gewebefaktoren geregelt. Es gibt den epidermalen Gewebefaktor (epidermal growth factor, EGF), den sauren Fibroblastengewebefaktor (fibroblast growth factor – acidic, FGF-acidic), den basischen Fibroblastengewebefaktor (fibroblast growth factor – basic, FGF-basic), den plättchengebundenen Gewebefaktor (plateled-derived growth factor, PDGF), den Umformungsfaktor alpha (transforming growth factor alpha, TGF-α), den Umformungsfaktor beta (transforming growth factor beta, TGF-β) und andere. Diese Gewebefaktoren werden an Ort und Stelle gebildet, und es ist möglich, im Gewebe die genetische Information, die zur Bildung benötigt wird, nachzuweisen. Voraussetzung für die Bildung von Gewebefaktoren ist aber, daß das erforderliche Material an den Bildungsort gelangen kann. Dies wird aber durch die Druckwirkung behindert, wenn nicht verhindert. Seiler (1994) hat berichtet, daß in den Wunden, die unter Druck stehen, der TGF-β$_1$ fehlt. Dieser regt die Epithelzellen an, über das Granulationsgewebe zu wandern und damit die Wunde zu schließen. Somit werden zwar reichlich Epithelzellen gebildet, aber diese bleiben am Rand der Wunde und bilden dort verhornende Ringe. Bei Verbrennungswunden hingegen wird durch die Entzündung das Gewebe selbst angeregt, diesen TG-Faktor in großen Mengen zu bilden.

Die morphologischen Befunde bei der Entwicklung von Dekubitalulzera sind von Kosiak (1959, 1961) und von Dinsdale (1973) beschrieben worden. Bei einer andauernden Druckeinwirkung häufen sich im Gewebe toxische Stoffwechselprodukte an. Elektronenmikroskopisch wird Endothelschwellung, Vasodilatation, Ödem und zelluläre Infiltration beschrieben. Die Interpretation der Befunde ist schwierig, weil in allen experimentellen Untersuchungen das Gewebe im Anschluß an die Druckbelastung untersucht worden ist. Es fließen also die Effekte der pathologischen Druckbelastung mit den Ereignissen nach der Druckentlastung zusammen.

> **!** So ist es nicht sicher, ob Ödem und Epithelschwellung unter der Druckwirkung oder bei der Druckentlastung entstehen.

Nach der Dermakierung der Nekrose ist der Wundgrund von Fibrin und gelapptkernigen Leukozyten durchsetzt. Das Granulationsgewebe ist aber schmal. Im Narbengewebe unter der Granulationsschicht befinden sich dünnwandige Kapillaren, die erheblich dilatiert sind. Mit einer entzündlichen Reaktion haben diese morphologischen Befunde wenig zu tun.

Das Grenzgebiet zum gesunden Gewebe zeigt ebenfalls Eigentümlichkeiten im Vergleich zu sekundär heilenden Wunden anderer Ursache. Es finden sich nur geringe Zeichen von Kapillarsprossung. Histochemisch fehlen die Stoffe, die

für eine fibronolytische Aktivität stehen (Seiler u. Mitarb. 1980). Im Grenzgebiet bis zu 12 mm im Umkreis der Wunde dauert die Wundheilung länger als in unbelastetem Gewebe. Dieses Gebiet wird als perinekrotische Zone bezeichnet (Dettli 1973, Dettli und Laszkower 1980) und hat für den Dekubitus eine ähnliche Bedeutung wie die Grenzgebiete in der Umgebung des Herzinfarkts oder eines Hirnfarkts.

Diese perinekrotischen Grenzgebiete leben „im Schatten", denn sie haben ihre Funktionsfähigkeit eingebüßt. In diesen Gebieten werden die Diffusionsstrecken für den Stoffaustausch zunehmend größer, so daß der Stoffwechsel nicht mehr für die Funktion, sondern nur noch für den minimalen Stoffwechsel ausreicht. Therapeutisch ist dieses Gebiet interessant, weil es das Potential für die Schadensbegrenzung enthält.

■ Dekubituskrankheit

Der Dekubitus bezieht sich nicht allein auf die Wunde als lokales Ereignis, sondern ist eine Erkrankung, die den Körper und letztlich die Seele als Ganzes betrifft. Im Zusammenhang mit den Risikofaktoren wurde eine Reihe von Vorbedingungen erörtert, die zum Dekubitus führen. Umgekehrt ist der Dekubitus selbst der umfassende Risikofaktor, weil er alle Risikofaktoren verstärkt. Dabei treten zu den lokalen Effekten die Zeichen der Allgemeinerkrankung hinzu. Es entsteht das komplette Bild der Dekubituserkrankung. In einer Rekapitulation der Kosiak-Gleichung wird deutlich, wie umfangreich die Auswirkungen der Dekubituserkrankung sind. Sie betreffen den Bewegungsapparat und den Stoffwechsel sowie die Wahrnehmung der eigenen Situation gleichermaßen.

Druck. Der Dekubitus erhöht die Druckbelastung der Haut, weil durch ihn die Entwicklung der Kachexie beschleunigt wird. Der Hungermarasmus kann laborchemisch am Absinken des Albuminspiegels, der Cholinesterase und des Transferrins verfolgt werden. Mit den Messungen von Armumfang und Hautfaltendicke im Rahmen der Anthropometrie kann ebenfalls verfolgt werden, wie die Muskelmasse schwindet. Schließlich verliert der Körper aus der Dekubituswunde so viel Substanz, daß zuletzt der Verlust durch die Nahrungsaufnahme nicht mehr ausgeglichen werden kann.

Mit dem Substanzverlust treten die Knochenkonturen stärker hervor. Die Konvexität der Körperkontur nimmt zu und damit auch die Druckspitzen. Wenn die Muskulatur der Rückenstrecker sich zurückbildet, dann sinkt auch der Tonus dieser Muskelpartie. Dies hat zur Folge, daß das Gewicht der Körpermasse über dem Becken nicht mehr auf eine weite Fläche verteilt wird, sondern unmittelbar auf das Sakrum drückt.

Zeit. Muskelatrophie erschwert jede Körperbewegung, so daß die Immobilität schlimmer wird. Hinzu kommt, daß mit zunehmender Kachexie und Osteoporose die Knochenhaut schmerzempfindlich wird. Die Patienten klagen über diffusen Schmerz im ganzen Körper. Das Schmerzerlebnis verdirbt jede Freude an einer Bewegung. So kommt es, daß Dekubituskranke stilliegen und sich vor dem Zeitpunkt fürchten, zu dem sie umgelagert werden.

Const. Wenn die Ischämietoleranz definiert wird als die Fähigkeit des Körpers, die Anforderungen zu erfüllen, so sind mit dem Dekubitus in mehrfacher Hinsicht Beeinträchtigungen der Adaptationsfähigkeit verbunden.

Die Dekubituswunde wirkt sich wie eine konsumierende Erkrankung aus. Es entwickelt sich eine Eisenmangelanämie, wobei das Eisentransporteiweiß ebenfalls vermindert ist. Vergleichbare Krankheitsbilder finden sich bei der Tumoranämie und bei den rheumatischen Erkrankungen im Spätstadium.

Mit der Kachexie wird beobachtet, wie der Kreislauf chronisch zentralisiert ist. Die Extremitäten erkalten; die Patienten liegen frierend im Bett.

Die lokale Gefäßregulation ist mangelhaft, weil durch die Druckwirkung die vegetativen Nerven geschädigt werden. Die Gefäße stellen sich maximal weit.

Der Anforderung in bezug auf die Wundheilung kann der Körper nicht nachkommen, weil der Stofftransport im Druckfeld in der Umgebung der Wunde zum Stillstand kommt. Gravierend ist aber auch die Tatsache, daß der Gesamtorganismus zu wenig Substanz für die Wundheilung bereitstellen kann.

Literatur

Bennet, L., D. Kavner, K. L. Bok, F. A. Trainor: Shear vs pressure as causative factors in skin blood flow occlusion. Arch. phys. Med. 60 (1979) 309–314

Benninghoff, A.: Makroskopische und mikroskopische Anatomie des Menschen, Band I, 14. Aufl. Urban & Schwarzenberg, München 1985

Blechschmidt, E.: Die Architektur des Fersenpolsters. Z. Morphol. 73 (1933) 20–68

Braun, M.: Dekubitus, 2. Aufl. Springer, Berlin 1991

Braun, M.: Läßt sich ein Dekubitus am Fersen verhindern? Vortrag beim Kongreß „Dekubitus '93", Göttingen 17.–18. Mai 1993

Brekhovskikh, L. M.: Waves in Layered Media. Academic Press, New York 1980

Bundesminister für Jugend, Familie und Gesundheit: Handbuch der Internationalen Klassifikation der Krankheiten, Verletzungen und Todesursachen (ICD), 9. Revision, Bd I: Systematisches Verzeichnis. Deutscher Consulting Verlag, Wuppertal 1979

Dettli, L., H. Staub: Zur pharmakotherapeutischen Beeinflussung gefäßloser Bezirke im Organismus. I. Mitteilung: Die Randbedingungen am gefäßlosen Bezirk. Schweiz. med. Wschr. 90 (1960) 924

Dettli, L.: Zur pharmakotherapeutischen Beeinflussung gefäßloser Bezirke im Organismus. II. Mitteilung: Konzentrationsverläufe im Innern gefäßloser Bezirke. Schweiz. med. Wschr. 91 (1961) 921

Dettli, L.: Bemerkungen zur perinekrotischen Zone. Vasa 2 (1973) 423–424

Dettli, L.: Zur perinekrotischen Zone. Vortrag auf der Tagung „Dekubitus 1991" am 16. November 1991, Malteser-Krankenhaus Berlin

Dettli, L.: Zur perinekrotischen Zone. Vortrag auf der Tagung „Management des Dekubitus" anläßlich der „14. Fortbildungstage für praktische Geriatrie" vom 12.–14. Mai 1994 in Lübeck

Dettli, L., M. Laszkower: Bemerkungen zur Arbeit „Verminderte fibrinolytische Aktivität in Randzonen von Dekubitalulzera". Schweiz. med. Wschr. 110 (1980) 1748–1749

DIMDI: Internationale statistische Klassifikation der Krankheiten und verwandter Gesundheitsprobleme, 10. Revision, Amtliche deutschsprachige Ausgabe Band I: Systematisches Verzeichnis Version 1.0, Stand August 1994. Huber, Bern 1994

Dinsdale, S. M.: Decubitus ulcers in swine: Light and electron microscopy study of pathogenesis. Arch. phys. Med. 54 (1973) 51–56

Ek, A. C., G. Boman: A descriptive study of pressure sores: the prevalence of pressure sores and the characteristics of patients. J. advanc. Nurs. 7 (1982) 51–57

Ek, A. C., G. Gustavson, D. H. Lewis: Scand. J. rehab. Med. 17 (1985) 81–86

Exton-Smith, H. N., R. W. Sherwin: The prevention of pressure sores. Significance of spontaneous bodily movements. Lancet 1961, 1124–1126

Finsterwalder, H. B., M. K. Hube, W. Schregel: Effektivität statischer und dynamischer Antidekubitussysteme. Vortrag auf der Tagung „Dekubitus – Entstehung und Verhütung; medizinische, pflegerische, soziale, psychologische, rechtliche und wirtschaftliche Aspekte". Rheinisch-Westfälischer Arbeitskreis für klinische Geriatrie, Duisburg 26. 3. 1993

Frucht, A. H., J. Zepelin: Tragik der verschmähten Liebe. Die Geschichte des deutsch-jüdischen Physikochemikers und preußischen Patrioten Fritz Haber. In Fischer, E.P.: Mannheimer Forum 94/95, Piper, München 1994

Fulmer, T.T.: Gerontologische Probleme der Allgemeinen Pflege. In: Fulmer, T.T., M.K. Walker: Intensivpflege älterer Menschen. Huber, Bern 1994

Gadomski, M., B. Raichura: Prophylaxe und Therapie des Dekubitalgeschwürs. Med. Klin. 73 (1978) 1633–1693

Goosens, R.H.M.: Biomechanics of Body Support. A Study of Load Distribution, Shear, Decubitus Risk and Form of the Spine. Thesis, Rotterdam 1994

Keller, P.: Mechanische Eigenschaften der Haut. In Marchionini, A., H.W. Spier: Normale und pathologische Physiologie der Haut I. Springer, Berlin (1963) S. 1–31

Kosiak, M.: Etiology and pathology of ischemic ulcers. Arch. phys. Med. 40 (1959) 62–69

Kosiak, M.: Etiology of decubitus ulcers. Arch. phys. Med. 42 (1961) 19–29

Kosiak, M., W. Kubicek, M. Olson, J.N. Danz, F. Kottke: Evaluation of pressure as a factor in the production of ischial ulcers. Arch. phys. Med. 39 (1958) 623–629

Küchmeister, H.: Die Klinik der Capillarfunktionen. Ergebn. inn. Med. Kinderheilk. 4 (1953) 464

Kurz, H., H.G. Neumann: Allgemeine Pharmakologie. In Forth, W., D. Henschler, W. Rummel: Allgemeine und spezielle Pharmakologie. Bibliographisches Institut, Mannheim 1977

Landau, L.D., E.M. Lifschitz: Lehrbuch der theoretischen Physik, Bd. VI Hydrodynamik, 6.Aufl. Akademie-Verlag, Berlin 1989

Landau, L.D., E.M. Lifschitz: Lehrbuch der theoretischen Physik, Bd. VII: Elastizitätstheorie, 6. Aufl. Akademie-Verlag, Berlin 1989

Landau, L.D., E.M. Lifschitz: Lehrbuch der theoretischen Physik, Bd. I.: Mechanik, 13. Aufl. Akademie-Verlag, Berlin 1990

Landis, E.: Microinjections studies of capillary blood pressure in human skin. Heart 15 (1930) 209–228

Le, K.M., B.L. Madsen, Ph.B. Barth, G.A. Ksander, J.B. Angell, L.M. Vistnes: An in-depth look at pressure sore using monolities pressure sensors. Plast. reconstr. Surg. 74 (1984) 745–754

Lindan, O., R.M. Greenway, J.M. Piazza: Pressure distribution on the surface of the human body: I. Evaluation in lying and sitting positions usind a „bed of springs and nails". Arch. phys. Med. 46 (1965) 378–385

Macher, E.: Die gestörte Durchströmung der Haut. In Gans, O., G.K. Steigleder: Normale und pathologische Anatomie der Haut II. Springer, Berlin (1964) S. 416ff.

Neander, K.D., R. Birkenfeld: Die Effektivität von Antidekubitusmatratzen. Dtsch. Krankenpfl.-Z. 41 (1988) 443–452

Neander, K.D.: Praktische Empfehlungen zur Dekubitusprophylaxe. In Sander, U.: Einfluß von Pflege und Technik. Schliehe, Osnabrück 1990

Neander, K.D.: Zur praktischen Umsetzung pathophysiologischer Erkenntnisse der Dekubitusentstehung. Krankenpfl. J. 30 (1992) 454–459

Nicol, K., E.M. Hennig: Measurements of pressure distribution by means of a flexible, large surface mat. In Asmussen, E., K. Jorgensen: Biomechanics VI-A. University Park Press, Baltimore (1978) pp. 374–380

Risse, L.: Institutionelle Bedingungen bestimmen die Form der Prophylaxe – Thermographie kontrolliert die Effektivität. In Bienstein, C., G. Schröder: Dekubitus-Prophylaxe, Therapie. Verlag Krankenpflege, Frankfurt/M. 1990

Sangeorzan, B.J., M.H. Harrington, C.R. Wyss, J.M. Czerniecki, F.A. Matsen III: Circulatory and mechanical response of skin to loading. J. Orthop. Res. 7 (1989) 425–431

Seiler, W.O.: Probleme und Perspektiven der Heilung von Dekubitalulzera. Geriat. Prax. 6 (1994) 22–24

Seiler, W.O., B. Huser, G. Marbet, M.J. Mihatsch, H.B. Stähelin: Verminderte fibrinolytische Aktivität in Randzonen von Dekubitalulzera. Schweiz. med. Wschr. 110 (1980) 685–689

Seiler, W.O., H.B. Stähelin: Dekubitus: Effiziente Prophylaxe aufgrund neuer pathogenetischer Erkenntnisse. Fortschr. Med. 101 (1983) 1480–1485

Seiler, W.O., H.B. Stähelin: Recent findings on decubitus ulcer pathology: Implications for care. Geriatrics 41 (1986) 47

Wessels, G., P. Weber: Physikalische Grundlagen. In Braun, B., R. Gunther, W. Schwerk: Ultraschalldiagnostik. Ecomed, Landsberg 1983 (S. 1–16)

Warburg, O.: Biochem. Z. 142 (1923) 317

Zeeck, A., S. Eick, B. Krone, K. Schröder: Chemie für Mediziner, 2. Aufl. Urban & Schwarzenberg, München

8 Psychische Aspekte der Dekubitusentstehung

Erich Grond

- Wechselwirkung von Depression und Dekubitus

  Ängste und depressive Gefühle als Folge eines Dekubitus

  Dekubitus als Symptom einer Depression
- Zusammenhänge von Altersdepression und Dekubitus

Psychodynamik der Depression bei Dekubitus

Wechselwirkung zwischen depressivem Dekubituskranken und Pflegenden

Behandlung von Depression und Dekubitus

Zusammenfassung

Depressionen sind grundsätzlich eine Indikation zur Dekubitusprophylaxe. Vorbeugung heißt nicht nur körperlich von Druck zu entlasten, sondern das Wohlbefinden zu fördern, die Selbständigkeit in den Aktivitäten des täglichen Lebens durch aktivierende Pflege zu erhalten und zu reaktivieren, d. h. durch Training wiederherzustellen, und der Einsamkeit vorzubeugen. Die Dekubitusprognose ist abhängig von der Frühdiagnose der Depression und von der Depressionsform; z. B. entsteht bei agitierter Depression nicht so leicht ein Dekubitus. Die Prognose ist auch abhängig von der Qualitätssicherung durch Kooperation von Ärzten, Schwestern und Altenpflegern, von der Frühbehandlung und von reaktivierender Pflege.

Die subjektive Befindlichkeit des Dekubituskranken infolge Multimorbidität, Demenz, Einsamkeit und vor allem infolge Depression fordert uns alle heraus, Dekubituskranke auch im psychosozialen Wohlbefinden zu fördern und den Kranken, Angehörige, Pflegende und Ärzte vor Resignation zu schützen.

Wechselwirkung von Depression und Dekubitus

Dekubitus ist kein rein körperliches Leiden, sondern auch von psychosozialen Faktoren abhängig. In einem Teufelskreis verschlechtert Dekubitus das Wohlbefinden, und das schlechte Befinden verschlimmert den Dekubitus. Aktuelles Wohlbefinden ist abhängig vom körperlichen und psychosozialen aktuellen und habituellen Wohlbefinden. Die medizinische Einschätzung eines Dekubitus durch Arzt und Pflegende weicht oft vom subjektiven Erleben des Dekubituskranken ab. Je schlechter sein Wohlbefinden, um so weniger bewegt er sich, um so interesseloser, depressiver, hoffnungsloser und einsamer erlebt er sich (Abb. 8.**1**). Wenn der Kranke zum ersten Mal den Dekubitus erlebt, bewertet er subjektiv diesen Befund als ein kritisches Lebensereignis, als einen Verlust seiner Körperintegrität, als Leiden ohne Zukunft, als Krankheit, die zum Tode führt. Wie der Kranke seinen Dekubitus erlebt und wie er ihn bewertet, ist oft entscheidender als Hautzustand und Ausprägungsgrad des Dekubitus. Thomae (1983) fand, daß sich wohlfühlende Ältere aktiver und zufriedener sind als sich subjektiv kränker fühlende, d. h., daß das Verhalten, z. B. die Bewegungsaktivitäten, mehr vom subjektiven Erleben als vom objektiven Befund abhängen. Die Immobilität als Hauptursache des Dekubitus wird psychosozial durch Depression, Demenzprozesse und Einsamkeit mitbedingt. Längere Bettruhe schränkt die sensorische Anregung und die Kompetenzen in den Aktivitäten des täglichen Lebens ein, so daß der Kranke hilfloser und abhängiger wird. Je mehr die Alltagskompetenzen schwinden, um so mehr vermindert sich das Wohlbefinden. Für den Kranken mit Dekubitus ist das Gleichgewicht zwischen empfangener und gebender Unterstützung so gestört, daß er sich nur noch als „stinkende Last" erlebt.

Depression steht bei den psychosozialen Faktoren im Vordergrund. Weil Multimorbidität zu reaktiver und somatogener Depression beiträgt und beginnende intellektuelle Einbußen, Kompetenzverluste und Einsamkeit zu depressiven Reaktionen führen, möchte ich mich mit der depressiven Befindlichkeit des Dekubituskranken auseinandersetzen. Meine Ausführungen stützen sich auf eigene Erfahrungen in Altenheimen und in der ambulanten Krankenpflege.

▪ Ängste und depressive Gefühle als Folge eines Dekubitus

Ängste bei Dekubitus

Dekubitus löst oft Ängste vor dem Sterben, vor dem Tod und vor dem Danach aus. *Angst vor dem Sterben* ist

- Angst, leiden zu müssen, starke, unkontrollierbare Schmerzen zu haben, zu verelenden, zu verwahrlosen, unansehnlich zu werden;
- Angst, wegen der zerfallenden Wunde gedemütigt, vernachlässigt, von einer zur anderen Station abgeschoben und immer abhängiger zu werden;
- Angst, Würde, Selbstwert und die Kontrolle zu verlieren, bei jedem Verbinden entblößt, fremdverfügt, um jeden Preis therapiert zu werden;

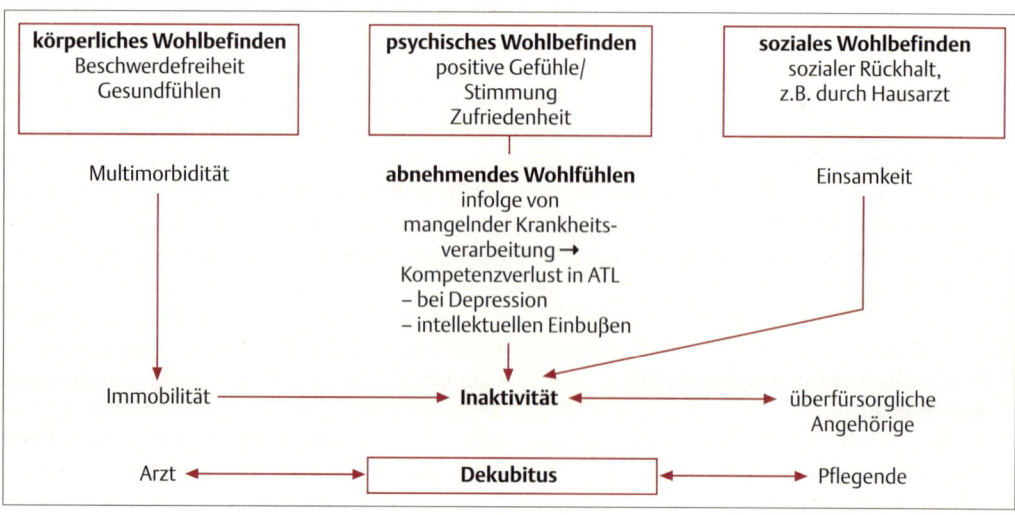

Abb. 8.**1** Zusammenhang von subjektivem Befinden und Dekubitus.

- Angst, nicht mehr beachtet, ungeborgen zu sein und abgelehnt zu werden, zu vereinsamen.

Die *Angst vor dem Tod* ist
Angst, Sehen, Hören, Empfindungen, Erfahrungen, Fühlen, Denken und Handlungsfähigkeit zu verlieren;

- Angst, Selbstverwirklichung, Lebensziele unerledigt, unvollendet, unversöhnt aufgeben zu müssen;
- Angst, die Individualität als Dekubitusfall zu verlieren, der letzten Nichtigkeit ausgeliefert zu sein;
- Angst, sich von allen Bindungen trennen zu müssen.
- Die *Angst vor dem Danach* – bei Dekubituskranken ausgeprägt – ist
- Angst, zerstört, aufgelöst, ausgelöscht zu werden und weiter zu zerfallen und zu verwesen;
- Angst, vor dem Unbekannten, z. B. wiederbelebt zu werden oder schnell vergessen zu werden, weil Pflegende von einer Pflegelast befreit sind, zu spüren, daß das Leben ohne mich weitergeht, als ob nichts passiert wäre;
- Angst, Rechenschaft im Endgericht geben zu müssen, wegen Schuld bestraft zu werden oder wegen des schweren Leids auf Belohnung hoffen zu dürfen;
- Angst vor den Folgen für die Angehörigen, wie z. B. existentielle Not.

Ängste schwächen das Immunsystem.

Depressive Gefühle bei Dekubitus im Sinne einer sekundären Depression

Depressive Gefühle folgen aus der Trauer über den Verlust der körperlichen Unversehrtheit und sind Reaktionen auf die Schmerzen, auf die Kachexie, auf die Veränderung des Körperbildes und auf das Gefühl, bei noch lebendem Körper zu verwesen. Die Dekubituskranken fühlen sich ausgeliefert, ohnmächtig, kontrollunfähig, freudlos, mutlos, hoffnungslos, hilflos, kraft- und energielos, erschöpft, als Last für Ärzte und Schwestern und abhängig von ihnen. Sie wollen sterben, denken an Suizid, sind verzweifelt, besonders wenn

der Dekubitus nicht heilen will. Sie verallgemeinern und verzagen: „Das kann nie wieder gut werden". Sie geben sich selbst auf, fürchten, daß ihnen niemand mehr helfen kann und daß die Zukunft aussichtslos ist. In die Vergangenheit gerichtet grübeln sie und machen sich Schuldgefühle, was sie versäumt oder falsch gemacht haben, daß es zu dieser schrecklichen Wunde kam. Sie verlieren den letzten Rest an Selbstwertgefühl, besonders wenn sie zusätzlich inkontinent sind. Sie können weder durch Leistung noch durch Anklammern ihr Verlusterleben kompensieren: „Mich mag keiner mehr, weil ich rieche und so abstoßend aussehe." Sie fühlen sich wie Aussätzige: gemieden, ausgeschlossen, ja ausgestoßen. Die Gewebsnekrose ist für die Dekubituskranken das sichere Zeichen des nahenden Todes: „Ich zerfalle, verwese, am lebendigen Körper, das ist tödlich."

Dekubitus als Symptom einer Depression

Bei apathisch-gehemmter Depression ist die Sensibilität der Haut so herabgesetzt, daß der Depressive nicht mehr wahrnimmt, ob er auf einer Falte oder auf einem Gegenstand liegt. Agitiert Depressive sind wegen ihrer Unruhe weniger gefährdet, Dekubitus als depressives Symptom zu entwickeln. Die subjektive Befindlichkeit der Dekubituspatienten, deren Dekubitus Symptom einer Depression ist, entspricht den Symptomen einer Depression: Depressive engen ihre Wahrnehmung selektiv negativ auf den Dekubitus ein, denken ständig an die zerfallende Wunde, an den nahenden Tod oder an Suizid, verallgemeinern, daß es nie besser werden und ihnen niemand mehr helfen könne, schreiben sich selbst die Schuld an der Wunde zu, entwerten sich deshalb selbst und sehen die Zukunft aussichtslos. Sie fühlen sich innerlich leer, wie ausgebrannt, haben das Gefühl, nichts mehr zu fühlen oder zu empfinden, ein Gefühl, das sehr schmerzhaft ist. Sie erleben sich immer mehr als hilflos und abhängig oder gar als Last ihrer Betreuer. Sie haben das Gefühl, nichts mehr ändern zu können, zur Heilung ihres Dekubitus nichts selbst beitragen zu können, sich hoffnungslos dem Schicksal ergeben zu müssen. Sie fühlen sich zu müde, zu erschöpft

und zu energielos, um sich zu einer heilungsför-
dernden Bewegung aufraffen zu können. Sich
selbst aufgebend, lassen sie sich willenlos und
schlaff ins Bett sinken, in dem Gefühl, innerlich
schon tot zu sein. Besonders ältere Menschen mit
gehäuften Leiderfahrungen in ihrer Biographie,
die nicht gelernt haben, ihre depressiven Gefühle
zu äußern, somatisieren oft ihre Gefühle, d. h.
verkörpern ihre depressive Selbstaufgabe. So
kann Dekubitus das Hauptsymptom einer larvierten Depression sein; hinter dem Dekubitus
kann sich eine Depression verstecken, oder hinter
der Maske eines Dekubitus verbirgt sich eine Depression, die in mancher Klinik oder in vielen
Pflegeheimen nicht erkannt wird. Die diagnostischen Kriterien für eine somatisierte Depression,
bei der körperliche Symptome im Vordergrund
stehen, haben Stewart u. Mitarb. (1985) zusammengestellt: Wenn die *Stimmung herabgesetzt* ist,
die *Interessen verloren* und mindestens vier der
folgenden Symptome festzustellen sind:

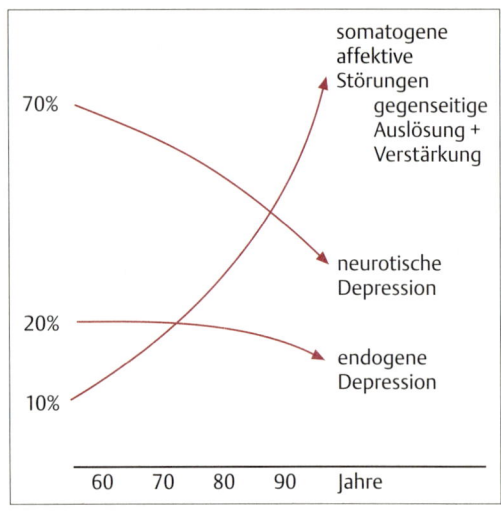

Abb. 8.**2** Durchmischung der Altersdepressionen (nach
Lungershausen).

- Der Kranke kann sich schlecht konzentrieren;
- ist reizbar, gehemmt, aggressiv;
- fühlt sich wertlos;
- hat Angst, den Verstand zu verlieren;
- ist initiativelos, entscheidungsunfähig;
- hat Weinkrämpfe und Gedanken an Tod und
  Suizid;
- lehnt Kontakte ab und zieht sich zurück;
- nimmt ab;
- schläft schlecht und
- ist verlangsamt.

Im Alter sind Depressionen grundsätzlich mehrschichtig durchmischt. Mit zunehmendem Alter
steigt der Anteil der somatogenen affektiven Störungen gegenüber den neurotischen und endoge-
nen Depressionen, wobei sich diese Anteile gegenseitig auslösen und verstärken können. Die
somatogenen affektiven Störungen, die mit Dekubitus als Symptom einhergehen, können organische oder symptomatische Depressionen sein
(Abb. 8.**2**).
Organische Depressionen entstehen infolge einer
Hirnschädigung bei Alzheimer- und Multiinfarkt-
demenz, Morbus Parkinson, nach Apoplex, bei
Hirntumoren und multipler Sklerose. Auf inneren
Abteilungen wird manchmal vergessen, daß viele

Erkrankungen eine symptomatische Depression
auslösen können, die nur in einem Viertel auch
als Altersdepression behandelt wird.
Erkrankungen von Leber, Niere, Darm, Hypotonie
und Hypertonie, Herzinsuffizienz, Hormonstö-
rungen wie Cushing-Syndrom und Myxödem,
Anämien, besonders bei Vitamin-B$_{12}$-Mangel,
auch Gelenkrheuma, Tuberkulose, chronische Vi-
rusinfekte, Leukämien, Pankreas-, Bronchial- und
Ovarialkarzinome, besonders postoperativ und
nach Bestrahlungen, können mit einer *sympto-
matischen Depression* einhergehen.
Eine Dauerbehandlung mit folgenden Pharmaka
kann bei älteren Menschen depressogen wirken:
mit Reserpin, β-Blockern, Clonidin, Cortison, Ge-
stagenen, L-Dopa-Präparaten, Indometacin, Re-
sochin, Butazolidin, Tetracyclinen und Sulfonamiden, mit Phenhydan, Vinblastin, Tagamed und
Sibelium. In Altenheimen stehen Benzodiazepin-
Schlafmittel und Neuroleptika an der Spitze der
Dauerverordnungen. Zu wenig wird geklärt, ob
sich hinter Unruhe eines Heimbewohners eine
agitierte Depression oder eine Akathisie (Sitzun-
ruhe) infolge Dauerbehandlung mit Neuroleptika
verbirgt (Abb. 8.**3**). Begünstigen nichtindizierte
Neuroleptika nicht doch Dekubitusrisikofaktoren
wie Blutdruckabfall, Antriebsarmut, Sturzgefähr-
dung, Inkontinenz, völlige Hilflosigkeit mit Immobilität bis zum Dekubitus? Ist die nächtliche

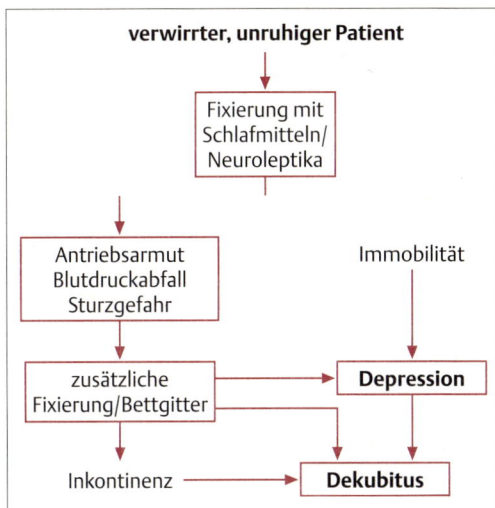

verwirrter, unruhiger Patient

Fixierung mit Schlafmitteln/ Neuroleptika

Antriebsarmut Blutdruckabfall Sturzgefahr

Immobilität

zusätzliche Fixierung/Bettgitter → **Depression**

Inkontinenz → **Dekubitus**

Abb. 8.**3** Folgen der Fixierung unruhiger Patienten.

Unruhe vieler alter Menschen nicht eine natürliche Schutzfunktion, um sich mit unruhigem, sich wälzendem Schlafverhalten vor dem Dauerdruck des eigenen Körpergewichts in der Nacht zu schützen?

> Dekubitus ist bei Depressionen Älterer häufiger als bei Jüngeren.

Altersdepressionen sind mehrschichtig oder durchmischt, sie werden oft durch Entfremdungserlebnisse ausgelöst. Verluste von Gesundheit und Selbständigkeit, von Bezugspersonen und Kontakten, von Rolle und Ansehen sind verbunden mit Verlust von Selbstwertgefühl, besonders bei depressiven Dekubitus- und Inkontinenzpatienten. Der Verlust von religiöser Bindung läßt gerade bei Dekubituskranken den letzten Rest an Sinnhaftigkeit und Hoffnung schwinden, wenn er das Gefühl hat, bei noch lebendem Körper zu verwesen, zu zerfallen. In den Symptomen sind die Altersdepressionen meist unspezifisch. Im Vordergrund stehen Interessen-, Antriebslosigkeit, ängstliches Jammern, Schuld- und Versagensgefühle, besonders wenn sie gescholten werden, sich wieder zu wenig bewegt zu haben. Sie sind reizbar, unzufrieden, hypochondrisch und neigen zu regressiver Somatisierung, so daß körperliche Symptome, z.B. ein Dekubitus,

eine Depression überdecken im Sinne einer *larvierten Depression* (Kielholz). Eine unbewußte Selbstschädigungstendenz bei Erstepisoden einer affektiven Störung oder bei einer Altersdepression verstärkt die Risikofaktoren des Dekubitus. Probleme bei Altersdepressionen sind die Multimorbidität sowie die Krankenrolle und der Krankheitsgewinn, die für einen Dekubituskranken besser sind als für psychisch Kranke. Sinnesbehinderung trägt zu Mißtrauen bis hin zu paranoiden Ideen bei. Die Abgrenzung der Depression ist im Alter schwieriger als bei Jüngeren gegenüber Trauer, Resignation gegenüber Demenz im Anfangsstadium und gegenüber vorzeitigem Versagenszustand. Im Alter erschöpfen sich Ressourcen und Kompensationsmöglichkeiten, d.h., Zukunftsperspektiven schwinden, z.B. bei einem Dekubitus. Die Depression wird im Alter oft verkannt, so daß das Suizidrisiko wie in keinem Alter so hoch ist, besonders bei über 75jährigen Männern. Die Angehörigen sind in der Pflege gestreßt, überlastet, der größte Pflegenotstand herrscht in der häuslichen Pflege. Überfürsorglich nehmen sie dem Depressiven den Rest an selbständigem Antrieb, pflegen so, daß der Depressive unbeweglicher, d.h. dekubitusgefährdeter wird. Altersdepressionen sind meist chronifiziert, 2–3 Jahre und länger, besonders bei leidvoller Biographie, unabhängig vom Dekubitus.

■ Zusammenhänge von Altersdepression und Dekubitus

Eine schwere körperliche Krankheit oder starke Schmerzen oder Lähmungen führen über die Depression zur Immobilität, die über den Faktor Druck mal Zeit die Durchblutung behindert, besonders wenn depressiver Hygienemangel und Blasendauerkatheter bei Inkontinenz hinzukommen (Abb. 8.**4**).
Abb. 8.**5** faßt die *Dekubitusrisikofaktoren* zusammen: Kachexie, Lähmungen, Kontrakturen und chronische Schmerzen verstärken die Depression und damit die Immobilität. Anregungsmangel, Demenz und Bewußtseinsstörungen, z.B. durch Psychopharmaka, fördern die Inaktivität. Die sekundäre Depression bei Dekubitus könnte die Folge von Stoffwechselstörungen, z.B. von Ei-

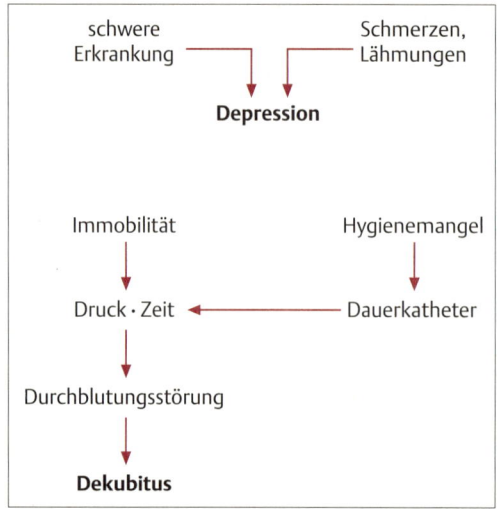

Abb. 8.4 Zusammenhang von Depression und Dekubitus.

weißmangel mit folgendem Neurotransmittermangel, sein.

Lerntheoretisch gilt das Auftreten eines Dekubitus als kritisches Lebensereignis. Negative Verstärker nehmen zu und positive ab, wenn ich mich selbst als schuldig erkläre und sage: „Ihr könnt mir auch nicht helfen, meine Zukunft ist aussichtlos und ich kann nichts mehr ändern." Die erste Reaktion der Pflegenden auf einen Dekubitus ist *Bemuttern*, das die Hilflosigkeit und Inaktivität des Kranken verstärkt. Die Spätreaktion von Pflegenden ist oft ein *deprimiertes Gefühl*, wenn ein Behandlungserfolg ausbleibt. Pflegende sprechen

den Kranken weniger an, so daß der *Kommunikationsmangel* das Selbstwertgefühl des Kranken senkt. Die Entwicklung zur Depression läßt sich so zusammenfassen:

> Je höher die durch den Dekubitus erlebte Bedrohung und je höher die Verluste und die Angst vor weiterer Einsamkeit („es besucht mich keiner mehr, weil ich rieche") und je weniger Trauerbewältigung erlernt und Sinnorientierung („wofür lebe ich noch, wenn ich schon einen Dekubitus habe") sind, um so eher entwickelt sich eine Depression.

Die Depression bei Dekubitus kann Folge unbewältigter Trauer sein. Wenn dazu Verletzlichkeitsfaktoren wie Erbe, Perfektionismus, Erleben von Hilflosigkeit kommen, kann eine depressive Neurose und über Beschleunigungsfaktoren wie andere Erkrankungen, Einsamkeit nach Trennung und Pensionierung eine larvierte Depression mit Verkörperung der Selbstaufgabe entstehen. Diese kann sich bei Erhaltungsfaktoren wie depressogenen Medikamenten, Kontaktmangel und überfürsorglichen Helfern zu einer schweren chronifizierten Depression mit Dekubitus fortentwickeln (Abb. 8.**6**).

Psychodynamik der Depression bei Dekubitus

Sie wird verständlich aus dem Verlusterleben, der Mangelerfahrung: „Ich habe einen Dekubitus, al-

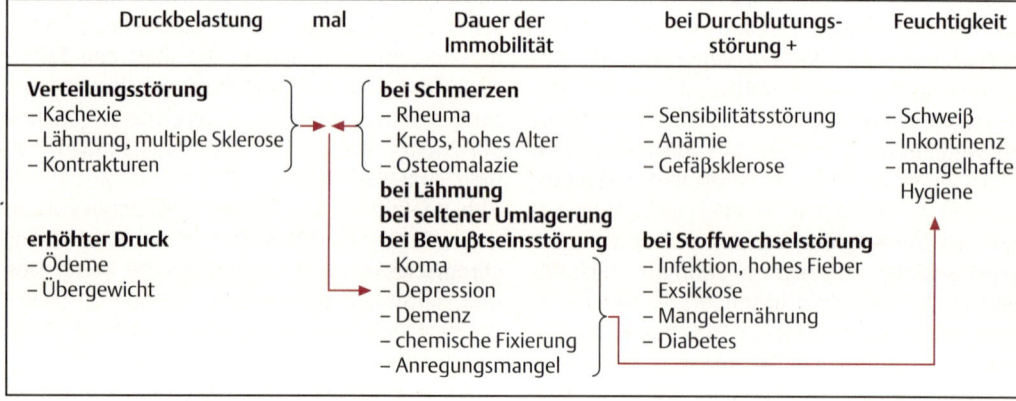

Druckbelastung	mal	Dauer der Immobilität	bei Durchblutungsstörung +	Feuchtigkeit
Verteilungsstörung – Kachexie – Lähmung, multiple Sklerose – Kontrakturen		**bei Schmerzen** – Rheuma – Krebs, hohes Alter – Osteomalazie	– Sensibilitätsstörung – Anämie – Gefäßsklerose	– Schweiß – Inkontinenz – mangelhafte Hygiene
		bei Lähmung **bei seltener Umlagerung**		
erhöhter Druck – Ödeme – Übergewicht		**bei Bewußtseinsstörung** – Koma – Depression – Demenz – chemische Fixierung – Anregungsmangel	**bei Stoffwechselstörung** – Infektion, hohes Fieber – Exsikkose – Mangelernährung – Diabetes	

Abb. 8.5 Dekubitusrisikofaktoren (nach Kosiak).

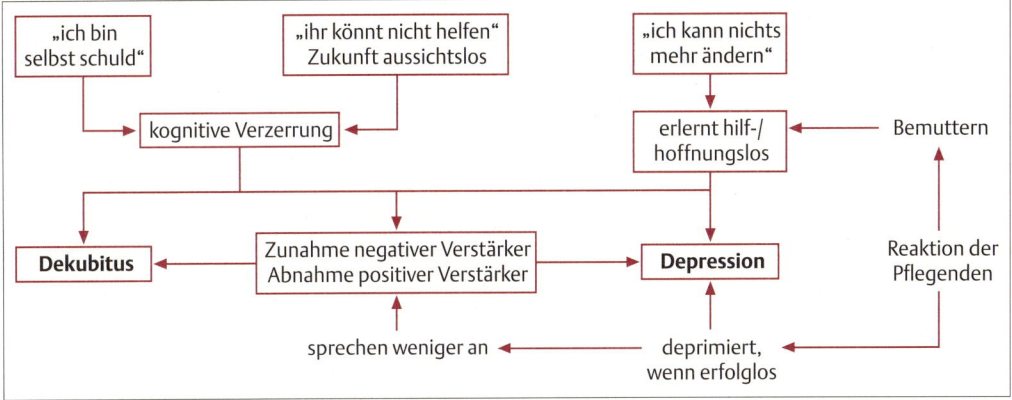

Abb. 8.6 Lerntheoretische Erklärung der Depression bei Dekubitus.

so bin ich wertlos, nicht mehr liebenswert." Der Kranke wird emotional überbedürftig, überangepaßt, abhängig und kann durch eigene Leistung nicht mehr kompensieren. Die Nähe zu den Mitmenschen ist bedroht, nicht zuletzt durch „Suppen" des Dekubitus und das Ekelgefühl, das er bei Ärzten und Pflegenden spürt. Es entstehen Versagensgefühle bis zu Gewissensbissen: „Ich kann mir nicht mehr helfen. Ich bin für euch eine Last." Er wendet seine Aggression gegen sich selbst und wird in dieser Aggressivität depressiv gehemmt. Er wird unschlüssig und überläßt sich passiv dem Schicksal im Sinne des Fatalismus. Wenn ich selbst zum Pflegefall erklärt ins nächste Pflegeheim verlegt würde, würde ich auch Bilanz ziehen und hoffnungslos nur noch den Tod wünschen. Manche tragen zielgerichtet aktiv suizidal dazu bei, nicht mehr gesund zu werden. Sie werden widerstandslos, wobei sich Dekubitus und Depression verselbständigen und sich gegenseitig verstärken. Dekubituskranke wollen mit ihrem Dekubitus manchmal im Sinne eines Kommunikationsversuchs mitteilen: „Ich möchte sterben, ich will und kann nicht mehr leben. Laßt mich gehen!" Nehmen wir Ärzte und Pflegenden diesen Kranken als Person ernst, wenn wir ihn mit allen Mitteln zum Überleben zwingen? Zum Lebensüberdruß des Kranken kommt der psychische Druck durch Pflegende, die den Dekubituskranken drängen: „Nun bewegen Sie sich doch endlich!" Das verstärkt die Schuldgefühle des Kranken. Oder die Pflegenden versorgen ihn überbehütend, was seine Inaktivität fördert.

Wenn sich die Pflegenden erfolglos erleben, resignieren sie, was im Kranken das Gefühl verstärkt: „Ich bin nicht mehr liebens- und damit nicht mehr lebenswert" (Abb. 8.**7**).

◼ Wechselwirkung zwischen depressivem Dekubituskranken und Pflegenden

Der depressive Sender teilt verbal und sachinhaltlich mit: „Ich bin so hilflos." Nonverbal nimmt er keinen Blickkontakt auf, klammert sich an, spricht monoton, jammernd anklagend. Nonverbal drückt er die Beziehung zum Pflegenden aus: „Du bist meine einzige Hoffnung"; er appelliert: „Hilf mir endlich!" und offenbart sich selbst: „Eigentlich bin ich so wütend gegen mich selbst, weil ich das nicht mehr schaffe." Jede sprachliche Äußerung des Patienten hat vier Aspekte: Dekubituspatient zum Arzt/Pflegenden: „Ich glaube, die Wunde heilt nie mehr."

- *Sachebene:* Zweifel an der Heilung.
- *Beziehungsaspekt:* „Sie könnten mir helfen, Sie sind meine Hoffnung."
- *Appellaspekt:* „Helfen Sie mir! Ich habe keinen Mut mehr."
- *Selbstoffenbarung:* „Ich bin hoffnungslos, verzweifelt und sauer, daß es nicht besser wird."

Nichtdepressive Ärzte und Pflegende als Empfänger reagieren: „Der Arme, der überfordert mich,

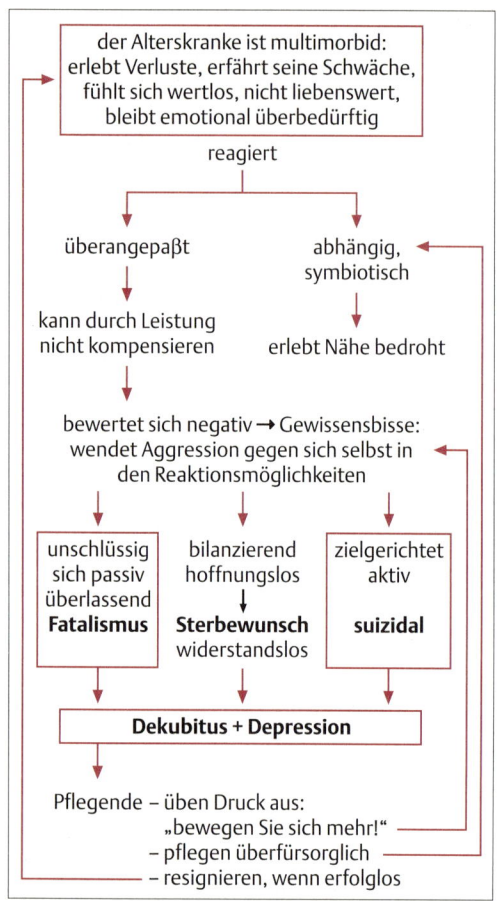

Abb. 8.**7** Psychodynamik der depressiven Mangelerfahrung bei Dekubitus.

der klammert sich an mich, ich habe noch mehr Patienten zu versorgen. Er frustriert mich und macht mich hilflos mit seinem dauernden ‚Ja, aber ich kann nicht‘, auf jeden Vorschlag, den ich ihm mache. Er macht mich insgeheim aggressiv, weil seine Klagen wie Anklagen klingen. Ich muß aber immer freundlich bleiben, denn ich bin ja Arzt oder Pflegender" (Abb. 8.**8**).

Der Dekubituskranke muß in seiner Wechselbeziehung gesehen werden. Er erlebt sich von Schmerz gequält, wund, ausgehöhlt, faulend, verfallend, verwesend, stinkend und deshalb hoffnungslos als sinnlose Last für uns. Er gibt sich auf und will nicht mehr. In dieser passiven, fatalistischen Haltung beeinflußt er Ärzte und Pflegende, die zunächst mit Mitleid und beschützender Mütterlichkeit reagieren, aber Ekel vor Eiter und Geruch nicht äußern dürfen. Sie sollten doch trösten und aktivieren, reagieren aber selbst resigniert, ja deprimiert, wenn ihr Bemühen keine Erfolge zeigt. Ärzte und Pflegende erleben das eigene Unvermögen als Kränkung und können aggressiv gegen den Kranken werden. Sie können sich mit dem Kranken nicht mehr identifizieren. Pflegende in Heimen fühlen sich manchmal von den Hausärzten im Stich gelassen, obwohl Ärzte für Dekubitustherapie und -prophylaxe zuständig sind und die Aufsichtspflicht über die Behandlungspflege haben. Ärzte setzen sich mit den gesetzlichen Krankenversicherungen auseinander, die ja die Kosten grundsätzlich nur für ärztlich verordnete Heil- und Hilfsmittel, wie steriles Verbandmaterial, übernehmen. Pflegende fühlen sich in der ambulanten Pflege mehr als in der stationären Pflege von den Krankenkassen allein gelassen. Angehörige fürchten das Sterben, sobald ein Dekubitus aufgetreten ist; sie besuchen den Kranken seltener, weil sie die Gebrechlichkeit und nicht nur den Geruch nicht aushalten, und kritisieren oft Ärzte und Pflegende, wenn der Dekubitus nicht heilen will, was wieder die Arbeit der beruflichen Helfer erschwert (Abb. 8.**9**).

Behandlung von Depression und Dekubitus

Die *Dekubitusbehandlung* sollte depressionsbezogen sein. Druckentlastung bedeutet nicht nur Um-, Weich- und Hohllagerung, sondern auch, den Kranken nicht unter Druck zu setzen, ihn einerseits zu entpflichten, andererseits zu motivieren, sich zu bewegen. Dazu braucht der depressive Dekubituspatient regelmäßige persönliche Zuwendung, Entspannung mit Bädern, Massagen und Atemgymnastik, um das Gefühl „ich lebe noch" anzuregen.

Der Kranke braucht die Beruhigung, daß Dekubitus und Depression grundsätzlich heilbar sind.

Dekubitusprophylaxe als Infektionsprophylaxe bedeutet auch, die psychische Widerstandsfähigkeit zu stärken, durch Ermutigung zu Bewegung und zur Aktivierung in den Aktivitäten des täglichen Lebens, besonders auch bei Dementen,

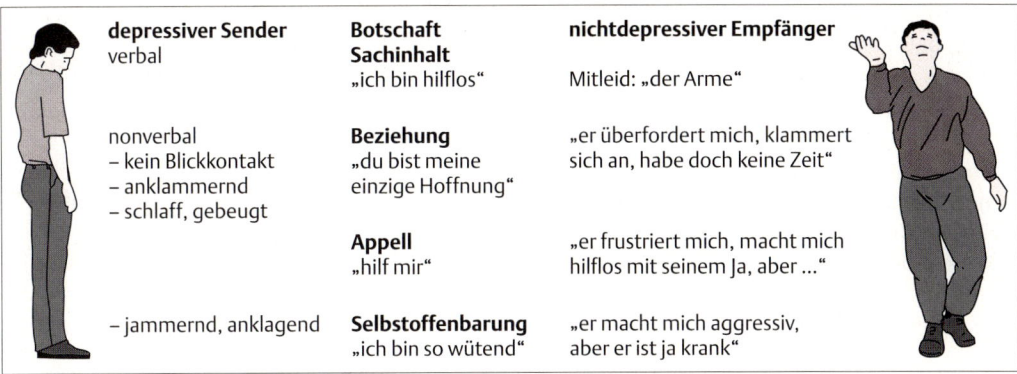

depressiver Sender	Botschaft Sachinhalt	nichtdepressiver Empfänger
verbal	„ich bin hilflos"	Mitleid: „der Arme"
nonverbal – kein Blickkontakt – anklammernd – schlaff, gebeugt	Beziehung „du bist meine einzige Hoffnung"	„er überfordert mich, klammert sich an, habe doch keine Zeit"
	Appell „hilf mir"	„er frustriert mich, macht mich hilflos mit seinem Ja, aber ..."
– jammernd, anklagend	Selbstoffenbarung „ich bin so wütend"	„er macht mich aggressiv, aber er ist ja krank"

Abb. 8.**8** Die Interaktion Depressiver mit Ärzten und Pflegenden.

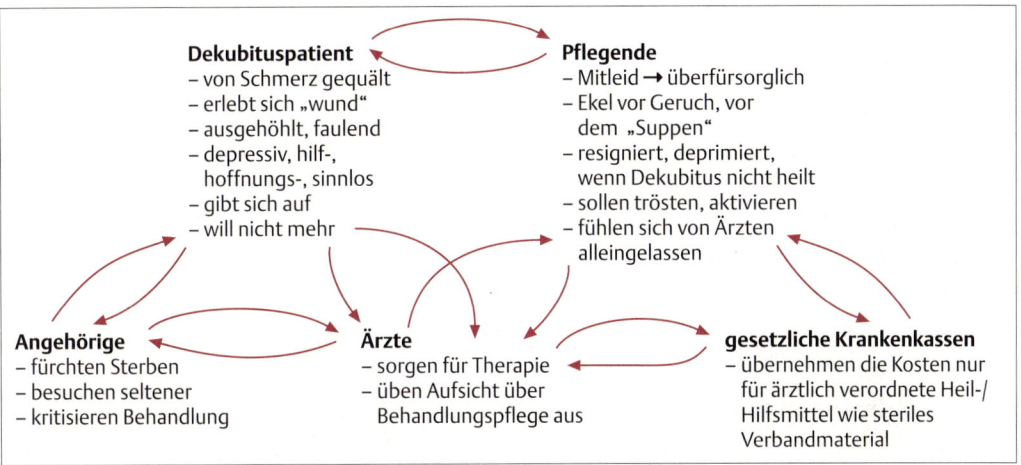

Dekubituspatient
– von Schmerz gequält
– erlebt sich „wund"
– ausgehöhlt, faulend
– depressiv, hilf-,
  hoffnungs-, sinnlos
– gibt sich auf
– will nicht mehr

Pflegende
– Mitleid → überfürsorglich
– Ekel vor Geruch, vor
  dem „Suppen"
– resigniert, deprimiert,
  wenn Dekubitus nicht heilt
– sollen trösten, aktivieren
– fühlen sich von Ärzten
  alleingelassen

Angehörige
– fürchten Sterben
– besuchen seltener
– kritisieren Behandlung

Ärzte
– sorgen für Therapie
– üben Aufsicht über
  Behandlungspflege aus

gesetzliche Krankenkassen
– übernehmen die Kosten nur
  für ärztlich verordnete Heil-/
  Hilfsmittel wie steriles
  Verbandmaterial

Abb. 8.**9** Wechselbeziehungen des Dekubituskranken.

wenn eine beginnende Demenz die Aktivität zusätzlich reduziert. Die Verhaltenstherapie hat sich auch bei Altersdepression bewährt mit dem Grundsatz, nichtdepressives Verhalten zu loben, depressives Verhalten zu ignorieren. Hilfreich sind die geduldige und häufige Ermutigung „Sie schaffen das in kleinen Schritten" und Listen von erfreulichen Aktivitäten, von Belohnungen und von positiven Eigenschaften.
Depressive Dekubituskranke brauchen

- **mehr Selbstakzeptanz und Selbstliebe**, die gefördert werden durch regelmäßige Besuche und Integration in Gruppen, wegen des Selbstwertverlustes;

- **ein Klima der Gewebekultur,** d.h. ein Klima der Akzeptanz, damit sie nicht vor dem klinischen Tod den sozialen Tod durch abgebrochene Kommunikation sterben;

- **seelsorgliche Gespräche**, um für den Rest des Lebens noch einen Sinn zu suchen, z.B. in der Versöhnung mit sich selbst, auch wenn sie sich abstoßend fühlen für andere;

- **eine eiweiß- und Vitamin-B-reiche Kost** und ausreichend Flüssigkeit, denn der Allgemeinzustand muß gebessert werden, um die Restmobilität zu reaktivieren;

- **Antidepressiva** könnten mit Johanniskraut unterstützt werden;

- **partiellen Schlafentzug**, der die Stimmung hebt, bevor die Antidepressiva zu wirken anfangen, und die Immobilität reduziert;
- **Duftstoffe** zur Anregung und um sich selbst besser riechen und akzeptieren zu können;
- **eine freundliche Umgebung** mit Blumen;
- **mehr Licht**, das sich besonders bei saisonalen Herbst-Winter-Depressionen bewährt hat.
- **Ärzte und Pflegende** sollten den Kranken vor und nach dem Verbinden ohne Handschuhe berühren, damit er sich nicht ansteckend oder giftig, d. h. abgelehnt, fühlt.

Depressionen sind grundsätzlich eine Indikation zur *Dekubitusprophylaxe*, die nicht nur körperlich von Druck entlastet, sondern das Wohlbefinden fördert, die Selbständigkeit in den Aktivitäten des täglichen Lebens durch aktivierende Pflege erhält und reaktiviert, d. h. durch Training wiederherstellt, und der Einsamkeit vorbeugt.

Die *Dekubitusprognose* ist abhängig von der Frühdiagnose der Depression, von der Depressionsform, z. B. ist eine agitierte Depression für die Dekubitusprognose günstiger, und von der Dokumentation in der erweiterten Norton-Skala, die z. B. Depression als zusätzliche Erkrankung nicht erwähnt und Verwirrtheit schlimmer beurteilt als die mit Immobilität verbundene Apathie. Die Prognose hängt auch ab von der Qualitätssicherung durch Kooperation von Ärzten, Schwestern und Altenpflegern, von der Frühbehandlung und von reaktivierender Pflege. Die subjektive Befindlichkeit des Dekubituskranken infolge Multimorbidität, Demenz, Einsamkeit und vor allem infolge Depression fordert uns alle heraus, Dekubituskranke auch im psychosozialen Wohlbefinden zu fördern und den Kranken, Angehörige, Pflegende und Ärzte vor Resignation zu schützen.

Literatur

Bienstein, C., G. Schröder et al.: Dekubitus, Prophylaxe, Therapie. DBfK, Frankfurt 1990

Braun, M.: Dekubitus. Springer, Berlin 1991

Grond, E.: Die Pflege und Begleitung depressiver alter Menschen. Schlütersche, Hannover 1993

Kosiak, M.: Etiology of decubitus ulcers. Arch. phys. Med. 42 (1961) 19–29

de Leo, D., R. F. Diekstra: Depression and Suicide in Late Life. Hogrefe, Göttingen 1990

Lungershausen, E.: Depressive Verstimmungen. In Platt, D.: Handbuch der Gerontologie, Bd 5: Psychiatrie. Fischer, Stuttgart 1989 (S. 274–284)

Österreich, K.: Suizidalität, Sterbewunsch und Fatalismus bei depressiven Alterskranken. In Friedrich, I., R. Schmitz-Scherer: Suizid im Alter. Steinkopff, Darmstadt 1992 (S. 71–80)

Stewart, M. A., F. Drake, G. Winokur: Depression among medically ill patients. Dis. nerv. Syst. 26 (1985) 34–36

Thomae, H.: Alternsstile und Altersschicksale. Huber, Bern 1983

Werner, G. T., W. Eisenmenger, M. Gadomski, G. Goede, G. H. von Donnersmark, A. Schmidt: Der Dekubitus, C-1878. Dtsch. Ärztebl. 88 (1991) H. 40

Wolfersdorf, M.: Hilfreicher Umgang mit Depressiven. Verlag für angewandte Psychologie, Göttingen 1992

9 Skalen zur Ermittlung des Dekubitusrisikos

Angelika Zegelin

- Bedeutung von Skalen in der Pflege
- Skalen zur Dekubituseinschätzung
  Norton- und erweiterte Norton-Skala
  Medley-Skala
  Waterlow-Skala
  Braden-Skala
- Schlußfolgerung

Zusammenfassung

Dieses Kapitel wird Ihnen keine fertigen Lösungen bieten; Sie sollen vielmehr angeregt werden, mit den vorgestellten Skalen zu arbeiten, sie zu diskutieren und zu modifizieren.

Skalen sind einerseits Ergebnisse einer Forschung: Kategorien werden erfaßt und bestätigen sich immer wieder, auch in größeren Feldversuchen. Andererseits erleichtern vorhandene Skalen auch Forschung, sie führen zu einer vergleichbaren Einschätzung und erleichtern den wissenschaftlichen Austausch. Mit japanischen Schriftzeichen versehen sind sie genauso zu deuten wie in unserem Kulturkreis.

Bedeutung von Skalen in der Pflege

Im Alltag begegnen uns ständig Skalen, sei es der Dow-Jones-Index oder die Richter-Skala zur Erdbebeneinschätzung, selbst die Temperaturangaben nach Celsius beruhen auf nichts anderem als auf einer Vereinbarung.

Im Laufe ihrer Aus- und Weiterbildung lernen Pflegende viele medizinische Scores kennen, es seien nur der Apgar-Index, die AVK-Stadien und die Glasgow coma scale genannt. Meist werden diese Skalen fraglos akzeptiert, dienen als Grundlage und werden eingesetzt.

Auch die wirklich lückenhafte A/S-Skala (allgemeine und spezielle Pflege) der Pflegepersonalregelung hat bei ihrer verordneten Einführung kaum größeren Protest hervorgerufen; hier und da ist sogar eine gewisse übereinstimmende Einschätzung im Stationsteam möglich geworden.

Nur in der direkten Pflege haben sich Skalen bis heute nicht etablieren können. Interessanterweise wehren sich viele Pflegepersonen gegen Skalen und überhaupt jede Form von Vereinbarung. „Pflege ist eben anders", offensichtlich hier mehr Kunst als Wissenschaft.

Das Mißtrauen mag mehrere Ursachen haben. Natürlich bedeutet jede Skala auch Reduktion von Komplexität; diejenigen, die sie anwenden, sollten sich dessen bewußt bleiben. Nichtobjektivierbare, aber ebenso wichtige Kriterien müssen zusätzlich erfaßt werden.

Leider sind auch viele Skalen in der Pflege (noch) nicht ausreichend validiert. Als Ablehnungsgründe werden aber vor allem Vorbehalte gegen Uniformierung und Standardisierung genannt. Pflege ließe sich als individuelle Dienstleistung so nicht erfassen, bei guter Pflegequalität(?) sei ein Ausfüllen von Skalen überflüssig. Ähnliche Argumente werden auch gegen die schrittweise Anwendung des Pflegeprozesses und gegen Dokumentation überhaupt angeführt.

Sicher kann in kleinen und hochprofessionell arbeitenden Teams auf formalisierte Wege der Verständigung verzichtet werden; aber gerade solche Gruppen nutzen die Skalen zur Auswertung der Pflege und zur externen Kommunikation. Doch die bundesdeutsche Pflegerealität sieht üblicherweise noch anders aus. Wir alle kennen z. B. das Problem, daß die Dekubitusprophylaxe oft erst dann einsetzt, wenn sich schon Rötungen an den gefährdeten Stellen zeigen. Skalen erleichtern hier die anfängliche Einschätzung und die laufende Dokumentation.

Die Schwächen vieler Skalen lassen sich nur durch Testen und breite fachliche Diskussion beheben.

Bei einer Befragung zu den Dekubitusskalen wurde die Ablehnung meist mit folgenden Worten begründet:

- So etwas sieht man doch, da braucht man keine Skala.
- Zu umständlich.
- Noch mehr Schreibkram.
- Das mache ich im Kopf.
- Zeitmangel, Mehrarbeit.

Ein kleinerer Teil der Befragten konstatierte aber auch Routinetrott, Gedankenlosigkeit oder mangelndes Wissen als Ursache für die geringe Verbreitung der Skalen. Durch die Unschärfe der Skalen fand die intuitive Ablehnung natürlich einen Nährboden. Einmütig wurde allerdings festgestellt, daß ein wichtiger Wert der Skalen in ihrer Tauglichkeit als Schulungsinstrument liege; wesentliche Einflußfaktoren der Dekubitusentstehung würden deutlich gemacht.

Einen Einsatz zur fortlaufenden Einschätzung konnten sich nur wenige vorstellen. Ein erster Weg dazu wäre die Einarbeitung einer Skala in die übliche Pflegedokumentation.

■ Skalen zur Dekubituseinschätzung

▪ Norton- und erweiterte Norton-Skala

Doreen Norton entwickelte ihre Skala in den 50er Jahren in England. Es werden fünf Kategorien vorgestellt, in jeder Kategorie sind bis zu vier Punkte zu vergeben, insgesamt also 20 Punkte. Ein Dekubitusrisiko wird bei einem Punktestand von 14 oder weniger Punkten angenommen (Tab. 9.**1**).

1985 modifizierte das Pflegefachseminar des Bildungszentrums Essen die ursprüngliche Norton-Skala nach umfangreichen Erhebungen. Es wurde damals festgestellt, daß eine große Zahl gefährdeter Patienten mit der Norton-Skala nicht erfaßt wurde. Die Felder wurden daher um vier Kategorien erweitert (Tab. 9.**2**) und dies wurde ausführlich begründet. Patientenbeispiele dienten als Vergleich.

Die ursprüngliche Norton-Skala erscheint mit fünf Kategorien relativ „griffig", wobei sich die Auslegung der Unterpunkte aber als recht „schwammig" erweist (zumindest wäre eine detailliertere Begründung und Erläuterung erforderlich).

Es bleibt unklar, was ein „leidlicher" körperlicher Zustand ist; unbegreiflich scheint, warum ein apathisch-teilnahmsloser Mensch weniger dekubusgefährdet sein soll als ein Verwirrter (der sich vermutlich gut bewegt). In der gleichen Kategorie ist auch die Grenze zwischen „apathisch" und „stuporös" kaum einsichtig. Hier wird deutlich, für welche Verwendungssituation Norton ihre Skala entwickelt hat: Offensichtlich geht es um die Pflege alter Menschen im Heimbereich. Dafür spricht auch, daß gleich zwei Kategorien sich auf Mobilität beziehen, nämlich „Aktivität" und „Beweglichkeit". Für die damalige Situation verständlich, vom heutigen Wissensstand nicht mehr gerechtfertigt ist die Spalte „Inkontinenz" (vielleicht besser „funktionelle" Inkontinenz). Eine Inkontinenz führt zu Wundwerden der Haut, nicht jedoch zu einem „Druck"geschwür. So fragen sich viele Pflegende, wie zu reagieren ist, wenn ein inkontinenter

Tabelle 9.1   Norton-Skala zur Dekubitusprophylaxe

A Körperlicher Zustand		B Geistiger Zustand		C Aktivität		D Beweglichkeit		E Inkontinenz	
gut	4	klar	4	geht *ohne* Hilfe	4	voll	4	keine	4
leidlich	3	apathisch (lethargisch/ teilnahmslos)	3	geht *mit* Hilfe	3	kaum eingeschränkt	3	manchmal	3
schlecht	2	verwirrt	2	rollstuhl- bedürftig	2	sehr eingeschränkt	2	meistens Urin	2
sehr schlecht	1	stuporös (stumpfsinnig)	1	bettlägerig	1	voll eingeschränkt	1	Urin und Stuhl	1

Richtlinien zum Gebrauch der Tabelle
1. Wählen Sie die zutreffende Patientenbeschreibung (4, 3, 2 oder 1) unter jeder der fünf Überschriften (A-E), und addieren Sie das Ergebnis.
2. Tragen Sie das Ergebnis mit Datum in die Kurve oder den Pflegebericht ein.
3. Benutzen Sie diese Tabelle wöchentlich und immer dann, wenn sich der Zustand des Patienten und/ oder die Pflegebedingungen ändern.
   Ein Ergebnis bis 14 Punkte bedeutet die Notwendigkeit intensiver Pflege, d. h. 1- bis 2-stündlicher Lagewechsel und die Verwendung von Pflegehilfsmitteln.
   Zu beachten ist ferner: Bei vorhandenem Ödem in der Sakralgegend kann auch bei einer Punktzahl von über 14 die Gefahr einer Verletzung bestehen.

Patient (leider) mit einem Dauerkatheter versorgt wurde.

> **!** Jede Skala wird Interpretationsspielraum haben, die Norton-Skala erschien mit ihren fünf Kategorien unzureichend zu sein, eine Erweiterung, besser noch Veränderung, war dringend geboten.

Die vier weiteren Kategorien sind zweifellos wichtige Aspekte der Bereitschaft zur Kooperation (Motivation, „Compliance"), weiter das Lebensalter, eine diskussionswürdige Kategorie, begründbar durch den abnehmenden Muskelanteil, die Hautalterung und abnehmende Stoffwechselprozesse, z.B. bei der Pharmakokinetik. Sinnvoll erscheint auch die Rubrik „Hautzustand", wobei allerdings unklar bleibt, ob der gesamte Körperhautzustand oder lediglich die Situation an den Prädilektionsstellen eines Dekubitus gemeint ist. Möglicherweise könnte diese Kategorie, bezogen auf den lokalen Hautzustand, den Abschnitt „Inkontinenz" ersetzen. Problematisch ist wiederum die Kategorie „Zusatzerkrankungen, insgesamt als eine „offene" Kategorie für

Besonderheiten sicher nützlich, die angegebenen Krankheiten wirken jedoch eher einengend und nicht trennscharf.

Die erweiterte Norton-Skala wurde veröffentlicht, fand Eingang in Lehrbücher und Pflegedokumentationen und wird auch in der Praxis eingesetzt. Inzwischen wurde sie noch einmal geprüft und mit anderen Skalen verglichen.

An dieser Stelle wird allerdings auch deutlich, woran es in der Pflege(forschung) in Deutschland bislang fehlt: Es gibt keine ernstzunehmenden Wiederholungen dieser und anderer Studien. Aber nur durch fachlichen Diskurs ist eine Weiterentwicklung möglich und Bestätigung zu erhalten.

Bei beiden Skalen erscheint folgendes bedenkenswert:

- Welcher Ausgangswert ist definiert? Bei welchen Patienten soll die Skala eingesetzt werden?

Die Angaben mit optimalen Punktwerten können für jeden gehfähigen Patienten gelten (von der

Tabelle 9.2 Modifizierte Norton-Skala zur besseren Erkennung der Dekubitusgefahr (erarbeitet von C. Bienstein u. a.)

Bereitschaft zur Kooperation Motivation	Alter	Hautzustand	Zusatzerkrankung	Körperlicher Zustand	Geistiger Zustand	Aktivität	Beweglichkeit	Inkontinenz	Gesamtzahl	Handzeichen
voll 4	<10 4	4	keine 4	gut 4	klar 4	geht ohne Hilfe 4	voll 4	keine 4		
wenig 3	<30 3	schuppig trocken 3	Abwehrschwäche Fieber Diabetes Anämie 3	lediglich 3	apathisch teilnahmslos 3	geht mit Hilfe 3	kaum eingeschränkt 3	manchmal 3		
teilweise 2	<60 2	feucht 2	MS, Karzinom erhöhter Hämatokrit Adipositas 2	schlecht 2	verwirrt 2	rollstuhlbedürftig 2	sehr eingeschränkt 2	meistens Urin 2		
keine 1	>60 1	Wunden Allergie Risse 1	Arterielle Verschlußkrankheit 1	sehr schlecht 1	stuporös (stumpfsinnig) 1	bettlägerig 1	voll eingeschränkt 1	Urin und Stuhl 1		
Datum der Erhebung			je nach Ausprägungsgrad	je nach Ausprägungsgrad						

1. Wählen Sie die zutreffende Patientenbeschreibung (4, 3, 2 oder 1 Punkt) unter jeder der neun Überschriften, und notieren Sie das Ergebnis mit einem wasserlöslichen Stift in das freie Feld unterhalb der Skala.
2. Addieren Sie das Ergebnis.
3. Übertragen Sie das Ergebnis von der Karte in den Pflegebericht oder die Kurve. Benutzen Sie diese Tabelle wöchentlich oder immer dann, wenn sich der Zustand des Patienten und/oder die Pflegebedingungen ändern.
4. **Dekubitusgefahr besteht bei 25 Punkten und weniger**, prophylaktische Maßnahmen müssen geplant und durchgeführt werden!

Richtlinien zum Gebrauch der Tabelle

Bereitschaft zur Kooperation/Motivation
4 = Eine hohe Bereitschaft ist durch die kontinuierliche Mitarbeit gekennzeichnet
3 = der Patient zeigt unter Aufforderung Bereitschaft zur Mitarbeit
2 = der Patient zeigt selbst bei Aufforderung eine wechselnde Bereitschaft zur Mitarbeit
1 = der Patient zeigt keine Bereitschaft

Alter
4 = jünger als 10 Jahre
3 = zwischen 10 und 30 Jahren
2 = zwischen 30 und 60 Jahren
1 = älter als 60 Jahre

Hautzustand
4 = intakte und gesunde Haut
3 = leichte Veränderungen
2 = mittlere Veränderungen
1 = schwere Veränderungen
} je nach Ausprägungsgrad: z. B. schuppig, trocken, rissig, wund, feucht, mazeriert, dehydriert etc.

Zusatzerkrankungen
4 = keine
3 = leichte Form
2 = mittelschwere Form
1 = schwere Form
} je nach Ausprägungsgrad: z. B. Diabetes ohne bis zu schweren Folgeschäden; lokales therapierbares Karzinom bis generalisiertes Karzinom

Körperlicher Zustand
4 = gut
3 = leidlich (geschwächt)
2 = schlecht (z. B. Kachexie, Adipositas)
1 = sehr schlecht (Patient ist durch seinen allgemeinen körperlichen Zustand sehr gefährdet, z. B. extreme Kachexie)

Geistiger Zustand
4 = klar
3 = apathisch/teilnahmslos
2 = verwirrt/desorientiert in Zeit, Ort, Person
1 = stuporös/bewußtlos

Aktivität
4 = geht ohne Hilfe = völlige Unabhängigkeit
3 = geht mit Hilfe = benötigt leichte Unterstützung
2 = rollstuhlbedürftig = benötigt umfassende Unterstützung
1 = bettlägerig = kann keine Aktivität von sich aus entfalten

Beweglichkeit
4 = voll = völlig erhalten
3 = kaum eingeschränkt = leichte Veränderungen (z. B. im Schulter- Hüft- oder Kniegelenk)
2 = sehr eingeschränkt = stark reduzierte Beweglichkeit (z. B. Hüftoperation, Streckverband, umfassender Gips etc.)
1 = voll eingeschränkt = kann keine Bewegungen, selbst passiv nur unter größten Schwierigkeiten ausführen)

Inkontinenz
4 = keine
3 = manchmal
2 = meistens Urin
1 = Urin und Stuhl ständig

Wichtig
Mit Hilfe der erweiterten Norton-Skala werden gezielter die Gründe zu einer Dekubitusgefährdung erfaßt. Somit ist es möglich, auf die Ursache der Gefährdung zu reagieren: z. B. bei mangelnder Motivations-/Kooperationsbereitschaft die Ursache herausfinden und eine lebensmotivierende Unterstützung geben; oder bei Inkontinenzproblemen die Inkontinenzform bestimmen und klären, ob ein Kontinenztraining möglich ist etc. Sog. *symptomatische Pflegehandlungen* werden reduziert, da das Problem von der Ursache her angegangen wird.

Kategorie Alter abgesehen). Soll ein Ausgangspunkt, z. B. „Bettlägerigkeit", hinreichend definiert werden, oder soll jeder Mensch, der irgendwelcher Pflege oder Therapie bedarf, hier eingeschätzt werden? In der Tat ist bei der Vielzahl von Skalen in der Medizin meist der „gesunde Zwanzigjährige" die Bezugsgröße.

• Beide Skalen gehen von einem niedrigen Punktestand im Gefährdungsbereich aus.

Es scheint, daß die Wirkung der Einschätzung deutlicher ist, wenn ein hoher Punktestand mit einem hohen Dekubitusrisiko korreliert.
Bei der Überprüfung hatte jeder Teilnehmer/jede Teilnehmerin des Pflegefachseminars die Aufgabe, zehn Pflegepersonen „vor Ort", verteilt auf mindestens drei Pflegeeinheiten, zum Bekanntheitsgrad von Dekubitusrisikoskalen zu befragen. Das Ergebnis entspricht ähnlichen Erhebungen (z. B. Neander 1995); nur wenige Pflegende kannten überhaupt eine Skala, noch weniger hatten Erfahrungen im Einsatz gewonnen, aktuell wurde nirgendwo eine Skala eingesetzt – ein armseliges Ergebnis, das wohl weniger auf eine begründete Ablehnung der Skalen als eher auf einen geringen professionellen Stand schließen läßt.
Weiterhin war Aufgabe, die erweiterte Norton-Skala bei zwei immobilen Patienten über eine Woche anzuwenden und die Kategorien kritisch zu prüfen. Schließlich sollten die 23 Kursteilnehmer jeweils denselben Patienten von drei Kolleginnen unabhängig und zum gleichen Zeitpunkt einschätzen lassen.
Besonders die Ergebnisse dieser letzten Aufgabe haben Erstaunen ausgelöst: Dieselben Patienten wurden völlig unterschiedlich eingeschätzt. Fast die Hälfte aller Patienten differierte in der Einschätzung um einen Grad, ein Viertel um zwei Grade und ein guter Teil der Patienten wurde mit den Punkten als „nicht gefährdet" bis „hoch gefährdet" eingeschätzt.
Eine 26jährige, dekubitusgefährdete Patientin wurde von vier Krankenschwestern mit Werten zwischen 22 und 26 Punkten eingestuft (d. h. keine oder geringe Dekubitusgefahr). Es handelte sich um eine Rollstuhlfahrerin mit angeborener Spina bifida (35 cm lange Narbe) und Harn- und Stuhlinkontinenz sowie zeitweiser seitenbetonter Spastik. Die Patientin befand sich in einer HNO-Klinik zur plastischen Deckung einer Liquorfistel (Tab. 9.**3**; Lottko 1996).

Medley-Skala

Die Medley-Skala ist in Deutschland kaum bekannt (Tab. 9.**4**). In der britischen „Nursing-Times", Sept. 1991, wurde in einem Beitrag die Medley-Skala mit der Norton-Skala verglichen. Ausgangspunkt war auch hier die Kritik an der zu grob erscheinenden Norton-Skala. Von D. Norton wird die Aussage zitiert, daß ihre Skala „eher Indikatoren nenne, weniger Prädiktoren". Tony Medley entwickelte seine Skala 1987. In neun Kategorien werden Patienten mit geringem, mittlerem oder hohem Dekubitusrisiko ermittelt.

> ! Im Vergleich wurde festgestellt, daß die Medley-Skala mehr gefährdete Patienten erfaßte als die Norton-Skala.

Im Medley-Score ergibt ein höherer Punktwert ein höheres Risiko. Einige Bereiche entsprechen der Norton-Skala; anders sind die Kategorien „Hautzustand", „Zusatzerkrankungen" und „Inkontinenz", letztere wurde gleich zweimal berücksichtigt (Urin/Stuhl). Neu hinzugekommen ist die Kategorie „Schmerz". Diese Ergänzung ist sicher sinnvoll; allerdings ist zu bedenken, daß auch eine starke Analgesierung gefährdend sein kann, u. a. werden weniger Impulse zur selbständigen Druckentlastung wahrgenommen. Gut ist die Erfassung schon vorhandener Dekubitalgeschwüre als hoher Risikofaktor für weitere Ulzera. Dabei ist allerdings zu bedenken, daß sich während der verzögerten Wundheilung viele Faktoren ändern können.

Waterlow-Skala

Ebenfalls in England eingesetzt wird die Waterlow-Skala (Tab. 9.**5**). Sie enthält zehn Kategorien mit ganz unterschiedlichen Punktwerten, hohes Risiko korreliert mit hohen Werten. Die Ernährungssituation ist durch „Appetit" miterfaßt. Unklar bleibt die seltsame Einteilung nach Altersstufen, die Differenzierung in „weiblich" und

Tabelle 9.**3**   Modifizierte Norton-Skala, praktisch angewandt bei einer Patientin durch vier Pflegende

Bereitschaft zur Kooperation Motivation	Alter	Hautzustand	Zusatzerkrankung	Körperlicher Zustand	Geistiger Zustand	Aktivität	Beweglichkeit	Inkontinenz	Gesamtzahl	Handzeichen
voll 4	< 10 4	4	keine 4	gut 4	klar 4	geht ohne Hilfe 4	voll 4	keine 4		
wenig 3	< 30 3	schuppig trocken 3	Abwehrschwäche Fieber Diabetes Anämie 3	lediglich 3	apathisch teilnahmslos 3	geht mit Hilfe 3	kaum eingeschränkt 3	manchmal 3		
teilweise 2	< 60 2	feucht 2	MS, Karzinom erhöhter Hämatokrit Adipositas 2	schlecht 2	verwirrt 2	rollstuhlbedürftig 2	sehr eingeschränkt 2	meistens Urin 2		
keine 1	> 60 1	Wunden Allergie Risse 1	Arterielle Verschlußkrankheit 1	sehr schlecht 1	stuporös (stumpfsinnig) 1	bettlägerig 1	voll eingeschränkt 1	Urin und Stuhl 1		
4	3	2	2	2	4	2	2	1	22	An
4	3	2	2	4	4	2	2	1	24	Hb
4	3	4	1	3	4	2	2	1	24	BB
4	3	3	3	4	4	2	2	1	26	BL

(je nach Ausprägungsgrad)

Datum der Erhebung: 19.1.95

1. Wählen Sie die zutreffende Patientenbeschreibung (4, 3, 2 oder 1 Punkt) unter jeder der neun Überschriften und notieren Sie das Ergebnis mit einem wasserlöslichen Stift in das freie Feld unterhalb der Skala.

2. Addieren Sie das Ergebnis.

3. Übertragen Sie das Ergebnis von der Karte in den Pflegebericht oder die Kurve. Benutzen Sie diese Tabelle wöchentlich oder immer dann, wenn sich der Zustand des Patienten und/oder die Pflegebedingungen ändern.

4. **Dekubitusgefahr besteht bei 25 Punkten und weniger**, prophylaktische Maßnahmen müssen geplant und durchgeführt werden!

Die erreichte Punktezahl liegt zwischen 22 und 26 Punkten, d.h. eine Dekubitusgefahr besteht nicht bzw. ist gering.

Tabelle 9.4   Medley-Skala von 1991 (nach Williams)

Aktivität Bettlägerigkeit	Hautzustand	Gefährdende Krankheiten	Mobilität	Bewußtsein	Ernährungsstatus	Urininkontinenz	Stuhlinkontinenz	Schmerzen
Aufstehen ohne Hilfe 0	intakt 0	keine 0	volle Beweglichkeit 0	reagiert sofort 0	gut 0	keine oder Katheter 0	keine 0	keine 0
Aufstehen mit Hilfe 2	Ekzem, Allergie oder Abnutzung 2	immer stabiler Zustand 1	Bewegungen mit geringer Hilfe möglich 1	ist träge oder verwirrt 1	ausreichend (geringe Zufuhr) 1	vereinzelt (weniger als 2mal in 24 St.) 1	vereinzelt (geformter Stuhl) 1	leicht 1
Rollstuhl > 12 Std. 4	Sebostase vermehrter Turgor Altershaut 4	akute Krankheiten oder nicht immer stabil 2	Bewegungen nur mit Hilfe möglich 2	keine Reaktion auf Stimuli 4	ißt wenig 2	manchmal (mehr als 2mal in 24 Std.) 2	manchmal (mit breiigem Stuhl) 2	manchmal 2
Bettlägerig > 12 Std. 6	Ödem und/oder Rötung 6	terminal oder präfinal 3	immobil 6	komatös 6	ißt sehr wenig – nicht ausreichend 3	total, immer 3	total, keine Kontrolle 3	starke 3
Druckgeschwür 6								

Auswertung
0– 9 Punkte = geringeres Risiko
10–19 Punkte = mittleres Risiko
20–36 Punkte = hohes Risiko

Tabelle 9.5 Bewertung der Dekubitusrisiken nach Waterlow (geeignet für Stationen in Akutkrankenhäusern)

Körperbau/Gewicht im Verhältnis zur Größe		Hauttyp/optisch feststellbare Risikobereiche		Geschlecht Alter		Besondere Risiken	
durchschnittlich	0	gesund	0	männlich	1	Mangelversorgung des Gewebes	
überdurch-schnittlich	1	Gewebe-verdünnung	1	weiblich	2	terminale Kachexie	
Adipositas	2	trocken	1	14–49	1	Herzinsuffizienz	
Kachexie	3	ödematös	1	50–64	2	periphere Gefäßerkrankungen	
		kaltschweißig (Temperatur) Fieber	1	65–74	3	Anämie	
		blaß	2	75–80	4	Rauchen	
		geschädigt/wund	3	81+	5		
Kontinenz		**Mobilität**		**Appetit**		**Neurologische Defizite**	
total/katheterisiert	0	normal	0	durchschnittlich	0	diabetische Neuropathie, MS, Apoplex motorisch/sensorisch, Paraplegie, Tetraplegie	
gelegentliche Inkontinenz katherisiert	1	unruhig	1	kaum	1		
		apathisch	2	Sonderernährung/ nur Flüssigkeit verweigert Essen-aufnahme (Nahrungskarenz)	2	**Größere chirurgische Eingriffe Traumen**	
Stuhlinkontinenz	2	eingeschränkt (Gipsverband)	3			orthopädische Eingriffe, z. B. TEP oder Wirbelsäulenopera-tion (länger als 2 Std.)	
Stuhl- und Urin-inkontinenz	3	träge (Extensionen)	4		3		
		bewegungsunfä-hig; (Rollstuhl)	5			**Medikation**	
						Steroide, Zytostatika, hochdo-sierte antientzündlich wirkende Präparate	

Punktwerte in der Tabelle umkreisen und zusammenzählen. Aus jeder Begriffsklasse können mehrere Begriffe berücksichtigt und addiert werden.

Auswertung
10–14 Punkte = Risiko
15–19 Punkte = hohes Risiko
20 und mehr Punkte = sehr hohes Risiko

„männlich" wird hier nicht erklärt, läßt sich aber evtl. in dem unterschiedlichen Quotienten Fettgewebe/Muskelmasse begründen.

! Die Waterlow-Skala bietet sich für Stationen in Akutkrankenhäusern an, sie ist offensichtlich eher an operativ behandelten Patienten orientiert.

Neben der Rubrik „besondere Risiken" sind noch „neurologische Defizite" und „größere chirurgi-sche Eingriffe" („längere chirurgische Eingriffe" wären m. E. sinnvoller) aufgenommen – allesamt besondere Risiken. Wichtig erscheint die Kategorie „Medikamente"; hier soll Bewußtsein geschaffen werden für zahlreiche Pharmaka, die das Dekubitusrisiko erhöhen (z. B. zentralwirkende Mittel). Für die letztgenannten Kategorien sind keine Punktwerte definiert. Die Waterlow-Skala wirkt durch die vielen Kategorien und unterschiedlichen Werte recht unübersichtlich.

Braden-Skala

In den USA ist in den letzten Jahren die Braden-Skala verstärkt eingesetzt worden (Tab. 9.**6**). Sie umfaßt sechs Kategorien mit jeweils 1–4 Punkten, geringe Punktzahl bedeutet hohes Risiko.

Neben fünf Kategorien, die auch in anderen Skalen vorkommen, wird hier eine besondere Rubrik „Reibung und Scherkräfte" ausgewiesen. „Ernährung" wird nicht verstanden als körperlicher Zustand, sondern direkt als Kalorien- bzw. Eiweißaufnahme. Leider fehlt eine Kategorie „Compliance" (geistig-seelischer Zustand, Motivation), dafür sind Aktivität und Mobilität gesondert vertreten. Gut scheint die Aufnahme der Rubrik „sensorisches Empfindungsvermögen".

Schlußfolgerung

Es scheint so, daß die verschiedenen Skalen von spezifischen Patientenvorstellungen ausgehen. Naheliegend wäre es, für die verschiedenen Pflegebereiche (z.B. Onkologie, Geriatrie, chirurgische Disziplinen) unterschiedliche Skalen einzusetzen. Dies würde allerdings im Pflegealltag wenig Akzeptanz finden (angesichts der geringen Verbreitung von Skalen überhaupt). Sinnvoll ist daher die Entwicklung einer Skala mit den wesentlichen(?) Kategorien. Unter anderem müßten auch sitzende und immobile Patienten deutlicher erfaßt werden, der Druck des Körperstammes und der Sitzbeinhöcker bedeutet eine enorme Dekubitusgefahr.

Weiter sollte auch die „interne Skalierung", also die Abstände innerhalb der einzelnen Kategorien, überzeugend begründet sein. Durch gleichmäßige Abstände, z.B. Dezimalwerte bei den Altersstufen, wird eine Pseudolinearität zugrundegelegt, die sicher der tatsächlichen Gefährdung so nicht entspricht.

Alle Skalen zeigen gemeinsame Kategorien und Spezialitäten. Geht man davon aus, daß etwa 6–8 Rubriken angeboten werden können, erscheinen folgende Kategorien sinnvoll:

- körperlicher Zustand (einschl. Ernährung),
- geistig-seelischer Zustand (einschließlich Kooperation/Motivation),
- Mobilität/Aktivität,

- Hautzustand (im Gefährdungsbereich zu feucht/zu trocken),
- Schmerzempfindung (Sensibilität).

Jede Kategorie sollte 1–4 Stufen bzw. Punkte aufweisen. Zu überlegen ist, ob „Alter" möglicherweise in den genannten Bereichen mit enthalten ist bzw. zusätzlich ein Feld bildet.

Zusätzliche Risikofaktoren sollten eine weitere Kategorie bilden und mit jeweils einem Punkt dazu addiert werden, z.B.

- Diabetes (funktionell denken, also „schlechte" Einstellung),
- Durchblutungsstörungen,
- Operation länger als 3 Stunden,
- andere Dekubitalgeschwüre,
- Medikamente (Zytostatika u.a.).

Empfehlenswert ist eine Korrelation hohe Punktzahl mit hohem Risiko.

Mit der Publikation der „erweiterten Norton-Skala" Ende der 80er Jahre wurde Problembewußtsein geschaffen. Dringend notwendig sind die Wiederholung der Studien, fachlicher Austausch und dadurch Bestätigung anstelle einer unkritischen Übernahme der Skalen in Lehrmaterial oder Pflegestandards. Wünschenswert ist, daß die Thematik in einem größeren Forschungsprojekt aufgegriffen wird.

Zum Vergleich: Die Braden-Skala wurde an vielen Tausenden Patienten getestet, es beteiligten sich Hochschulen und Institute; der Zeit-, Bildungs-, Personal- und Finanzaufwand war enorm.

In Deutschland sind Projekte in Aus- und Weiterbildung erforderlich, das Thema kann zum Schwerpunkt in Pflegestudiengängen werden, ein Wettbewerb über Drittmittelfinanzierung könnte eine Validierung an einer großen Patientengruppe erlauben. Der Aufwand ist sicher gerechtfertigt angesichts der Bedeutung von Dekubitusgefährdung in der Pflege und der Vielzahl von betroffenen Patienten.

Es ist zu hoffen, daß aus einer professionellen und fragenden Haltung der Pflege ein echtes Interesse an der Entwicklung und Übernahme von Einschätzungsinstrumenten besteht.

Skalen erlauben eine anfängliche, vergleichbare Risikoeinschätzung, eine Auswertung und vor allem den Austausch.

Die Pflege wird sich um die Entwicklung eigener Instrumentarien kümmern müssen.

Tabelle 9.6 Braden-Skala zur Bewertung der Dekubitusrisiken (aus Potter, P. A., A. G. Perry: Basic Nursing. Mosby, St. Louis 1994)

	1 Punkt	2 Punkt	3 Punkt	4 Punkte
Sensorisches Empfindungsvermögen Fähigkeit, adäquat auf druckbedingte Beschwerden zu reagieren	fehlt – keine Reaktion auf schmerzhafte Stimuli mögliche Gründe: Bewußtlosigkeit Sedierung oder – Störung der Schmerzempfindung durch Lähmungen, die den größten Teil des Körpers betreffen (z. B. hoher Querschnitt)	stark eingeschränkt – eine Reaktion erfolgt nur auf starke Schmerzreize – Beschwerden können kaum geäußert werden (z. B. nur durch Stöhnen oder Unruhe) oder – Störung der Schmerzempfindung durch Lähmung, wovon die Hälfte des Körpers betroffen ist	leicht eingeschränkt – Reaktion auf Ansprache oder Kommandos – Beschwerden können aber nicht immer ausgedrückt werden (z. B. daß die Position geändert werden soll) oder – Störung der Schmerzempfindung durch Lähmung, wovon eine oder zwei Extremitäten betroffen sind	vorhanden – Reaktion auf Ansprache, Beschwerden können geäußert werden oder – keine Störung der Schmerzempfindung
Feuchtigkeit Ausmaß, in dem die Haut Feuchtigkeit ausgesetzt ist	ständig feucht – die Haut ist ständig feucht durch Urin, Schweiß oder Kot – immer wenn der Patient gedreht wird, liegt er im Nassen	oft feucht – die Haut ist oft feucht, aber nicht immer – Bettzeug oder Wäsche muß mindestens einmal pro Schicht gewechselt werden	manchmal feucht – die Haut ist manchmal feucht, und etwa einmal pro Tag wird neue Wäsche benötigt	selten feucht – die Haut ist meist trocken – neue Wäsche wird selten benötigt
Aktivität Ausmaß der physischen Aktivität	bettlägerig – ans Bett gebunden	sitzt auf – kann mit Hilfe etwas laufen – kann das eigene Gewicht nicht allein tragen – braucht Hilfe, um aufzusitzen (Bett, Stuhl, Rollstuhl)	geht wenig – geht am Tag allein, aber selten und nur kurze Distanzen – braucht für längere Strekken Hilfe – verbringt die meiste Zeit im Bett oder im Stuhl	geht regelmäßig – geht regelmäßig 2-3 mal pro Schicht – bewegt sich regelmäßig

(Fortsetzung auf S. 92/93)

Tabelle 9.6 (Fortsetzung)

	1 Punkt	2 Punkt	3 Punkt	4 Punkte
Mobilität Fähigkeit, die Position zu wechseln und zu halten	komplett immobil – kann auch keinen geringfügigen Positionswechsel ohne Hilfe ausführen	Mobilität stark eingeschränkt – bewegt sich manchmal geringfügig (Körper oder Extremitäten) – kann sich aber nicht regelmäßig allein ausreichend umlagern	Mobilität gering eingeschränkt – macht regelmäßig kleine Positionswechsel des Körpers und der Extremitäten	mobil – kann allein seine Position umfassend verändern
Ernährung Ernährungsgewohnheiten	sehr schlechte Ernährung – ißt kleine Portionen nie auf, sondern etwa nur 2/3 – ißt nur 2 oder weniger Eiweißportionen (Milchprodukte, Fisch, Fleisch) – trinkt zu wenig – nimmt keine Ergänzungskost zu sich oder – darf oral keine Kost zu sich nehmen oder – nur klare Flüssigkeiten oder – erhält Infusionen länger als 5 Tage	mäßige Ernährung – ißt selten eine normale Essensportion auf, ißt aber im allgemeinen etwa die Hälfte der angebotenen Nahrung – ißt etwa 3 Eiweißportionen – nimmt unregelmäßig Ergänzungskost zu sich oder – erhält zu wenig Nährstoffe über Sondenkost oder Infusionen	adäquate Ernährung – ißt mehr als die Hälfte der normalen Essensportionen – nimmt 4 Eiweißportionen zu sich – verweigert gelegentlich eine Mahlzeit, nimmt aber Ergänzungskost zu sich oder – kann über Sonde oder Infusionen die meisten Nährstoffe zu sich nehmen	gute Ernährung – ißt immer die gebotenen Mahlzeiten auf – nimmt 4 oder mehr Eiweißportionen zu sich – ißt auch manchmal zwischen den Mahlzeiten – braucht keine Ergänzungskost

Tabelle 9.6

	1 Punkt	2 Punkt	3 Punkt	4 Punkte
Reibung und Scherkräfte	Problem – braucht viel bis massive Unterstützung bei Lagewechsel – Anheben ist ohne Schleifen über die Laken nicht möglich – rutscht ständig im Bett oder im (Roll-)Stuhl herunter, muß immer wieder hochgezogen werden – hat spastische Kontrakturen oder – ist sehr unruhig (scheuert auf den Laken)	potentielles Problem – bewegt sich etwas allein oder braucht wenig Hilfe – beim Hochziehen schleift die Haut nur wenig über die Laken (kann sich etwas anheben) – kann sich über längere Zeit in einer Lage halten (Stuhl, Rollstuhl), – rutscht nur selten herunter	kein Problem zur Zeit – bewegt sich in Bett und Stuhl allein – hat genügent Kraft, sich anzuheben – kann eine Position über lange Zeit halten, ohne herunterzurutschen	

Literatur

Lottko, B.: Das Dekubitusrisiko erkennen? Schwester Pfleger 1996, H. 3

Neander, K.D.: Dekubitus – neue Ergebnisse. Forum Sozialstat. 1993, Sh. 1

Neander, K.D.: Aktuelle Therapieformen des Dekubitus. 2. Folge: Das Dekubitus-Risiko erkennen. Schwester Pfleger 1995, H. 11

Potter, P.A., A.G. Perry: Basic Nursing. Mosby, St. Louis 1994

Simon, I.: Norton-Skala zur Dekubitus-Prophylaxe. Krankenpflege (1980)

Williams, C.: Comparising Norton and Medley. Nurs. Times 87 (1991) 66

10 Apparative Verfahren zur Erkennung und Verhütung eines Dekubitus

Klaus-Dieter Neander

- ■ Meßsysteme
  Meßsystem Medimatch
  Meßsystem nach Nicol
  Meßsystem nach Braun
  Vergleich verschiedener Meßsysteme
- ■ Reproduzierbarkeit von Auflagedruckmessungen

- ■ Auflagedruckmessung kontra Messung der Durchblutungsgrößen
  Messung der Hautdurchblutung
  Messung der Sauerstoffversorgung
  Thermographie
- ■ Schlußfolgerung

Zusammenfassung

Die in diesem Kapitel beschriebenen Meßsysteme erfassen den Auflagedruck des Patienten auf einer Matratze. Der Gebrauch der Geräte verdeutlicht den Anwendern die große Bedeutung der Druckwirkung. Für die wissenschaftliche Untersuchung sind die Systeme wegen größerer Meßabweichungen jedoch eher ungeeignet. Viele Gegner der wissenschaftlichen Untersuchungen sprechen sich zudem für die Messung von Durchblutungsgrößen aus, um korrekte Angaben über die Wirksamkeit von Dekubitusmatratzen machen zu können.

Bei der Bewertung von meßtechnischen Untersuchungsergebnissen muß aber immer geklärt werden, inwieweit die Meßprobleme die Ergebnisse verzerren oder gar verfälschen.

In der internationalen Literatur wird eine Vielzahl von Meßsystemen beschrieben, die den Auflagedruck des Patienten auf einer Matratze erfassen sollen. Aufgrund der Unterschiedlichkeit der Systeme ist es zur Zeit nicht möglich, die Ergebnisse direkt miteinander zu vergleichen.

Im folgenden sollen daher einige Systeme vorgestellt werden, um die verschiedenen Möglichkeiten der Auflagedruckmessung zu demonstrieren.

■ Meßsysteme

▦ Meßsystem Medimatch

Das Meßsystem Medimatch besteht aus vier mit Wasser gefüllten Sensoren, die den Auflagedruck kontinuierlich in mmHg anzeigen können, wobei jeder Sensor pro Sekunde ein Meßergebnis liefert. Die Sensoren haben einen etwa markstückgroßen Durchmesser.

Der Vorteil dieses Systems, das in vielen englischen und amerikanischen Studien zur Auflagedruckmessung benutzt wurde, besteht in der Konzeption der flüssigkeitgefüllten Sensoren. Da Flüssigkeit nicht kompressibel ist, sind Fehlmessungen praktisch unmöglich.

▦ Meßsystem nach Nicol

In anderen Untersuchungen wurde mit einer Meßmatte mit über 500 Meßpunkten gemessen. Diese Messungen haben den Nachteil, daß mit zunehmender Liegedauer die Auflagedrücke falsch gemessen werden, d. h., es besteht ein direkter Zusammenhang zwischen Meßzeit und Fehlerquote. Diese Meßsysteme sind vorwiegend für dynamische Messungen geeignet und leisten dort besonders wertvolle Dienste.

▦ Meßsystem nach Braun

Eine Neuentwicklung auf dem deutschen Markt ist ein von Braun (Berlin) zum „Bedside-Monitoring" entwickeltes Meßgerät, das aus einem Meßballon und einem Blutdruckmanometer besteht. Die Idee, Pflegenden und Ärzten ein Gerät an die Hand zu geben, mit dem sie vor Ort direkt den Auflagedruck messen können, ist interessant, weil – sofern die Messungen tatsächlich durchgeführt würden – damit eine direkte Qualitätssicherung vor Ort geschehen könnte. Insofern war es wichtig herauszufinden, inwieweit die mit dem von Braun entwickelten Gerät gemessenen Daten mit denen anderer Bedside-Meßsysteme vergleichbar waren. In die Testserie wurden zwei weitere Handmeßgeräte aus England mit einbezogen, die hier nicht weiter beschrieben werden.

▦ Vergleich verschiedener Meßsysteme

Es wurden vier Geräte (Meßsystem Medimatch, Meßsystem nach Braun und zwei Handmeßgeräte aus England) auf einer Tischplatte befestigt, den jeweiligen Bedienungsanleitungen entsprechend vorbereitet und – sofern vorgeschrieben – geeicht. Dann wurden sie mit 100 g, 200 g, 500 g und 700 g belastet. Jedes Gerät wurde zehnmal nacheinander mit demselben Gewicht belastet. Es zeigte sich, daß die zwei Handmeßgeräte und das Gerät nach Braun Abweichungen zwischen 20–54% aufwiesen. Nur wenn es gelang, das Gewicht absolut zentral auf die Meßsonde zu stellen, lagen die Schwankungen zwischen 2 und 4%. Bei dem Gerät von Braun war die kleinste Schwankung allerdings 14–18%. Bei dem Medimatch-Meßsystem konnten keine Schwankungen nachgewiesen werden, die Druckwerte waren immer identisch.

Für die wissenschaftliche Untersuchung sind daher Bedside- bzw. Handmeßgeräte eher ungeeignet; für eine direkte Bedside-Überwachung können sie als didaktisches Hilfsmittel eingesetzt werden. Den Anwender/innen wird durch die Nutzung solcher Geräte die herausgehobene Stellung der Druckwirkung verdeutlicht.

■ Reproduzierbarkeit von Auflagedruckmessungen

Die Industrie hat mittlerweile den Gedanken der Auflagedruckmessung vermehrt aufgegriffen und sucht auf dem Markt nach Geräten, die ihre Marktphilosophie unterstreichen. Man möchte Geräte haben, die möglichst ansprechend die Daten aufbereiten, aber gleichzeitig natürlich auch die „richtigen" Werte messen. Dabei muß zunehmend festgestellt werden, daß die Messung an und mit Probanden bzw. Patienten ungeeignet sind, um reproduzierbare Werte zu erheben.

In vielen Untersuchungen stellten wir immer wieder fest, daß die Meßergebnisse in unkontrollierbarer Weise von den Probanden beeinflußt werden konnten. Es wurde daher versucht, mehrere Messungen von derselben Person auf derselben Matratze nacheinander durchzuführen, um über entsprechende statistische Berechnungen verläßliche Daten zu produzieren. Die hohen Ver änderungen der Meßergebnisse pro Person und Matratze disqualifizierte diese Art der vergleichenden Messungen.

Ein Beispiel soll in Abb. 10.**1** stellvertretend für viele stehen.

Bei der ersten Messung versuchte die Probandin in maximaler Entspannung auf der Matratze auf dem Rücken zu liegen. Die zweite Messung zeigt dieselbe Probanin in exakt derselben Position auf der Matratze, allerdings hatte sie ein leichtes Hohlkreuz simuliert, indem sie die Bauchdecke deckenwärts streckte. Bei der dritten Messung spannte die Probandin sämtliche Muskeln stark an.

Dieses Beispiel zeigt deutlich, daß die Messungen an gesunden Probanden zu erheblichen Verzerrungen führen können. Darüber hinaus waren die Ergebnisse der Auflagedruckmessung bei den verschiedenen Probanden so extrem unterschiedlich, daß eine vergleichende Studie an Probanden bzw. Patienten nicht zu realisieren ist. Für die grundlegenden Vergleiche hinsichtlich der Weichheit von Antidekubitusmatratzen eignen sich demnach nur Untersuchungen, die mit einem sog. Dummy durchgeführt werden.

Der *Dummy* ist eine Gummipuppe, wie sie von der Unfallforschung her bekannt ist. Sie wiegt 70 kg, ist 170 cm groß und hat bewegliche Extremitäten, einen beweglichen Kopf und Hals; Brustkorb, Stamm und Becken lassen sich ebenfalls bewegen. Die Oberflächenreliefgestaltung des Steißbeins entspricht den menschlichen Gegebenheiten.

■ Auflagedruckmessung kontra Messung der Durchblutungsgrößen

Da mit Probanden und Patienten eine sinnvolle Auflagedruckmessung kaum möglich ist, wird von vielen Gegnern der wissenschaftlichen Untersuchungen ins Feld geführt, der Auflagedruck allein reiche sowieso nicht aus, es müßten biochemische Daten her (etwa Messung der Azidose o.ä.), um korrekte Aussagen über die Wirksamkeit von Antidekubitusmatratzen machen zu können. Dies stimmt einerseits, nur ist es noch weniger möglich, standardisierte Aussagen über das Verhalten von biochemischen Substraten (CO_2 o.ä.) bei verschiedenen Menschen zu machen; eine Formulierung ist daher noch willkürlicher als für standardisierte Auflagedruckmessungen. Die Versorgung mit und die Entsorgung von biochemischen Substraten hängen außer von der eigentlichen Durchblutung vom Alter, den Grunderkrankungen und den Lebensgewohnheiten des Patienten ab, und allgemeingültige Aussagen über die Wirkung von Antidekubitusmatratzen lassen sich im Prinzip nur dann machen, wenn an großen Patientenzahlen entsprechende Erhebungen durchgeführt wurden.

■ Messung der Hautdurchblutung

Mit der Laser-Dopplerfußmessung, einer nichtinvasiven Methode, kann die Hautdurchblutung ge-

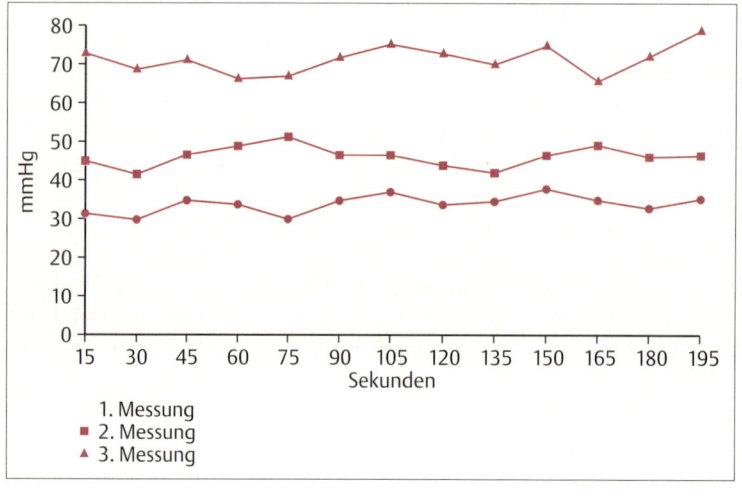

Abb. 10.**1** Drei Messungen an derselben Probandin.

1. Messung
■ 2. Messung
▲ 3. Messung

messen werden; d. h., in theoretischen Untersuchungen wurden maximale und minimale Meßgrößen festgestellt und willkürlich in „Einheiten" unterteilt. Die Technik beruht auf der Tatsache, daß das Licht eines Lasers von strömenden Erythrozyten reflektiert wird. Dabei ist die Frequenz des reflektierten Lichtes aufgrund des Dopplereffektes abhängig von der relativ zur Lichtquelle erfolgenden Bewegung der Erythrozyten. Verschiedene technische Lösungen dieses Grundmeßverfahrens stehen zur Verfügung und lassen somit eine Messung der Hautdurchblutung in einer Tiefe von ca. 1–4 mm zu. Das reflektierte Licht wird von zwei getrennt arbeitenden Fiberglasoptik-Fotodetektorsystemen analysiert. Der Teil der Signale, der unverändertem Laserlicht entspricht, sowie das Grundrauschen des Systems und äußere Störgeräusche sind in Phase und Frequenz in beiden Kanälen gleich; sie können somit unterdrückt werden. Auf diese Weise wird die Signal-Geräusch-Relation zugunsten der Signalstärke verbessert. Der eigentliche Erythrozytenfluß wird als Quadratwurzel des Mittelwertes vom Frequenzspektrum normiert und in Volt angezeigt.

Mit diesem Meßverfahren wurde die Frage nach der Effektivität der Durchblutungssteigerung bei sog. hyperämisierenden Maßnahmen zur Dekubitusprophylaxe angegangen. Es hat sich gezeigt, daß es interessante Informationen über das Strömungsverhalten geben kann, aber auch mit erheblichen technischen bzw. interpretatorischen Problemen behaftet ist: Zum einen sind die Aussagen über die Durchblutung nur auf ein sehr kleines Areal bezogen, zum andern stammen die erhobenen Daten aus relativ oberflächlichem Gewebe. Gleichwohl ist die temperaturunabhängige, technisch relativ einfache Messung der Durchblutung für viele Fragestellungen in der Medizin von größter Wichtigkeit.

Messung der Sauerstoffversorgung

Seiler hat – zumindest im deutschsprachigen Raum – als erster die perkutane Sauerstoffdruckmessung in die Dekubitusforschung eingeführt. Die Meßmethode beruht auf der Tatsache, daß physikalisch gelöste Sauerstoffmoleküle (und CO_2-Moleküle) in elektrolytisch leitenden Medien an Edelmetallkathoden bei einem bestimmten Potential selektiv reduziert werden. Der hierbei fließende Strom ist der Konzentration des im Medium gelösten Sauerstoffs proportional. Die Elektrode beheizt die darunter liegende Haut und bewirkt dadurch eine lokale Durchblutungssteigerung der Kapillaren. Der kapilläre Sauerstoffpartialdruck gleicht sich so nahezu an den arteriellen Sauerstoffpartialdruck an, so daß eine vermehrte Diffusion von Sauerstoffmolekülen in Richtung Elektrode erfolgt. An der Elektrode wird dann der Sauerstoff reduziert. Der bei diesem elektrochemischen Prozeß fließende Strom entspricht dem an der Elektrodenoberfläche herrschenden Sauerstoffdruck.

Bedeutung hat diese Meßmethode gewonnen für die nichtinvasive Überwachung von neugeborenen Kindern, die Narkoseüberwachung bei Erwachsenen, in der Intensivmedizin und der Angiologie, wird aber zunehmend weniger angewandt.

Nach Seiler (1983) haben diverse Untersucher die Methode zur Dekubitusforschung genutzt (Neander 1988, Strunk 1990, Schregel 1992). Die perkutane Sauerstoffdruckmessung hat sich als Untersuchungsmethode zwar bewährt, doch ist nicht bekannt, wie tief der Sauerstoffdruck absinken muß, um einen Dekubitus zu verursachen. Gleichzeitig muß bedacht werden, daß der perkutane Sauerstoffdruck von der aktuellen Sauerstoffversorgung, diversen Vorerkrankungen und von Medikamenten (z. B. vasoaktive Substanzen, Narkosemittel) der Patienten abhängig ist.

Darüber hinaus – und dies erscheint u. E. besonders problematisch – übt die Meßsonde einen als „Stempeldruck" bezeichneten punktuellen Druck auf das Gewebe aus, der deutlich höher sein dürfte als der eigentliche Auflagedruck der Matratze. Aus diesem Grund ist die Angabe des sich verändernden perkutanen Sauerstoffdrucks als Parameter für die Effektivität von Antidekubitusmatratzen mit Vorsicht zu interpretieren.

Angesichts solcher Probleme verwundert es nicht, daß in der angelsächsischen Literatur diese Meßmethode keine Beachtung gefunden hat und auch in Deutschland kaum noch gebraucht wird.

Thermographie

Mit der Thermographie wurde ein Verfahren entwickelt, mit dem eine sichtbare Darstellung der Temperatur oder Temperaturverteilung eines Körpers gelingt. Über einen Fühler, der Kontakt mit dem Körper hat, werden die verschiedenen Temperaturfelder farbig aufgezeichnet.

In einer Untersuchung wurde die Plattenthermographie zum Nachweis der Durchblutungsveränderung benutzt (Risse 1990), um die Durchblutungsveränderungen nach Einsatz verschiedener Prophylaxemaßnahmen zu dokumentieren. Auch hier muß ganz klar festgestellt werden, daß die Methode zwar hervorragende optische Informationen über die aktuelle Durchblutungssituation des Patienten abgibt, aber leider keine reproduzierbaren Daten liefert, die zu vergleichenden Forschungszwecken genutzt werden könnten.

Schlußfolgerung

Bei aller Begeisterung für die meßtechnische Untersuchung der gesamten Dekubitusproblematik muß bei der Bewertung irgendwelcher Untersuchungsergebnisse immer geklärt werden, inwieweit die Meßprobleme die Ergebnisse verzerren oder gar „unwahr" machen. Es nutzt weder den Pflegenden noch der Pflegewissenschaft, wenn mit vermeintlich wissenschaftlichen Untersuchungen gearbeitet wird, die einer methodologischen und methodenkritischen Überprüfung nicht standhalten.

Literatur

Neander, Kl.-D., R. Birkenfeld: Die Effektivität von Antidekubitusmatratzen. Dtsch. Krankenpfl.-Z. 41 (1988) 443

Neander, Kl.-D., H.-J. Flohr: Antidekubitusmatratzen im Vergleich. Bremen 1993

Risse, L.: Institutionelle Bedingungen bestimmen die Form der Prophylaxe – Thermographie kontrolliert die Effektivität. In Bienstein, C., G. Schröder: Dekubitus – Prophylaxe – Therapie. DBfK, Frankfurt 1990

Schregel, W., M. Hube, H. Finsterwalde: Statische und dynamische Antidekubitussysteme bei Intensivpatienten. 1992

Seiler, W. O., et al.: Decubitus ulcer prevention: A new investigative method using transcutaneous oxygen tension measurement. J. Amer. Geriatr. Soc. 31 (1983) 786–789

Strunk, H., H. Osterbrink: Der Operationstisch als Risiko für Druckstellen. Schwester/Pfleger 29 (1990) 934

11 Geistige Mobilisation der Pflegenden

Gerhard Schröder

- Was heißt „geistige Immobilität"?
- Geistige Immobilität – Ursachen und Symptome
- Geistige Immobilität führt zu geistigen
- Druckgeschwüren: Das Problem der „inneren Kündigung"
- Wer rastet, der rostet

Zusammenfassung

In diesem Kapitel soll bewußt kritisch die häufig vorzufindende ablehnende Haltung gegenüber Neuerungen oder Änderungen betrachtet werden. Es werden selbstreflektierende Fragen angeboten, um selbst zu überprüfen, wie flexibel man gegenüber Neuerungen ist.

Wer sich intensiver mit den Methoden der Dekubitusprophylaxe beschäftigt, wird feststellen, daß viele der bislang durchgeführten Methoden experimentellen Charakter haben. Einige werden auch weiterhin in der Praxis durchgeführt, obwohl ihre Unwirksamkeit längst nachgewiesen wurde. Der Autor hat in über 150 Fortbildungsseminaren zu dieser Thematik häufig die Erfahrung gemacht, daß Fortbildung frustrieren kann, wenn nämlich die Teilnehmenden erfahren, wie man es „richtig" machen sollte, die Umsetzung in die eigene Praxis aber nicht möglich ist. Vielfach scheitert sie nicht an anderen Berufsgruppen, sondern an den eigenen Kolleginnen und Kollegen: „Das haben wir noch nie gemacht!" „Das haben wir seit Jahren so gemacht, und daran ist bis jetzt niemand gestorben!" usw. Andererseits kann Fortbildung aber auch falsch verstanden werden, quasi so, „wie man es gerne hätte".

Dieses Kapitel soll aufzeigen, welche Methoden sinnvoll sind und wie sie in der jeweils individuellen Praxis durchgeführt werden können. Dabei reicht es eben nicht aus, sich eine bestimmte Methode anzueignen, vielmehr verlangt effektive Dekubitusprophylaxe eine „geistige Mobilisation" der Pflegenden, d. h. eine Bereitschaft, sich auf Änderungen einzulassen und diese konstruktiv und kreativ in eigenes pflegerisches Handeln umzusetzen.

Was heißt geistige Immobilität

Immobilität und Mobilität sind Begriffe, die jeder aus dem Bereich der Dekubitusprophylaxe kennt. Gemeint ist die Beweglichkeit des Patienten, aus deren Einschränkung u. a. der Grad der Dekubitusgefährdung abzulesen ist. Körperliche Mobilität bedeutet, eine andere (Körper-)Position einnehmen zu können, seine Lage zu verändern. Aber was ist geistige Mobilisation?

Geistige Mobilität meint Anpassungsfähigkeit, Kreativität, Motivation und Flexibilität. Sich auf neue Situationen einlassen, mit neuen Situationen kreativ umgehen können, meint demnach geistige Mobilisation. Dies sind Voraussetzungen für jede pflegerische Handlung, sollte man meinen, doch leider erlebt man parallel zur Immobilität des Patienten eine geistige Immobilität des Personals; beides kumuliert sich und kann die Dekubitusgefährdung entsprechend erhöhen.

■ Geistige Immobilität – Ursachen und Symptome

Jeder beginnt in der Pflege mit hohen Zielen, möchte etwas verändern, d.h. etwas „bewegen".

Man will Gutes für den Patienten erreichen und ist selbst geistig mobil, d.h., man setzt sich gerne mit den „Neuerungen" (z.B. den Inhalten dieses Buches) auseinander und erwartet, daß jeder andere in der pflegerischen Praxis auf Neuerungen geradezu wartet. Bald wird klar, daß man ähnlich wie bei der körperlichen Mobilisation auf die Mithilfe der Kolleginnen und Kollegen angewiesen ist, weil man natürlich nicht alleine in der Pflege arbeitet, so daß eine gemeinsame Zielsetzung aller Pflegenden unerläßlich ist. Und man stellt auch sehr schnell fest, daß die eigenen Kräfte häufig nicht ausreichen, man also die Hilfe der anderen Teammitglieder in Anspruch nehmen muß. Gerade in diesem Zusammenspiel mit den anderen Pflegenden spürt man, daß die Kolleginnen und Kollegen häufig nicht so motiviert sind. Sie haben leider nicht auf meine Neuigkeiten gewartet – noch viel schlimmer: Mit den bekannten Floskeln wird die Motivation zerstört, um jegliche Veränderungen abzublocken. „Das haben wir noch nie so gemacht! Jetzt kommst du und denkst, du kannst alles ändern!" „Wir haben das schon immer so gemacht und haben damit die besten Erfahrungen gemacht!" „Für solche Spielereien haben wir hier keine Zeit!" usw.

Man stellt schnell eine Unbeweglichkeit im Denken fest, eine geistige Immobilität, durch die jegliche Änderung oder Verbesserung im Ansatz vernichtet wird. Es ist so bequem, sich nicht mehr geistig bewegen zu müssen. Aber ist es nicht auch gefährlich? Droht bei solch einer Immobilität ein geistiger Dekubitus? Auf diese Frage gehe ich später intensiver ein.

Was sind die Ursachen für eine geistige Immobilität? Sind Pflegende eine besondere Gattung, die sich geistig eher passiv verhält, weniger geistige Aktivitäten zeigt als andere Menschen?

Pflegende sind ganz sicher Menschen wie alle anderen Menschen im „richtigen Leben". Wie oben aufgezeigt wurde, kommen sogar besonders hoch motivierte Menschen zur Pflege. Aber wodurch werden sie dann im Laufe der Zeit geistig immobil?

Nichts demotiviert unsere hochmotivierten Pflegenden so wie die pflegerische Praxis!

Es ist nicht allein die viele Arbeit oder der Eindruck, man sei „Mädchen für alles", sondern vor allem das Gefühl, man erreicht nichts, „es bewegt sich nichts".

Dieses Gefühl verstärkt sich mit der Dauer der Berufstätigkeit. Eine frustrierte, demotivierte Kollegin erzählte: „Nun arbeite ich schon 16 Jahre auf dieser Station. Und wenn ich mir das Ganze so anschaue, kann ich nur feststellen: Auf unserer Station hat sich nichts getan! Klar, die Leute sind älter geworden, aber sonst... Es tut mir jedesmal richtig weh, wenn ich sehe, mit welchen tollen Ideen Neue kommen, um dann in kurzer Zeit verschlissen zu werden. Aber irgendwann ist auch alles egal – schließlich will ich hier noch länger arbeiten."

Woran kann ich erkennen, ob eine geistige Immobilität vorliegt? Generell bestehen bei der geistigen Immobilität folgende Symptome:

- berufliche Unzufriedenheit,
- Desinteresse am Beruf,
- Desinteresse an Neuerungen,
- hoher *NgmD-Faktor* (Nichts-geht-mehr-Denken – „Das geht eh' nicht bei uns", „da haben wir viel zu wenig Personal!"),
- Desinteresse an Fortbildungen,
- Abschieben der Verantwortung („da haben wir keine Möglichkeiten, das muß die Pflegedienstleitung/ Unterrichtsschwester/ Stationsleitung... machen", „ich kann eh' nichts ändern").

Übung

Wie sieht es bei Ihnen mit Ihrer geistigen Mobilität bzw. Immobilität aus? Bevor Sie den Teil „Prophylaxe" bearbeiten, sollten Sie sicher sein, daß Sie geistig mobil genug sind – sonst ist die geistige Dekubitusgefahr zu groß.
Nachfolgend deshalb ein kleiner Test:

Test zur Bestimmung der geistigen Mobilität bzw. Immobilität

Bitte beantworten Sie die folgenden Fragen ganz spontan!

	ja	nicht immer	nein/ nie
1. Sind Sie immer mit Ihrem Beruf zufrieden?	☐	☐	☐
2. Sind Sie immer an beruflichen Neuerungen interessiert?	☐	☐	☐
3. Setzen Sie sich gerne mit Neuerungen auseinander?	☐	☐	☐
4. Bringen Sie häufig Anregungen zur Veränderung in Ihr Team hinein?	☐	☐	☐
5. Bleiben Sie bei Veränderungen konstruktiv „am Ball"?	☐	☐	☐
6. Nehmen Sie Fortbildungsangebote regelmäßig wahr?	☐	☐	☐
7. Informieren Sie sich gerne und selbständig über Neuerungen?	☐	☐	☐
8. Hinterfragen Sie Neuigkeiten gerne, z. B. durch Literatursuche?	☐	☐	☐
9. Arbeiten Sie regelmäßig mit Fachzeitschriften?	☐	☐	☐
10. Sind Sie beruflich „spontan"?	☐	☐	☐

Auswertung:

- Sollten Sie bei allen Fragen ausnahmslos mit „ja" geantwortet haben, so kann man Ihnen gratulieren: Sie sind beruflich sehr engagiert und geistig mobil.
- Sollten Sie sich bei einigen Fragen für die Antwortmöglichkeit „nicht immer" entschieden haben, dann sollten Sie auf sich aufpassen. Zwischendurch steht jedem eine geistige Pause zu und dient auch dem „Auftanken" – aber Vorsicht: Nicht die Pause zum Dauerzustand werden lassen! Vielleicht gibt Ihnen S. 103f. einige Anregungen.
- Sollten Sie mehrmals „Nie" angekreuzt haben, so

müssen Sie dringend etwas für sich tun! Allerdings: Da Sie bereits diesen Test anwenden, haben Sie den ersten Schritt gewagt – weiter so! Suchen Sie Gleichgesinnte und mobilisieren sie sich gegenseitig. Auch Sie können einige Anregungen von S. 103f. entnehmen.

■ Geistige Immobilität führt zu seelisch-geistigen Druckgeschwüren

Ständige berufliche Niederlagen und Frustrationen mit dem Gefühl, allein gegen den Rest der Welt zu kämpfen, führen zu einem psychischen Druck. Druck bewirkt Schmerzen, und Schmerzen führen zu einer Veränderung, zu einer Bewegung.
Es gibt auf Dauer in der Praxis zwei häufige Bewegungen:

- Wer die eigenen Ideale nicht verlassen, sich also nicht der geistigen Immobilität anpassen möchte, muß kämpfen. Zunächst wird jeder versuchen, die anderen zu mobilisieren.
Hier ist zu bedenken: Die Bewegungen, die wir uns erhoffen, sind häufig zu illusorisch, nicht in kurzer Zeit realisierbar. Es fehlt an konkreten Strategien, Fortbildungsanregungen umzusetzen. Alles, was man gehört hat, will man anwenden. Daraus entwickelt sich nach kurzer Zeit aber eine „Alles-odernichts"-Taktik. Dabei werden kleine, häufig ausreichende Bewegungen zur Verhinderung eines geistigen Dekubitus nicht mehr wahrgenommen.

- Die zweite Möglichkeit ist eher resignativ. Man paßt sich den anderen Immobilen an, gibt also auf; man möchte doch nicht immer Querulant sein und „gegen den Strom schwimmen". Die eigenen Ideale, einst der Grund für den Einstieg in die Pflege, werden als teamhinderlich erkannt und deshalb verworfen. Einige hoffen sicherlich am Anfang noch auf andere, die ähnliche Ziele der Veränderung haben, und zeigen Bereitschaft. Das bedeutet, die Anpassung an die bestehenden Verhältnisse, also auch die Aufgabe der eigenen Ideale, geschieht mit dem Interesse, sich eine entsprechende (bequeme) Position im Team zu verschaffen.

Werden diese beiden Bewegungsmöglichkeiten nicht wahrgenommen, so führt der Druck zu einem „*geistigen Dekubitus*". Der Druck hinterläßt sicht- bzw. fühlbare Wunden, die nur sehr schwer heilen. Bleibt der Druck immer noch bestehen, so vergrößern sie sich: Man spürt persönliche Niederlagen, sieht keinen Ausweg mehr, sieht sein (berufliches) Ende.

Diese Möglichkeit des geistigen Dekubitus ist leider in der pflegerischen Praxis sehr häufig anzutreffen. Dabei stirbt ein Stück der Person ab – entweder verläßt der Betroffene das „sinkende Schiff", kündigt also und ergreift einen anderen Beruf (Studium, Familie usw.), oder es kommt zu einer „*inneren Kündigung*": Man kann, z.B. aus finanziellen Gründen, nicht einfach kündigen, also muß man weiterarbeiten, aber es ist einem „alles egal". Diese innere Kündigung ist ein nicht abgeheiltes seelisch-geistiges Druckgeschwür, man muß künftig jeglichem Druck aus dem Wege gehen. Der/die Betreffende wehrt sich nur noch sporadisch, weil selbst diese Abwehr Kraft kostet, die nicht mehr da ist.

> Es gibt sehr viele Kolleginnen und Kolleginnen mit einer inneren Kündigung in der Pflege. Diese blockieren in einem Krankenhaus jegliche Änderungen mehr als jede leere Planstelle. Wir müssen uns in Zukunft deshalb auch mehr der Prophylaxe der geistigen Immobilität (und damit des geistigen Dekubitus) widmen.

■ Wer rastet, der rostet

Ein altes Sprichwort sagt, „wer rastet, der rostet", d.h., wer sich längere Zeit nicht bewegt, der wird bewegungsunfähig. Auf die geistige Mobilität übertragen bedeutet das, „wer sich längere Zeit geistig immobil verhält, der bleibt immobil und bekommt einen Dekubitus oder Kontrakturen (Verwachsungen).

Es gilt also, um die geistige Immobilität zu vermeiden, sich geistig zu trainieren. Wie kann das geschehen?

• Zunächst ist eine positive Lebenseinstellung als Grundlage der geistigen Mobilität wichtig. Wer alles nur negativ sieht, keine Lust am Leben verspürt, der wird sich nicht wirklich geistig bewegen wollen. Hierzu ist anzumerken, daß eine positive Lebenseinstellung nicht au-

tomatisch auf „einen zugeflogen kommt". Sie muß sich vielmehr durch eine gegenseitige Abhängigkeit mit den anderen Faktoren allmählich entwickeln. Das heißt, wenn eine positive Lebenseinstellung nicht vorhanden ist, so kann man sie gerade durch Umsetzung (Training) an den anderen Faktoren allmählich gewinnen. Dazu gehört, daß Sie sich auch mal etwas Gutes antun!

• Nichts ist einsamer als die Einsamkeit allein. Sie leben nicht allein auf der Welt und pflegen auch nicht allein. Sprechen Sie über Ihre Ziele und Ihre Vorhaben mit den Kolleginnen und Kollegen. „Verkaufen" Sie Ihre Begeisterung! Es gibt wohl keine schönere Rückmeldung, als andere motiviert, d.h. geistig mobilisiert zu haben. Das mobilisiert Sie auch! Solche Gruppen Gleichgesinnter werden heute Arbeitsgruppen genannt und für verschiedene berufliche Ziele eingesetzt.

• Alles, was in Ihrem (beruflichen) Leben passiert, haben Sie selber in der Hand. „Es gehören immer zwei dazu." Verschenken Sie nicht Ihre Motivation, indem Sie glauben, das sei die Sache der anderen. Für Ihr pflegerisches Handeln sind nur Sie zuständig. Was ihnen wichtig erscheint, dafür werden Sie sich auch einsetzen. Erarbeiten Sie sich (am besten in einer Gruppe) einen Projektplan. Legen Sie genau fest, wann welche Änderung in welchen Schritten durch wen umgesetzt werden soll. Planen Sie Überprüfungsphasen ein, in denen Sie feststellen, warum das Ziel erreicht oder nicht erreicht wurde. Besprechen Sie die Ergebnisse in der Arbeitsgruppe und anschließend im Team. Bleiben Sie am Thema!

• Nehmen Sie sich nicht gleich vor, die „Pflege verändern zu wollen". Auch Rom ist nicht an einem Tag erbaut worden. Aber jeder Tag bringt uns dem Ziel näher. *Wichtig:* Man kommt dem Ziel auch näher, wenn man erkennen muß, daß der eingeschlagene Weg der falsche war. Diese Lernsituationen sind ganz wichtig und können in der Gruppe gut aufgefangen und verarbeitet werden.

• Meistens nimmt man sich mit dem vorher genannten Punkt zuviel auf einmal vor. Kleine Veränderungen werden dann nicht mehr wahrgenommen. Das ist gefährlich, weil es die Immobilität fördert. Peilen Sie also kleine Ziele an, die auch realistisch sind.

- Setzen Sie sich mit allen Neuerungen auseinander. Alles ist zu denken erlaubt, nichts absurd. Mitunter sind die abwegigsten Gedanken diejenigen, die zum Ziel führen. Sie kennen sicher die Methode des „Brainstorming", in der alle Gedanken zulässig sind und zunächst nicht bewertet werden dürfen. Das heißt natürlich nicht, alles auszuprobieren, sondern sich gedanklich Spielräume zu lassen.
- Kritisieren Sie sich und Ihre Gedanken auch selbst. Nach dem Motto: „alles kann noch besser werden" können Sie aus allen Änderungen profitieren.
- Der bereits oben erklärte NgmD-Faktor (Nichts-geht-mehr-Denken) ist eine vernichtende Floskel und immobilisiert alle geistigen Aktivitäten. Setzen Sie sich über die NgmD-Mitarbeiter hinweg!
- Der letzte Punkt ist einer der wichtigsten in der pflegerischen Arbeit: im Team auch schlechte/unangenehme Gefühle zulassen und zum Thema machen. Häufig werden Trauer, Wut, Verlust und Angst nicht thematisiert, sondern entweder durch ironische Bemerkungen „weggespült" oder „stillgeschwiegen". Durch Wegspülen oder Schweigen sind diese Gefühle aber nicht erledigt, sondern lediglich verdrängt. Solche Verdrängungen führen auf Dauer zur Krankheit, zur geistigen Immobilität mit Dekubitus.

Hinweise zum Training der geistigen Mobilität

- Positive Lebenseinstellung.
- Sich durch Gleichgesinnte motivieren.
- Nichts dem Zufall überlassen.
- Kleine, realistische Ziele setzen.
- Positive Veränderungen wahrnehmen.
- Sich mit „Neuerungen" auseinandersetzen.
- Mal eine Pause machen.
- Eventuell die Stelle wechseln.
- Sich selbst kritisch reflektieren.
- NgmD-Faktor reduzieren (durch untengenannte Philosophie).
- Auch Niederlagen und schlechte Gefühle zulassen und thematisieren.

Nichts ist unmöglich!

12 Lagerungen zur Dekubitusprophylaxe

Gerhard Schröder, Klaus-Dieter Neander und Christel Bienstein

- Lagerungen
  Grundsätzliches zum Lagern
  Umlagerungen
  5-Kissen- und 3-Kissen-Lagerung
  V-, A-, T- und I-Lagerung
  Zeitweiliges Unterlegen von kleinen
  Kissen
- Lagerungshilfsmittel
  Spezialmatratzen
  Beeinflussung der Weichheit von Spezial-
  matratzen durch pflegerische Tätigkeiten
  Nachteile der Weichlagerung
  Lagerungsintervall
  Vermeidung von Scherkräften

- Anforderungen an Antidekubitus-
  matratzen
- Bett, Sessel und Stühle
  Konzeption von Betten und deren
  Probleme
  Folgen der Konzeptionsmängel
  Anforderungen an die Rückenfläche
  Sessel, Stuhl, Rollstuhl
- Operationstische
  Druckreduktion durch Lagerungshilfs-
  mittel
  Druckinduzierte Alopezie
  Kombination von Lagerungshilfsmitteln
  und Wärmematten

Zusammenfassung

Das Lagern dient den Zielen der Therapie, dem Wohlbefinden des Patienten sowie der Vorbeugung von Druckgeschwüren. Grundsätzlich hat es die Selbständigkeitsförderung bzw. -erhaltung zum Zweck. Dieses Kapitel zeigt auf, daß dekubitusprophylaktische und -therapeutische Lagerung mit einfachstem Material durchgeführt werden kann, wenn eine genaue Patientenanalyse vorgenommen wurde. In diesem Zusammenhang spielt die richtige Wahl von Lagerungshilfsmitteln wie Spezialmatratzen eine primäre Rolle, denn das Bett und sein Zubehör haben wesentlichen Einfluß auf den Gesundungsprozeß des Patienten. Konzeptionsmängel bringen vielschichtige gesundheitliche Probleme mit sich. Unter diesem Aspekt werden auch die Anforderungen an Sitzmöbel betrachtet, weil sitzende Menschen, die keine Eigenbewegungen mehr durchführen können, wesentlich stärker dekubitusgefährdet sind als liegende. Abschließend wird der Frage nachgegangen, ob ein Dekubitus bereits im Operationssaal entstehen kann.

■ Lagerungen

Da ein Dekubitus durch langes Liegen auf einer Stelle entsteht, ist die regelmäßige Umlagerung die wirksamste Vorbeugung. Umlagerungen können mit einfachen Hilfsmitteln durchgeführt werden. Der ungezielte und unüberlegte Einsatz von speziellen Hilfsmitteln kann für den Patienten sogar gefährlich werden, weil mitunter die eigentliche Umlagerung vernachlässigt wird. Insbesondere durch Kreativität und Sorgfalt kann mit einer angepaßten Lagerung nicht nur ein niedriger Druck erreicht, sondern gleichzeitig der Patient aktiviert werden. Wichtig ist es, die Lagerungen auch praktisch einzuüben.

▨ Grundsätzliches zum Lagern

Patienten werden von Pflegepersonen gelagert, wenn die Patienten dazu selber nicht mehr fähig sind. Das Lagern dient dabei primär drei Zielen:

* der **Therapie** – therapeutisch-pflegerische Lagerungen (z. B. zur Atemunterstützung, nach orthopädischen Operationen oder auch zum Waschen),
* dem **Wohlbefinden** des Patienten,
* der **Vorbeugung** (z. B. gegen Druckgeschwüre, zur Wiederherstellung der Mobilität).

Weiterhin kann unterschieden werden zwischen den verschiedenen Lagerungsarten, in diesem Beitrag besonders die zur Dekubitusprophylaxe. Das heißt aber natürlich nicht, daß die nachfolgenden Umlagerungen *nur* der Dekubitusprophylaxe dienen. Sie unterstützen auch die Pneumonieprophylaxe, Kontrakturenprophylaxe und Thromboseprophylaxe.

Bei den Lagerungen zur Dekubitusprophylaxe gibt es in der Praxis drei Möglichkeiten:

* Lagerungen auf einer **Normalmatratze** mit Hilfsmitteln,
* Lagerungen auf einer **Spezialmatratze**,
* automatisches Umlagern bzw. Lagern auf einer Spezialmatratze bzw. in einem **Spezialbett**.

Grundsätzlich sollte das Lagern eines Patienten immer die Selbständigkeitsförderung bzw. -erhaltung zum Ziel haben. Das bedeutet konkret in der Praxis, daß zunächst auf einer Normalmatratze das Umlagern durchgeführt werden sollte, bevor Lagerungsmaterialien, Spezialmatratzen oder Spezialbetten verwendet werden. Weich- und Hohllagerungen führen eher zu einer Immobilität.

Die Lagerungen zur Dekubitusprophylaxe sollten dabei folgenden Prinzipien folgen:

* **Selbständigkeitsförderung** des Patienten (die Lagerung darf keine Behinderung des Patienten werden!);
* soviel **Körperoberfläche** wie möglich aufliegen lassen;
* korrekte **Hüftabknickung**.

Wie lassen sich diese Prinzipien in der Praxis des Lagerns realisieren?

Selbständigkeitsförderung

> Je weicher ein Mensch gelagert wird, desto immobiler wird er!

Deshalb sollte man zunächst auf einer Normalmatratze umlagern. Nur wenn die Normalmatratze zur Dekubitusprophylaxe nicht ausreicht, sollten Spezialmatratzen oder Spezialbetten benutzt werden. Je mehr Lagerungshilfsmittel (z. B. Kissen) eingebettet werden, desto immobiler wird der Patient. Beim Herstellen der Lagerung sollten deshalb immer die Ressourcen des Patienten berücksichtigt werden.

So viel Körperoberfläche wie möglich aufliegen lassen

Der Druck wird bei vergrößerter Auflagefläche reduziert (S. 43). Dies besagt, daß besonders beim Freilagern von Körperteilen (z. B. der Fersen) darauf geachtet werden muß, daß die Fersen nicht unnötig hoch „schweben". Werden die Fersen mit einem dicken Kopfkissen hochgelagert, so werden auch Stellen der Oberschenkel freigelagert, d. h., die aufliegende Körperoberfläche wird geringer, der Druck im Bereich des Gesäßes nimmt zu. In solchen Fällen ist es günstiger, die Fersen nur mit einem zusammengerollten Handtuch (Abb. 12.**1a**) oder einem mit Wasser oder Luft gefülltem Latexhandschuh (Abb. 12.**1b**) leicht hochzulagern.

Korrekte Hüftbeugung

Die Dekubitusgefährdung nimmt extrem zu, wenn bei erhöhtem Kopfende die Hüftbeugung nicht mit der Bettabknickung übereinstimmt, weil der Rücken nicht mehr vollständig anliegt und der Betroffene zusätzlich Reibungskräfte (durch das Herunterrutschen) entwickelt. In solchen Fällen muß der Patient nach oben gelagert werden. Um das erneute Herunterrutschen zu vermeiden, legt man als „Bremse" ein zusammengelegtes Bettlaken oder einen zusammengelegten Bettbezug unter beide Oberschenkel, bis

an die Sitzbeinhöcker heran (Abb. 12.**2**). Bei adipösen Patienten muß unter jeden Oberschenkel ein Bettlaken bzw. Bettbezug gelegt werden. Immobile Patienten, die sich normalerweise nicht halten können, erfahren so eine deutlich spürbare „Bremse". Die Dekubitusgefährdung wird durch die korrekte Hüftbeugung geringer (S. 121).

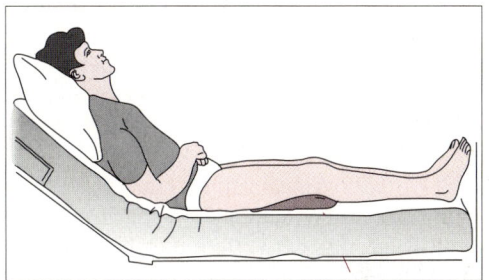

Abb. 12.**2** Bettuch, das als „Bremse" unter die Oberschenkel bis an die Sitzbeinhöcker herangelegt wird.

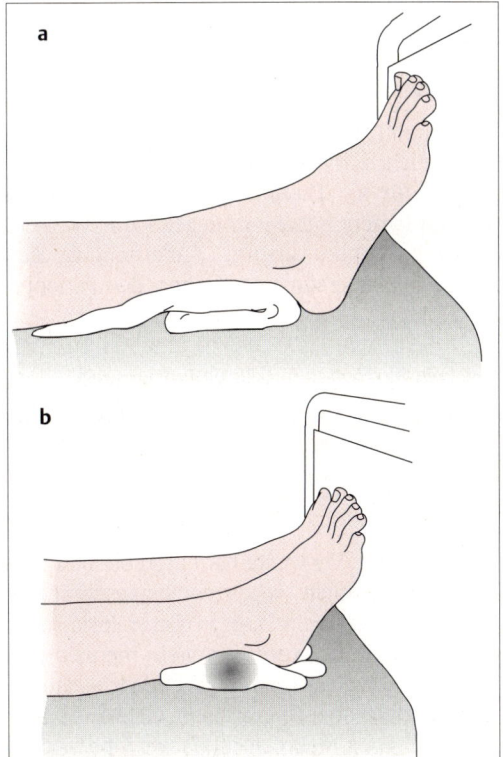

Abb. 12.**1** Hochlagerung der Fersen, **a** mit einem zusammengerollten Handtuch, **b** mit einem mit Wasser gefülltem Handschuh.

▧ Umlagerungen

Die im folgenden gezeigten Umlagerungen sind ohne großen Aufwand, insbesondere ohne spezielles Material, durchzuführen. Als Lagerungshilfsmittel werden einfache Kopfkissen verwendet, wobei ältere Kopfkissen mit nur noch geringer Füllung günstiger sind. Pralle Kissen sind für Lagerungszwecke wenig geeignet.

> **!** Prinzipiell ist immer so wenig Material wie möglich zu verwenden! Jedes überflüssige Material schränkt den Patienten zusätzlich in seiner Mobilität ein.

Grundsätzlich gilt: Ca. alle 2 Stunden ist eine andere Lagerung notwendig. Hierzu muß allerdings angemerkt werden, daß pathophysiologisch (S. 43 ff.) ein 2stündlicher Lagewechsel nicht begründbar ist. Zwar hat sich der 2-Stunden-Rhythmus in der Praxis bewährt; bei einzelnen Patienten muß aber von kürzeren Lagerungsintervallen ausgegangen werden, je nach Risikofaktoren (z. B. Durchblutungsstörungen). Deshalb muß vorher eine Einschätzung der dekubitogenen Faktoren durchgeführt werden, z. B. durch eine Risikoschätzskala (S. 81 ff.).

30°-Schräglagerung

Indikationen

Dekubitusprophylaxe des Sakralbereichs und der Trochanteres majores, Mobilisation des Patienten.

Kontraindikationen und Nebenwirkungen

Medizinische Gründe, die ein Umlagern generell verbieten.

Bei massiven Dekubitalgeschwüren über die gesamte Glutäalregion reicht die 30°-Schräglage nicht mehr aus, um eine Wundheilung zu bewirken.

Häufig wird der Winkel von 30° stark überschritten und der Patient um ca. 50–60° gedreht. Dies hat zur Folge, daß der Patient unruhig wird und sich meist wieder auf den Rücken zurückdreht. Wir sprechen deshalb nicht von Seitenlage, sondern von 30°-Schräglagerung.

Durchführung

Man benötigt zwei große Kopfkissen mit mittlerer Füllung, auf Wunsch des Patienten ein kleines Kopfkissen.

Der Patient muß in der Hüfte korrekt abgeknickt sein, sofern das Kopfende erhöht ist.

Das Kopfende muß für die 30°-Lagerung nicht flachgestellt werden; dies ist besonders vorteilhaft bei Patienten mit Atemnot.

Zuerst dreht man den Patienten auf eine Seite, legt ihm ein Kissen in den Rücken und dreht ihn zurück auf das Kissen. Zusätzlich kann man, besonders bei adipösen Patienten, ein Kissen unter das höher liegende Bein legen (nicht auf Falten oder Knöpfe legen!) (Abb. 12.**3**).

Vom Kopf- oder Fußende überprüft man, ob die Lagerung tatsächlich nur 30° beträgt. Die 30°-Lagerung reicht zur Druckentlastung des Sakralbereichs, des Schulterblattes und der Ellenbogen aus.

135°-Lagerung

Die 135°-Lagerung ist eine Erweiterung der 90°-Seitenlagerung.

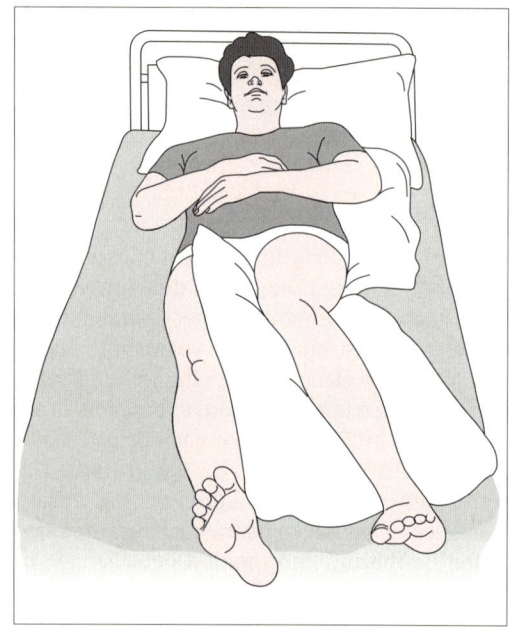

Abb. 12.**3** 30°-Schräglagerung mit zwei Kissen.

Indikationen

Zur Dekubitusprophylaxe und -therapie des Sakralbereiches. Die 135°-Lagerung bietet sich besonders für die Therapie (Verbandwechsel) an, weil der Patient entspannt liegen kann, während man die Wunde versorgt. Außerdem ist eine zweite Pflegeperson zum Halten des Patienten überflüssig.

Kontraindikationen und Nebenwirkungen

! Patienten mit einer Hemiplegie dürfen nur auf die nichtbetroffene Seite gelagert werden, wodurch die Beweglichkeit weiter eingeschränkt wird.

Desorientierte, verwirrte Patienten bleiben häufig (wahrscheinlich wegen der eingeschränkten Wahrnehmung) nicht lange in dieser Position liegen. Des weiteren sprechen viele medizinische Gründe gegen diese Lagerung (z. B. Wirbelsäulenerkrankungen oder Operationen, viele orthopädische und/oder neurochirurgische Operationen oder Krankheiten). Auf die Beckenkämme muß man achten und sollte deshalb den Patienten nach einer Stunde wieder umlagern.

Durchführung

Für die 135°-Lagerung benötigt man zwei große und ein kleines Kopfkissen. Der Patient wird ganz an eine Bettkante herangelegt, dann schiebt man den zur Mitte des Bettes liegenden Arm unter das Gesäß des Patienten. Nun dreht man ihn auf die Seite (90°), legt ihm ein dickes Kopfkissen vor den Brust-Bauchraum und dreht ihn weiter auf dieses Kissen. Die 135°-Lagerung ist korrekt, wenn der untenliegende Trochanter major des Patienten ohne Druckbelastung ist. Das obenliegende Bein unterstützt man ebenfalls mit einem Kissen. Das kleine Kissen kann man dem Patienten für den Kopf anbieten (Abb. 12.**4**).

Schiefe Ebene

Die schiefe Ebene ist keine direkte Umlagerung des Patienten, sondern eher eine Ergänzung der bestehenden Umlagerungen.

Indikationen

Da die schiefe Ebene sehr gut allein hergestellt werden kann, bietet sie sich als ideale Ergänzung für den Nachtdienst an. Sie ist allerdings nicht so effektiv wie alle anderen Umlagerungen, insbesondere nicht für das Ziel „Mobilisieren". Weiterhin kann man diese Lagerungsform anwenden bei Patienten, die sonst nicht mehr umgelagert werden können (z.B. Patienten mit Metastasenschmerzen).

Kontraindikationen und Nebenwirkungen

Bei verwirrten Patienten darf man die Matratze nur gering schrägstellen (ca. 12–18°). Die schiefe Ebene darf nicht mit Weichlagerungsmatratzen (z.B. Wassermatratzen) durchgeführt werden, weil in Weichlagerungsmatratzen ein Druckausgleich stattfindet, so daß die schiefe Ebene ineffektiv bleiben würde.

Durchführung

Zum Herstellen der schiefen Ebene benötigt man drei Keile aus hartem Schaumstoff, die mit einem abwaschbarem Überzug versehen sind, so daß sie leicht unter die Matratze zu schieben sind. Später kann auch das Kopfende erhöht werden (z.B. bei Patienten mit Atemnot).

Sollten keine Keile vorhanden sein, so können auch Kissen (z.B. Sandsäcke) unter die Matratze geschoben werden. Grundsätzlich sollte immer die ganze Matratzenlänge unterpolstert werden, weil sonst eine lokale Druckerhöhung erzeugt wird (Abb. 12.**5**).

Die Keile oder Kissen sollten mindestens bis zur Hälfte der Matratzen*breite* untergeschoben wer-

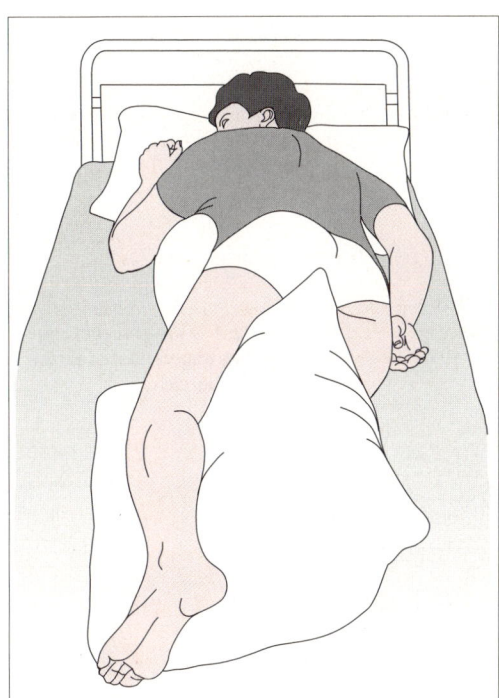

Abb. 12.**4** 135°-Lagerung.

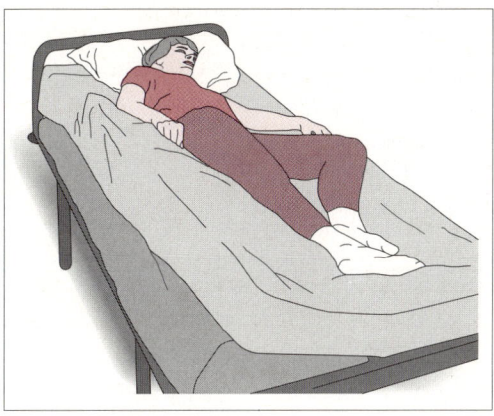

Abb. 12.**5** Schiefe Ebene.

den können, andernfalls besteht die Gefahr, daß die Matratze abknickt und der Patient auf die gerade Fläche rutscht.

5-Kissen- und 3-Kissen-Lagerung

Die 5-Kissen-Lagerung ist eine kombinierte Weich- und Hohllagerung.

Indikationen

Diese Lagerung läßt sich gut zur Therapie bei bestehenden Druckgeschwüren anwenden.

Kontraindikationen und Nebenwirkungen

Da der Patient auf sehr weichen Spezialkissen zu liegen kommt, sinkt er ein, wodurch wiederum seine Mobilität eingeschränkt wird. Das Durchführen der Lagerung (Unterziehen der Kissen) ist bei immobilen Patienten (z.B. Polytraumatisierte) arbeitsaufwendig und u.U. für den Patienten schmerzhaft.

Durchführung

Wie auf Abb. 12.**6** und 12.**7** zu sehen, werden bei der 5-Kissen-Lagerung alle fünf Kissen quer zur Matratze angeordnet, so daß Schulterblätter, Sakralbereich und Fersen freiliegen. Bei der 3-Kissen-Lagerung werden die beiden mittleren Kissen längs zur Matratze angeordnet, so daß die Freilagerung des Sakralbereiches noch wirkungsvoller geschieht.

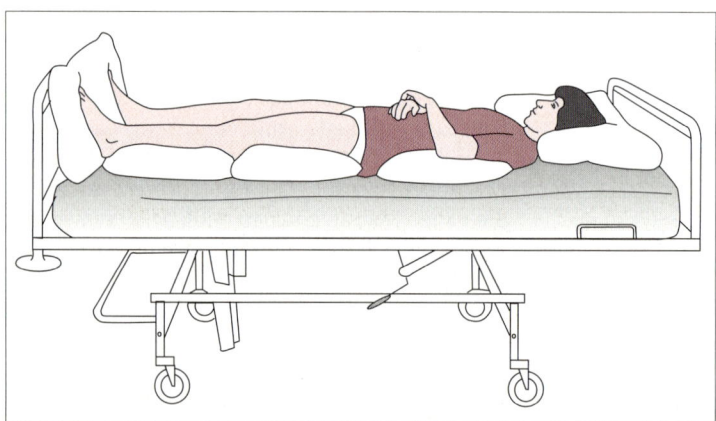

Abb. 12.**6** 5-Kissen-Lagerung mit quergelagerten Kissen.

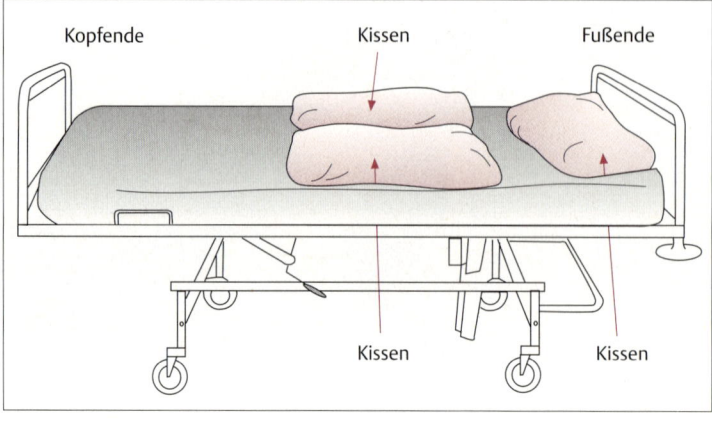

Abb. 12.**7** 3-Kissen-Lagerung mit längs angeordneten Kissen im Sakralbereich.

V-, A-, T- und I-Lagerung

Diese vier Lagerungsvarianten (sog. VATI-Lagerungen) dienen primär der Atemunterstützung, weil durch ein Zurückfallen der Schulterblätter die Atemhilfsmuskulatur besser eingesetzt werden kann.

Indikationen

Da viele atembeeinträchtigte Patienten die obengenannten Umlagerungen nicht tolerieren, sind diese Lagerungen Alternativen, die teilweise auch (durch Hohllagerungen) der Dekubitusprophylaxe dienen können.

Kontraindikationen und Nebenwirkungen

Diese Lagerungen sind eher fixierend, sollten also nur dann zur Dekubitusprophylaxe angewandt werden, wenn die anderen Umlagerungen nicht durchführbar sind.

Durchführung

Für alle Lagerungen benötigt man zwei alte Kopfkissen mit nur knapper Füllung sowie ein Kopfkissen mit normaler Füllung, evtl. auch noch ein kleines Kissen.
Die Kissen sind wie in Abb. 12.**8a–d** anzuordnen. Wichtig: Der Patient muß die Hüfte korrekt beugen.

V-Lagerung (Abb. 12.**8a**)

Die V-Lagerung wird besonders bei Patienten angewandt, die dekubitusgefährdet sind oder bereits Dekubitalwunden an den Dornfortsätzen der Wirbelsäule haben. Von besonderer Bedeutung ist diese Lagerung jedoch auch bei liegenden Periduralkathetern oder Drainagen im Rückenbereich, damit Druckstellen vermieden werden.
Das Prinzip beruht auf der Hohllagerung. Die beiden alten Kissen werden zu sog. Schiffchen geformt, indem ein Teil des Kissens in den anderen Teil gestülpt wird. Jedes Kissen sollte möglichst nur 20×80 cm breit sein. Beide werden V-förmig hinter den Patienten gelegt, so daß sie sich im Sakralbereich überkreuzen. Dieser ist dann allerdings einem erhöhten Druck ausgesetzt.
Der Patient legt sich zurück und bekommt eine eigene Kopfunterstützung. Nun liegt die Wirbelsäule frei. Der Oberkörper ist gut überdehnt.
Die V-Lagerung ist gleichzeitig eine sehr gute atemfördernde Lagerung und ist sowohl für das Liegen wie auch für das Sitzen geeignet.

A-Lagerung (Abb. 12.**8b**)

Bei der A-Lagerung werden die Kissen ähnlich der V-Lagerung angeordnet, allerdings mit der Kreuzung umgekehrt, so daß die Überkreuzung beider Kissen im Bereich der Halswirbelsäule des Patienten zu liegen kommt. Die Kissen schauen seit-

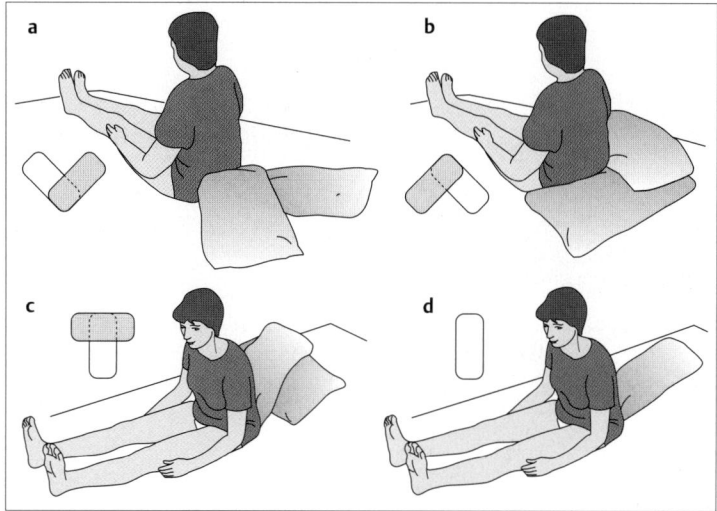

Abb. 12.**8** VATI-Lagerungen.
a V-Lagerung, **b** A-Lagerung,
c T-Lagerung, **d** I-Lagerung.

lich am Patienten heraus, so daß er seine Arme darauflegen kann.

Die A-Lagerung wird erfahrungsgemäß sehr gut von atembeeinträchtigten Patienten toleriert, da sie Stabilität und damit Sicherheit verleiht.

Dekubitusprophylaktisch bietet die A-Lagerung eine wirkungsvolle Hohllagerung des Sakralbereichs und der Wirbelsäule.

T-Lagerung nach Risse (Abb. 12.**8c**)

Die T-Lagerung basiert ebenfalls auf dem Prinzip der Hohllagerung. Sie findet primär dann Anwendung, wenn eine Druckgefährdung oder Dekubitalwunde an den Schulterblattspitzen oder dem unteren hinteren Rippenrand vorliegt.

Zwei Kissen werden wie bei der V-Lagerung zu Schiffchen geformt. Nun werden sie jedoch so gelegt, daß sie sich wie ein T überkreuzen.

Der Patient wird so zurückgelegt, daß er mit der Wirbelsäule auf einem Kissen liegt und die Schulterblattspitzen oder/und der Rippenrand freiliegen.

Der Kopf wird separat unterstützt.

Diese Lagerung kann sowohl im Liegen wie im Sitzen durchgeführt werden. Neben dem dekubitusspezifischen Aspekt dient die Lagerung besonders der Atemförderung.

I-Lagerung (Abb. 12.**8d**)

Die I-Lagerung entspricht der T-Lagerung, nur das Querkissen fehlt, so daß die Schulterblätter wirkungsvoll druckentlastet werden.

Zeitweiliges Unterlegen von kleinen Kissen

Eine weitere, sehr einfache Möglichkeit ist das zeitweilige Unterlegen von kleinen Kissen. Zunächst legt man das kleine Kissen unter die rechte Gesäßhälfte, nach einer Stunde unter die rechte Schulter, dann unter die linke Schulter, schließlich unter das linke Gesäß usw. (Abb. 12.**9**).

Hierdurch kann man zumindest eine Region zeitweilig etwas entlasten, auch wenn diese Methode das regelmäßige Umlagern nicht ersetzt.

Schlußfolgerung

Es sollte deutlich gemacht werden, daß die dekubitusprophylaktische und -therapeutische Lagerung mit einfachstem Material durchgeführt werden kann. Es bedarf nur einer genauen Patientenanalyse und einer wissenden Kreativität.

Die hier vorgeschlagenen Lagerungsformen sind besonders für die Pflegenden im Nachtdienst und auch in der Gemeinde von Bedeutung. Weiterhin kann mit wenig Material gearbeitet werden, denn der Patient soll nicht in Kissen „ersticken" oder in seiner Aktivität beeinträchtigt werden.

Lagerungshilfsmittel

Auf dem Markt werden sehr viele verschiedene Antidekubitusmatratzen angeboten. Sie alle hier

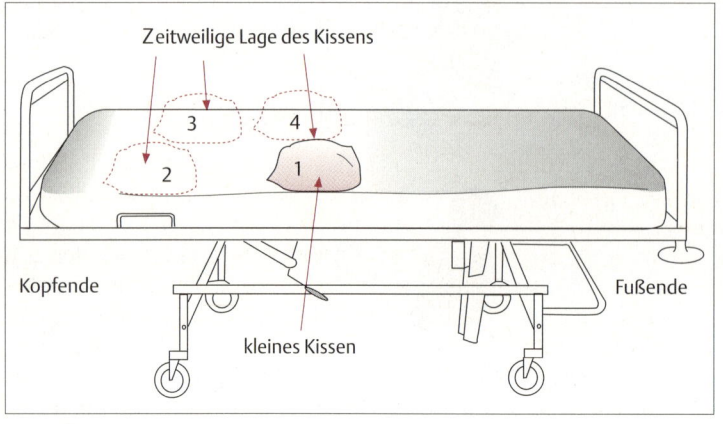

Abb. 12.9 Zeitweiliges Druckentlasten mit kleinen Kissen.

Zeitweilige Lage des Kissens

3 4

2 1

Kopfende

Fußende

kleines Kissen

zu besprechen, würden den Rahmen dieser Arbeit sprengen; dennoch lassen sich einige Gruppen von Spezialmatratzen für die tägliche Routine unterscheiden.

Spezialmatratzen

Schaumstoffmatratzen

Besonders viele Matratzen bestehen aus Schaumstoff. Sie unterscheiden sich hinsichtlich der Schaumstoffqualität, der Oberflächen- und Farbgestaltung und manche Schaumstoffmatratzen haben Gelkissen oder andere „Kerne" integriert. Ihr Vorteil: sie sind relativ preisgünstig. Ihr Nachteil: sie können die absolute Druckentlastung nicht realisieren. Wie bereits dargelegt wurde (S. 106), muß oberstes Ziel der Dekubitusprophylaxe die komplette Druckentlastung sein, wie sie durch die Umlagerung des Patienten erreicht wird.

Die meisten Schaumstoffmatratzen erreichen Auflagedrücke von 20–30 mmHg. Die Schaumstoffmatratzen ersetzen keinesfalls die regelmäßige Umlagerung, sie können bestenfalls das Lagerungsintervall ausdehnen. Wenn die Pflegenden eine genaue Hautbeobachtung durchführen und dies genauestens dokumentieren, kann das Lagerungsintervall je nach Patient und Zustand verlängert werden.

Luftgefüllte Matratzen

Es gibt mittlerweile einige Hersteller, die mit Luft gefüllte Matratzen anbieten. Diese Matratzen können mit Spezialpumpen oder -gebläse aufgeblasen und an das Gewicht des Patienten adaptiert werden. Wenn sie nicht mehr gebraucht werden, lassen sie sich platzsparend aufbewahren. Allerdings können die Matratzen relativ leicht kaputt gehen; sie lassen sich aber reparieren.

Auch hier gilt: Luftgefüllte Matratzen ersetzen nicht die Umlagerung des Patienten.

Air-fluidized-Betten

Diese Spezialbetten sind für den gezielten Einsatz bei bestimmten Patienten sehr sinnvoll. Durch das Wirkprinzip der den Patienten permanent umströmenden Luft wird eine gute Druckentlastung erreicht; außerdem vermag diese Luft ihn zu kühlen und trockenzuhalten, was bei bestimmten Indikationen von hervorragender Bedeutung ist.

Gel- und Wasserkissen

Das klassische, meist rote Wasserkissen wird immer noch in der Praxis eingesetzt, obwohl nachgewiesen wurde, daß der Auflagedruck bei 200 mmHg liegt. Dieses „Hilfsmittel" sollte nicht mehr benutzt werden.

Die Gelkissen (Abb. 12.**10**) enthalten verschieden synthetische Polymere, die eine dem Fettgewebe des Menschen ähnliche Konsistenz haben sollen. Die physikalische Eigenschaft des Gels soll bewirken, daß eine ungleichmäßige Druckverteilung erfolgt, d.h., daß bei einer Gewichtsverlagerung auf eine Gesäßhälfte der Druck auf die andere Gesäßhälfte entsprechend reduziert wird. Somit soll bei entsprechend geringer Spontanbewegung eine wechselnde Druckreduktion erfolgen.

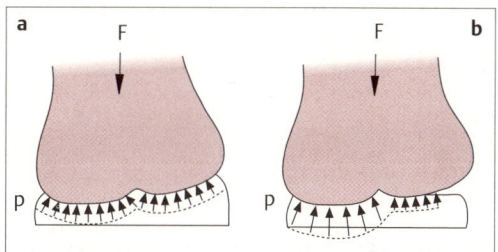

Abb. 12.**10** Druckverteilung bei Gewichtsverlagerung, **a** auf dem Wasserkissen (p = Druck steht immer senkrecht auf der Fläche und ist überall gleich groß), **b** auf dem Gelkissen (p = Druck steht nicht immer ganz senkrecht auf der Fläche und ist nicht überall gleich groß).

Wechseldruckmatratzen

Bei den Wechseldruckmatratzen werden durch ein Pumpaggregat wechselweise Kammern mit Luft gefüllt und gleichzeitig andere entlastet. Die Anordnung, Größe, Form und Anzahl der Luftkammern ist je nach Hersteller unterschiedlich. Ebenso ist der Wechselzyklus verschieden.

Die sog. kleinzelligen Wechseldruckmatratzen werden von den großzelligen Wechseldruckmatratzen unterschieden. Der Effekt der kleinzelligen Wechseldruckmatratzen ist fragwürdig; es konnte nachgewiesen werden, daß bei 25% der auf solchen Matratzen gelagerten Patienten ein Dekubitus entstand, weil die Sauerstoffversorgung der Haut zusammenbrach (Abb. 12.**11**).

Die großzelligen Wechseldruckmatratzen ermöglichen gemäß den internationalen Untersuchungsergebnissen eine nahezu ideale Lagerung, da pro Zyklus eine absolute Druckentlastung erreicht werden kann (Abb. 12.**12**).

30°-Lagerungsmatratzen

Auf dem Markt werden verschiedene elektrisch betriebene Matratzen angeboten, die in der Längsachse der Matratze beweglich sind und den Patienten in regelmäßigen Intervallen von rechts nach links drehen. Dabei streben die Konstrukteure der Matratzen die Imitation einer 30°-Lage an. Diese kann naturgemäß aber nur erreicht werden, wenn der Patient genau in der Mitte der

Matratze liegt. Häufig äußern allerdings die Patienten auch Ängste, weil sich „unter ihnen" etwas bewegt und sie keinen Einfluß auf die Matratze haben. Sie sind dem Automatismus ausgeliefert und geben an, „seekrank" zu werden. Diese Ängste sind ernst zu nehmen, und der Einsatz solcher Matratzen darf nicht dazu führen, daß die Lage der Patienten nicht mehr kontrolliert wird.

Beeinflussung der Weichheit von Spezialmatratzen durch pflegerische Tätigkeit

In der Ausbildung wurde immer vermittelt, daß ein Bettlaken möglichst fest und stramm über die Matratze gezogen werden müsse, damit keine Falten entstehen. Eine neue Untersuchung (Neander u. Flohr 1995) wies nun folgenden Sachverhalt nach: Mißt man den Auflagedruck zwischen Patient und Matratze bei einem nur locker aufgelegten Laken, so ist dieser Druck deutlich geringer, als wenn man das Laken festgezogen hat (Abb. 12.**13**).

! Dies bedeutet für die Praxis: ein Bettlaken ist, insbesondere wenn man sog. Antidekubitusmatratzen einsetzt, so locker wie möglich und so fest wie unbedingt nötig einzuziehen.

Alle weiteren Tücher, Gummilaken, Moltons oder ähnliche Dinge haben im Bett dekubitusgefährdeter Patienten nichts zu suchen, weil der Auflagedruck in unbekannte Größen steigen kann.

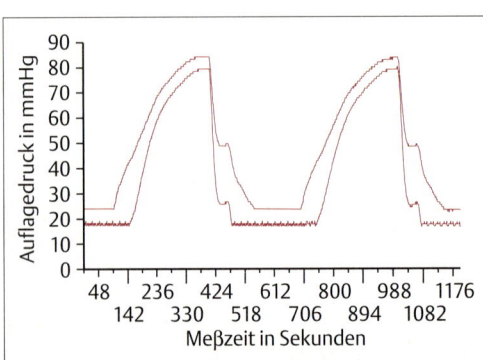

Abb. 12.**11** Kleinzellige Wechseldruckmatratze.

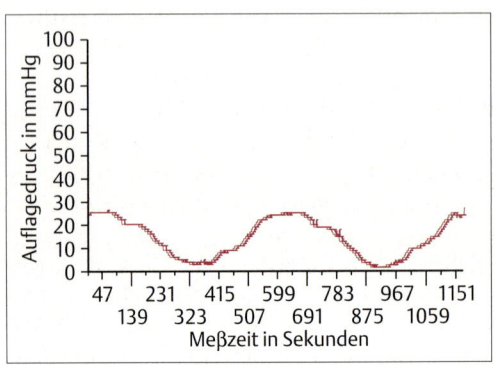

Abb. 12.**12** Großzellige Wechseldruckmatratze.

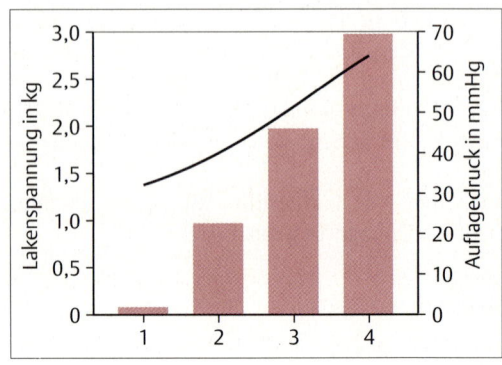

Abb. 12.**13** Lakenspannung und Auflagedruckveränderung.

Nichts ist unsinniger, als teure Antidekubitusmatratzen ins Bett zu legen, gleichzeitig das Laken festzuspannen und noch ein Steck- oder Gummilaken und ein Moltex einzulegen.

Nachteile der Weichlagerung

Reduzierung der Spontanbewegungen. Auf das Problem der Weichlagerung wurde bereits eingegangen (S. 106). Ältere, kranke oder allgemein schwache Patienten benötigen mehr Kraft, sich in einem weichen Bett zu bewegen, als Gesunde. Wenn eine zu weiche Matratze gewählt wird, führt dies zu einer Immobilisierung des Patienten, d. h., seine Spontanbewegungen werden reduziert. Gerade dies ist aber unerwünscht; denn je länger ein Patient auf der gleichen Seite liegt, desto eher bekommt er einen Dekubitus. Dies bedeutet konkret: je weicher der Patient liegt, desto häufiger muß er umgelagert werden.

Verlust des Körperschemas. Jeder gesunde Mensch hat sein „Körperschema", d. h., er weiß – mehr oder weniger bewußt –, wo sein Rücken ist, sich seine Beine befinden usw. In jeder Lage und Körperstellung kann er „sich selbst" fühlen. Normalerweise wird uns unser Körperschema nur dann bewußt, wenn die Sensoren besonders gereizt werden, z. B. wenn plötzlich ein kalter Wind über unsere Gesichtshaut streicht, die Wolljacke kratzt o. ä. Dennoch werden unzählige Informationen, z. B. Druck, Kälte usw., an unser Gehirn gemeldet und so eine Vorstellung des Körperschemas erzeugt. Allerdings reagieren die Sensoren immer nur auf den Wechsel: Der eigene Körperdruck variiert durch unsere Bewegung, die Temperatur des Zimmers wechselt durch Zug oder durch Öffnen eines Fensters. Dieser Wechsel ist entscheidend für die Informationen ans Gehirn, das unser Körperschema aus diesen wechselnden Informationen zusammensetzt. Findet kein Wechsel statt, kommen keine Informationen über das Körperschema zustande. Wenn z. B. ein hochfrequenter Pfeifton erklingt, hören wir ihn zunächst. Bleibt er kontinuierlich, blendet unser Gehör diesen Ton aus und wir nehmen ihn nicht mehr wahr. Man nennt diese Möglichkeit der Ausblendung Adaptation, Gewöhnung. Diese Gewöhnung tritt auch dann ein, wenn der Patient auf einer sehr weichen Unterlage liegt. Irgend-

wann merkt er den Druck nicht mehr, und folglich kommen keine Informationen mehr an das Gehirn.

Es konnte gezeigt werden, daß Patienten, die lange auf einer sehr weichen Unterlage gelegen hatten und keine wechselnden Informationen mehr bekamen, ihr Körperschema verloren (Neander 1994) und Teile ihres Körpers nicht mehr wahrnehmen konnten (Abb. 12.**14**). Folglich bewegen sich die Patienten noch weniger.

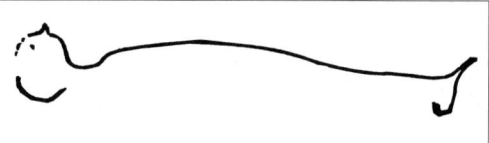

Abb. 12.**14** Veränderungen des Körperschemas. Ein Patient, der 12 Tage lang auf einem Mikroglaskugelbett lag, hat seine Körperumrisse gezeichnet. Es wird deutlich, daß die extreme Weichlagerung die Körperwahrnehmung des Patienten im Bereich des Rückens und des Sakrums erheblich reduziert.

Knobel (1994) faßt seine Untersuchungen an sog. superweichen Antidekubitusmatratzen wie folgt zusammen:

- Der Einsatz von SW-Matratzen darf nicht nur in der Wirkung auf den Auflagedruck beurteilt werden.
- Pflegende in der Pflegepraxis müssen über pflegerische Kriterien zum Einsatz der SW-Matratzen verfügen.
- Der Bewegungsaspekt und dessen Auswirkungen auf die Gesamtsituation der Patienten muß in die Beurteilung der Dekubitussituation und die Entscheidung über die Dekubitusprophylaxe einbezogen werden.
- Wenn der Einsatz von SW-Matratzen unerläßlich sein sollte, müssen Maßnahmen zur Begrenzung der Aus- und Nebenwirkungen dieser Intervention getroffen werden.

Regelmäßige Hautpflege und Umlagerung sind auch notwendig, damit die wechselnden Informationen an die Hautrezeptoren angeboten werden können. Aspekte der basalen Stimulation (Bienstein u. Fröhlich 1991) gewinnen hier praktische Bedeutung und können in diesem Zusammenhang in die pflegerische Praxis integriert werden.

Lagerungsintervall

Wie bereits betont ist es sehr wichtig, den Patienten regelmäßig umzulagern, nicht nur zur Dekubitusprophylaxe und zur Aufrechterhaltung einer guten Hautdurchblutung, sondern eben auch, um die Nebenwirkungen einer Weichlagerung möglichst gering zu halten. Darüber hinaus ist die regelmäßige Umlagerung dringend erforderlich, um Atmung, Kreislauf, Blase und den Bewegungsapparat in Gang zu halten und dem Patienten Reize für die optische, akustische und sonstige Orientierung zu geben. Diese Orientierung ist besonders bei vorwiegend bettlägrigen Patienten zu fördern und wird in der Praxis oftmals vernachlässigt.

Dennoch ist das 2stündige Intervall in der Praxis kaum zu realisieren.

> **!** Das Lagerungsintervall muß individuell angepaßt werden: Wenn nach 2stündiger Druckbelastung die Haut des Patienten nicht rot ist, kann es vielleicht verlängert werden.

Allerdings muß in der Pflegedokumentation notiert werden, daß nach 2 Stunden Druckbelastung die Haut nicht gerötet war. So kann es kommen, daß das Intervall vielleicht auf 3 oder 4 Stunden ausgedehnt werden kann.

> **!** Völlig unterbleiben kann die Lagerung allerdings nicht!

Vermeidung von Scherkräften

Die Scherkräfte haben einen großen Einfluß auf die Entstehung eines Dekubitus. Doch wie lassen sie sich verhindern oder zumindest vermindern?

Schonende Lagerung

Pflegende müssen lernen, wie ein Patient im Bett oder Stuhl bewegt werden kann, ohne daß sie den passiven Patienten über die Matratze zerren oder im Stuhl hochziehen. Die Grundlagen der Kinäs-

thetik (S. 143 ff.) (Hatch u. Maietta 1994) bieten hier Ansätze, die sowohl für den Patienten als auch für den Pflegenden von großer Bedeutung sind.

Einsatz von Fellen

Felle reduzieren nicht den Auflagedruck und sind somit als „Weichlagerung" nicht zu gebrauchen. Sie haben aber einen unschätzbaren Vorteil, wenn sie zur Reduzierung der Scherkräfte eingesetzt werden; dabei ist es zunächst nebensächlich, ob es synthetische oder echte Felle sind, sofern sie möglichst flauschig sind.

Die einzelnen Haare eines Fells ermöglichen die Reduzierung der Scherkräfte, wobei es wichtig ist, daß der Patient über das Fell „gleiten" kann. Insofern gehören Felle unter die Fersen oder in den Sessel, in dem der Patient sitzt. Keinen Effekt haben die Fersen-, Hacken- oder Ellenbogenschoner aus Fell, die am Patienten befestigt werden. Dies wurde bereits von der CBO (Centraal Begleidingorganisorgaan voor de Interecollegiale Toetsing) bestätigt.

Anforderungen an Antidekubitusmatratzen

Bisher wurden kurz die verschiedenen Lagerungssysteme vorgestellt. Als vorrangiges Kriterium der Entscheidung für oder gegen eine Matratze oder ein System ist die Druckentlastung zu berücksichtigen. Es liegt aber auf der Hand, daß bei vergleichbaren Systemen weitere Details berücksichtigt werden müssen, wie sie in der Checkliste Tab. 12.**1** zusammengefaßt wurden.

Folgende grundsätzliche Überlegungen sollten angestellt werden, bevor man sich um technische Details der Lagerungshilfsmittel kümmert.

Indikation(en) prüfen

Welches Problem steht bei dem Patienten im Vordergrund?

- Schwitzt der Patient stark, oder verliert er z. B. aufgrund eines Luell-Syndroms enorme Flüssigkeitsmengen über die Haut, und das Lagerungshilfsmittel soll den Patienten trockenhalten?

Tabelle 12.1 Checkliste Anforderungsprofil an Lagerungshilfsmittel

Läßt sich das Hilfsmittel in jedes normale Krankenhausbett legen?
☐ problemlos
☐ Hilfsmittel zu lang
☐ Hilfsmittel zu kurz

Läßt sich das Krankenhausbett mit Hilfsmitteln verändern?
☐ ja
☐ Kopfteil nicht veränderbar
☐ Fußteil nicht veränderbar

Kann sich der Patient auf dem Hilfsmittel frei bewegen?
☐ problemlos
☐ Patient kann sich nur mit Mühe frei bewegen
☐ Patient benötigt Unterstützung

Wie verändert das Hilfsmittel die Höhe des Bettes?
☐ das Hilfsmittel wird alternativ zur normalen Matratze ins Bett gelegt; keine Veränderung der Höhe des Bettes
☐ das Hilfsmittel wird auf die normale Matratze ins Bett gelegt und verändert die Höhe des Bettes erheblich
☐ das Hilfsmittel ist sehr dünn, wird auf die normale Matratze gelegt und verändert die Höhe des Bettes kaum

Wie ist die Geräuschentwicklung des Hilfsmittels (Motor, Gebläse etc.)?
☐ keine Geräuschentwicklung
☐ geringe Geräuschentwicklung
☐ hohe Geräuschentwicklung

Platzbedarf des Hilfsmittels (einschließlich Motor, Gebläse etc.)
☐ Gerät benötigt keinen zusätzlichen Platz
☐ Gerät benötigt zusätzlichen Platz und ist daher für ein Mehrbettzimmer ungeeignet
☐ Gerät benötigt zusätzlichen Platz, ist aber trotzdem im Mehrbettzimmer problemlos aufstellbar

Bedienung durch das Pflegepersonal (Mehrfachantworten)
☐ einfach
☐ zu aufwendig
☐ umständliche Erläuterungen
☐ keine deutschen Erklärungen

Alarmfunktion (Pfeifton u. ä.)
☐ eindeutige Alarmfunktion
☐ keine Alarmfunktion
☐ mehrdeutige Alarmfunktion

Auflagedruck
☐ durch Manometer einstell- und ablesbar
☐ nach Angaben des Herstellers automatisch angepaßt
☐ kann nur durch den Vertreiber auf der Station eingestellt werden

Druckentlastung
☐ durch klinische Untersuchungen belegt (Publikationen liegen in Deutsch vor)
☐ durch Untersuchungen angeblich belegt (Untersuchungen liegen nicht vor)
☐ Hersteller/Vertreiber haben keine Untersuchungsergebnisse vorgelegt

Fortsetzung ▶

Tabelle 12.**1** (Fortsetzung)

Gewicht des Hilfsmittels
☐ Gerät durch eine Person zu tragen
☐ Gerät nur mit zwei Personen zu tragen
☐ Gerät ist sehr schwer, nicht zu tragen

Indikationsstellung
☐ eindeutig nur zur Dekubitusprophylaxe
☐ Prophylaxe und Therapie
☐ andere Diagnosen stehen eigentlich im Vordergrund

Reinigung/Desinfektion
☐ Desinfektion ist möglich, muß vom Anlieferer durchgeführt werden
☐ normale Wischdesinfektion
☐ autoklavierbar

Kauf/Miete
☐ Hilfsmittel muß gemietet werden
☐ Hilfsmittel kann gekauft werden
☐ Hilfsmittel kann sowohl gemietet als auch gekauft werden

Liefertermine
☐ Anlieferung erfolgt innerhalb von < 24 Stunden
☐ Anlieferung erfolgt innerhalb von 24 Stunden
☐ Anlieferung dauert länger als 24 Stunden

Reparatur/Service
☐ Hilfsmittel ist nicht zu reparieren
☐ Hilfsmittel kann vor Ort von Firmenfachleuten repariert werden
☐ Hilfsmittel muß ausgetauscht werden

Diese (erweiterbare) Checkliste wurde von Seminarteilnehmern erarbeitet und immer wieder modifiziert. Sie dient vor allem dazu, Angebote zu vergleichen und die Gespräche mit Außendienstmitarbeitern zu strukturieren. Diese Liste ist weder vollständig noch für alle Arbeitsbereiche der Kranken- und Altenpflege direkt einsetzbar.

- Hat der Patient starke, septische Temperaturen, und soll das Lagerungshilfsmittel gleichzeitig zur Kühlung benutzt werden?
- Hat der Patient einen Apoplex, und ist ggf. die Weichlagerung hier eher kontraindiziert?
- Darf der Patient aus medizinischen Gründen nicht umgelagert werden, und benötigt er deshalb einen möglichst sicheren Schutz?
- Kann und soll der Patient mobilisiert werden, und hindert ihn das Lagerungshilfsmittel vielleicht eher daran?

Ab wann soll der Patient ein Lagerungshilfsmittel bekommen?

Hier spielt die Einschätzung des Gefährdungsgrades des Patienten eine enorme Rolle. Auch wenn es bisher nicht gelungen ist, eine Abstufung der Gefährdung im Sinne von „stark gefährdet", „mäßig gefährdet" und „leicht gefährdet" international zu belegen, versuchen manche Firmen, ihr Lagerungshilfsmittelangebot für bestimmte Gefährdungsstufen anzubieten. Erstaunlicherweise haben die Firmen dann auch für jede Gefährdungsstufe ein entsprechendes Hilfsmittel.

Es lohnt sich sicher, gerade für die sehr aufwendigen und teuren Systeme genaue Kriterienkataloge zu entwickeln, die darlegen, wann welcher Patient welches System erhält. Dies erspart die jeweils neue Diskussion und Auseinandersetzung mit Ärzten und Verwaltung und macht die entstehenden Kosten transparent.

Wer entscheidet über den Einsatz von Hilfsmitteln?

Gerade bei den teuren Systemen behalten sich oftmals Mediziner und Verwaltungsleiter die Entscheidung vor. Da seit 1996 die leitenden Ärzte nach dem Krankenhausstrukturgesetz auch die Budgetverantwortung übernommen haben, ist neuer Zündstoff vorhanden, weil – wie bereits zu beobachten – die angeblich hohen Kosten für Lagerungshilfsmittel eingespart werden. Um diesen endlosen Debatten möglichst frühzeitig ein effektives Management entgegensetzen zu können, sind die schon erwähnten Kriterienkataloge besonders wichtig.

Kauf oder Miete?

Diese Entscheidung fällt nur bei den teuren Systemen an. Erfahrungen mit einigen Kliniken zeigen, daß bei vorliegenden Kriterienkatalogen recht gut abgeschätzt werden kann, wieviele Systeme grundsätzlich benötigt werden und wieviele Systeme ggfs. zusätzlich bei Bedarf angemietet werden müssen.

Hier ist auf die „Knebelverträge" zu verweisen: Es darf vielleicht als kaufmännisch legitim gelten, wenn Firmen versuchen, durch absolute Niedrigpreise für ihre Produkte Exklusivverträge mit den Kliniken auszuhandeln. Ob dies fachlich begründet ist, darf bezweifelt werden. Denn wohl keine Firma hat eine Palette, die für jeden denkbaren Fall das entsprechende Produkt anbieten kann.

Es gibt Firmen, die noch „gefährlicher" vorgehen: Sie bieten den Klinikleitungen eine Bedarfsanalyse im Haus an, mit der die Patientengefährdung statistisch berechnet wird. Diese Analyse ist dann kostenlos, wenn anschließend ein Lieferungsvertrag mit der Firma abgeschlossen wird, andernfalls muß die Beratung (sehr teuer) bezahlt werden. Es kann aber nicht angehen, daß Firmen Bedarfsanalysen für Probleme erstellen, an denen sie anschließend verdienen.

■ Bett, Sessel und Stühle

■ Konzeption von Betten und deren Probleme

Das Bett und sein Zubehör hat wesentlichen Einfluß auf den Gesundungsprozeß des Patienten.

Wie wenig Beteiligung von Pflegenden an der Planung von Krankenhausbetten stattfindet, zeigt eine Untersuchung, nach der Bettenhersteller zwar individuelle Rückmeldungen von Pflegenden zu ihren Betten einholen, aber eine systematische pflegewissenschaftliche Beratung nicht nutzen.

Es ist damit weiterhin möglich, daß Betten konstruiert werden, die weder über eine physiologische Rückenliegefläche verfügen, noch über einen variabel dem Patienten anzupassenden Knieknick.

Der Mensch hat seine größte Beugemöglichkeit im Hüftgelenk, d. h., der Brustkorb und das Becken können sich nicht beugen, wenn nicht gleichzeitig die Hüfte mitgebeugt wird. Bei den vorhandenen Betten gliedert sich die Liegefläche jedoch in einen kleineren Oberkörper- und einen größeren Unterkörperteil (Abb. 12.**15**), ein Fehler, der auch beim Vergleich der biometrischen Maße des Menschen sichtbar wird (Abb. 12.**16**).

Abb. 12.**17** verdeutlicht das Problem noch am praktischen Beispiel. In Abb. 12.**17a** wird der Liegende in Beckenkammhöhe gebeugt und nicht in der beugungsfähigen Hüfte. Dadurch erhöht sich der Impuls, zum Fußende herunterzurutschen. Die Haut des Liegenden wird auf dem Rücken und im Gesäßbereich Richtung Kopf gestaucht (die Rückenhaut bleibt am Bett „haften", das Innere des Körpers verschiebt sich der Schwerkraft folgend nach unten). Bei der physiologischen Aufteilung der Liegefläche (Abb. 12.**17b**) tritt dieses Problem nicht auf.

■ Folgen der Konzeptionsmängel

Die unphysiologische Teilung führt zu folgenden Problemen:

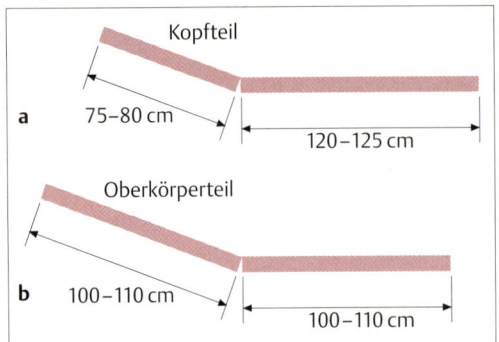

a
Kopfteil
75–80 cm
120–125 cm

b
Oberkörperteil
100–110 cm
100–110 cm

Abb. 12.**15** Liegeflächenaufteilung. **a** Unphysiologische Aufteilung an den vorhandenen Betten, **b** Eine an den menschlichen Körpermaßen orientierte Liegefläche müßte 50:50 aufgeteilt sein.

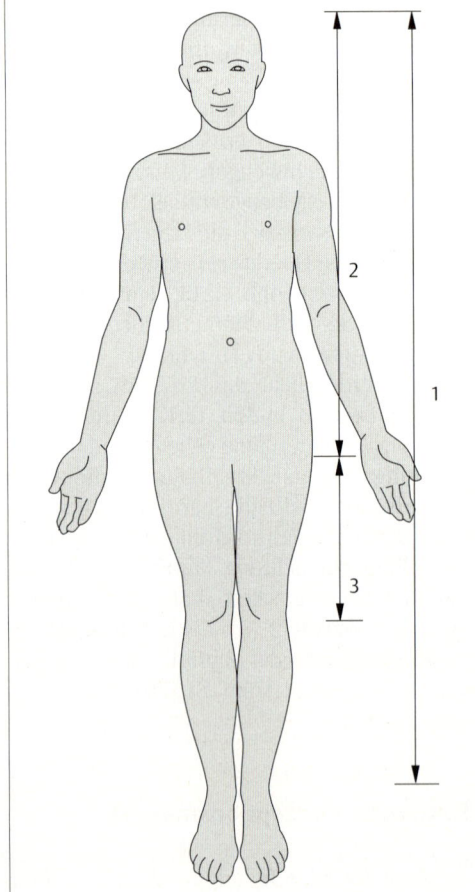

Abb. 12.**16** Die biometrischen Maße des Menschen. Mann: 1 = ∅ 182 cm, 2 = ∅ 53% (45–63%), 3 = ∅ 18% (13–26%). Frau: 1 = ∅ 170 cm, 2 = ∅ 51% (47–49%), 3 = ∅ 19% (13–26%).

- Erhöhung des Drucks auf das Gesäß bei erhöhtem Oberkörper (Abb. 12.**18**, 12.**19**),
- Einschränkung der Bewegungsfähigkeit und Verkleinerung der Bewegungsräume (Zwischenräume, wie z. B. Taille),
- Atemvolumenverluste bis zu 41% (Frauenknecht u. Wirth-Kreuzig 1992) (Abb. 12.**20**),
- Erhöhung des Dekubitusrisikos,
- Erschwerung der Nahrungsaufnahme (Lackner u. Mitarb. 1990),
- Zunahme von Rückenschmerzen,
- Impulsgebung der Streckmuskeln führt zur Erhöhung des Gesamtspannungstonus,
- Thrombosegefährdung.

Durch die geringe Adaptation des Körpers an die Unterlage (man kann sich an einer anatomisch starren Stelle nicht beugen), besonders unterhalb der Schulterblätter bis zum Sakralbereich, wird das Körpergewicht auf eine kleinere Hautoberfläche verteilt. Das bedeutet einen massiven Druckanstieg auf das Gefäßsystem und dadurch Reduktion der Durchblutung gerade an den hochgradig gefährdeten Körperstellen Schulterblätter und Sakralbereich.

Übung

Legen Sie sich flach auf den Rücken, und verteilen vier Personenwaagen (vorher haben Sie alle Waagen aufeinander abgestimmt) so unter die gesamte aufliegende Partie, daß
- Kopf,
- Thorax (Schulterblatthöhe),
- Becken (Steißbeinhöhe),
- Fersen
je auf einer Waage gelagert sind.
Sie können nun eine „Normgewichtsverteilung" feststellen (trotz ähnlicher Gewichtsverhältnisse ist diese von Mensch zu Mensch immer unterschiedlich; manche Menschen tragen ihr Gewicht mehr über das Becken, andere über den Kopf usw.).
Heben Sie nun den Kopf an, Sie sehen, wie weniger Körperoberfläche mehr Gewicht tragen muß. Je weiter Sie sich aufsetzen, um so deutlicher nimmt das Gewicht am Gesäß und an den Fersen zu.

Je mehr im Sitzen der Rücken aufliegt und Kontakt im Bett hat, desto mehr kann Gewicht (und damit Druck) vom Rücken mitgetragen werden, die Druckverteilung ist effektiver.
Dadurch erreicht der Patient eine größere Selbständigkeit, Fähigkeiten werden geübt, und der

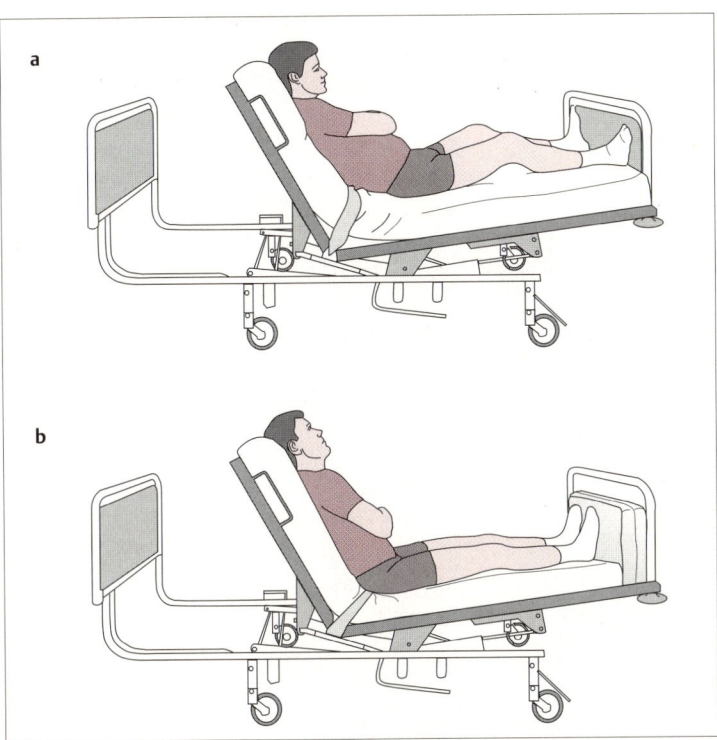

Abb. 12.**17** Unphysiologisch (**a**) und physiologisch (**b**) aufgeteilte Liegefläche eines Bettes mit den entsprechenden Auswirkungen.

Abb. 12.**18** Druckverteilung bei 35° Beugung. **a** Unphysiologische Brustbeugung. Das Hüftgelenk liegt nicht in der Knickstelle des Bettes. **b** Physiologische Hüftbeugung. Das Hüftgelenk liegt in der Knickstelle des Bettes.

▼

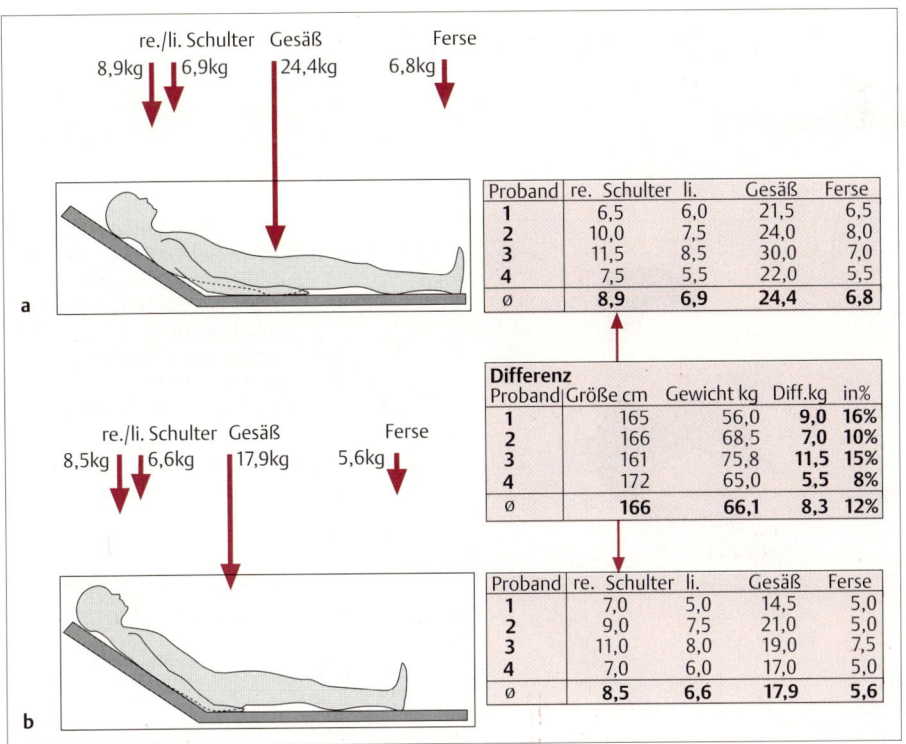

a

re./li. Schulter Gesäß   Ferse
8,9kg 6,9kg 24,4kg   6,8kg

Proband	re. Schulter li.		Gesäß	Ferse
1	6,5	6,0	21,5	6,5
2	10,0	7,5	24,0	8,0
3	11,5	8,5	30,0	7,0
4	7,5	5,5	22,0	5,5
ø	**8,9**	**6,9**	**24,4**	**6,8**

Differenz				
Proband	Größe cm	Gewicht kg	Diff.kg	in%
1	165	56,0	**9,0**	**16%**
2	166	68,5	**7,0**	**10%**
3	161	75,8	**11,5**	**15%**
4	172	65,0	**5,5**	**8%**
ø	**166**	**66,1**	**8,3**	**12%**

b

re./li. Schulter Gesäß   Ferse
8,5kg 6,6kg 17,9kg   5,6kg

Proband	re. Schulter li.		Gesäß	Ferse
1	7,0	5,0	14,5	5,0
2	9,0	7,5	21,0	5,0
3	11,0	8,0	19,0	7,5
4	7,0	6,0	17,0	5,0
ø	**8,5**	**6,6**	**17,9**	**5,6**

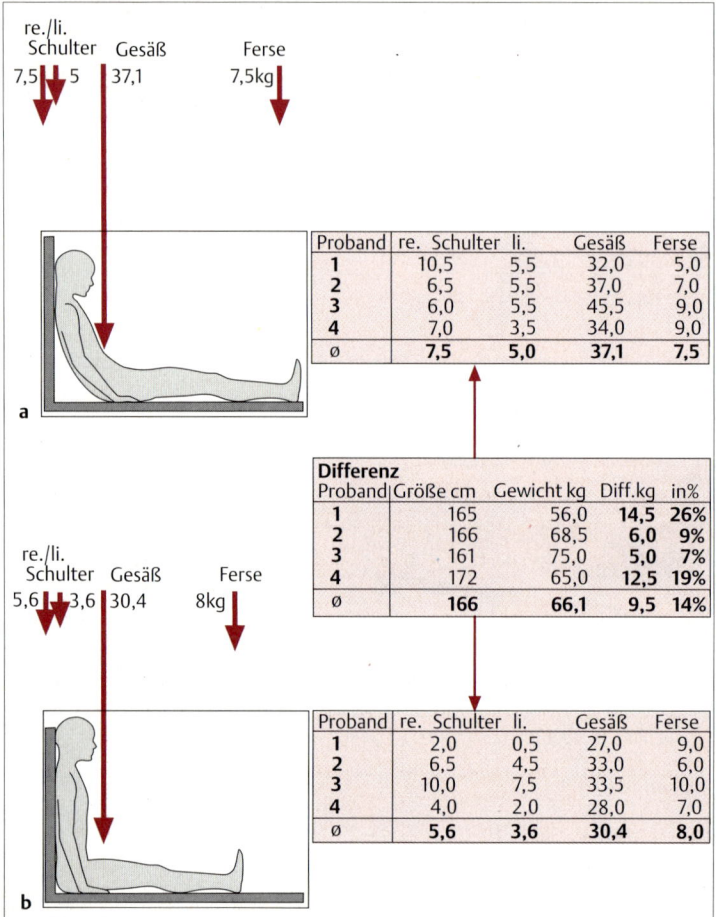

re./li.
Schulter Gesäß   Ferse
7,5 ▮ 5 │37,1   7,5kg▮

Proband	re. Schulter	li.	Gesäß	Ferse
1	10,5	5,5	32,0	5,0
2	6,5	5,5	37,0	7,0
3	6,0	5,5	45,5	9,0
4	7,0	3,5	34,0	9,0
ø	**7,5**	**5,0**	**37,1**	**7,5**

a

Differenz				
Proband	Größe cm	Gewicht kg	Diff.kg	in%
1	165	56,0	**14,5**	**26%**
2	166	68,5	**6,0**	**9%**
3	161	75,0	**5,0**	**7%**
4	172	65,0	**12,5**	**19%**
ø	**166**	**66,1**	**9,5**	**14%**

re./li.
Schulter Gesäß   Ferse
5,6 ▮ 3,6 │30,4   8kg▮

Proband	re. Schulter	li.	Gesäß	Ferse
1	2,0	0,5	27,0	9,0
2	6,5	4,5	33,0	6,0
3	10,0	7,5	33,5	10,0
4	4,0	2,0	28,0	7,0
ø	**5,6**	**3,6**	**30,4**	**8,0**

b

Abb. 12.19 Druckverteilung bei 90° Beugung. **a** Unphysiologische Brustbeugung. Das Hüftgelenk liegt nicht in der Knickstelle des Bettes. **b** Physiologische Hüftbeugung. Das Hüftgelenk liegt in der Knickstelle des Bettes.

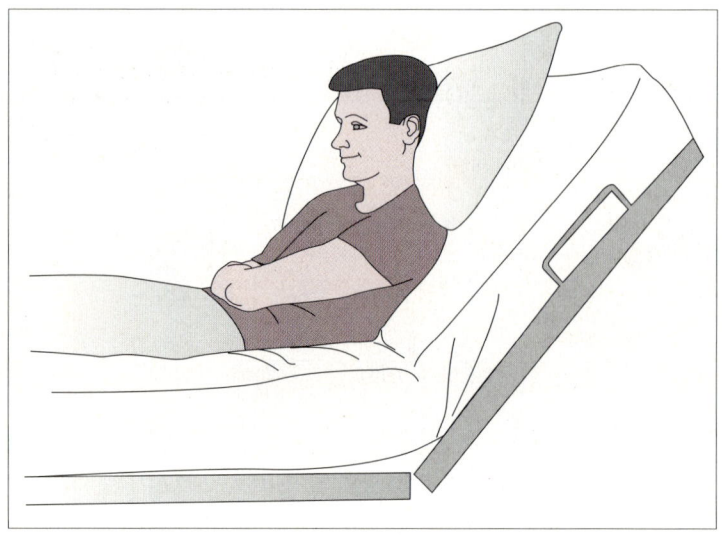

Abb. 12.20 Verringerung des Atemvolumens. Besonders bei großen Patienten wirkt sich die unphysiologische Bettflächenaufteilung gefährdend aus: Die Beugung setzt bereits im BWS-Bereich an und hat eine deutliche Thoraxverkleinerung zur Folge.

Patient kann aktiver an allem teilnehmen, sein Spannungstonus wird physiologisch unterstützt, und er rutscht nicht so leicht herunter. Ein negatives Beispiel zeigt Abb. 12.**21**.

Anforderungen an die Rückenfläche

Inzwischen bietet die Industrie Betten an, deren Liegefläche an der physiologischen Beugefähigkeit des Menschen orientiert ist. Sehr engagiert arbeitete die erste Firma an einem veränderten *Regelbett* und brachte dieses 1992 auf den Markt (Abb. 12.**22**).

Weitere Hersteller klinkten sich inzwischen in die laufende Diskussion ein und paßten ihre Betten den formulierten Anforderungen an. Noch weit zurück liegt z.Z. die Veränderung der Hauspflegebetten. Gerade in der häuslichen Pflege ist es erforderlich, sämtliche Gefahren zu minimieren, die einen Dekubitus fördern könnten. Hier ist der zu Pflegende über Stunden einer gleichbleibenden Lagerung ausgesetzt.

Sessel, Stuhl, Rollstuhl

In zwei Untersuchungen (Lesser 1992, Salewski 1992) konnte festgestellt werden, daß die gebräuchlichen Sessel für die jetzige Generation alter Menschen (Körperhöhe ca. 160 bzw. 172 cm)

eine unphysiologische Sitzsituation bewirken. Eine Sitztiefe von 52–58 cm führt zu einer „Fixierung" des Patienten und erschwert damit Bewegung im Sitzen (besonders des Gesäßbereiches). Bei mangelndem Bodenkontakt rutschen die Patienten nach vorne und folgen dem Gewicht ihrer Beine. Dies führt wiederum zu einer mangelnden Gewichtsverteilung über die Haut. Besonders Schulterblätter, Steißbein und Sitzbeinhöcker werden belastet. Damit ist eine rasche Dekubitusentwicklung vorprogrammiert. Ein maßgerechter Sessel dagegen ermöglicht jederzeit eine Veränderung der Position (Abb. 12.**23**).

Es muß davon ausgegangen werden, daß in der sitzenden Position ein dreifaches Dekubitusrisiko für den Sitzbeinhöcker- und Steißbeinbereich entsteht. Das bedeutet, daß statt 2- bis 3stündlichem Lagerungswechsel eine regelmäßige Druckentlastung (komplette Druckentlastung) alle 45 Minuten erforderlich ist, besonders bei kachektischen Personen (S.65f.). Querschnittgelähmte Menschen werden angehalten, eine Druckentlastung im Rhythmus von 10–15 Minuten vorzunehmen, da bei ihnen der Muskeltonus entweder komplett reduziert oder pathologisch angespannt ist und der Sensibilitätsverlust erschwerend hinzutritt.

Übung

Verdeutlichung der unterschiedlichen Gewichtsbelastung der Haut:

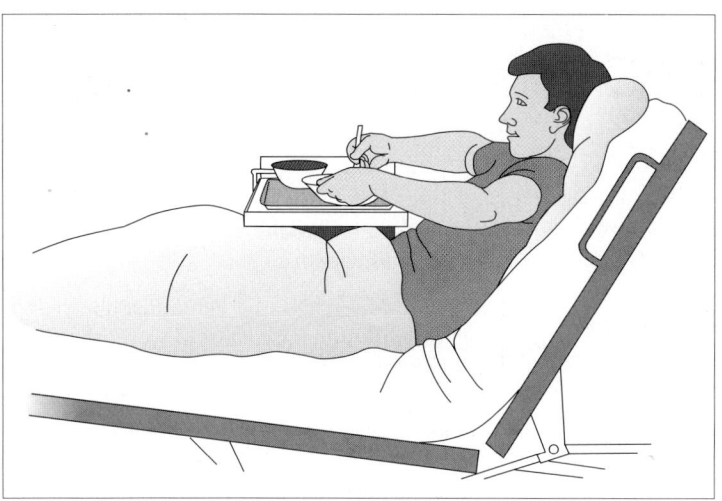

Abb. 12.**21** Hier werden Schultergelenk und Arme in ihrer Bewegung deutlich beeinträchtigt.

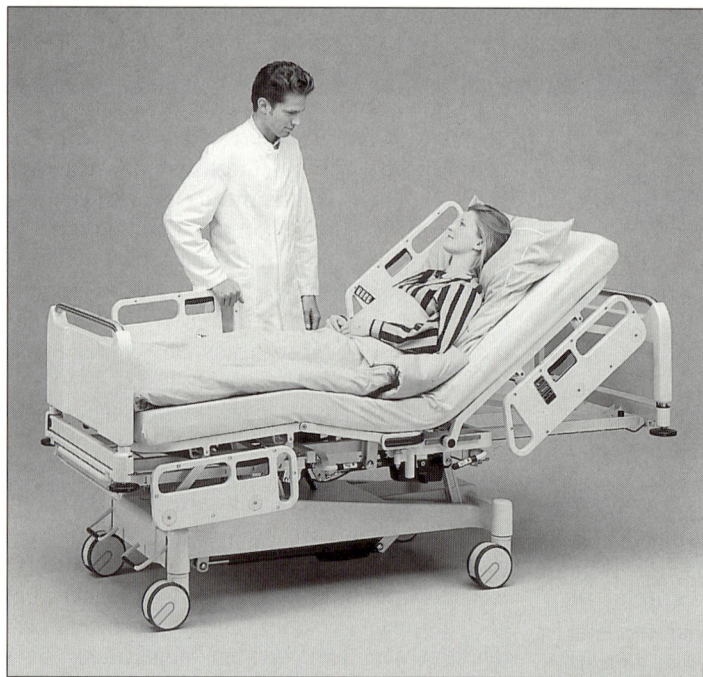

Abb. 12.**22** Zwei Betten mit deutlich verlängerten Rücken-lehnen (Fotos: Fa. J. Stiegel-meyer, Herford).

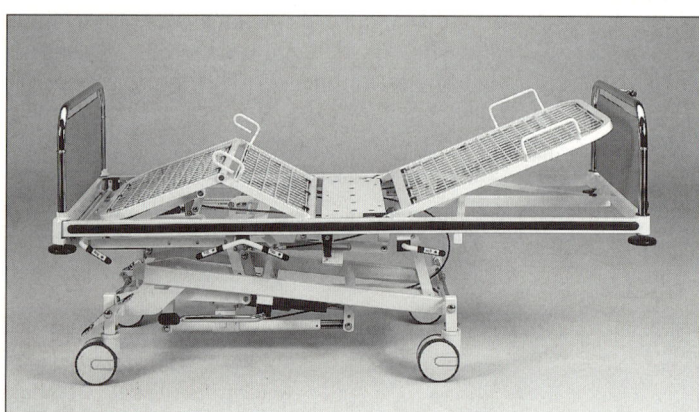

Errechnen Sie Ihre aufliegende Körperoberfläche sowie Gewicht bzw. Druck pro cm² Haut im Liegen sowie im Sitzen.
Wie groß sind Sie?
Wie schwer sind Sie?
Ca. 45% Ihres Gewichts liegen im Liegen auf. *Beispiel:*
Größe 165 cm, Gewicht 62 kg
Liegen: 90,75 cm² ~ 0,68 kg/cm²,
Sitzen: 30,25 cm² ~ 2,05 kg/cm².

Die Übung verdeutlicht, daß im Sitzen mehr als dreimal soviel Gewicht von der Haut getragen werden muß wie im Liegen.

Sitzende Menschen, die keine Eigenbewegungen durchführen können, sind wesentlich stärker dekubitusgefährdet.

Besonders wenige Ergebnisse liegen zum Sitzen auf dem Stuhl und zur Auswirkung von Toiletten-stühlen auf die Entstehung eines Dekubitus vor. Es

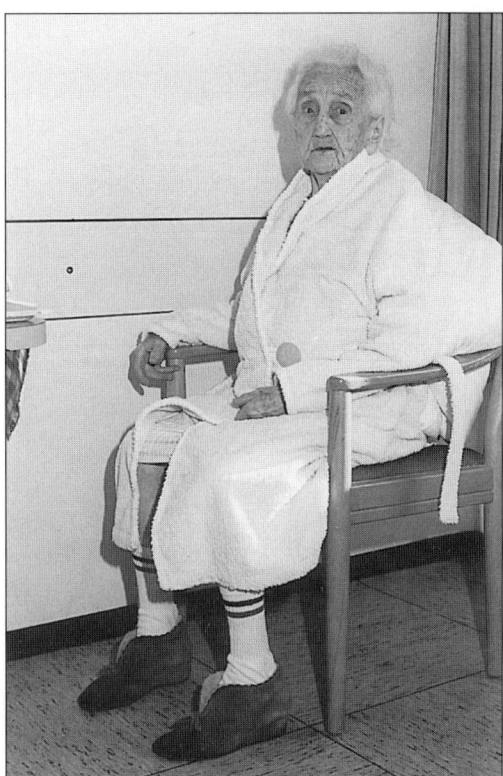

Abb. 12.**23** Diese alte Dame kann auf dem Sessel mit einer kurzen Lehne von weniger als 49 cm und einer optimalen Sitzhöhe sehr rasch ihre Position verändern (Foto: Ansgar Schürenberg).

werden hierzu Forschungen notwendig, damit diese Möbel bewußter eingesetzt werden können.

Operationstische

Kann ein Dekubitus bereits im Operationssaal entstehen?

Diese Frage kann – bevor die Antwort näher begründet wird – mit einem klaren Ja beantwortet werden. Untersuchungen zeigen, daß die Auflagedrücke auf den Operationstischen sehr hoch sind; und die zunehmend längeren Operationszeiten, in denen der Patient unbeweglich auf den harten Unterlagen liegt, bedingen eine vermutlich hohe, wenn auch nie genauer untersuchte Entstehungsrate von Dekubitalgeschwüren. Scott

u. Oteen beschrieben 1967 bereits den Zusammenhang zwischen Operationstischhärte und entstandenen Dekubitalgeschwüren. Vermillion wies 1990 darauf hin, daß die Patienten, die im Operationssaal einen Dekubitus bekamen, mittels Risikoskala nicht zu ermitteln waren. Nach ihren Angaben entwickelte sich der Dekubitus in der Regel am 2. postoperativen Tag und heilte frühestens 12–14 Tage nach der Operation ab.

Druckreduktion durch Lagerungshilfsmittel

Erste Untersuchungen, die sich im deutschsprachigen Raum mit dem Problem beschäftigen, sollen hier zusammenfassend dargestellt und diskutiert werden.

In der eigenen Untersuchung (Neander u. Mitarb. 1989) wurden mit dem Meßsystem vom Institut für Bewegungswissenschaften der Universität Münster die Auflagedrücke gemessen. Das System besteht aus einer flexiblen Sensormatte, in die 512 Sensoren eingearbeitet sind, die kraftabhängig ihre Kapazität ändern. Über den gesamten Bereich der Belastbarkeit gesehen (3–100 bar) zeigte die Kraft-Kapazitäts-Kennlinie den Verlauf einer e-Funktion. Die Sensoren waren im Hinblick auf die Schaltung des Interface matrixförmig zusammengefaßt und auf ein dehnbares Tuch geklebt. Die Kondensatoranschlüsse wurden Zeilen bzw. Spalten zugeordnet. Wegen der hohen Kapazität von etwa 10 nF (Nanofarad) konnte die Verbindung durch nichtabgeschirmte Drähte von 0,1–0,3 mm Leiterdurchmesser erfolgen, wodurch die Matte sehr flexibel war. Interface, Computer und Software ermöglichten eine Darstellung der Meßergebnisse in Form eines 70stufigen Farb- und Zeichenkodes bzw. eines 200stufigen Druckgebirges.

Die 20 männlichen und weiblichen Probanden im Alter zwischen 20 und 34 Jahren, 60–86 kg Körpergewicht bei Körpergrößen zwischen 160 und 190 cm, legten sich für jeweils vier Einzelmessungen pro Operationstisch bzw. Antidekubitusmatratze möglichst entspannt und ruhig in Rückenlage auf die Meßmatte.

Auf einem Operationstisch der Firma Blanco, der vollkommen waagerecht ausgerichtet war, wurden folgende Auflagen untersucht:

– Invatech (Hamburg): Sof-care-Operationstischauflage,
– Schülke & Mayr (Hamburg): Primamed-Anti-
dekubitus-Ganzkörperunterlage,
– Lück (Bocholt): Rhombo-fill-Operationstisch-
polster.

Der Operationstisch wurde waagerecht eingestellt, und die Operationstischauflagen wurden
nach Gebrauchsanweisung der Hersteller vorbereitet und auf den Operationstisch gelegt. Dann
wurde die Meßmatte darauf ausgebreitet und
nach den Angaben der Meßsystementwickler ka-
libriert. Anschließend legten sich die Probanden
entspannt auf die Unterlage, und die Messung
wurde durchgeführt. Der Meßvorgang wurde jeweils viermal wiederholt.

Die Ergebnisse

Die Abb. 12.**24a–d** zeigen exemplarisch die Ergebnisse eines Probanden. Die Farbkodierungen
können grob interpretiert werden (Tab. 12.**2**): Zu
der Untergrundfarbe eines Feldes, die eine bestimmte Druckgröße repräsentiert, wird die
im Feld stehende Ziffer addiert. Beispiel: rot
20 mmHg, Ziffer im Feld 7 mmHg: 20 + 7 =
27 mmHg. Dabei ist das Gesamtbild des Druck-
profils zu berücksichtigen. Einzelne Felder, die
von ihrer Umgebungsmessung auffallend stark
abweichen, sollten nicht überbewertet werden.
Die *Operationstische* zeigten eine sehr dichte, hohe Druckbelastung über dem gesamten Meßbe-
reich. Auflagedrücke bis in den violetten Farbbe-
reich, d. h. bis 70 mmHg, sind oftmals großflächig
anzutreffen (Abb. 12.**24a**).
Antidekubitusauflagen. Die Sof-care-Operationstischauflage wird wie eine Luftmatratze aufge-
pumpt und gewährleistet über die Profilgestal-
tung der Matratzenoberfläche eine Druckvertei-

Tabelle 12.2 Farbkodierungen der Untersuchungsergebnisse

Weißer Untergrund	9 mmHg
Gelber Untergrund	19 mmHg
Roter Untergrund	29 mmHg
Blauer Untergrund	39 mmHg
Grüner Untergrund	49 mmHg
Schwarzer Untergrund	59 mmHg
Violetter Untergrund	69 mmHg

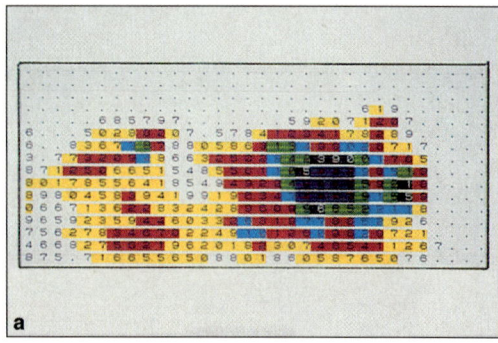

a

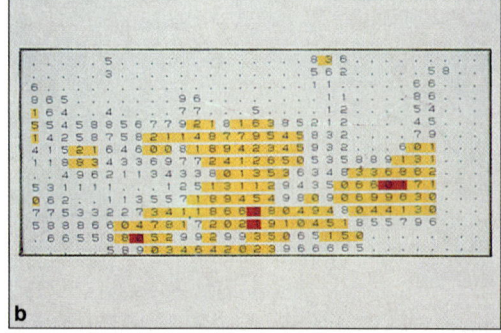

b

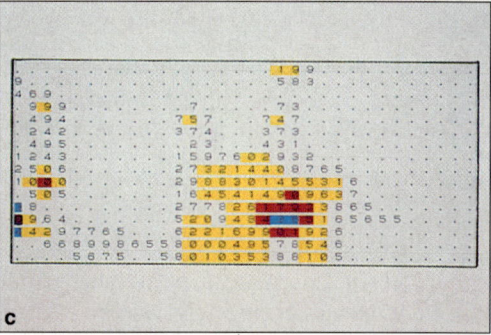

c

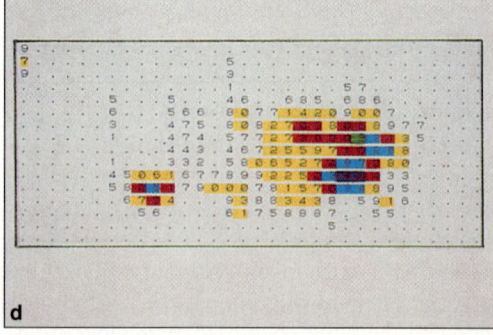

d

Abb. 12.24 a Auf dem Operationstisch entstehen Drük-
ke. **b–d** Druckminderung durch verschiedene Auflagen.
b Sof-care-Operationstischauflage, **c** Primamed-Antide-
kubitus-Ganzkörperunterlage,   **d**-Rhombo-fill-Opera-
tionstischpolster.

lung. Im wesentlichen sind hier Drücke im Bereich bis 20 mmHg über der gesamten Meßmatte erzielt worden. Das Gelkissen Primamed und die Operationstischauflage Rhombo-fill zeigten ähnlich gute Eigenschaften. Gelegentlich werden hier Druckbereiche bis zu 30 mmHg angetroffen (Abb. 12.**24b–d**).

Der Untersuchungsaufbau war in dieser ersten Studie relativ einfach gewählt und wurde bewußt ohne perkutane Sauerstoffdruckmessung durchgeführt. Eine Druckentlastung durch die geprüften Systeme scheint erreichbar zu sein.

In der Untersuchung von Strunk u. Osterbrink (1989) wurden Auflagedrücke und perkutane Sauerstoffdrücke an Patienten, die sich einem Herz-Thorax- oder gefäßchirurgischen Eingriff unterziehen mußten, gemessen. Die pneumatische Einpunktdruckmessung erfolgte an Hinterhaupt, Schulter, Kreuzbein und Fersen, die perkutane Sauerstoff- und Kohlendioxidmessung am Steißbein.

Strunk u. Osterbrink (1989) untersuchten ein Gelkissen (Reston-Kissen) und die Sof-care-Matratze. Die Auflagedrücke auf dem Operationstisch an den vier Punkten waren deutlich zu hoch und konnten durch den Einsatz der beiden Lagerungshilfsmittel um bis zu 60% reduziert werden; die Ischämiezeit (Messung von O_2 und CO_2-Druck) konnte um ca. 25% verkürzt werden.

Die perkutane Sauerstoffdruckmessung hat sich als Untersuchungsmethode zur Dekubitusprophylaxe mit Einschränkungen bewährt (S. 97). Es scheint aber mehr als fraglich, ob die Überprüfung der Effektivität von Lagerungshilfsmitteln im Operationssaal mittels dieser Methode sinnvoll ist, da schon bei gesunden Probanden unklar ist, wie tief der Sauerstoffdruck eigentlich absinken muß, um einen Dekubitus zu verursachen. Diese Frage ist erst recht für Patienten während einer Operation nicht zu beantworten. Abgesehen davon wird die Durchblutung der Haut außer von der Druckbelastung auch von den während der Operation entstehenden Gewebetemperaturen und den verwendeten Narkosemitteln u. ä. Faktoren beeinflußt. Tatsächlich kühlen Patienten während länger dauernder Operationen u. U. bis auf 32° C Kerntemperatur ab.

Sherman u. Mitarb. (1973) untersuchten ein Latexschaumstoff-Auflagesystem und ein wassergefülltes Polyurethanschaumstoffkissen hin-

sichtlich der Effektivität zur Dekubitusprophylaxe und bescheingten dem wassergefüllten Schaumstoffkissen eine signifikant bessere Wirkung als dem Latexschaumstoffsystem.

De Dyker (1988) berichtet vom Einsatz einer Operationstischauflage (Primamed) bei onkologischen Patientinnen in der Gynäkologie. Nach 75 operativen Eingriffen wiesen lediglich drei Patientinnen eine gerötete Hautstelle auf. Vor Einsatz dieses Lagerungshilfsmittels wurden bei 187 Patientinnen drei Drucknekrosen und zwei Dekubitalulzera beobachtet.

▪ Druckinduzierte Alopezie

Mehrere Autoren beschreiben eine druckinduzierte Alopezie nach Operationen (Lawson u. Estrellado 1976, Poma 1979, Thomson u. Estrellado 1962). Ganz offensichtlich kommt es nach einer Vielzahl von (gefäßchirurgischen?) Operationen zu einem kreisrunden Haarausfall (Alopezie), dem nur mit einer Weichlagerung begegnet werden kann. Osterbrink u. Strunk (1990) entwickelten aufgrund ausführlicher Untersuchungen ein aus Relaxschaum bestehendes Lagerungskissen, das zur Prophylaxe im Operationssaal eingesetzt werden kann.

Symptome der Alopezie:

- Druckschmerz am Hinterkopf,
- Schwellung durch lokales Ödem,
- seröse Exsudation,
- Krustenbildung und Ulzeration,
- Haarverlust.

Typischerweise stellen sich Druckschmerz, Schwellung und Exsudation in den ersten 3–8 Tagen postoperativ ein. Der Haarverlust kann bis 28 Tage nach der Operation auftreten; neue Haarspitzen wachsen oftmals nach 1–4 Monaten.

Zusammenfassend läßt sich feststellen, daß der Einsatz von Lagerungshilfsmitteln im Operationssaal dringend erforderlich ist. Die angebotenen Systeme bieten eine Druckentlastung an, die naturgemäß keine hundertprozentige Sicherheit bezüglich der Verhinderung eines Dekubitalgeschwürs bieten können, aber dennoch in den täglichen Routineeinsatz gehören.

Kombination von Lagerungshilfsmitteln und Wärmematten

Patienten kühlen intraoperativ aus. Aus diesem Grunde werden Wärmematten zwischen Patient und Operationstisch gelegt, um eine Auskühlung zu verhindern. Da sich die Risikofaktoren im Operationssaal bezüglich Auskühlung auf der einen und Dekubitusentstehung auf der anderen Seite überschneiden, erscheint die Kombination eines Heizsystems mit auflagedrucksenkenden Materialien zunächst sinnvoll. Unbeantwortet geblieben ist bisher allerdings die Frage, inwieweit die Lagerungshilfsmittel die Wärmezufuhr der Wärmematten eingrenzen oder (bei Anwendung ohne Heizsystem) dem Patienten sogar zusätzlich Wärme entziehen.

Bisher gibt es unseres Wissens keine Studie, die dieser Frage nachgeht. Eigene experimentelle Untersuchungen haben ergeben, daß die Wärmekapazität von Gelkissen derartig groß ist, daß auch nach längerer Zeit die Oberflächentemperatur des Kissens deutlich unter der eingestellten Temperatur des Heizsystems liegt. Die abgegebene Wärme wird von dem Gelmaterial über längere Zeit „geschluckt", ohne an den Patienten weitergegeben zu werden. Dies ändert sich auch nicht bei Abdeckung des Systems mit einer isolierenden Auflage. Dekubitusmaterialien, die aus Schaumstoff bestehen, haben wiederum eine stark isolierende Komponente, so daß die Wärme des Heizsystems ebenfalls nur geringfügig an den

Patienten weitergegeben wird. In beiden Fällen heizt zwar die Wärmematte selbst auf Temperaturen um 38° C; auf der dem Patienten zugewandten Seite des Lagerungshilfsmittels wurden aber erst nach 1,5 Stunden Vorwärmung maximal Temperaturen bei 32° C gemessen. Eine typische Meßkurve verdeutlicht diesen Sachverhalt (Abb. 12.**25**).

Darüber hinaus besteht bei Gelkissen aufgrund der hohen Wärmekapazität – zumindest theoretisch – die Gefahr, daß beim Einsatz ohne zusätzliches Heizsystem dem Patienten (bei gestörter Temperaturregulation) zusätzlich Wärme entzogen wird.

Sind also ernsthafte Probleme bezüglich einer Hypothermie zu erwarten, empfiehlt sich aus Sicht des Wärmeverhaltens der Materialien folgende Vorgehensweise:

- Schaumstoffmaterial ist aufgrund des isolierenden Effektes dann zu empfehlen, wenn keine zusätzliche Wärme zugeführt werden soll.
- Gelkissen sind aufgrund ihrer Wärmekapazität sinnvoll, wenn zusätzlich Wärme zugeführt werden muß. Aus thermophysikalischer Sicht ist eine langanhaltende Wärmeabgabe zu erwarten. Da jedoch zunächst das Problem in der genügenden Aufwärmung des Gels besteht, sind die Kissen in einem schnellwärmenden System (Wärmeschrank) auf Temperaturen von 36–38° C vorzuwärmen. Ideal und

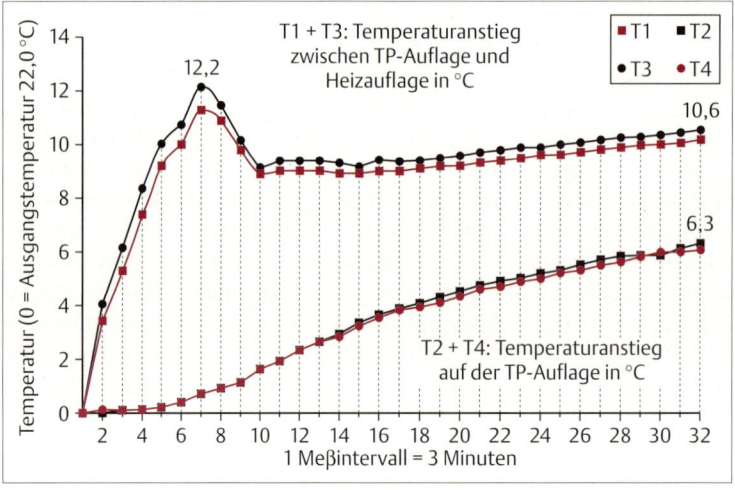

Abb. 12.**25** Batterieeffekt einer Trockenpolymerauflage.

wünschenswert wären letztendlich Heizsysteme, die der Wärmekapazität von Gelkissen technisch angepaßt sind und eine schnelle Aufheizphase des Antidekubitussystems sicherstellen.

- Über Luftkissen liegen noch keine Erkenntnisse zum Wärmeverhalten vor. Verschiedene Umstände, so z.B. die Reparaturanfälligkeit, die im Vergleich zu den anderen genannten Systemtypen nicht so stabile Lagerung und letztlich auch die Handhabung eines Gebläses (zum Füllen der Matratze) im Operationssaal geben vielen Verantwortlichen in der Praxis Anlaß zur Skepsis.

Neben den genannten Kriterien ist selbstverständlich die Realisierung möglichst niedriger Auflagedruckwerte in die Auswahlkriterien mit einzubeziehen.

Literatur

Bienstein, C.: Krankenbetten machen krank. Krankenpflege 44 (1990) 394–401

Bienstein, C., A. Fröhlich: Basale Stimulation in der Pflege. DBfK, Düsseldorf 1991

de Dyker, R.P.: Dekubitus-Prophylaxe in der Gynäkologie bei onkologischen Patientinnen. Krankenpflegejournal 26 (1988) 25

Frauenknecht, X., A. Wirth-Kreuzig: Das Pflegebett. Krankenpflege 46 (1992) 79–82

Hatch, F., L. Maietta, S. Schmidt: Kinästhetik, 3. Aufl. DBfK, Frankfurt 1994

Hatch, F.: Der Patientenaufrichter. Krankenpflege 47 (1993) 30–32

Knobel, S.: Wie man sich bettet, so bewegt man. Dipl.-Arb. 1994

Lawson, N.W., N.L. Mills, J.L. Ochsner: Occipital alopecia following cardiopulmonary bypass. J. thorac. cardivasc. Surg. 71 (1976) 342

Neander, K.-D., R. Birkenfeld: Die Effektivität von Antidekubitusmatratzen. Dtsch. Krankenpfl.-Z. 41 (1988) 443

Neander, K.-D., R. Birkenfeld, H.-J. Flohr: Dekubitusprophylaxe im Operationssaal. Dtsch. Krankenpfl.-Z. 42 (1989) 469

Neander, K.-D.: Zur praktischen Umsetzung pathophysiologischer Erkenntnisse. Krankenpflegejournal 30 (1992) 454

Neander, K.-D.: Praktische Umsetzung pathophysiologischer Erkenntnisse in der Dekubitusprophylaxe. Krankengymnastik 46 (1994) 877

Neander, K.-D., H.J. Flohr: Das Bettlaken als Faktor der Dekubitusentstehung. Chron. Wound Care 1 (1995)

Osterbrink, J.K., H. Strunk: Postoperative Druckstellen und Alopecia durch erhöhten Kopfauflagedruck während chirurgischer Eingriffe. Schwester/Pfl. 29 (1990) 941–944

Poma, P.A.: Pressure-induced alopecia. J. reprod. Med. 22 (1979) 219

Schobert, H.: Orthopädie des Sitzens. Springer, Berlin 1989

Shermann, G.S., S.D. Carr, L.M. Vistnes, P. Alto: Pressure, tissue ischemia and operating table pads. Arch. Surg. 107 (1973) 544

Scott, S.M., N.C. Oteen: Thermal blanket injury in the operating room. Arch. Surg. 94 (1967) 181

Strunk, H., J.K. Osterbrink: Druckschäden an der Haut in der Herz-/Thorax-/Gefäß-Chirurgie. Schwester/Pfl. 28 (1989) 382–383

Strunk, H., J.K. Osterbrink: Der Operationstisch als Risiko für Druckstellen. Schwester/Pfl. 29 (1990) 934–941

Thomson, N.B., R. Estrellado: Occurence of alopecia after open heart surgery. Arch. Surg. 85 (1962) 43

Vermillion, C.: Operating room acquired pressure ulcers. Dekubitus 3 (1990) 26

Wirth-Kreuzig, A.: Der Toilettenstuhl. Krankenpflege 46 (1992) 463

13 Hautpflege und Körperwahrnehmung

Christel Bienstein

- Anatomie und Physiologie der Haut
- Hautbeschaffenheit und Hauttyp
- Altershaut
- Hautanalyse
- Pflege der Haut
- Verwendung von Seifen
- Verwendung von Syndets
- Ganzkörperwaschungen
- Ölbäder
- Alkoholabreibungen
- Feuchtigkeit der Haut
- Anwendung von Cremes, Lotionen, Pasten usw.
- Hautpflege bei inkontinenten Patienten
- Kleidung und Bettwäsche

Zusammenfassung

Eine kompetente, auf den Patienten abgestimmte Hautpflege trägt zur Dekubitusverhütung einen wichtigen Teil bei. In diesem Kapitel wird die Hautsituation unter anatomischen, physiologischen sowie psychologischen Gesichtspunkten beschrieben. Dabei wird besonders den alltäglichen Pflegemaßnahmen der Hautinspektion, den Einreibungen und Waschungen Aufmerksamkeit gewidmet.

Skalen zur Hautanalyse wie auch die Analyse von Pflegemitteln stehen im Vordergrund.

Zu den alltäglichen Aufgaben der Pflege gehören die körperpflegenden Maßnahmen. Vielen Pflegenden ist die umfassende Bedeutung dieser Tätigkeiten nicht ausreichend bewußt. Körperpflege bei einem anderen (den Pflegenden zumeist fremden) Menschen durchführen zu dürfen, ist ein besonderes Privileg eines Berufsstandes. Die direkte Berührung der Haut, die Übernahme der Verantwortung für deren Zustand bedeutet nicht nur Waschen und Eincremen, sondern sie stellen eine direkte Kontaktaufnahme zu dem betroffenen Menschen her. Sie sind die *primäre Form der* *Beziehungspflege* und erreichen den anderen Menschen.

Anatomie und Physiologie der Haut

Die Haut ist das größte Sinnesorgan unseres Körpers (ca. 2 m²). Sie kann ebenso wie die Ohren ihre Wahrnehmungsfähigkeit nicht abschalten, sondern nimmt ständig Umgebungsreize auf. Besonders an der embryonalen Entwicklung wird mit der Entstehung des Menschen aus Keimblättern – Ektoderm, Entoderm und Mesoderm – die tiefe Verbindung der Haut mit dem Körperinneren deutlich. Aus dem Ektoderm entstehen die spätere Haut (Außenhaut), die Oberhaut (Epidermis) und das gesamte Nervengewebe sowie die Sinnesorgane. Das Entoderm liefert das Zellmaterial für die Verdauungsorgane. Das Mesodermgewebe bildet die Grundlage für die Skelettmuskulatur und die Unterhaut (Kutis und Subkutis).

Ebenso wie die Atmung stellt die Haut einen ständigen Kontakt zur Umwelt her; wir können uns den Einflüssen nicht entziehen (dies wird besonders bei Allergikern deutlich).

Die Haut baut sich aus Schichten auf, die sich im Lauf der Jahre verändern (Abb. 13.**1**).

Die *Schweiß*- und *Talgdrüsen* sorgen für das individuelle Hautmilieu. Der pH-Wert der Haut liegt im leicht sauren Bereich zwischen 4,6 und 6,0 pH. Etwa 2 g Talg bilden unsere Talgdrüsen täglich. Dieser Talg ist wasserlöslich und kann sich rasch über den Körper ausbreiten (3 cm/s). Er schützt die Haut vor Austrocknung. Im Alter nimmt die Talgproduktion deutlich ab, so daß die Haut weniger gegen Umwelteinflüsse geschützt ist.

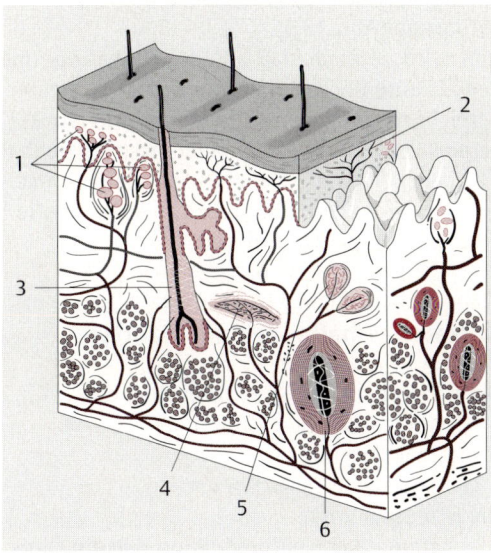

Abb. 13.**1** Haar und Nervenendigungen in der Haut.
1 Tastkörperchen
2 schmerzempfindliche freie Nervenendigungen
3 druck- und berührungsempfindliches Haarbalggeflecht
4 wärmeempfindliches Körperchen
5 kälteempfindliches Körperchen
6 druckempfindliches Lamellenkörperchen

Die Schweißdrüsen (endokrine und apokrine, ca. 2 Millionen am gesamten Körper) haben durch ihre Sekrete eine wärmeregulierende Funktion. Der Schweiß besteht zu 99 % aus Wasser und 1 % aus Kochsalz. Bis zu 2 l können täglich ausgeschieden werden (Durchschnitt 500 ml). Der Schweiß kann durch seine leicht saure Eigenschaft die Eiweißmoleküle der Bakterien zersetzen, die nicht als „eigene" Bakterien identifiziert wurden.

Die Haut hat eine eigene Keimbesiedlung, die sich je nach Körperregion unterschiedlich zusammensetzt. So ist am Gefäß- und Intimbereich eine Keimbesiedlung mit Staphylokokken, Corynebacterium, Acinetobacter, Flavobacterium und Pseudomonaden obligat. Diese Bakterien leben in einem symbioseartigen Zustand mit der Haut.

Der Schweiß und der Talg bilden den sog. Wasser-Lipid-Mantel der Haut. Es gibt für den einzelnen Menschen keine bessere Creme als die Talgabsonderung der eigenen Haut (Achenbach 1989). Besonders an der Käseschmiere des Neugeborenen wird deutlich, zu welcher Schutzfunktion der Talg in der Lage ist.

Die gesamte Hautfläche des Menschen ist behaart (es liegen Unterschiede zwischen Europäern und Afrikanern sowie Asiaten und Indianern vor).

Die *Haare der Haut* werden auf etwa 5 Millionen geschätzt und sind durch ihre Einbettung in den Haarfollikel von besonderer Bedeutung. Ihre Wachs- bzw. Strichrichtung läßt deutlich erkennen, wo sich die Schweißfurchen befinden (Abb. 13.**2**).

Der Haarwuchs verläuft in bestimmte Richtungen. Schon anhand dieser Wuchsrichtung ist zu erkennen, daß im Bereich des Anus die Keimbesiedlung des menschlichen Körpers am dichtesten ist.

Unter Berücksichtigung der Wuchsrichtung der Körperhaare kann eine *belebende* oder *beruhigende Stimulation* der Haut ausgelöst werden. Eine belebende Ganzkörperwaschung wird z. B. gegen die Wuchsrichtung der Körperbehaarung durchgeführt, während eine beruhigende Waschung ihr folgt.

Die *Meissner-Tastkörperchen* sind zuständig für feinste Druckempfindungen. So kann ein Mensch durch deren Kompression ausmachen, ob er auf Falten eines Bettlakens oder auf dem Katheter liegt.

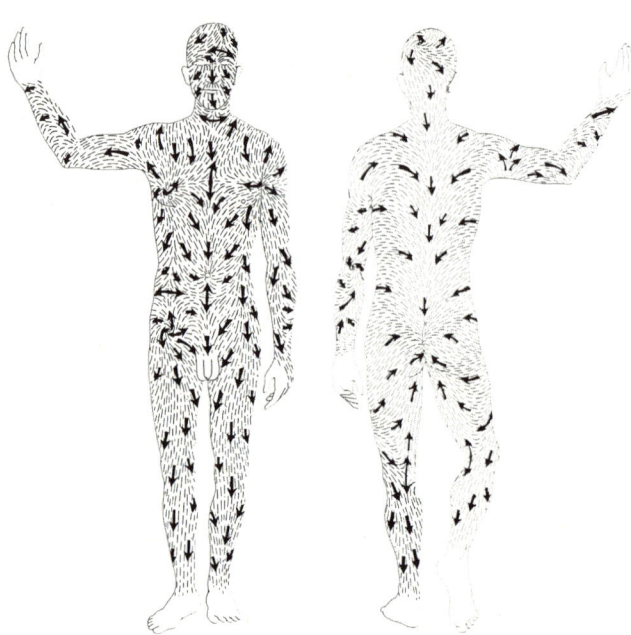

Abb. 13.**2** Die Wuchs-/Strichrichtung von etwa 5 Millionen Haaren am menschlichen Körper läßt erkennen, wo sich die Schweißfurchen befinden (Fa. Beiersdorf AG, Hamburg).

Mit der Alterung der Haut nimmt auch die Fähigkeit der Druckwahrnehmung ab. So kann man beobachten, daß alte Menschen oft stundenlang ohne eine sichtbare Druckausgleichbewegung sitzen.

Eine Untersuchung über Körperhygiene ergab, daß alte Menschen gern kräftig gewaschen werden oder z. B. eine Bürstenmassage schätzen. Der intensive Reiz gibt ihnen ein bewußteres Erleben ihres Körpers.

Bis heute konnte nicht eindeutig geklärt werden, ob die kindliche „Unruhe", d.h. die Unfähigkeit von Kindern, ruhig sitzen zu bleiben, u.a. nicht auch auf die hohe Sensibilität der Drucksensoren zurückgeführt werden kann. Kinder können nicht so ruhig stehen wie Erwachsene, da sie z.B. noch keine Hornhaut an den Füßen haben.

Die *Krause-Endkolben* dienen der Kälteempfindung. Die *Ruffini-Körperchen* sind Wärmerezeptoren, während die *Langerhans-Zellen* (freie Nervenzellen) für die Schmerzempfindung und die *Vater-Pacini-Körperchen* für das Tiefengefühl zuständig sind.

Die Verteilung der freien Nervenenden sowie der Vater-Pacini- und der Meissner-Tastkörperchen in der Haut ist nicht gleichmäßig dicht. Verschiebliche, weichere und beugerdominante Körperpartien sind wesentlich wahrnehmungsintensiver als die festen, streckerdominanten Körperpartien (Abb. 13.**3**).

Hier wird deutlich, daß z.B. der Hinterkopf und der gesamte Rücken ebenso wie der Trochanterbereich zu den *wahrnehmungsreduzierten Körperpartien* gehören und daher nachvollziehbar ist, daß hier häufig Dekubitusprobleme entstehen, da der Patient z.B. Drücke zu lange toleriert und/oder zu spät wahrnimmt.

■ Hautbeschaffenheit und Hauttyp

Die *normale* Haut ist gekennzeichnet durch
- Glätte und Geschmeidigkeit,
- filigrane Poren,
- Glanz, ohne fettig zu wirken.

Die *fette* Haut wirkt
- bei starker Schweißproduktion wie ein Ölteppich,
- bei verringerter Schweißproduktion wie mit fettigen Schuppen übersät.

Die *trockene* Haut zeigt sich
- glanzlos, matt,
- Poren nicht sichtbar,
- Oberfläche wirkt dünn und oft gespannt.

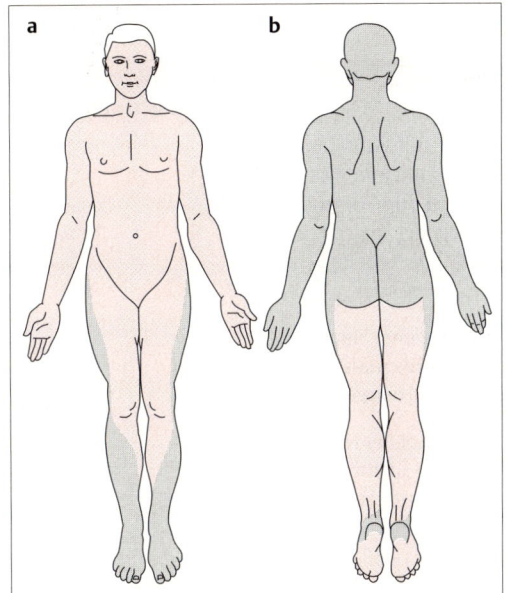

Abb. 13.**3** Wahrnehmungsschwache Körperzonen.

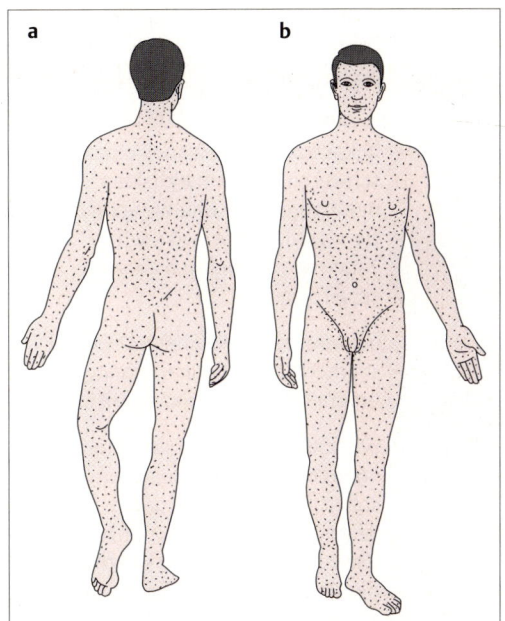

Abb. 13.**4** Unterschiedliche Melanineinlagerung in der Haut.

Die Haut ist nicht überall am Körper gleich beschaffen. So kann es vorkommen, daß der Körperstamm eine sehr fettige Haut aufweist, während die Haut an den Extremitäten eher trocken ist. Das bedeutet, daß hier eine *unterschiedliche Pflege* erfolgen muß. Besonders häufig zeigt sich eine trockene Haut an den Fersen, den Ellenbogen und an den Knöcheln des Fußgelenkes.

Nicht nur die Hautbeschaffenheit, sondern auch der Umfang der Melanineinlagerung in der Haut gibt Hinweise auf Hautempfindlichkeiten (Abb. 13.**4**).

In Tab. 13.**1** werden die verschiedenen Hauttypen aufgelistet. Die Hauttypen I und II kommen in Mitteleuropa am häufigsten vor.

Die Haut gibt in ihren diversen Arealen unterschiedliche Temperaturen ab (Abb. 13.**5**).

Die verschiedenen Punkte machen deutlich, wie komplex die Haut ist und wie umfangreich das Wissen über ihre Pflege sein muß.

■ Altershaut

Eine natürliche Veränderung ergibt sich bei der Altershaut. Neben der deutlichen Abnahme der Talg- und Schweißproduktion findet eine Struk-turveränderung der Haut in den Schichten von Oberhaut (Epidermis), Lederhaut (Kutis) und Unterhaut (Subkutis) statt. So geht z.B. die zuvor dichte Verzahnung von der Oberhaut und Lederhaut immer mehr verloren. Der zu beobachtende Alterungsprozeß führt aufgrund der mangelnden Ernährungsversorgung zur Faltenbildung und Austrocknung. Die Oberhaut ist dann oftmals wesentlich „größer" als der Mensch, der in ihr steckt. Aufgrund dieser Tatsachen können viel rascher Blasen, Risse usw. auftreten, da sich die Haut gegen den inneren Körper, der schwerer ist, verschiebt. Mikroverletzte Haut ist schneller geschädigt, da pathogene Keime leichter eindringen können.

Hinzu kommen der Fettschwund im Alter, der Abbau der Muskelfasern vom Typ II sowie der Turgorverlust durch die Flüssigkeitsreduktion.

All dies führt zu einer Reduzierung der Wahrnehmungsfähigkeit. Ein zusätzlicher Diabetes oder eine arterielle Verschlußkrankheit wirkt sich deutlich negativ auf die Haut aus. Kommt zu dieser Veränderung der Haut noch der häufige Kontakt mit Urin und Kot, ist die Haut besonders strapaziert (z.B. durch zu häufige Waschungen).

Der Urin ist primär alkalisch und zerstört den

Tabelle 13.**1** Die verschiedenen Hauttypen mit ihren Reaktionen (aus Hingst, J.: Zeitbombe Kosmetik, Orac, Wien 1985)

Hauttyp	Hautreaktionen*	Beispiele	Ungefähre Verteilung in Mitteleuropa
1.	bekommt immer schnell einen schweren bis schmerzhaften Sonnenbrand, keine Bräunungsreaktion (wird nur rot und nach 1-2 Tagen wieder weiß); die Haut schält sich	Menschen** mit auffallend heller Haut, rötlichen Haaren, blauen Augen und Sommersprossen, die gesamte Haut ist hell („weiß"); sehr helle Brustwarzen	2%
II.	bekommt schnell einen schweren, schmerzhaften Sonnenbrand, bräunt kaum; die Haut schält sich	wie Typ I, aber eine Nuance dunkler; helle bis mäßig pigmentierte Brustwarzen	12%
III.	bekommt nur einen gemäßigten Sonnenbrand und bräunt durchschnittlich gut; 1–2 Stunden nach Bestrahlung wird eine leichte direkte Pigmentierung sichtbar, die aber nur wenige Tage anhält	Menschen mit heller Haut (Kaukasoide), ohne Sommersprossen; gut pigmentierte Brustwarzen	78%
IV	bekommt kaum einen Sonnenbrand, bräunt schnell und tief; zeigt unmittelbar nach Bestrahlung auffallende Pigmentierung, die mehr oder weniger lange hält	Menschen mit weißer oder hellbrauner Haut, dunkelbraunen Haaren und dunklen Augen (aus dem mediterranen, mongoliden, orientalischen oder iberischen Raum); die Brustwarzen sind dunkel pigmentiert	8%

* Nach einer Sonnenexposition der ungeschützten Haut von ca. 60 Minuten in der Zeit von 11 bis 13 Uhr auf Meereshöhe.

** Vielfach irischer oder keltischer Abstammung, mitunter auch dunkle (haselnußfarbene) Augen.

Säuremantel der Haut. Je nach Menge des abgehenden Urins (normalerweise 300–400 ml) kann ein großflächiges Hautgebiet betroffen sein. Je länger der Urin auf der Haut verbleibt, um so mehr steigt die Gefahr der Hautirritation an.

Fäzes ist primär dann hochaggressiv, wenn er sich in einem dünnflüssigen Zustand befindet und durch die beigegebenen Enzyme die Eiweiße der Haut andaut.

Bei einer Inkontinenz, die mit konservativen hautnahen Hilfsmitteln angegangen wird (z.B. Windelhose, Vorlagen), sind die hautangreifenden Gefahren einerseits die Aggressivität von Urin und Stuhl sowie die Zeit, andererseits der häufige Reinigungsprozeß.

Gerade den Deutschen wird nachgesagt, daß diese sich zu oft waschen. Kommt zu der täglichen Dusche/dem Wannenbad noch eine intensive Waschung hinzu, kann der Patient ein Ekzem entwickeln, da die Haut austrocknet.

Weitere *Hautveränderungen* begünstigen eine Dekubitusentstehung:

- **Sebostase** (verminderte Talgabsonderung), aufgrund einer fehlerhaften pflegerischen Behandlung der Haut, besonders alter Menschen;
- **Kontaktallergien** aufgrund der verschiedenen Präparate und Hilfsmittel, die bei dem Patienten eingesetzt werden;
- **Pustelbildungen** aufgrund der Kolonierung von Bakterien wie Staphylokokken oder Streptokokken;

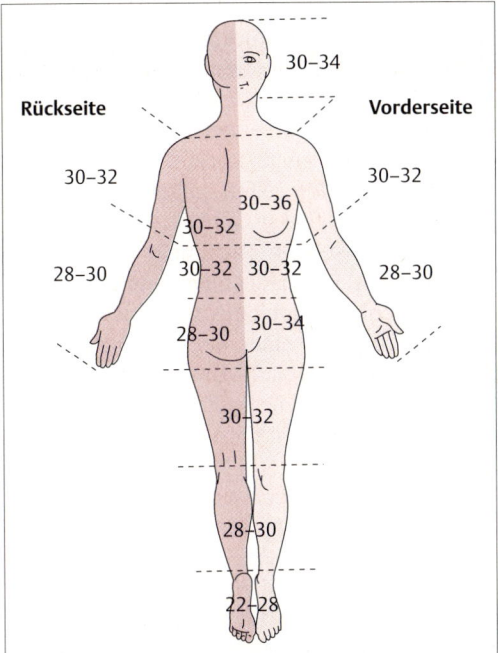

Rückseite   Vorderseite

30–34

30–32   30–32
30–36
30–32
28–30   30–32 30–32   28–30
28–30   30–34

30–32

28–30

22–28

Abb. 13.**5** Unterschiedliche Temperaturen in den verschiedenen Hautarealen.

- **Kandidosen**, besonders im Intimbereich, die sich auf den Sakralbereich ausweiten;
- **Blasenbildungen**, z.B. aufgrund aufgetretener Reibungskräfte.

■ Hautanalyse

Um die Hautpflege korrekt durchführen zu können, ist ihre exakte Beobachtung notwendig. Dabei ist immer davon auszugehen, daß nur „ansehen" nicht ausreicht; Tastsinn und Geruchssinn müssen ebenso eingesetzt werden. Um eine umfassende Einschätzung vornehmen zu können, sollten auch die Körperhygienegewohnheiten u.a. des Patienten bekannt sein.
Fragen zur Erfassung der Hautsituation:

- Welcher Hauttyp liegt vor (fette Haut, normale Haut, trockene Haut)?
- Wo ist welcher Hauttyp dominant?
- Wie ist der Pflegezustand der Haut?
- Zeigt die Haut farbliche Veränderungen?

- Wie ist der Hautturgor?
- Wirkt die Haut ausgetrocknet?
- Hat die Haut Verletzungen?
- Zeigt die Haut Schweißabsonderungen (kleinperlig, großperlig, kalt, warm)?
- Geruch der Schweißabsonderung?
- Zeigen sich an der Haut Veränderungen der Blutgefäße (z.B. Ulcus cruris)?
- Zeigt die Haut pathologische Veränderungen (z.B. Juckreizexantheme, Parasiten, Geschwülste)?
- Hat die Haut Blasen, Warzen, Narben oder blaue Flecken (evtl. in verschiedenen Stadien), oder neigt der Patient dazu?
- Zeigt die Haut Rhagaden, Schuppungen oder Verbrennungen?
- Ist die Wärmeregulation der Haut intakt oder friert/schwitzt der Patient stark?
- Ist der Patient besonders wärmeempfindlich (z.B. bei der Anwendung von Wärmflaschen), kälteempfindlich?
- Zeigt der Patient besonders starke Reaktionen (z.B. auf Einreibungen)?
- Ist die Sensibilität der Haut erhalten?
- Reagiert der Patient auf Streß mit Hautreaktionen?
- Belastet den Patienten eine bestimmte Hautauffälligkeit?
- Ist der Patient gegenüber bestimmten Hautmitteln allergisch?
- Gebraucht der Patient bestimmte Hautpflegemittel (Gesicht, Hände, Intimpflege)? Kann er diese auch jetzt anwenden?
- Welche Körperpflege führte der Patient zu Hause durch (Häufigkeit, Art, Materialien, Zusätze etc.)?
- Empfindet der Patient unterschiedliche Temperaturen im Vergleich von Extremitäten und/oder Körperstamm?
- Wie beurteilt er die Empfindlichkeit und das Heilungsverhalten seiner Haut?

■ Pflege der Haut

Thema des folgenden Abschnitts ist die Hautpflege durch Waschen, Baden oder Duschen sowie Anwendung von Cremes und physikalischen Maßnahmen.

Allein ein Wasserkontakt mit der Haut greift in den Hautschutzmantel ein. Deshalb sollte zuerst danach gefragt werden, wozu der Patient gewaschen werden muß (Gründe der Ganzkörperwaschung S. 137). Warmes Wasser löst den Hautschutz stärker als kühleres. Müssen keine groben Verschmutzungen wie z.B. Kot entfernt werden, sollte möglichst kühler als Körpertemperatur gewaschen werden (ca. 10–15° niedriger) und ohne Waschzusätze, um die Hautdurchblutung anzuregen (s.u.).

Bei einer trockenen Haut muß danach auch noch nachgefettet werden. Das Duschen ist dem langen Verbleiben im Bad vorzuziehen, da die Haut (Oberhaut) beim Bad stark Wasser einlagert und den Zellzusammenhalt der Lederhaut gefährdet. So wird das Pyrolidinsulfat, welches das Wasser in der lebenden Haut bindet, herausgeschwemmt. Damit geht die Wasserbindungsfähigkeit verloren. Alte Haut braucht mehr als drei Stunden, um den alten Zustand zu erreichen.

Bei Verwendung von Reinigungsmitteln sind noch weitere Gesichtspunkte wichtig.

Verwendung von Seifen

Seifen bestehen aus Natriumsalzen organischer Fettsäuren. Feinseifen können einen Fettsäuregehalt von 94–98 % aufweisen. Zusammen mit Wasser reagieren diese Natriumsalze mit den Calcium- und Magnesiumionen, d.h., sie fällen aus und lagern sich entweder als Schmutzrand in der Wanne oder an der Waschwasserschüssel oder unter der Hornhaut ab. Diese Alkalisalze, die unter die Hornhaut gelangen, lösen häufig einen starken Juckreiz aus.

Seifen sind primär alkalisch und können einen pH-Wert von bis zu 11 erreichen. Dieser extrem verschobene alkalische pH-Wert führt zu einem starken Angriff auf den Wasser-Lipid-Mantel der Haut, d.h., körpereigene Fette der Haut werden abgetragen, Alkalisalze dringen bis unter die Hornhaut, führen zu deren extremem Aufquellen und damit zu einer enormen Austrocknung. Durch den Mangel an eigenem Fettschutz ist die Haut damit viel stärker der Verdunstung von körpereigenem Wasser ausgesetzt. Aus diesem Grunde werden inzwischen den Seifen schon Rückfetter hinzugegeben, die zum großen Teil

aus Wollwachs (Lanolin) oder aus Fetten oder Alkoholen bestehen. Die Rückfettung jedoch reicht nicht aus, um die eingetretene Entfettung wieder zu beheben.

Kinderseifen weisen oft einen neutralen pH-Wert auf und enthalten mehr Rückfetter als normale Körperseifen. Parfümseifen sollten im pflegerischen Bereich möglichst nicht verwandt werden, da die hinzugesetzten Parfümöle zu Allergien führen können. Falls jedoch Patienten diese Seifen bisher ohne Probleme verwendet haben, kann sicherlich bei einer ungeschädigten Haut auch hier die Seife weiter benutzt werden, wobei zu überprüfen ist, ob die Parfümseifen nur im besonders verschmutzten Körperbereich eingesetzt werden sollten.

Deoseifen unterscheiden sich von den Parfüm- und den einfachen Feinseifen dadurch, daß ihnen Desinfektionsmittel beigegeben sind, die die Hautflora angreifen und verändern. Bei regelmäßiger Anwendung von Deoseifen besteht also die Gefahr, daß die gesunde Hautflora zerstört und damit die Immunabwehr reduziert wird. Besonders problematisch ist der Einsatz von alkalischen Seifen und auch von Deoseifen bei Diabetikern, die bereits über eine veränderte Hautflora (sehr alkalische Verschiebung des Hautmilieus) verfügen.

Die Diskussion ist bisher noch nicht ganz eindeutig zu Ende geführt, ob es grundsätzlich sinnvoller ist, eine pH-neutrale Seife zu verwenden. So empfiehlt Tronnier (1985), falls überhaupt, eine alkalische Seife mit einem pH-Wert zwischen 7 und 8. Umfassende Untersuchungen zu dieser Frage liegen jedoch bisher nicht vor.

! Zusammenfassend ist zu sagen, daß Seifen möglichst nur bei groben Verschmutzungen eingesetzt werden sollten, um das Hautmilieu nicht zu sehr anzugreifen.

Verwendung von Syndets

Syndets (synthetische Detergenzien) sind meistens flüssige, waschaktive Lotionen, die dem Waschwasser zugefügt werden. Ihre Wirkung beruht auf Tensiden, die die Oberflächenspannung heruntersetzen und damit ein Entfetten der Haut verursachen (z.B. Natriumlaurylsulfat). Syndets enthalten größtenteils Rückfetter. Diese reichen jedoch nicht aus, um den alten (physiologischen) Zustand der Haut wiederherzustellen. Bei trockener Haut sollten keine Seifen, und wenn überhaupt, außer Wasser nur Syndets (keine Flüssigseifen) verwendet werden, denn Flüssigseifen sind Alkaliseifen, die durch einen 84%igen Wasseranteil verflüssigt worden sind. Gerade bei trockener Haut darf die Verwendung von Seifen und Syndets keinesfalls mehrmals täglich erfolgen, weil das eine Austrocknung der Haut nach sich zieht, die wiederum einem Dekubitus Vorschub leisten kann.

Viele der gebräuchlichen Waschlotionen (Syndets) enthalten zu den waschaktiven Substanzen auch Desinfektionsmittel, zu erkennen an der Bezeichnung „antibakteriell" oder „bakteriostatisch".

! Ein Patient, der nicht unter Immunabwehrschwäche leidet, sollte nicht desinfizierend gewaschen werden.

Das eigene Hautmilieu (eigene Bakterienflora) schützt den Menschen vor dem Eindringen fremder Keime. Dies ist um so mehr nötig, als fast alle Kliniken über resistente Keime und breitere, veränderte Bakterienspektren verfügen.

Wenn eine trockene Haut vorliegt, dann sollten möglichst eher Ölbadezusätze verwendet werden.

Ganzkörperwaschungen

In den vergangenen Jahren wurden die verschiedensten pflegerischen Möglichkeiten der Ganzkörperwaschung entwickelt. Einige werden an dieser Stelle erläutert.

Ob die Waschungen im oder außerhalb des Bettes durchgeführt werden, entscheidet das Gesundheitsziel des Patienten und sein aktueller Zustand.

Jahrzehnte beschäftigten sich Pflegende damit, in welcher Reihenfolge das Waschen eines Menschen zu erfolgen habe. So wurden die meisten Diskussionen über den Zeitpunkt und die Häufigkeit des Waschwasserwechsels geführt, und zwar oft völlig unabhängig von der jeweiligen Situationseinschätzung durch und mit dem Patienten.

Dies führte zunehmend zur Ritualisierung der pflegerischen Maßnahme. Wesentliche von weniger bedeutsamen Aspekten zu trennen, erschien immer schwieriger.

Inzwischen ist hinreichend bekannt, daß das Wasser der Kliniken häufig legionellenverseucht ist und sich vom Leitungswasser zu Hause unterscheidet (S. 193).

Die Entscheidung für eine bestimmte Ganzwaschung muß sich am Patienten orientieren, nämlich an

• seinem Gesamtzustand,
• seinem Gesundheitsziel und
• seiner aktuellen Situation.

Jeder Patient, der gewaschen oder bei der Durchführung seiner Körperhygiene unterstützt wird, hat ein Anrecht auf individuelle Förderung bzw. Nutzung dieser pflegerischen Maßnahme zur Steigerung des eigenen Wohlbefindens. Es erscheint aus diesem Grunde nicht mehr möglich, eine bestimmte Reihenfolge oder eine bestimmte Art des Waschens für alle Patienten vorzugeben (auch jede Pflegeperson hat für sich andere Körperhygienegewohnheiten).

Die reinigende Ganzkörperwaschung im Bett wird primär durch die Verwendung einer Waschschüssel erschwert. Hierin befinden sich zumeist nur 5–7 l Wasser. Je nach Patient und Pflegeperson werden Seife oder Waschlotion eingesetzt.

Abhängig vom pH-Wert der Seife findet eine zunehmende Alkalisierung des Waschwassers statt. Die Alkalisalze lösen sich im Wasser und werden durch die zunehmende Verseifung des Waschwassers immer wieder auf die Haut aufgebracht. Eine Nachwäsche der Haut mit klarem Wasser findet zumeist nicht statt.

Ebenso besteht diese Gefahr bei der Anwendung von Syndets. Häufig wird ein „Schuß" direkt in die Waschschüssel gegeben. Wie bei den Seifen die Alkalisalze verbleiben nun bei den Syndets die Tenside (z. B. Natriumlaurylsulfat) auf der Haut und trocknen sie aus; eine Allergisierung kann so leichter erfolgen.

! Bei einer reinigenden Wäsche muß immer mit klarem Wasser nachgewaschen werden.

Beispiel für die erforderliche Zeit:
Eine Haarwäsche erfordert

- 1 Zeiteinheit für die Einwirkung des Shampoos,
- 5–7 Zeiteinheiten für die Nachwäsche mit klarem Wasser.

(Wenn schon ein Auto ein Recht auf eine Klarwäsche hat, damit Streifenbildung vermieden wird, um wieviel bedeutsamer ist es dann, einen Menschen von den belastenden Substanzen zu befreien [s. Nebenwirkungen oben]).

Reinigende Ganzkörperwaschung. Sie erfolgt mit ausreichender Wassermenge. Die Temperatur sollte bei starker Verschmutzung höher gewählt werden (bis 38°). Nur die sehr verschmutzten Partien sollten mit Waschzusätzen gewaschen werden (Kot kann z. B. sehr gut durch das Auflegen und Einwirkenlassen von warmen nassen Tüchern gelöst werden). Werden Waschzusätze benutzt, ist eine klare Nachwäsche erforderlich.

Hautstabilisierende Ganzkörperwaschung. Sie wurde bisher nur für Diabetiker entwickelt. Ziel der hautstabilisierenden Ganzkörperwaschung ist es, den pH-Wert der Haut zu normalisieren, damit wieder eine reiche eigene Hautflora gebildet werden kann. Stimmt das Milieu der Haut, können pathologische Keime leichter erkannt und unschädlich gemacht werden.
Zur Ganzkörperwaschung mit einer Waschschüssel wird der Saft einer mittelgroßen Zitrone (ca. 100 g für 4 Eßlöffel Saft) auf 5–6 l verwandt. Es werden keine Waschzusätze benutzt (außer in Ausnahmesituationen). Der Wasser-pH-Wert liegt bei dieser Kombination zwischen 3,5 und 4. Die Waschwassertemperatur sollte ca. 25–27° C betragen; dies begünstigt eine Hautdurchblutung. Die Richtung der Waschung folgt dem beruhigenden Waschmuster (mit der Richtung der Körperbehaarung), um eine Keimverteilung zu minimieren. Danach nur trocken tupfen, nicht „rubbeln", da sonst der Wirkstoff abgetragen wird. Der Intimbereich wird nicht mit der Wasserlösung gewaschen!

Geruchsreduzierende Ganzkörperwaschung. Sie ist besonders bei Patienten sinnvoll, die durch den häufigen Kontakt mit Urin oder Kot eine Geruchsveränderung der Haut erfahren haben. In das Waschwasser werden 2–3 Eßlöffel Essig (*keine* Essigessenz) auf 5–7 l Wasser gegeben (pH-Wert zwischen 4,0 und 2,9). Wärmeres Wasser löst den Geruch leichter als kälteres. Es wird möglichst belebend (d. h. gegen die Haarwuchsrichtung) gewaschen. Durch die belebende Waschung wird auch die Hautdurchblutung angeregt, die Wärme führt zur Porenöffnung.
Das Abtrocknen erfolgt behutsam, um den Wirkstoff auf der Haut zu belassen.

Infektions- und schweißreduzierende Ganzkörperwaschungen. Sie erfolgen beide mit Salbeitee. Salbei hat den höchsten Gerbsäureanteil der gebräuchlichen Teesorten und riecht angenehm erfrischend. Die Gerbsäure des Tees hat desinfizierenden Charakter und trocknet zugleich die Haut aus. Damit wird den Bakterien der Nährboden entzogen und die Schweißproduktion reduziert.
Für 5 l Waschwasser werden 3 Eßlöffel Salbeiblätter mit 1 l Wasser überbrüht und ca. 5 Minuten ziehen gelassen, danach abgeseiht und in das kühle (ca. 20–22°) Waschwasser geschüttet. Dies ergibt mit dem Salbeisud eine Temperatur von 28°.
Für beide Waschungen ist es sinnvoll, die Temperatur unter der Körpertemperatur zu belassen, außer wenn der immunabwehrgeschwächte Patient friert. Hier muß eine für den Patienten angenehme Temperatur gewählt werden.
Um eine Keimverschleppung zu vermeiden und auch, um die Schweißdrüsen nicht anzuregen, wird die Ganzkörperwaschung beruhigend durchgeführt.
Der Intimbereich wird separat gewaschen.

▒ Ölbäder

Bei der Verwendung von Ölbädern ist es wichtig, zu überprüfen, ob es sich um eine Emulsion handelt, die sich mit dem Wasser gut vermischt. Ölbäder sollten möglichst nur einen Wirkstoff enthalten, damit man evtl. auftretende Allergien eindeutig zuordnen kann. Keinen Effekt bringt es, reines Öl ins Waschwasser zu gießen (z. B. Penatenöl), um damit etwa das Waschwasser hautfreundlicher zu machen, denn ohne Emulgatoren kann es sich im Wasser nicht fein verteilen. Um die Dispersion herzustellen, müßte man die Mischung in einer Waschschüssel ca. 10 Minuten lang mit einem Schneebesen schlagen. Die Industrie bietet aber Geräte mit Feinzerstäuber an, mit deren Hilfe die Vernebelung und Tröpfchenbildung von Öl im Wasser gelingt. Da diese Dispersionsgeräte in den Kliniken meist fehlen, sollten Ölbäder mit Emulgatoren verwendet werden. Aber auch sachgerechte Ölbäder sollten nicht häufiger als zweimal in der Woche durchgeführt werden.

Achten Sie darauf, daß den Ölbädern keine parfümierenden oder desinfizierenden Substanzen zugesetzt sind.

◼ Alkoholabreibungen

Dekubitusgefährdete Menschen, ganz gleich, ob sie normale oder trockene Haut haben, sollten nicht mit Franzbranntwein abgerieben werden, ohne daß die Haut wieder eingefettet wird. Franzbranntwein besteht zum größten Teil aus einem 60%igen vergällten Alkohol, der nur wenig (1–4%) rückfettende Anteile enthält (z.B. Kampfer, Menthol oder Latschenkieferöl), der Rest ist Wasser.

Besonders gefährlich ist es, wenn alte Menschen mit einer eher trockenen Haut im Sitzen mit Franzbranntwein abgerieben werden und dieser in die Pofalte hinunterläuft. Oft bildet sich dann eine feuchte Stelle auf dem Stecklaken, und genau hier liegt der Sakralbereich des Patienten auf. Die enorme Entfettung der Haut, gerade im Sakralbereich, muß unbedingt vermieden werden.

Pflegeerfahrungen zeigen, daß diese Patienten auch sehr gern ihre Fersen und Waden mit Franzbranntwein abreiben lassen. Dann muß hier aber unbedingt eine Einfettung der Haut erfolgen.

◼ Feuchtigkeit der Haut

Trockenheit der Haut sollte primär von innen angegangen werden, d.h., es muß viel getrunken werden. Daher ist es unumgänglich, gerade bei dekubitusgefährdeten Patienten eine gezielte Flüssigkeitsbilanz zu betreiben, um zu vermeiden, daß die Haut extrem austrocknet und damit eine Trennung der Oberhaut von der Unterhaut noch wesentlich eher eintritt. Bis heute ist ein

großes Problem, besonders alten Menschen die ausreichende Flüssigkeitsmenge zuzuführen. So wurde von einem Geriater beobachtet, daß alte Menschen dazu neigen, immer die ihnen vorgesetzte Tasse leerzutrinken (z.B. den morgendlichen Kaffee oder die Suppentasse). Daraufhin wurden in dieser geriatrischen Station Tassen angeschafft, welche die doppelte Menge des bisherigen Geschirrs faßten. Die alten Menschen tranken diese Tassen ebenso leer wie vorher die kleineren. In einer separaten Untesuchung müßte dieser Problematik einmal von pflegerischer Seite nachgegangen werden.

◼ Anwendung von Cremes, Lotionen, Pasten usw.

Die Feuchtigkeitsbindung der Haut von außen geschieht primär über die Anwendung von sog. W/O-Präparaten, d.h. Wasser-in-Öl-Präparaten. Diese Wasser-in-Öl-Präparate, vergleichbar mit den sog. Nachtcremes der Kosmetikindustrie, bewirken, daß ein guter Fett-und Wassermantel über die Haut gezogen wird, der die Haut vor Austrocknung schützen soll. Bei der W/O-Lotion ist das Prinzip folgendes: Wasser ist in die Öltröpfchen eingebracht worden, und somit überzieht die Haut bei der Auftragung mit diesen Präparaten ein hochprozentiger Fettfilm, der aber durch die Wasseranteile, die enthalten sind, eine Luftdurchlässigkeit garantiert und einen Wärmeaustausch ermöglicht. Der Anteil von vorhandenem Öl wiederum stellt sicher, daß die eigene Hautfeuchtigkeit nicht so rasch entweichen kann.

Bei der Umkehrung, den O/W-Präparaten, befindet sich Öl in Wasser schwimmend. Der Anteil an freiem Wasser ist höher als bei den W/O-Präparaten, und der Ölanteil wirkt geringer. Bei umfassenden Untersuchungen konnte nachgewiesen werden, daß O/W-Präparate bei Patienten mit trockener und normaler Haut das Gegenteil von dem bewirken, was sie bewirken sollten. Wasser gelangt relativ schnell in die oberste Hornschicht der Haut, führt zu einem Aufquellen und vergrößert damit die Oberfläche zur Verdampfung der Feuchtigkeit der Haut. Die Verdunstung dieses Fremdwassers geschieht so rasch, daß der Körper seinen eigenen Wasser-Lipid-Mantel noch nicht aufgebaut hat und damit auf das „eingemachte" körpereigene Wasser zurückgreifen muß. Aus diesem Grunde können O/W-Präparate in den Kliniken und Altenheimen nur eine sehr reduzierte Rolle spielen.

> **!** Primär sollten wir in der Pflege W/O-Präparate einsetzen, die eine andere Ölverteilung aufweisen und damit für einen stärkeren Schutz der Haut sorgen.

Im Vergleich dazu werden in den Kliniken relativ häufig reine Fettpräparate verwendet, so z. B. Vaseline und Melkfett. Vaseline ist u. a. ein Nebenprodukt des Raffinierungsprozesses von Erdöl und führt zu einer starken Abdichtung der Haut. Bei reiner Einreibung mit Vaseline oder Melkfett gelangen diese in die Hautporen und führen auch zu einer Verstopfung derselben. Nach Auftragen der Präparate ist ein Wärmeaustausch mit der Umwelt nicht möglich. Aus diesem Grunde wird oft von Hautärzten empfohlen, im Winter bei tiefen Temperaturen unter dem Nullpunkt das Gesicht und besonders die Lippen mit Vaseline einzufetten, um sie vor Wärme- und Feuchtigkeitsverlust zu schützen. Das bedeutet aber, daß die Anwendung in einer temperierten Klinik (meistens über 20°C) möglichst unterbleiben sollte, da kein Austausch mehr mit der Außenluft stattfinden kann und ein Hitzestau die Folge ist. Die Feuchtigkeit kann unter diesen Präparaten von der Haut nicht mehr abgegeben werden. Es wurde auch darauf hingewiesen, daß die Anwendung von Melkfett nicht unproblematisch ist, da es oft Desinfektionsmittel oder Antibiotika (zur Behandlung von Kühen) enthält. Es muß also deutlich sein, daß es sich um reine Präparate ohne Zusätze handelt. Dabei dürfen die Präparate nur eingesetzt werden, wenn es notwendig erscheint, die Haut gegen äußere Einflüsse zu schützen. Sorgfältiges Abtragen der porenverschließenden Fette muß jedoch mindestens zweimal täglich erfolgen. Häufig ist den Cremes und Lotionen nicht zu entnehmen, ob es sich um W/O- oder O/W-Präparate handelt und welche Zusatzstoffe enthalten sind. Je mehr Konservierungs- und Duftstoffe etc. in dem Präparat vorhanden sind, um so problematischer ist dies.
Es hat sich als sehr günstig erwiesen, mit dem zuständigen Apotheker eine Liste zu erstellen, die z. B. folgendermaßen aussehen kann:

Pflege-präparaten-name	Emulsions-form	Zusatz-stoffe	Kontraindikation/Besonderheit

Ort, Datum, Name des Erstellers:

Diese Liste muß auf dem aktuellen Stand gehalten werden und sollte allen Pflegenden zur Verfügung stehen.
Der Einsatz von menthol- und kampferhaltigen Präparaten zur Dekubitusprophylaxe ist bereits auf S. 139 beschrieben. Es ist nur noch darauf hinzuweisen, daß die Anwendung dieser Präparate gerade im Sakralbereich hochgradig gefährlich ist, da sie sehr schnell mit Schleimhaut oder der Hodenhaut in Kontakt kommen können; dadurch ist es hier schon zu schweren Hautläsionen gekommen. Außerdem anästhesieren ätherische Öle (z. B. Menthol) die Druckrezeptoren der Haut, so daß der Patient länger auf einer Stelle liegen bleibt, also höhergradig gefährdet ist.
Reinigungsschaum sollte möglichst zurückhaltend verwendet werden. Um eine reinigende Wirkung entfalten zu können, enthalten diese Mittel ebenfalls häufig Tenside. Tenside müssen aber von der Haut wieder entfernt werden. Ein Nachwaschen mit klarem Wasser ist daher unumgänglich.
Einreibungen mit Medikamenten bedürfen der genauen Hautbeobachtung.
Werden Wickel oder Auflagen durchgeführt, gelten die obengenannten Regeln genauso. Weiterhin müssen die Anwendungs- und Nachbehandlungshinweise genauestens beachtet werden.
Zum Massieren sind möglichst Bürsten mit Kunstborsten zu verwenden, da Naturborsten durch ihren natürlichen Haarkanal eine enorme Keimvermehrung begünstigen und sehr schlecht desinfizierbar sind. Ein weiteres Problem ergibt sich daraus, daß dieser Haarkanal am oberen Ende oft spleißt und damit Mikroverletzungen an der Haut gesetzt werden können. Deshalb ist bei Massagebürsten darauf zu achten, daß die Bürstenhaare am oberen Ende auf jeden Fall rund versiegelt sind, damit keine Mikroläsion auftreten kann.

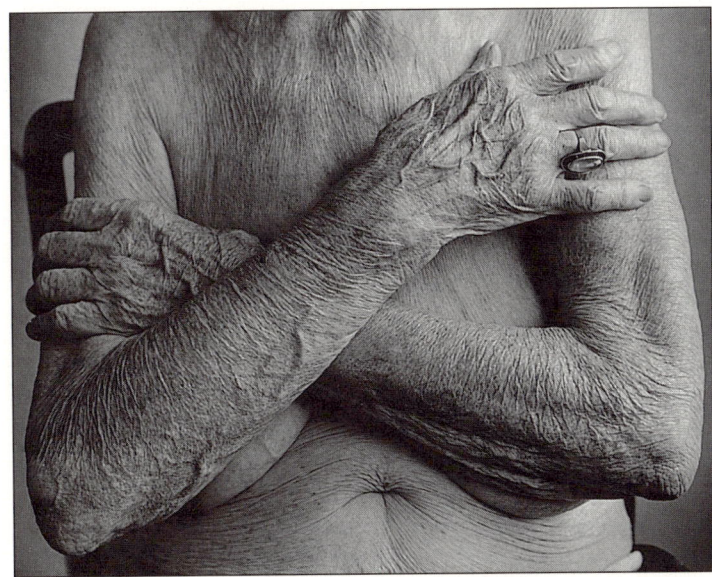

Abb. 13.**6** Die alte Haut zeigt nicht nur das Leben, das prägt, sondern auch die Verletzlichkeit (Foto T. Oberheitmann, Hattingen).

■ Hautpflege bei inkontinenten Patienten

Oft leiden dekubitusgefährdete Patienten zusätzlich unter einer Inkontinenz. Falls ein körpernahes Versorgungssystem zum Einsatz kommt, ist darauf zu achten, daß die gesunde Funktion der Haut erhalten bleibt und unter diesem Gesichtspunkt die Auswahl der richtigen Hilfsmittel überprüft wird.

Einmalunterlagen oder Windelhosen sollten

- unparfümiert sein;
- keine Isolation oder Wärmestauung entwickeln;
- keine Einschneidungen verursachen;
- gut auf Urin- oder Stuhlentleerung kontrollierbar sein;
- luftdurchlässig sein;
- sie sollten lieber eine geringe als eine zu große Aufnahmekapazität aufweisen, damit eine häufige Druckentlastung durch den regelmäßigen Wechsel mit forciert wird, vor allen Dingen in der Nacht.

■ Kleidung und Bettwäsche

In letzter Zeit (heutzutage) ist eine zunehmende Allergisierung der Bevölkerung zu beobachten. Aus diesem Grunde ist eine sorgfältige Auswahl der Kontaktwäsche (Bettwäsche, Kleidung) bei gefährdeten Patienten erforderlich. Immer noch wird Baumwolle verwendet, die aus düngemittel-oder pestizidbelasteten Anbaugebieten kommt. Häufig erfahren die Bettlaken, Steck- oder Durchzugtücher und die Kissen etc. eine *Chlorbleichung.*

Farbige Bettwäsche ist leider auch heute noch häufig mit schwermetallhaltigen Färbemitteln behandelt worden; hinzu kommen die Farbfixiermittel. All dies sowie Rauhigkeiten des Materials und Rückstände von Waschmittel im Material können zur Reizung der Haut beitragen. Hautunverträglichkeiten können also viele Ursachen haben.

■ Schlußfolgerung

Bei der Hautpflege eines dekubitusgefährdeten Menschen werden hohe professionelle Kenntnisse gefordert. Es ist dringend notwendig, sich hierüber mehr Gedanken zu machen, um einen Dekubitus nicht noch durch eine unspezifische Hautpflege zu beschleunigen.

Literatur

Achenbach, R.: Gesunde und kranke Haut. Trias, Stuttgart 1989

Anzieu, D.: Das Haut-Ich. Suhrkamp, Frankfurt 1992

Condrau, G., H. Schipperges: Unsere Haut. Kreuz, Zürich 1993

Grossmann-Schnyder, M.: Berühren. Hippokrates, Stuttgart 1992

Herzka, G.: Das Wunder der Hildegard-Medizin. Christiana, Stein a. Rhein 1988

Klopffleisch, R. et al.: Mit Haut und Haaren. Kiepenhauer & Witsch, Köln 1987

Krizek, V.: Kulturgeschichte des Heilbades. Kohlhammer, Stuttgart 1990

Moegling, B., K. Moegling: Sanfte Körpererfahrung. Kasseler Verlag, Kassel 1984

Montagu, A.: Körperkontakt, 8. Aufl. Klett-Cotta, Stuttgart 1995

Tronnier, H.: Seifen und Syndets in der Hautpflege und -therapie. Ärztl. Kosmetol. 15 (1985) 19–30

14 Bewegung und Kinästhetik

Klaus-Dieter Neander

Zusammenfassung

Kinästhetik geht davon aus, daß Bewegung erfahrbar gemacht werden muß. Selbsterfahrung sollte vor der theoretischen Auseinandersetzung erfolgen, sie ermöglicht diese erst.
Das Konzept der Kinästhetik nach Frank Hatch und Lenny Maietta wird in diesem Kapitel vorgestellt, mit dem Ziel, seine Bedeutung für die Pflege herauszustellen sowie die Aspekte für die Betreuung aufzuzeigen. Dies geschieht anhand der fünf wichtigsten kinästhetischen Grundgedanken.

Leben ist Bewegung! Diese Feststellung ist ebenso banal wie richtig, und dennoch wurde und wird der natürlichen, gesunden Bewegung in Medizin und Pflege (mit einigen Ausnahmen freilich) wenig Beachtung geschenkt. Erst wenn Bewegung nicht oder nur noch verändert „abläuft", wird sie wahrgenommen und einer Therapie zugeführt. Die Mißachtung der Bewegung – gerade im klinischen Bereich – fällt insofern auf, als zunehmend mehr Menschen wieder auf körperliche Fitneß Wert legen, viel Geld zu Trainings- und Fitneßzentren tragen und in der Gesellschaft der zählt, der leistungsfähig und fit ist.

Andererseits zeigt sich in den letzten Jahren eine zunehmende Tendenz, sich bewußter mit dem eigenen Körper auseinanderzusetzen. Bewußter (er)leben, Körpererfahrungen (auch) als Grundla-

ge der eigenen Gesundheit und Entwicklung zu verstehen und – nicht zuletzt – Konzepte kennenzulernen, die das traditionelle Verständnis über Bewegung und Körpergefühl erweitern, erfahrbar machen, zeigen einen gewissen Trend der letzten Jahre auf. Die Besinnung auf die Anthropologie der Leiblichkeit, wie sie u.a. von Capra vertreten wird, ist der Versuch, den kartesianischen Dualismus von Leib und Geist zu widerlegen. Körpertherapeutische Arbeitsweisen, die menschliche Bewegungs- und Ausdrucksformen als „ganzheitlich" verstanden wissen wollen, setzen beim Körper an, um Seele und Geist zu beeinflussen (z.B. Lowen, Alexander, Feldenkrais). Eine Faszination übt die meditative Praxis fernöstlicher Medizin aus, die einen Handlungsbegriff mit und an dem Körper entwickelt, der auf Gesundheit bezogene Wirkungen baut und als Selbsthilfe zur Gesundheitsvorsorge praktiziert wird.

Dennoch, die professionell an und mit Bewegung und an und mit Körpern arbeitenden Pflegenden, Ärzte, Physio- und Ergotherapeuten hängen oftmals den offiziellen Modellen (Uexküll 1994) von Bewegung und Körper an und integrieren häufig nicht die neueren Konzepte über Bewegung und Körperwahrnehmung. (Uexküll definiert das „offizielle Modell" [eines Körpers], als jenes, das als Grundlage naturwissenschaftlicher Verfahren und Therapien sich messen, wiegen und zerteilen läßt. Das „inoffizielle Körpermodell" wird uns selten klar; erst wenn eine Erkrankung auftritt, wird dem Betroffenen deutlich, daß das inoffizielle Modell den wirklichen Körper abbildet.)

In den letzten Jahren hat sich im Bereich der Pflege das Konzept der Kinästhetik nach Frank Hatch und Lenny Maietta etabliert, das insbesondere den Physio- und Ergotherapeuten begegnet sein wird, die in einer Klinik arbeiten. Ziel dieses Kapitels ist es, einen kurzen Überblick über das Konzept zu geben, um einerseits deutlich zu machen, welche Bedeutung es für die Pflege hat, aber auch, um zu klären, welche Aspekte für die ergotherapeutische Betreuung darin enthalten sind.

■ Begründer der Kinästhetik

Lenny Maietta hat in klinischer Psychologie am Fielding Institute Santa Barbara (Kalifornien, USA) promoviert. Seit ihrer Jugend arbeitet sie mit körperorientierten Prozessen der menschlichen Entwicklung. Ihre Entwicklung von Weiterbildungsprogrammen zur Erweiterung der Fähigkeiten in verschiedenen Bereichen wie Eltern-Kind-Handling (Hatch u. Maietta 1993), Krankenpflege, Sonderpädagogik, Hippotherapie, Partnerbeziehung und Familieninteraktion führte zu dem Kinästhetikkonzept, das sie gemeinsam mit Frank Hatch erarbeitete. Hatch hat in Verhaltenskybernetik an der University of Wisconsin (Madison, USA) promoviert und hat – als ausgebildeter Tänzer – an drei amerikanischen Universitäten Programme für Bewegung und Tanz etabliert. Seit 1973 beschäftigt er sich mit der Entwicklung von Programmen, die sein Wissen über Bewegung und menschliche Funktionsprobleme in Arbeitsfeldern der Psychologie, Medizin, Erziehung und

Pflege erweiterten und ihren Niederschlag im Kinästhetikkonzept fanden. Die Umsetzung der im folgenden näher erläuterten kinästhetischen Grundgedanken in die Krankenpflege wurde besonders durch die schweizerische Krankenschwester Suzanne Schmidt (Schmidt 1990, 1992) und durch die Krankenschwester und Diplompädagogin Christel Bienstein geleistet.

■ Worum geht es?

Im folgenden Versuch, Kinästhetik verständlich zu erklären, werden die fünf wichtigsten Grundgedanken vorgestellt. Im Grunde ist die schriftliche Äußerung über Bewegung insofern paradox, als (nicht nur) die Kinästhetik davon ausgeht, daß Bewegung erfahrbar gemacht werden muß.

> Selbsterfahrung geht hier *vor* theoretischer Auseinandersetzung bzw. ermöglicht sie überhaupt erst.

Nach Maietta und Hatch ist „Kinästhetik eine Zusammensetzung von Ideen, die in Form von Übungen, Einzel- und Gruppenaktivitäten ausgedrückt werden. (…) Die Übungen (…) werden spontan entwickelt, um Menschen ihre Muster und Verhaltensweisen bewußtzumachen. Die Ideen beruhen auf der Verhaltenskybernetik (Maietta u. Hatch 1988). Dabei wird Kybernetik beschrieben als das Studium des selbstkontrollierten Rückmeldesystems, dessen Wirkung, dessen Natur, dessen Prozeß.

■ Fünf kinästhetische Grundgedanken

■ Interaktion

Als Grundlage jeder Bewegung wird die Interaktion – mit meiner Umwelt, mit mir selbst, mit meinen Sinnen – hervorgehoben. Dabei sind die zentralen Fragen dieser Schwerpunktsetzung insofern gestellt, als einerseits herausgearbeitet wird, daß neben den bekannten fünf Sinnen ein „kinästhetischer Sinn" die Grundlage für die Funktion aller anderen Sinnessysteme darstellt. Ohne ihn sind weder Tiefensensibilität noch

Gleichgewichtsfunktion, weder Orientierung noch Propriozeption möglich. Andererseits wird herausgearbeitet, welche Form der Interaktion aufgrund verhaltenskybernetischer Untersuchungen am effektivsten ist. Häufig sind Interaktionsformen, die als „gleichzeitige und gemeinsame Interaktion" beschrieben werden, am besten geeignet, z.B. manuelle Fähigkeiten und Bewegungen zu vermitteln.

Konkret bedeutet diese Erfahrung, daß z.B. bei Patienten, die mobilisiert werden sollen und neue Bewegungsmuster wieder erlernen müssen, die Pflegeperson die zu lernenden Bewegungen gleichzeitig und gemeinsam mit dem Patienten durchführt. „Durch Interaktion, in der die Bewegung durch Berührung geführt wird…" (Maietta 1993), wird das Erlernen (neuer) Bewegungen erleichtert.

Massen und Zwischenräume

Aus anatomischen, funktionalen Überlegungen heraus werden am menschlichen Körper gewichtstragende, stabile Strukturen mit Eigengewicht (Massen) von Bewegung ermöglichenden Strukturen (Zwischenräumen) unterschieden. Massen können sich einzeln oder aber in Beziehung zueinander über die Zwischenräume bewegen.

Diese (zunächst mehr oder weniger) banale Feststellung hat sehr praktische Konsequenzen: Interaktion mit einem Patienten geschieht zielgerichtet und eindeutig durch Kontakt über die Massen. Häufig wird allerdings in die Zwischenräume (z.B. unter die Achselhöhlen) gefaßt, wo die Interaktion nicht nur nicht eindeutig ist, sondern darüber hinaus auch noch die Bewegungsfähigkeit des Patienten eingeschränkt wird.

Es bedarf sicher nicht viel Fantasie, um nachvollziehen zu können, daß die Umgebung eines Patienten auf seine Bewegungsfähigkeit und -wahrnehmung von erheblicher Bedeutung ist. Werden z.B. Nackenkissen zwischen Kopf und Brustkorb gelegt, so wird die Bewegungsfähigkeit des Zwischenraumes „Hals" eingeschränkt, und es ist somit für den Patienten, sofern er sich aufsetzen will, erforderlich, Kopf und Brustkorb als „ein Stück" zu bewegen, was anstrengender ist, als wenn man beide Massen über den Zwischen-

raum bewegt. Ein Eigenversuch wird dies verdeutlichen.

Die Bewegungsfähigkeit hängt allerdings nicht nur von der Beachtung der Massen und Zwischenräume, sondern auch von der Orientierung des Patienten ab. Oft besteht eine Diskrepanz zwischen der Orientierung des Patienten (der sich am eigenen Körper orientiert) und der der Pflegeperson (die sich am Raum oder wiederum an ihrem Körper orientiert). So definiert ein im Bett liegender Mensch „oben" als kopfwärts und bewegt sich auf Aufforderung waagerecht, während die Pflegekraft mit „oben" ihrerseits kopfwärts meint und sich dabei an der Position ihres Kopfes orientiert, was eine Bewegung Richtung Zimmerdecke zur Folge hätte (Abb. 14.**1**).

Menschliche Bewegung

Bei der Analyse komplexer Bewegungen zeigt sich, daß es sog. Haltungsbewegungen gibt, die in der Regel über eine Achse verlaufen. Diese stabile Bewegung unterscheidet sich von den sog. Transportbewegungen insofern, als letztere instabil ist. Der Begriff Haltungsbwegung signalisiert zudem Bewegungsmuster, die am Ort durchgeführt werden; der Begriff Transportbewegung dagegen bezeichnet Bewegungen, die von Punkt A nach Punkt B führen. Die menschliche Bewegung setzt sich – zumindest bei komplexeren Bewegungsmustern – aus einer Kombination von Haltungs- und Transportbewegungen im Sinne einer Spiralbewegung (Larsen 1994) zusammen.

Sind die genannten Bewegungsmuster erfahrbar gemacht worden, wird deutlich, wie Unterstützung bei Bewegung erfolgen muß bzw. wie kräftezehrende Bewegungen leichtergemacht werden können. Diese „Erleichterung" bezieht sich nicht nur auf die Bewegungsfähigkeit des Kranken, sondern zuerst auch auf die Pflegekraft, die – sofern sie gelernt hat, die Bewegungsmuster zu erkennen – weniger tragen und heben muß.

> **!** Die Kinästhetik stellt keine „neue Rückenschule" dar, sondern sie vermittelt, wie zunächst das Heben und Tragen vermieden bzw. erleichtert werden kann. Wenn getragen werden muß, greifen die Konzepte der bekannten Rückenschulung.

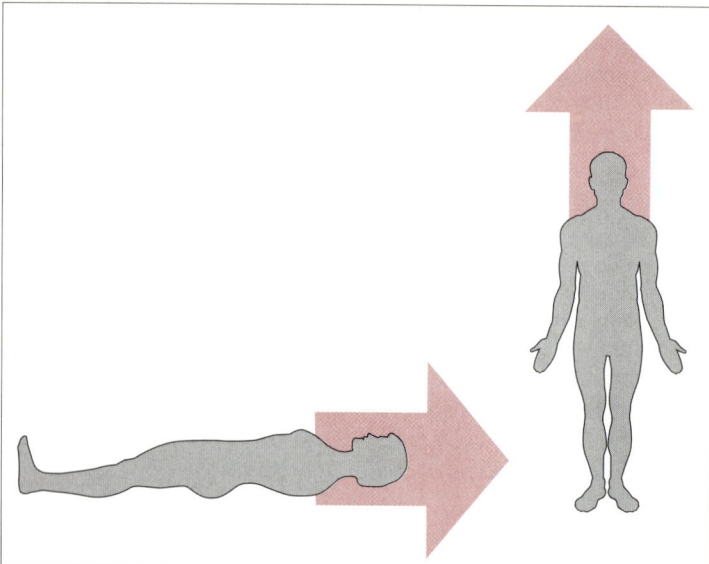

Abb. 14.1 Orientierung am eigenen Körper des liegenden und des stehenden Menschen. Die Aufforderung „rutschen Sie bitte nach oben" ist mißverständlich.

Menschliche Funktion

Neben der Analyse der Bewegungsmuster arbeiteten Maietta und Hatch einfache und komplexe Funktionen heraus, die als „Grundpositionen" und als „Fortbewegungsfunktionen" bezeichnet werden. Ganz offensichtlich – und für jeden erfahrbar – gibt es menschliche Positionen, in denen Bewegungen gar nicht oder nur sehr schwer möglich sind, und Positionen, in denen eine Bewegung einfacher ist. Solange Bewegungen mühelos und ohne bewußte Wahrnehmung ablaufen, fällt diese Differenzierung nicht auf. In dem Moment, wo Bewegungen nur schwer auszuführen sind, kann es Pflegenden helfen, wenn sie um diese Differenzierung wissen, um Patienten zu unterstützen, zunächst aus einer Grundposition in eine Position zu finden, aus der die angestrebte Bewegung eher oder überhaupt erst möglich ist.

Anstrengung als Kommunikationsmittel

Analog den Differenzierungen von Massen und Zwischenräumen ist es notwendig, herauszuarbeiten, daß bestimmte Bewegungen eher durch Zug, andere eher durch Druck erreicht werden

können. Hängende Systeme (wie z.B. die Arme, die vom Brustkorb „herunterhängen") sind für Interaktionen mittels „Zug" eher geeignet als zum Schieben. Zum Beispiel ist es viel anstrengender und unbefriedigender, ein Bett mit nach vorn gestreckten Armen zu schieben, als es zu ziehen.

Bedeutung für die Dekubitusprophylaxe

Die Entwicklung der kinästhetischen Grundprinzipien stellt sicher eine Bereicherung für die Arbeit mit Patienten/Klienten in der täglichen Praxis dar. Die Prinzipien an sich sind nicht neu, sie sind aber durch ihre Pointierung und stringente Darstellung eine in jeder Hinsicht notwendige Ergänzung, die therapeutischen Konzepten (etwa dem Bobath-Konzept) nicht zuwiderlaufen, sondern diese ergänzen bzw. verdeutlichen. Dazu schreibt Maietta (1991):

Die Anwendung des Bobath-Konzeptes durch Pflegende basiert auf den therapeutischen Zielsetzungen dieses Ansatzes: Die Pflegenden sollen pathologische Bewegungsmuster erkennen, sie hemmen und den Patienten ermutigen, normale Funktionen auszuführen. Durch die Anwendung dieser Behandlungsweise bewältigt die Pflegende mit dem Patienten die pflegerischen Handlungen, die der Patient zum Leben und zur Erholung nach seiner Hirnverletzung wieder erlernen muß. Kinästhetik ist die Pflegende nicht als therapeutische Methode gedacht. Dieser Ansatz beabsichtigt vielmehr, Pflegenden und anderen Bewegungs- und Handlungsfähigkeiten zu vermitteln, durch die sie ihre Verantwortlichkeit als Pflegende wahrnehmen können, ohne ihren Patienten oder sich selbst zu schaden. Kinästhetik stellt die Bewältigung des Lebensalltages des Patienten und der helfenden Personen in dem Mittelpunkt."

> Die Anwendung kinästhetischer Prinzipien ermöglicht es den Pflegenden, einen Patienten so bei der Bewegung zu unterstützen, daß dieser sich „gesunder" fühlt und mehr Kraft verspürt bzw. mehr Mut, sich wieder selbst zu bewegen.

Wenn in den Kapiteln 7 und 8 dieses Buches das Thema „Bewegung" aus der Sicht der Internisten und Gerontologen beschrieben ist und deutlich wird, welche Faktoren die Bewegungsmotivation des Betroffenen herabsetzen, dann zeigt sich, daß hier durch die unterstützende Hilfe des sich bewegenden Menschen eine zentrale Maßnahme der Dekubitusprophylaxe verwirklicht wird. Aber auch, wenn der Patient sich nicht selbst bewegen kann, reduziert die schonende kinästhetische Bewegung die Scherkräfte auf den Matratzen und

Stühlen und unterstützt damit direkt eine sinnvolle Dekubitusprophylaxe (Abb. 14.2).

In der Erleichterung der Bewegungsfähigkeit und im Unterstützen der Fähigkeiten des Patienten liegt nun die Bedeutung für alle Therapeuten, deren wichtigste Aufgabe ja gerade darin besteht, die „Alltagsaufgaben" wieder gemeistert und bewältigt werden können. Das mühselige Trainieren von kleinen und größeren Bewegungsabläufen ist ein Schwerpunkt aktivierender Pflege. Mit den Prinzipien der Kinästhetik können neue, zumindest aber ergänzende, Möglichkeiten für Patient und Therapeut eröffnet werden. Darüber hinaus zeigt die Anwendung von kinästhetischen Grundprinzipien sowohl in der Pädagogik als auch in der Sonderpädagogik erstaunliche und beeindruckende „Erfolge", die bisher zwar nur selten publiziert wurden (Schild 1993, Beier 1993), aber belegen, daß Kinästhetik mehr ist als erfahrbar gemachte Bewegung(sänderung).

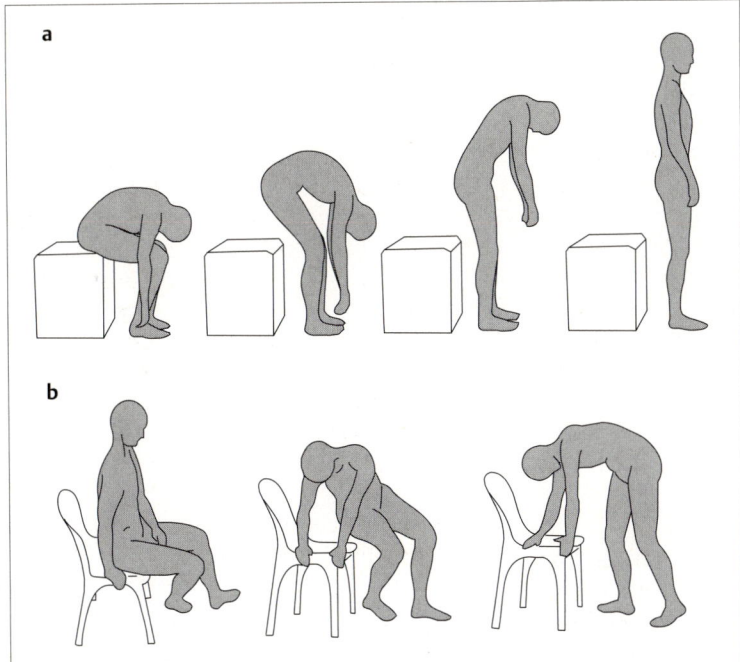

Abb. 14.**2** Aufstehen.
a Die übliche Form, vom Stuhl aufzustehen, ist die „eindimensionale" Bewegung. Sie erfordert sehr viel Kraft. Versuchen Sie, diese Bewegung im Zeitlupentempo durchzuführen, und Sie werden feststellen, daß sie erhebliche Kraft aufwenden müssen.
b Die spiralige, zunächst etwas umständlich anmutende Aufstehbewegung ist kräftesparender und leicht zu lernen. Diese Bewegung verläuft über mehrere Ebenen/Achsen. An der Bewegung werden mehrere Muskelgruppen beteiligt; sie wird deshalb als weniger anstrengend empfunden.

■ Schlußfolgerung

Es ist einleuchtend, daß die hier nur skizzenhaft dargelegten Schwerpunkte nicht isoliert betrachtet werden können, sondern in ihrem Zusammenspiel von praktischer Bedeutung sind. Sie sind, wie eingangs erwähnt, nur durch eigene Bewegungswahrnehmung konkretisierbar (Maietta 1993) und müssen in der realen Situation zusammengeführt werden. Somit läßt sich Kinästhetik nicht aus dem Buch (Hatch u. Maietta 1992) lernen, sondern nur in speziellen Kursen, die für Pflegende und andere Berufsgruppen von autorisierten Trainern in Deutschland und der Schweiz durchgeführt werden.

Literatur

Beier, P.: Bewegung ist überall möglich – Erfahrungen mit einem verhaltensauffälligen Mädchen. Kinästh.Bull. 1993, Nr. 20

Hatch, F., L. Maietta: Kinesthetic infant handling. Dtsch. Krankenpfl.-Z. 46 (1993) 654–657

Larsen, C.: Spiraldynamik – Bewegungskoordination in der Ergotherapie. Prax. Ergother. 7 (1994) 212–218

Maietta, L., F. Hatch: Kinästhetik – ein Spiel der Verhaltenskybernetik. Soins infirm. (1988) 63–64

Maietta, L.: Kinästhetik und das Bobath-Konzept in der Arbeit mit hemiplegischen Patienten. Kinästh.-Bull. 1991, Nr. 19

Maietta, L.: Motorische Grundlagen des Lernens. Kinästh.-Bull. 1993, Nr. 20

Schild, J.: Kinästhetik in der Pädagogik – ein Anwendungsversuch in der Grundschule. Kinästh.-Bull. 1993, Nr. 20

Schmidt, S.: Was ist Kinästhetik in der Krankenpflege? Krankenpflege 44 (1990) 145–147

Schmidt, S.: Die Kunst des richtigen Bewegens – Kinästhetik verbessert die Beziehung und mobilisiert die Bewegungsarmen. Altenpflege 3 (1992) 189–192

v. Uexküll, Th., et al.: Subjektive Anatomie. Theorie und Praxis körperbezogener Psychotherapie. Schattauer, Stuttgart 1994

15 Dekubitusbehandlung und Therapie von Grunderkrankungen

Michael Braun

- **Druck**

  Ungünstige Druckverteilung infolge Kachexie, Skelett- und Gelenkveränderungen

  Ungünstige Druckverteilung infolge erhöhten Gewebedruckes
- **Zeit**

  Immobilität infolge Bewußtseinsstörung

  Immobilität infolge Schmerzen

  Immobilität infolge Alter

- **Ischämietoleranz**

  Mißverhältnis zwischen Bedarf und Angebot infolge mangelhafter Durchblutung

  Mißverhältnis zwischen Bedarf und Angebot infolge mangelhafter Gefäßregulation

  Mißverhältnis zwischen Bedarf und Angebot infolge erhöhter Stoffwechselaktivität

Zusammenfassung

Die Parameter Druck, Zeit und Ischämietoleranz haben große Bedeutung für die Entstehung eines Dekubitus. Aufgrund von Kachexie, Skelett und Gelenkveränderung sowie erhöhten Gewebedrucks entsteht eine ungünstige Druckverteilung. Der Faktor Zeit hat ebenfalls einen hohen Stellenwert und beinhaltet die Immobilität infolge Bewußtseinsstörung, Schmerzen und Alter. Ein weiterer wichtiger Parameter ist die Ischämietoleranz. Hier werden die Mißverhältnisse zwischen Bedarf und Angebot wegen mangelhafter Durchblutung, Gefäßregulation und erhöhter Stoffwechselaktivität in Beziehung zur Entstehung eines Dekubitus betrachtet.

Der Stellenwert der Grunderkrankungen in Beziehung zum Dekubitus bemißt sich danach, wie die Parameter Druck, Zeit, Ischämietoleranz und deren Verknüpfung beeinträchtigt werden. Den roten Faden bildet das Risikoprofil nach der Kosiak-Gleichung (Tab. 7.**4**, S. 64). Allerdings können die Grunderkrankungen nicht immer ausschließlich einem Faktor der Kosiak-Gleichung zugeordnet werden. Die Verhältnisse sind derart verwickelt, daß fast immer mehrere Faktoren berücksichtigt werden müssen. Hierauf wird im Text verwiesen.

■ Druck

▨ Ungünstige Druckverteilung infolge Kachexie, Skelett- und Gelenkveränderungen

Kachexie

Die Kachexie gehört in den Komplex der allgemeinen Krankheitszeichen bei vielen Erkrankungen. Sie entwickelt sich in vielfältiger Weise durch Appetitlosigkeit. Das Bedürfnis nach Essen und Trinken geht verloren durch Schmerzen aller Art, durch die Stauung im Splanchnikusgebiet bei einer Herzinsuffizienz, durch die Auswirkung konsumierender Erkrankungen (Tumorleiden, Erkrankungen des rheumatischen Formenkreis und Dekubitus), durch den Verlust an Geschmacks- und Geruchsempfindungen im Verlauf von neurologischen Erkrankungen und nicht zuletzt durch Kieferveränderungen, die mit dem Zahnverlust einhergehen. Soziale Verluste wie der Tod eines Ehepartners, Umsiedlung in ein Heim wirken sich negativ auf das Eßverhalten aus (Tab. 15.**1**). Die Kachexie ist im Rahmen der Multimorbidität geriatrischer Krankheitsverläufe bei Patienten in höherem Lebensalter (älter als 85 Jahre) so häufig, daß kaum unterschieden werden kann, ob die Untergewichtigkeit eine Anpassung an geringere Beanspruchung darstellt oder ob ein krankhafter Zustand vorliegt. Sicher ist aber, daß die Kachexie die Kompensationsfähigkeit für Störungen aller Art erheblich beeinträchtigt.

Wertigkeit für den Dekubitus. Die Kachexie hat zur Folge, daß die Haut über den Knochenvorsprüngen dünner wird und das Unterhautfettgewebe schwindet. Dabei wird die Krümmung der Körperkontur stärker; es ergibt sich ein Anstieg der lokalen Druckwerte.

Grundsätze für Prophylaxe und Behandlung. Die Behandlung der Kachexie ist eine der ersten Maßnahmen der Dekubitusprophylaxe und endet erst mit der Abheilung des Dekubitus. Zur Diagnostik der Kachexie gehört die Krankenbeobachtung, insbesondere die Beobachtung der Ernährung. Eine Besonderheit im Klinikalltag liegt darin, daß von den Pflegekräften das Essen ausgeteilt wird und die Essensreste von Fremdfirmen abgeräumt werden. Es sind genaue vertragliche Absprachen erforderlich, damit die Information über die ungenügende Nahrungsaufnahme nicht verlorengeht.

Die Labordiagnostik mit den Parametern Gesamteiweiß, Albumin, Cholinesterase liefert einen Einblick in den Eiweißhaushalt und die Syntheseleistung der Leber.

Die Ursache der Kachexie muß ebenso behandelt werden wie das aktuelle Eiweißdefizit: durch eine eiweißreiche Ernährungsbehandlung mit Diätetika, wobei der orale Weg bevorzugt wird. Die Reihenfolge der intensiveren Maßnahmen ist die Ernährungssonde und die PEG-Sonde. Die Ernährung durch einen parenteralen Venenkatheter kann in der Regel nicht lange genug durchgehalten werden.

Skelettveränderungen

Die wichtigsten Veränderungen am Skelettsystem sind die Frakturen und die Osteoporose einschließlich Osteomalazie.

In der Frakturbehandlung nimmt die Ruhigstellung eine hervorragende Stellung ein, so lange, bis die knöcherne Stabilität wiederhergestellt ist, sei es durch eine spontane Heilung, sei es durch einen operativen Eingriff.

Die Osteoporose ist durch einen allgemeinen Abbau von knöcherner Substanz gekennzeichnet. Mineralgehalt und bindegewebiges Knochengerüst sind gleichermaßen betroffen. Damit verringert sich die Bruchfestigkeit des Knochens. In fortgeschrittenen Stadien nimmt die Schmerzempfindlichkeit der Knochenhaut zu. Osteoporotische Patienten, die schließlich bettlägerig geworden sind, klagen über „Schmerzen im ganzen Körper". Diese Schmerzen verschlimmern sich oft schon in Erwartung einer Bewegung.

Wertigkeit für den Dekubitus. Erzwungene Immobilität durch Frakturen sind fraglos ein Dekubitusrisiko. Dabei ist nicht immer allein das Gebiet mit der Fraktur gefährdet; dies wird in der Regel sorgsam gelagert und gepolstert. Gefährdet sind auch die übrigen Körperregionen.

> **!** Es gilt immer der Grundsatz, daß die Entlastung einer bestimmten Körperstelle zur vermehrten Belastung einer anderen führt.

Die diffusen Osteoporoseschmerzen treiben den Kranken in die Immobilität, in die Appetitlosig-

Tabelle 15.**1**   Ursachen der Kachexie

Somatisch	
– kardial	Herzinsuffizienz mit Stauung im Splanchnikusgebiet
– gastroen- terologisch	Gastritis, Leberinsuffizienz, Cholelithiasis, Obstipation
– urologisch	Niereninsuffizienz, Überlaufblase
– zerebral	senile Demenz, Parkinson-Syndrom
– motorisch	Bewegungseinschränkung durch Frakturen, Rheuma, Arthrosen, apoplektischen Insult
– sensorisch	Sehbehinderung, Anosmie
Psychisch	Depression, als Ausdruck einer psychischen Erkrankung Todeswunsch infolge einer negativen Lebensbilanz
Sozial	Vereinsamung

keit und in die Depression. Durch die Immobilität verliert der Knochen weiter an Substanz.

Der osteoporotische Rundrücken entsteht durch eine Zusammensinterung von Brustwirbelkörpern. Er ist ein sinnfälliges Beispiel für die Zunahme der Konvexität einer Körperkontur. Rundrücken und vorstehende Dornfortsätze werden zu einem kaum zu beherrschenden Dekubitusrisiko, wenn der Kranke bettlägerig wird.

Grundsätze für Prophylaxe und Behandlung. Bei der Behandlung von Frakturen sind die Zeiten der Immobilität in der Vergangenheit zunehmend verkürzt worden. Die Empfehlungen der operierenden Unfallchirurgen über die Zeit der postoperativen Ruhigstellung und Teilbelastung sind als globale Hinweise zu bewerten. „Belastung bis zur Grenze der individuellen Verträglichkeit" und sorgfältige Krankenbeobachtung bei der Bewegungstherapie und danach tragen dazu bei, das Ausmaß der Immobilität zu minimieren.

Bei der Osteoporose werden die Formen mit einem langsamen von der Form mit einem schnellen Stoffwechselumsatz unterschieden. Die Osteoporose, die sich langsam entwickelt, gehört zur natürlichen Alterung. Als Erkrankung muß die Osteoporose mit einem schnellen Stoffwechselumsatz bewertet werden; sie enthält die Gefahr weiterer Knochenbrüche. Aktivierende Pflege und Krankengymnastik, Schmerztherapie und medikamentöse Beeinflussung des Calciumstoffwechsels müssen Hand in Hand gehen.

Gelenkveränderungen und Erkrankungen des rheumatischen Formenkreises

Knöcherne Deformierungen sind die Folgen von Arthrosen und von Erkrankungen des rheumatischen Formenkreises. Dabei entstehen oft bizarre Formen, die alle durch eine beträchtliche Konvexität der Körperkontur gekennzeichnet sind.

Wertigkeit für den Dekubitus. In den Spätstadien der Erkrankungen des rheumatischen Formenkreises dominieren Kachexie, Schmerzen und Gelenkdeformierungen. Es werden also alle drei Faktoren der Kosiak-Gleichung angesprochen. Muskelatrophie und Schmerzen verstärken die Immobilität, wegen der Deformierung des knöchernen Skeletts entstehen Orte mit hohem Druck. Appetitlosigkeit und Kachexie vermindern die Ischämietoleranz.

Wenn Gelenke in Fehlstellung versteift sind, dann werden die Möglichkeiten einer Lagerungsbehandlung eingeschränkt.

Grundsätze für Prophylaxe und Behandlung. Bei Deformierungen und Versteifungen in den Gelenken muß die 30°-Schräglagerung an die anatomische Situation angepaßt werden, nämlich Lagerung auf der Muskulatur seitlich der Wirbelsäule.

Die Erkrankungen des rheumatischen Formenkreises werden den konsumierenden Erkrankungen zugerechnet. Deswegen gelten dieselben Grundsätze wie beim ausgedehnten Dekubitus und bei den Tumorleiden im palliativ zu behandelnden Stadium.

■ **Ungünstige Druckverteilung infolge erhöhten Gewebedrucks**

Ödem, Eiweißmangel

Beim Ödem drängt, etwas vereinfacht ausgedrückt, Gewebewasser die Blutkapillaren auseinander. Die Diffusionsstrecke wird länger, und das Gewebe wird schlechter mit Sauerstoff und Nahrung versorgt; Stoffwechselendprodukte werden verzögert abtransportiert.

Ödeme treten an den abhängigen Körperpartien auf. Sie entwickeln einen eigenen Druck und erhöhen den Gewebebinnendruck. Für die Versorgung des Gewebes kommt es auf das Druckgefälle zwischen Kapillaren und Gewebe an.

Wertigkeit für den Dekubitus. Ödeme vermindern die Ischämietoleranz. In dem Maß, wie der Druck durch das Ödem ansteigt, verringert sich die Gewebedurchblutung.

Grundsätze für Prophylaxe und Behandlung. Eiweißmangelödeme müssen diätetisch durch Eiweißsubstitution behandelt werden, Ödeme anderer Ursache mit Diuretika.

■ **Zeit**

■ **Immobilität infolge Bewußtseinsstörung**

Sedation

Sedativa (Schlafmittel und Tranquilizer) sind unverzichtbar in der Intensivmedizin. In den übrigen Bereichen der Medizin sind sie vielfach notwendig, beispielsweise, um Krisensituationen abzumildern. Bei einer falschen Dosierung werden die Patienten bewußtlos; sie nehmen keine Schmerzreize mehr wahr und können sich nicht mehr bewegen.

Schlafmittel und Tranquilizer werden oft unkontrolliert verwendet. Nicht nur in der Fachliteratur, sondern auch in den Medien wird über die mißbräuchliche Verwendung dieser Medikamente zur „Ruhigstellung" berichtet. Die falsche Dosierung beruht auf mangelhafter Krankenbeobachtung, auf fehlender Zusammenarbeit zwischen Ärzten und Pflegekräften sowie auf einem Mangel an Menschenfreundlichkeit.

Wertigkeit für den Dekubitus. Unter einer falschen Dosierung nimmt die Zahl der Spontanbewegungen ab.

Grundsätze für Prophylaxe und Behandlung. Vor der Verabreichung von Sedativa muß das Therapieziel definiert sein. Nur so kann die niedrigste wirksame Dosierung gesucht werden. In die Therapieplanung muß der Tag-Nacht-Rhythmus einbezogen werden. Die pharmakologischen Halbwertszeiten müssen bekannt sein. Tranquilizer mit einer Halbwertszeit von 36 Stunden passen nicht in einen Tag-Nacht-Rhythmus von 24 Stunden, sondern gehören zur Indikation für eine Dauersedation.

Depression

Die Depression begleitet den Dekubituskranken; sie geht oft dem Dekubitus voraus.

Wertigkeit für den Dekubitus. Die Depression führt den Kranken in einen Rückzug vom Leben, also in die Immobilität. In einer depressiven Stimmung werden Schmerzen noch schlimmer empfunden, als sie ohnehin sind.

Grundsätze für Prophylaxe und Behandlung. Die Behandlung der Depression umfaßt die psychische Begleitung und die medikamentöse Therapie in enger Zusammenarbeit mit dem Psychiater. Hierzu wird auf Kap. 8 verwiesen. Der Umgang mit Antidepressiva erfordert Erfahrung und Fingerspitzengefühl. Schlagwortartige Therapieempfehlungen greifen in der Regel fehl. Vom einseitigen Blickwinkel des Dekubitus aus erscheinen aktivierende Antidepressiva vorteilhaft. Antidepressiva, die eine sedierende Komponente haben, können die Immobilität verstärken.

■ **Immobilität infolge Schmerzen**

Rheumatischer Formenkreis

Siehe S. 151.

Osteomalazie

Siehe S. 151.

Tumoren

Es besteht ein innerer Zusammenhang zwischen der Tumorerkrankung und der Dekubituserkrankung im fortgeschrittenen Stadium, wenn eine Heilung nicht mehr zu erwarten ist. Beide Male handelt es sich um konsumierende Erkrankungen. Jeder Tumorkranke erlebt seine Erkrankung anders und eigens. Daher kann nur unter großem Vorbehalt und mit Warnung vor Verallgemeinerung der Aspekt des Tumorleidens in Hinblick auf den Dekubitus beschrieben werden. Das Tumorleiden, das nicht kurativ beseitigt werden kann, mündet in die Tumorkachexie. Sehr häufig entstehen Schmerzen. Da Tumorkranke ihre Krankheit sehr bewußt erleben, bleiben Phasen tiefer Depression nicht aus.

Wertigkeit für den Dekubitus. Tumorkachexie und Schmerzen führen in die Immobilität.

Die Schmerztherapie, die in der palliativen Medizin für die Tumorkranken entwickelt worden ist, wurde zum Vorbild für die Schmerzbehandlung bei Dekubituskranken. Der Dekubituskranke mit einer Wunde Grad IV, die bis zum Skelett reicht, leidet wie der Tumorkranke an einer konsumierenden Erkrankung.

Grundsätze für Prophylaxe und Behandlung. Die Grundsätze bei der Behandlung des Dekubitus stimmen mit den Grundsätzen der palliativen Tumorbehandlung überein. Es muß bei allen Maßnahmen der ganze Mensch im Blickpunkt bleiben. Die Schmerzen, die Depression und die Kachexie sind zu behandeln. Das Umfeld des Kranken, die Angehörigen und die Therapeuten benötigen eine seelische Begleitung.

Immobilität infolge von Alter

Das Alter ist an sich keine Krankheit und stellt daher auch keine Dekubitusgefährdung dar. Dennoch gilt die Erfahrung, daß alte Patienten eher einen Dekubitus erleiden als junge Patienten. Die Ursache liegt darin, daß mit dem Alter die Anzahl der Erkrankungen (Multimorbidität) zu- und die Fähigkeit, Störungen zu kompensieren (Adaptationsfähigkeit), abnimmt.

Wertigkeit für den Dekubitus. Die Multimorbidität und nicht das Alter an sich macht das Dekubitusrisiko aus.

Grundsätze für Prophylaxe und Behandlung. Für das Alter gelten die Empfehlungen der Geroprophylaxe.

◼ Ischämietoleranz

◼ Mißverhältnis zwischen Bedarf und Angebot infolge mangelhafter Durchblutung

Anämie

Die Blutversorgung der Körperperipherie muß komplex betrachtet werden. Die Versorgung des Gewebes hängt von der Menge der Sauerstoffträger, der kardialen Leistungsfähigkeit und den Fließeigenschaften des Blutes ab. Die allgemeine Adaptationsfähigkeit des Organismus an Veränderungen der Gewebedurchblutung in der Haut ist breit. Zeiten der Minderperfusion werden vertragen; allerdings vermindert sich die Ischämietoleranz. Bekannt ist, daß der Organismus im Schockzustand die Blutversorgung der Körperperipherie vorübergehend drosseln kann. Kritisch wird die Situation erst dann, wenn eine längerdauernde Druckbelastung hinzukommt.

Wertigkeit für den Dekubitus. Ein Gewebe, das von vornherein unter einem relativen Sauerstoffmangel existiert, hat eine geringere Ischämietoleranz als ein normal bzw. optimal ernährtes Gewebe.

Grundsätze für Prophylaxe und Behandlung. Für die Dekubituserkrankung gelten die üblichen Grundsätze der Hämatologie, der Kardiologie und der Rheologie.

Gefäßsklerose

Das Kaliber der Blutgefäße entscheidet darüber, wieviel Blut in eine Gefäßregion einströmen kann. Mit dem Grad der arteriellen Verschlußkrankheit nehmen die Durchblutungsstörungen extrem zu. Aus dem Gesetz von Hagen-Poiseuille geht hervor, daß bei einer Halbierung des Gefäßdurchmessers der Flüssigkeitsstrom etwa auf ein Sechzehntel (1/16) zurückgeht.

Wertigkeit für den Dekubitus. Besonders beim Fersendekubitus und bei den Prothesendruckstellen nach einer Amputation ist die Diagnostik und Therapie der arteriellen Verschlußkrankheit unabdingbar.

Grundsätze für Prophylaxe und Behandlung. Die Diagnostik der peripheren arteriellen Verschlußkrankheit ist ärztliche Aufgabe, ebenso die Therapie mit rheologisch wirksamen Medikamenten. Beim Nachweis einer arteriellen Verschlußkrankheit müssen die Fersen von immobilen Patienten druckfrei gelagert werden. Die superweichen Dekubitusspezialmatratzen, die Fersenschützer und die Wechseldruckmatratzen reichen nicht aus. Auf der Ferse lastet das Gewicht des Unterschenkels, bei Kniegelenkkontraktur sogar des ganzen Beines. Es muß der gesamte Unterschenkel in einem Kissen gelagert werden.

▓ Mißverhältnis zwischen Bedarf und Angebot infolge mangelhafter Gefäßregulation

Polyneuropathie (diabetisch, hepatisch, toxisch)

Unabhängig von der Ursache betrifft die Polyneuropathie alle Teile des peripheren Nervensystems, die Sensorik, die Motorik und das vegetative Nervensystem.

Zu den Symptomen der Polyneuropathien gehört die Wahrnehmungsstörung, sei es, daß brennende Schmerzen geklagt werden oder daß die Patienten berichten, sie gingen „wie auf Watte". In den Spätstadien wird die Körperperipherie nicht mehr wahrgenommen. Mit einer permanenten wie mit einer fehlenden Schmerzwahrnehmung ist es nicht möglich, das verträgliche Maß einer Druckbelastung zu erkennen. Darum kommt es zur Immobilität; diese wird durch Mißempfindungen verstärkt.

Was sich auf dem Sektor des Nervensystems ereignet, der dem Bewußtsein zugänglich ist, geschieht auch auf dem Sektor des vegetativen Nervensystems, nur in noch komplexerer Weise.

Wertigkeit für den Dekubitus. Die vegetative Autoregulation der Gefäßmotorik bricht zusammen. Dadurch ist nicht mehr gewährleistet, daß das Gewebe wieder unverzüglich mit Blut und Sauerstoff versorgt wird, wenn es bei einer Umlagerung vom Druck entlastet wird.

Grundsätze für Prophylaxe und Behandlung.

Die Behandlung der Polyneuropathie richtet sich nach der jeweiligen Grunderkrankung. Wegen der Häufigkeit der diabetischen Polyneuropathie ist die Prophylaxe bei dieser Krankengruppe besonders wichtig.

▓ Mißverhältnis zwischen Bedarf und Angebot infolge erhöhter Stoffwechselaktivität

Fieber, Allgemeininfektion

Der Anstieg der Körpertemperatur hat zur Folge, daß alle Stoffwechselprozesse schneller ablaufen. Damit steigen die Anforderungen an das Herz-Kreislauf-System. Bei Kranken, die am Rande der kardialen Dekompensation stehen, können die Zeichen der Herzinsuffizienz nachgewiesen werden (Vergrößerung des Herzens, Wassereinlagerung in den Lungen).

Wertigkeit für den Dekubitus. Die Erholungszeit des Gewebes nach einer Druckbelastung wird länger.

Grundsätze für Prophylaxe und Behandlung. Infektionsbehandlung nach den üblichen Regeln. Dekubitusgefährdete Patienten benötigen eine genaue Beobachtung auf Frühzeichen des Dekubitus.

Lokalinfektion

Jede Dekubituswunde ist bakteriell infiziert. Solange die Wunde makroskopisch sauber ist, besteht ein Gleichgewicht zwischen der Infektabwehr und der Bakterienflora. Eingegriffen werden muß erst bei der sichtbaren Eiterbildung und in der Phase der Wundreinigung. Wenn der Sekretabfluß unbehindert ist, dann bleibt die Infektion am Ort beschränkt und verursacht keine systemische Infektion, insbesondere keine Sepsis.

Wertigkeit für den Dekubitus. Die Bakterien, welche die Wunde besiedeln, leben von der Substanz des Kranken; sie fördern daher die Kachexie.

Grundsätze für Propyhlaxe und Behandlung. Erforderlich ist eine Wundbehandlung nach hygienischen Grundsätzen mit dem Ziel, die bakterielle Besiedlung unter Kontrolle zu halten, damit die Wunde nicht eitert.

Inkontinenz

Die Inkontinenz ist das Unvermögen, rechtzeitig eine Toilette aufzusuchen. Die Inkontinenz ist im eigentlichen Sinne keine Krankheit, die einem Fachgebiet zuzuordnen wäre, sondern sie geht auf verschiedene auslösende Ursachen zurück. Durch den ungeplanten oder unkontrollierten Abgang von Urin bzw. Kot wird die Haut belastet und durch eine bakterielle Infektion gefährdet.

Bei Hautveränderungen durch Dekubitus und bakterielle Infektion handelt es sich um *zwei* Erkrankungen an einem und demselben Ort. Deren Gegensätzlichkeit ergibt sich aus folgendem Aspekt: Aus einer übermäßigen Druckbelastung entsteht eine Nekrose (Dekubitus); aus einer übermäßigen Belastung mit Bakterien entsteht eine Entzündung (Inkontinenz).

Wertigkeit für den Dekubitus. Inkontinenz verursacht keinen Dekubitus. Dies beweisen die Dekubitalulzera an den Fersen. Die Inkontinenz beeinträchtigt die Haut am Sakrum zusätzlich zum Druck. Damit wird die Ischämietoleranz gemindert. Die Gefahr geht vom infizierten Urin und vom Kot aus. Die Haut muß vor der bakteriellen Belastung geschützt werden.

Grundsätze für Prophylaxe und Behandlung. Ein Dauerkatheter verschärft die Problematik, weil über kurz oder lang eine Blaseninfektion entsteht und damit die Gefährdung schlimmer wird. Die Haut muß vor Urin und Kot durch ein Inkontinenzmanagement geschützt werden: Inkontinenzbehandlung mit Vorlagen, Hautpflegemitteln; dann Beckenbodengymnastik und eine medikamentöse Behandlung der jeweiligen Kontinenzform sowie Sanierung der Harnblase. Toilettentraining mit Krankengymnastik, adäquater Bekleidung, Toilettengang nach der Uhr.

Literatur

Siehe S. 69f. (Kap. 7.).

16 Pflegerituale am Beispiel „Eisen und Fönen"

Klaus-Dieter Neander

- Gründe für die Benutzung der Methode
- Hygienische Aspekte
- Wirksamkeit
- Warum wird die Methode wider besseres Wissen angewendet?
- Erklärungsversuch der Reaktionen auf die Forschungsergebnisse
  „Quadrat" der Nachricht

  Hintergrund Angst
  Angst löst einen Trauerprozeß aus
- Überlegungen zu Lösungsstrategien
  Kommunikation
  Angst
  Trauer
  Schlußfolgerung

Zusammenfassung

Rituale beschreiben ein Vorgehen nach festgelegter Ordnung. „Eisen und Fönen" ist ein typisches Beispiel für ein Pflegeritual, das sich trotz der Erfahrung, daß es nach heutigen medizinischen Erkenntnissen eher schadet als nutzt, sehr lange gehalten hat. Warum wird diese Methode aber dennoch wider besseres Wissen angewandt? Schulz v. Thun und Riemann bieten Lösungsansätze, die dieses Verhalten erklären.

Eine der immer noch gängigen Prophylaxemaßnahmen zur Verhinderung eines Dekubitus hat sich im Sprachgebrauch als „Eisen und Fönen" gehalten. Aus den verschiedenen Lehrbüchern und Monographien ist diese pflegerische Maßnahme weitgehend eliminiert, in der Praxis wird sie dennoch diskutiert und natürlich auch immer noch genutzt.

■ Gründe für die Benutzung der Methode

Von Befürwortern der Methode „Eisen und Fönen" wird betont, daß die Hautdurchblutung po-sitiv beeinflußt werden kann. Der Kältereiz auf der Haut würde eine Dilatation der Hautgefäße auslösen, was zu einer erheblichen Durchblutungssteigerung führen würde, die durch das anschließende Fönen noch gesteigert werden könne. Bei diesen Überlegungen geht man von den Alltagserfahrungen aus: Wenn man im Winter bei tiefem Frost spazierengeht, werden die Ohren zunächst weiß, nach einer bestimmten Zeit plötzlich knallrot und heiß. Dieser physiologische Mechanismus sorgt dafür, daß keine Wärme verlorengeht (Gefäßverengung in den Ohrmuscheln, weiße Haut). Diese Gefäßverengung bewirkt einen relativen Durchblutungsmangel mit Anstieg des Kohlendioxids. Wird ein bestimmter Schwellenwert des Kohlendioxids überschritten, öffnen sich die Blutgefäße maximal (rote Ohren, Wärme bei Durchblutungssteigerung). Dieser Mechanismus ist allerdings nicht auf die zuvor durch Druck geschädigte Haut zu übertragen, wie im folgenden noch belegt wird.

Die Kälte-Wärme-Behandlung sei – so die Befürworter – nichts anderes als das Kneippsche Prinzip, das ja auch kreislaufrelevante Wirkung habe. Andere Befürworter argumentieren mit der „Tatsache", daß mit dem Kältereiz sog. Schmerzmediatoren gehemmt würden, die durch eine Schädigung des Gewebes freigesetzt würden. Somit könne zusätzlich sogar der Dekubitusschmerz „behandelt" werden.

Bis zur 5. Auflage war diese Methode auch von Juchli beschrieben, seit der 6. Auflage ist sie allerdings verschwunden.

■ Hygienische Aspekte

Zunächst wurde der Frage nachgegangen, ob durch die Maßnahme Eisen und Fönen eine Veränderung der Keimzahl auf der behandelten Haut nachzuweisen ist. An 31 Patienten wurde folgender Versuch durchgeführt: Es wurde Eis in einen sterilen Einmalhandschuh gefüllt; mit diesem wurde die Haut am Os sacrum 3 Minuten in kreisenden Bewegungen „geeist" und anschließend die Hautstelle mit dem Fön ebenfalls 3 Minuten gefönt. Vom sterilen Handschuh, von der Haut vor und nach dem Eisen, vom Handschuh nach dem Eisen und von der Haut nach dem Fönen wurden Abstriche genommen und von der Abteilung der Klinikhygiene ausgewertet.

Bei 58% der Patienten war eine Keimverschleppung nachweisbar. Addiert man die Gesamtkeimzahl an den Handschuhen nach dem Eisen zu der Gesamtzahl auf der Haut nach Abschluß des Eisens und Fönens, erhöht sich die Anzahl der Patienten, bei denen eine Keimzahlerhöhung an den behandelten Stellen nachweisbar war, auf 64%. Bei 5 Patienten konnte nach Abschluß der Pflegemethode keine Keimzahlvermehrung festgestellt werden. Bei 6 Patienten war bereits zu Beginn der Untersuchung die Keimbesiedlung der Haut so stark, daß diese ebenfalls aus der Untersuchung herausfielen (insgesamt 11 Patienten, 36%).

Die Untersuchung macht deutlich, daß die Methode Eisen und Fönen aus hygienischer Sicht eine potentielle Gefährdung des Patienten darstellt. Bei eventuell bestehenden Mikroverletzungen der Haut, die mit dem bloßen Augen nicht zu erkennen sind, kann die Keimverschleppung zur Infektion der Haut führen, da vor der Behandlung nicht bekannt ist, ob die Keime, die man mittels Eisen und Fönen verteilt, pathogen sind oder nicht. Ob die Infektion klinische Bedeutung hat, d. h., ob der Patient alle Anzeichen einer Infektion bekommt, die dann entsprechend therapiert werden muß, hängt neben der Pathogenität der Keime auch von der Abwehrlage des Patienten und ähnlichen Kriterien ab.

Zur Prophylaxe ist diese Maßnahme aus hygienischen Gründen abzulehnen, zur Therapie eines Dekubitus erst recht.

■ Wirksamkeit

Um die Wirksamkeit der Methode hinsichtlich der Durchblutungsverbesserung zu überprüfen, wurde eine Untersuchung durchgeführt, die folgende Fragen beantworten sollte:

- Welchen Einfluß hat die Druckbelastung auf die Haut, und wie verhält sich die Durchblutung nach Druckentlastung?
- Welchen Einfluß hat die Methode Eisen und Fönen auf die Haut nach einer bestimmten Druckbelastung?
- Unterscheiden sich die beiden Verhaltensweisen der Durchblutung deutlich voneinander?

Zur Beantwortung dieser Fragen wurde mit der Laser-Dopplerflowmetrie die Hautdurchblutung gemessen. Diese Methode wurde bereits in Kapitel 7 beschrieben, so daß hier darauf nicht weiter eingegangen werden muß.

Um unter experimentellen Bedingungen arbeiten zu können, mußte die Druckapplikation auf die Haut genau definierbar sein. Dazu wurde ein spezieller Druckstempel mit integrierter Druckmessung entwickelt, so daß der Druck auf der Haut des Trochanters sehr exakt dosiert werden konnte.

Definierte Kälte- und Wärmereize wurden mit einem von uns entwickelten Spezialgerät durchgeführt, das im wesentlichen aus zwei Peltier-Elementen und einem Thermostat bestand. Die Peltier-Elemente sind innerhalb weniger Sekunden über den Thermostat zu temperieren, d. h., es ließ sich eine Temperatur von 0–60°C schnell und genau einstellen.

Den Probanden wurde der Druckstempel auf die Haut des Trochanters aufgesetzt und für eine Stunde lang ein Druck von 100 mmHg ausgeübt. Dabei wurde kontinuierlich die Hautdurchblutung gemessen. Anschließend wurde der Druck auf Null reduziert und auch hier gleichzeitig die Hautdurchblutung mittels Laser-Dopplerflowmetrie festgehalten. In einer zweiten Meßserie wurde wie in der ersten vorgegangen, allerdings nach der Druckentlastung sofort ein „Kältereiz" von +10 °C für 3 Minuten und anschließend ein Wärmereiz von +40 °C appliziert. Das oben beschriebene Gerät, mit welchem die Temperatur appliziert werden konnte, wurde dabei ohne Druck auf die Haut gebracht. Die Wahl der Temperaturen ergab sich aus hier nicht näher zu diskutierenden Vorversuchen.

Anhand der Abb. 16.1 kann exemplarisch demonstriert werden, zu welchen Ergebnissen diese Untersuchung kam: Die Kurve, die durch alleinige Druckentlastung erzielt wurde, zeigt eine sehr ausgeprägte Zunahme der Durchblutung im Sinne einer Hyperämie. Diese Hyperämiephase war bei den Probanden verschieden stark ausgeprägt, aber immer deutlich nachweisbar. Sie klang dann nach einigen Minuten wieder ab.

Die Kurve, die durch die Druckentlastung in Kombination mit Eisen und Fönen entstand, zeigt hingegen eine deutlich geringere Durchblutung der Haut; das Nachlassen der Hyperämie scheint auch schneller zu gehen.

Es erscheint daher gerechtfertigt (und über die hier vorgestellten Ergebnisse durch weitere Untersuchungen auch an Patienten belegt), die Methode des Eisen und Fönens abzulehnen, da die Durchblutung damit nicht verbessert, sondern vergleichsweise verschlechtert wird.

Die Anwendung der Methode gilt sogar als Kunstfehler.

■ Warum wird die Methode angewendet?

Dieser Frage soll nun in einer theoretischen Auseinandersetzung nachgegangen werden. Im Grunde geht es um die Frage, welche Strukturen Pflegende daran hindern können, Ergebnisse der Pflegeforschung problemlos zu akzeptieren. Zur Erläuterung dieser Schwierigkeiten erscheint das von Schulz von Thun entwickelte „Quadrat der Nachricht" einsetzbar, über das Pflegeforschungsergebnisse aufgenommen und verarbeitet werden. Aus diesem Modell erklärt sich die These, daß „Pflegeforschung angst macht" und diese Angst letztlich einen Trauerprozeß auslöst. Zunächst muß immer wieder diskutiert werden, ob Pflegeforschung überhaupt sinnvoll sei, da Pflege doch einen praktischen Beruf darstellt und keine Theoretiker benötige. Auch wenn die „Akademisierung" der Pflege sich in Deutschland allmählich – zumindest formal durch Gründung von Fachhochschulen und Universitäten für Pflege – etabliert, ist diese Entwicklung von den „Prakti-

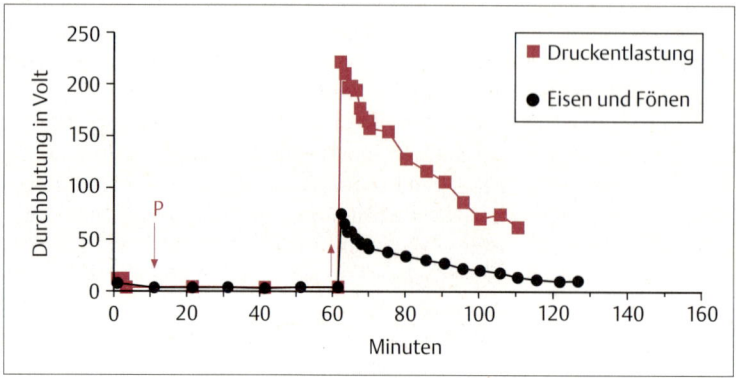

Abb. 16.1 Veränderungen der Hautdurchblutung mit und ohne Eisen und Fönen (AG Pflegeforschung, Göttingen).

„kern" vor Ort noch lange nicht akzeptiert. Stahl (1990) bemerkt dazu:

„Pflegewissenschaft wird den praktisch tätigen Krankenschwestern und -pflegern nicht versprechen können, die Pflegepraxis nur zu loben bzw. mit Blick auf die restriktiven objektiven Rahmenbedingungen […] immer zu „verstehen". So manches „Altbewährte" wird in noch stärkerem Umfang in Frage zu stellen sein, als dies im Zuge der Einführung systematisierter Pflegedokumentation der Fall war bzw. noch ist. Bei der Umsetzung pflegewissenschaftlicher Erkenntnisse in die Pflegepraxis besteht durchaus die Möglichkeit, daß es zu einer […] Frontstellung zwischen „Praktikern" und „Theoretikern" kommt. Dies wäre zwar keine ganz neue Konstellation, jedoch bekäme sie durch die Etablierung von Pflegewissenschaft und die Ausbildung entsprechend qualifizierten Krankenpflegepersonals in breiterem Umfang einen institutionalisierten Charakter. Im Grunde geht es in diesem Zusammenhang um die Problematik einer Spaltung der Angehörigen des Pflegeberufs in einen kleinen Teil der wissenschaftlich qualifizierten Ausbildenden, Führenden oder Anleitenden auf der einen Seite und der Mehrheit der in der Krankenpflege praktisch Tätigen auf der anderen Seite."

■ Erklärungsversuch der Reaktionen auf die Forschungsergebnisse

Die Reaktionen auf die oben vorgestellten Ergebnisse zum Thema Eisen und Fönen waren häufig identisch. Die Kolleginnen und Kollegen fühlten sich angegriffen und lehnten die vorgestellten Ergebnisse rundweg ab. Weil eine derartige Verhaltensweise in diesem Zusammenhang häufig zu beobachten ist, besteht Bedarf nach einem Erklärungsversuch, der im folgenden in drei Thesen vorgestellt wird.

▓ „Quadrat der Nachricht"

In der Theorie vom „Quadrat der Nachricht", wie sie Schulz v. Thun (1989) formuliert hat, werden vier Seiten einer Information oder Nachricht unterschieden, die immer gleichzeitig und gleichrangig wirksam sind (Abb. 16.2):

- Sachinhalt: Informationen über das Forschungsergebnis.
- Selbstkundgabe: Informationen über den Pflegeforscher selbst, der das Ergebnis vorstellt.

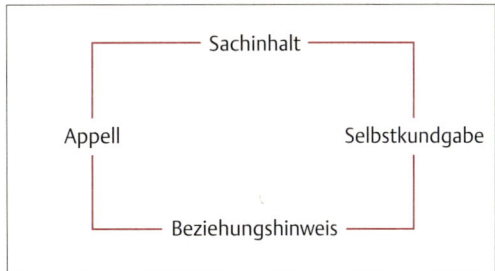

Abb. 16.2 „Quadrat der Nachricht" nach Schulz von Thun.

- Beziehungshinweis: Der Pflegeforscher gibt dem Empfänger zu verstehen, was er von ihm hält und wie er die Beziehung zwischen sich und ihm definiert.
- Appell: Der Pflegeforscher versucht, mit seinem Ergebnis auf die Praxis Einfluß zu nehmen.

Wendet man diese Theorie auf die Vermittlung eines Pflegeforschungsergebnisses an, wird sich schnell zeigen, an welchen Stellen Mißverständnisse auftreten können, die Ängste provozieren. Der *Sachinhalt* „Eisen und Fönen ist ineffektiv" kann nicht frei von den anderen drei Aspekten formuliert werden. Bewußt oder unbewußt bringt der Forscher bei der Vorstellung eines solchen Ergebnisses zum Ausdruck, daß „er es besser weiß" *(Selbstkundgabe)*. Damit vermittelt er den Eindruck, die anderen seien „ungebildet und einfältig" *(Beziehungshinweis)*. Das Ergebnis der Kommunikation, nämlich der *Appell*, „Eisen und Fönen zu unterlassen", kommt deutlich zum Ausdruck. Alle vier Seiten des Quadrats wirken gemeinsam in die gleiche Richtung und erzeugen Angst, Aggression und Wut (Tab. 16.1).

Tabelle 16. 1 „Quadrat der Nachricht" auf das Problem „Forschungsergebnis" auf- bzw. annehmen

Sachinhalt	Eisen und Fönen ist ineffektiv!
Selbstkundgabe	Ich, Forscher, weiß es besser!
Beziehungshinweis	Ihr seid nicht auf dem neuesten Stand!
Appell	Eisen und Fönen muß unterbleiben!

Der hier beschriebene Ablauf wird von keinem der Beteiligten bewußt gewollt, sondern läuft unbewußt ab.

Hintergrund Angst

Das vorgestellte Kommunikationsmodell und seine Anwendung auf die Problematik greift allerdings noch nicht weit genug. Selbst wenn man sich der genannten vier Aspekte einer Informationsübermittlung bewußt ist und in der Lage wäre, sich auf die Ebene zu begeben, auf der eine Analyse des Kommunikationsablaufes möglich ist, erfüllt einen der Gedanke an ein neues Forschungsergebnis mit Angst oder Unbehagen. Riemann (1989) weist zu Recht darauf hin,

daß „Angst […] ein zu unserem Dasein gehöriges Erlebnis [ist]; in immer neuen Abwandlungen begleitet sie uns von der Geburt bis zum Tode". In seiner Typologie der Angst, die „weniger fatalistisch und endgültig festlegend ist als etwa aus der Konstitution, dem Temperament abgeleitete Typen", beschreibt Riemann „die Angst vor der Vergänglichkeit, die uns um so heftiger erfassen muß, je mehr wir uns vor ihr sichern wollen. Die Sehnsucht nach Dauer und Stabilität ist eine sehr tiefe und frühe im Menschen." Riemann betont, daß „Dauer und Verläßlichkeit […] ebenso wichtig für die Entwicklung unseres Gedächtnisses, unserer Erfahrungen und für unsere Orientierung in der Welt überhaupt [sind]." Konkret wird Riemann, wenn er eine „Methode der Vermeidung von Angst vor der Vergänglichkeit […] in allem unelastischen Festhalten am Überkommenen, Gelernten, Gewohnten auf allen möglichen Gebieten" zu erkennen glaubt.

In der Tat scheint dieses „unelastische Festhalten am Überkommenen" vielfach ein großes Problem in der Pflege zu sein. Für Änderungen offen zu sein, Neues zu akzeptieren und in die Tat umzusetzen, ist schwer und wird nicht ohne Schmerzen gelingen.

Angst löst einen Trauerprozeß aus

Weil das Gefühl der Angst von dem Gedanken an Abschied begleitet wird und Trauerarbeit notwendig macht, ist es wichtig, der Typologie von Riemann einen weiteren Mechanismus hinzuzufügen. Wenn „Bewährtes" plötzlich hinterfragt wird und man nicht wahrhaben will, daß das eine

oder andere Vertraute nicht mehr gilt, wird man zornig, verhandelt und wird mutlos. Vielleicht stimmt man in dieser Situation resigniert den Ergebnissen zu.

Dieser Mechanismus, wie er eigentlich für den von Kübler-Ross beschriebenen Sterbeprozeß herausgearbeitet wurde, ist auch bei der Diskussion um Pflegeforschungsergebnisse immer wieder zu beobachten und ernst zu nehmen (Abb. 16.3, 16.4).

Es geht bei der Diskussion um Pflegeforschungsergebnisse eben nicht allein um die Sachinformation, sondern auch um die Abkehr von gewohnten Denkmustern und Überzeugungen.

Als Beispiel dafür mag der Leserbrief einer Krankenschwester stehen, die auf die Veröffentlichung der Ergebnisse zum „Eisen und Fönen" mit folgendem Brief reagierte (Kley 1991):

[…] Ich finde es geradezu anmaßend, den Krankenschwestern und -pflegern, die jahrelange Erfahrung in der Pflege kranker oder alter Menschen gemacht haben, zu unterstellen, sie würden ohne Überlegung eine sinn-

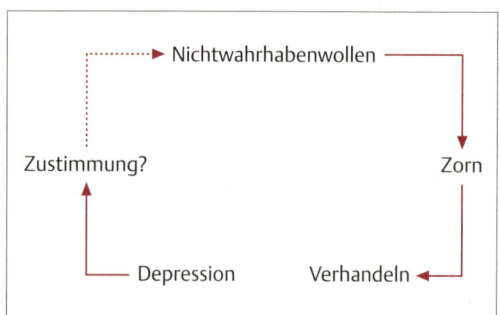

Abb. 16.3 Trauerprozeß nach Kübler-Ross.

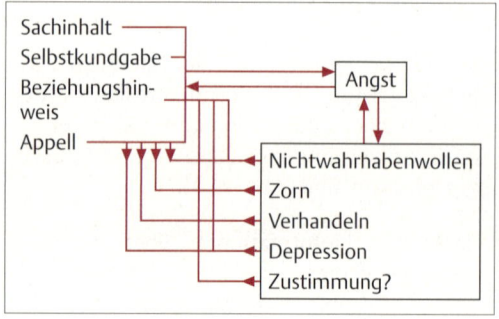

Abb. 16.4 Warum Ergebnisse der Pflegeforschung so schwer zu akzeptieren sind.

lose und zeitaufwendige Pflegetätigkeit verrichten. […] Ich komme aus eigener Erfahrung und durch die Berichte vieler Krankenschwestern zu völlig anderen Ergebnissen."

◼ Überlegungen zu Lösungsstrategien

Die hier skizzierten Mechanismen und Erlebnisse machen auf Konfliktpunkte aufmerksam, die in der gemeinsamen Diskussion zwischen Forschern und Endverbrauchern (damit sind jene Kolleginnen und Kollegen gemeint, die zwar an Forschungsergebnissen nicht selber beteiligt sind, diese aber in der Praxis umsetzen sollen) Beachtung finden müssen. Dabei sind die möglichen Lösungsstrategien so unterschiedlich, daß nur grundlegende Überlegungen vorgestellt werden können.

▦ Kommunikation

Die Beachtung des Kommunikationsprozesses ist von hoher Bedeutung, da über diesen Mechanismus die Reaktionen der Angst und des Trauerprozesses ausgelöst werden können. Es erscheint daher bei aller Begeisterung der Forscher wichtig, die Darstellung der Ergebnisse unter Berücksichtigung der Kommunikationsabläufe behutsam vorzubereiten. Auch hier gilt: Prophylaxe ist besser als Therapie. Daher ist es sicher nicht ausreichend, den Pflegenden zu versichern, daß man ebenfalls aus der Praxis kommt und über die dortigen Probleme genauestens informiert sei. Dies stimmt immer nur begrenzt, da gleichgelagerte Probleme sich von Ort zu Ort durchaus unterscheiden können. Die vor Ort in der Pflege Tätigen fühlen sich nur dann von den Forschenden ernst genommen, wenn ihre Bedenken und Überlegungen mit eingebracht und diskutiert werden. Deshalb muß der Versuch unternommen werden, eine gemeinsame Sprache zu finden. Wissenschaftliche Kodifizierung der Ergebnisse schafft Distanz. Mit anderen Worten: Es ist notwendig, die Bedürfnisse der Zielgruppe, an die sich die Pflegeforschungsergebnisse richten, zu analysieren, damit keine Kommunikationsbarrieren entstehen können.

▦ Angst

Beide – Forscher und Endverbraucher – müssen sich der „latenten Angst vor Neuerungen" bewußt sein. Sie muß thematisiert und ernst genommen werden, denn unbewußte Angst hemmt, Bewußtmachung befreit zur Aktivität. Angst in all ihren Ausdrucksformen muß zugelassen und gemeinsam ertragen werden. Nur so kann sie als beherrschendes Moment eliminiert und ihre hemmende Wirkung durchbrochen werden.

▦ Trauer

Trauerarbeit benötigt Zeit, sie kann auch durch „gutes Zureden" nicht verkürzt werden. Auch hier gilt im Prinzip das, was zum Thema Angst gesagt wurde.

▦ Schlußfolgerung

Kommunikation, Angst und Trauer stellen hohe Ansprüche an die sozialen Fähigkeiten aller Beteiligten und erfordern die Bereitschaft zum Miteinander. Wenn Stahl (1990) eine Kluft zwischen Theoretikern und Praktikern voraussagt, kann dies mit allen Konsequenzen dann zutreffen, wenn die genannten grundlegenden Prozesse in der Praxis keine Berücksichtigung finden.

Literatur

Kley, M.: Leserbrief zum Thema „Eisen und Fönen". Dtsch. Krankenpfl.-Zschr. 44 (1991) 53

Kübler-Ross, E.: Interviews mit Sterbenden. Gütersoher Verlagshaus, Gütersloh 1975

Riemann, F.: Grundformen der Angst. Reinhardt, München 1989

Schulz v. Thun, F.: Miteinander reden, Bd. 2, Rowohlt, Reinbek 1989

Stahl, K.: Wissenschaft und Pflege. Dr. med. Mabuse 68 (1990) 64–65

17 Dekubitusprophylaxe an spezifischen Stellen

Michael Braun

- Spezifische Stellen
  Mund
  Blasendauerkatheter
  Nase
  Prothesen

Zusammenfassung

Durch ungewöhnliche Körperhaltungen von Bewußtlosen können Druckgeschwüre auch an unerwarteten Stellen entstehen. Bekannt sind Druckgeschwüre am Hinterkopf oder an den Ohren, die dann entstehen, wenn Bewußtlose lange Zeit auf dem Fußboden liegen. Diese Druckgeschwüre haben eine gute Prognose, weil eine druckfreie Lagerung gewährleistet ist, wenn die Kranken in konventioneller Weise gelagert werden. Hier soll von spezifischen Stellen wie Mund, Nase, Blasendauerkatheter und Prothesen die Rede sein.

Nicht selten werden Druckgeschwüre durch medizinische Vorrichtungen induziert. Betroffen sind häufig die Schleimhäute und selten die Haut.

Spezifische Stellen

Mund

Druckgeschwüre in der Mundhöhle gibt es, wenn eine Zahnprothese nicht absolut genau angepaßt ist. Daneben gibt es kleine Druckstellen, wenn Speisepartikel zwischen die Prothese und die Mundschleimhaut gelangen.

In der Zahnmedizin sind immer feinere Verfahren eingeführt worden, um von Ober- und Unterkiefer genaue Abdrücke herzustellen. Durch eine genaue Anpassung der Prothese an die Kieferkontur sollen die Kräfte gleichmäßig übertragen werden. Den Bemühungen um eine vollkommene Abbildung einer Körperkontur sind Grenzen gesetzt. Sie ist nur näherungsweise möglich, und auf die Kunst des Zahnarztes bei der endgültigen Anpassung kann nicht verzichtet werden. Nachgehende Kontrollen auf Druckstellen sind erforderlich. Die Kiefer verändern sich im Laufe der Zeit, meistens so, daß die Zahnleiste sich zurückbildet und der Kiefer kleiner wird. Damit steigt das Risiko für Druckstellen.

Beim Kauen mit den natürlichen Zähnen können keine Druckgeschwüre entstehen, weil die Zähne in einem Netz von Bindegewebsfasern so aufgehängt sind, daß die Kräfte in Zugkräfte umgewandelt werden. Anders verhält es sich beim Essen mit der Zahnprothese. Hier gibt es keine bindegewebige Aufhängung. Die Zahnprothese liegt auf

dem Kiefer auf. Die Kräfte werden beim Kauen direkt als Druckkräfte auf die Kiefer übertragen.
Das Problem der Druckstellen in der Mundhöhle sind nicht die Wunden selbst. Die Patienten nehmen rasch die Druckstellen wahr und lassen die Prothesen weg. Die Druckstellen heilen in dem feuchten Milieu der Mundhöhle rasch ab. Verbreitet ist die Myrrhentinktur oder die Applikation von Panthenol-Salbe in einer Darreichungsform für Schleimhäute (Bepanthen Augen- und Nasensalbe). Phytotherapeutisch werden Spülungen mit Salbeetee bzw. Rosenhonig mit Nelkenöl empfohlen; dabei wirkt Nelkenöl besonders schmerzlindernd.
Gefährlich auf lange Sicht sind die Anpassungen der Ernährung an die Zahnprothesen. Die Patienten verzichten auf feste Speisen und Salate, auf alles, was unter die Prothese rutschen kann. An Brot wird Weißbrot ohne Rinde bevorzugt. Die Ernährung wird eintönig und einseitig. Kurz, die Entwicklung der Kachexie nimmt ihren Lauf.

Blasendauerkatheter

Der Dauerkatheter wird durch einen wassergefüllten Ballon in der Blase fixiert. Wenn der Katheter aus irgendeiner Ursache seine Lage verändert und aus der Blase herauszurutschen droht, dann wirkt der Katheterballon wie eine Druckbremse. Es ist dann eine Frage der Zeit, wann der Druck des Ballons an der Blasenschleimhaut ein Druckgeschwür verursacht. Aus dem Druckgeschwür kann es bluten. Das Druckgeschwür selbst ist eine Eintrittspforte für Krankheitserreger.
Zur Problematik des Dauerkatheters wird an anderer Stelle genug ausgeführt. Die Indikation des Dauerkatheters kann nur in der Blasenentleerungsstörung und bei einer genauesten Flüssigkeitsbilanzierung gesehen werden.

Nase

Die Nase ist häufiger ein Ort von Druckgeschwüren, als man annehmen möchte. Es gibt eine Vielzahl von Sonden, welche durch die Nasengänge eingeführt werden:

- Nasenbrillen zur Sauerstoffanreicherung der Atemluft,
- Magensonden zur enteralen Ernährung;
- Intubationsschläuche bei Langzeitbeatmung.

Eine besondere Beachtung verdient die leicht einsehbare Region des Nasenvorhofs und der Nasenflügel. Hier müssen Druckgeschwüre so rechtzeitig entdeckt werden, daß der Nasenknorpel nicht beschädigt wird. Die Sonden sollen aus der Nase so herausgeführt werden, daß am Nasenflügel keine Knickung entsteht. Weiterhin dürfen auf die Sonden keine Zugkräfte wirken; diese werden in der Nase in Druckkräfte umgewandelt.

Prothesen

Prothesen nach Amputationen an den Beinen sind einer besonderen Beanspruchung ausgesetzt. Beim Gehen müssen sie zeitweilig das gesamte Körpergewicht und die zugehörigen dynamischen Kräfte aufnehmen und übertragen. Die Fläche, an der die Kräfte übertragen werden, ist nicht sehr groß. Die Haut, die dazwischen liegt, kann sehr dünn und atrophisch sein, wenn die Ausformung des Stumpfes nicht gut gelungen ist. Mit Hautatrophie muß gerechnet werden, wenn eine arterielle Verschlußkrankheit der Grund für die Amputation war.
Bei Unterschenkelamputationen oder Amputationen im Kniegelenk ist der Prothesenstumpf deutlich schlechter mit Blut versorgt als bei einer Oberschenkelamputation. Damit tut sich ein Dilemma auf. Die funktionellen Verluste sind bei Unterschenkelamputationen geringer als bei der Oberschenkelamputation. Die Patienten lernen eher den rechten Umgang mit der Prothese. Die Kontrolle über das Kniegelenk bleibt erhalten.
Die Amputationen selbst sind sehr oft durch sekundäre Wundheilungen gekennzeichnet, die bei Unterschenkelamputationen häufiger auftreten als bei Oberschenkelamputationen.
Wichtig ist eine exakte und geduldige Prothesenanpassung. Ein guter Abdruck ist die erste Voraussetzung für die Prothesenversorgung; aber die Nachproben und das Training im richtigen Umgang mit der Prothese sind ebenfalls unerläßlich.

Zur Prophylaxe von Prothesendruckstellen gehören die Stumpfgymnastik und die rheologische Therapie. Ist eine Druckstelle entstanden, so kann die Prothese bis zur Abheilung nicht mehr angelegt werden. Die Behandlung der Druckstelle selbst unterscheidet sich nicht von der Behandlung anderer Druckstellen.

Literatur

Siehe S. 69f. (Kap. 7).

18 „Ablagern" – die ökonomische Lösung?

Christel Bienstein

Zusammenfassung

Die Zukunft pflegeabhängiger Menschen scheint durch die gesetzlichen Vorgaben gesichert. Ob diese Regelungen eine menschenwürdige Versorgung ermöglichen oder ob die Gesellschaft das Problem der „nichtproduktiven" Menschen anders lösen wird, ist Gegenstand dieses Kapitels. Es soll zur kritischen Reflexion des Alltags und zu einer vorausschauenden Haltung beitragen, um Gefahren für Leib und Seele der zu pflegenden Menschen frühzeitig zu erkennen.

Immer häufiger wird jetzt auch öffentlich diskutiert, ob wir uns die aktivierende Pflege alter und chronisch kranker oder behinderter Menschen noch leisten können. Das Versorgungsprinzip „satt und sauber" wird dabei unterschwellig als Pflegemöglichkeit mitgedacht. Der Wert und die Würde des alten oder chronisch kranken Menschen geraten bei der Diskussion immer mehr in den Hintergrund.

Anforderungen an die Pflege

Schwer und fast nicht machbar erscheint es Pflegenden, in ihrem pflegerischen Handeln drei Ansprüchen gleichzeitig Rechnung zu tragen:

- dem Grundgesetz,
- der Pflegeversicherung und
- dem Berufsethos.

Fordert doch das Grundgesetz in Artikel 1, daß die Würde eines jeden Menschen unantastbar sei. Das bedeutet, daß selbst Krankheit und soziale Unbill den einzelnen Menschen nicht vom würdeerhaltenden Umgang in der Gemeinschaft ausschließt; im Gegenteil, es setzt diese einschränkungslose Bedingung an die oberste Stelle und definiert damit unser gesamtgesellschaftliches Zusammenleben.

Wie nun steht es um die Würde der pflegeabhängigen Menschen? Nicht nur, daß z.B. die Pflegeversicherung diese Würde deutlich beziffert in Pflegekategorien, Pflegezeiten, Sachleistungs- oder Finanzansprüchen, sie nimmt auch Stellung zum gewünschten pflegerischen Niveau.

Die pflegerischen Leistungen (Gesetz zur sozialen Absicherung des Risikos der Pflegebedürftigkeit – Pflegeversicherungsgesetz – vom 28. 05. 1994, § 4 Absatz 3) sollen

- wirksam sein,
- wirtschaftlich sein,
- nur im notwendigen Umfang in Anspruch genommen werden.

Gleichzeitig billigt die Pflegeversicherung schwerstpflegeabhängigen Menschen eine pflegerische Betreuung zu in Höhe von Pflegesachleistungen zwischen 750 und maximal 3750 DM monatlich, Pflegegeld zwischen 400 und 1300 DM monatlich.

■ Realsituation schwerpflegebedürftiger Menschen

Viele pflegeabhängige Menschen, besonders chronisch kranke, ob nun im Krankenhaus, Altenoder Pflegeheim oder zu Hause, erfahren eine Pflege, die z.B. ein 2stündliches Lagern nicht sicherstellt. Um einem Dekubitalrisiko zu entgehen, werden Pflegehilfsmittel eingesetzt, so u.a.

- Wechseldruckmatratzen,
- Wechselebenenmatratzen,
- Weichlagerungskissen und -matratzen,
- manchmal auch noch Wasserbetten und -kissen.

Was es bedeutet, auf diesen Materialien gelagert zu werden, wurde ausführlich auf S.113ff. beschrieben.

> **!** Es ist keine Fiktion, wenn wir davon ausgehen müssen, daß bei mehr als 30% der schwerstpflegebedürftigen Menschen nur ein sozialer Minimalkontakt zu anderen Menschen besteht.

Ca. 210000 pflegebedürftige Menschen liegen über Stunden des Tages und der Nacht allein in einem Bett, in einem Zimmer, irgendwo in der Bundesrepublik (vielleicht im Bayerischen Wald oder in Schleswig-Holstein, Sachsen oder Nordrhein-Westfalen). Sie sehen von der Welt die Decke ihres Zimmers, sie riechen und schmecken nur noch sich, sie fühlen ihren Körper nur als eine Masse, die ihnen nicht mehr Folge leisten will, und sie sind nicht in der Lage, ihre Hände zur zielgerichteten Erkundung einzusetzen, da nichts mehr da ist, was Neugierde oder Interesse erzeugt. Selbst das Ohr kann nur monotone Dialoge wie „ich wasche Sie jetzt" oder „jetzt wird es kalt" und eintönige Geräusche wie das Surren des Elektromotors der Wechseldruckmatratze oder das klopfende Geräusch eines Heizkörpers wahrnehmen. Sie sinken in sich hinein, sie dösen vor sich hin, sie warten nicht einmal mehr auf Änderung.

Was daran ist menschenwürdig? Wie erfährt der einzelne Hilfe bei der Befriedigung seiner Bedürfnisse?

„Satt, sauber, warm", diese Devise – von Politikern wie von Pflegenden als nicht erstrebenswertes Ziel der Gesundheitsversorgung pflegeabhängiger Menschen streng abgelehnt – ist bundesdeutscher Alltag.

So ist es nicht erstaunlich, wenn auch erschreckend, daß Heidi Schüller (1995) sezierend offen die Situation alter Menschen in der Bundesrepublik schildert und daß im Gegensatz dazu Sonntagsredner Situationen beschreiben, die die heutige Gesellschaft zu bezahlen nicht bereit ist.

■ Zukunftsvision

Der Film von Stanley Kubric „Uhrwerk Orange" sowie das Buch von Robin Cook „Koma" führen uns die möglichen Entwicklungen der Manipulierbarkeit und Reduzierung des einzelnen zum Organspender deutlich vor Augen.

Was, so müssen wir uns fragen, hält die Entmenschlichungsentwicklung auf? Durch wissenschaftliche Untersuchungen wird sie vorangetrieben; junge Menschen, die allein gelassen werden, erleben alte Menschen „als stinkende Fleischklumpen" und entwickeln eine entsprechende Lebenshaltung.

> Der Weg vom Denken zum Tun ist nie so weit, daß er nicht doch rasch Realität werden könnte (Abb. 18.**1**).

Die Stadt X hat eine kostengünstige Lösung: (Eine Versorgung geschieht nur noch alle 6 Stunden durch einen Zivildienstleistenden…)!

Wieviel Monde trennen uns „zivilisierte" Menschen von den „unzivilisierten" dieser Erde?

Was müssen wir noch erleben, um die Aussage eines Hopi-Indianers nachvollziehen zu können?

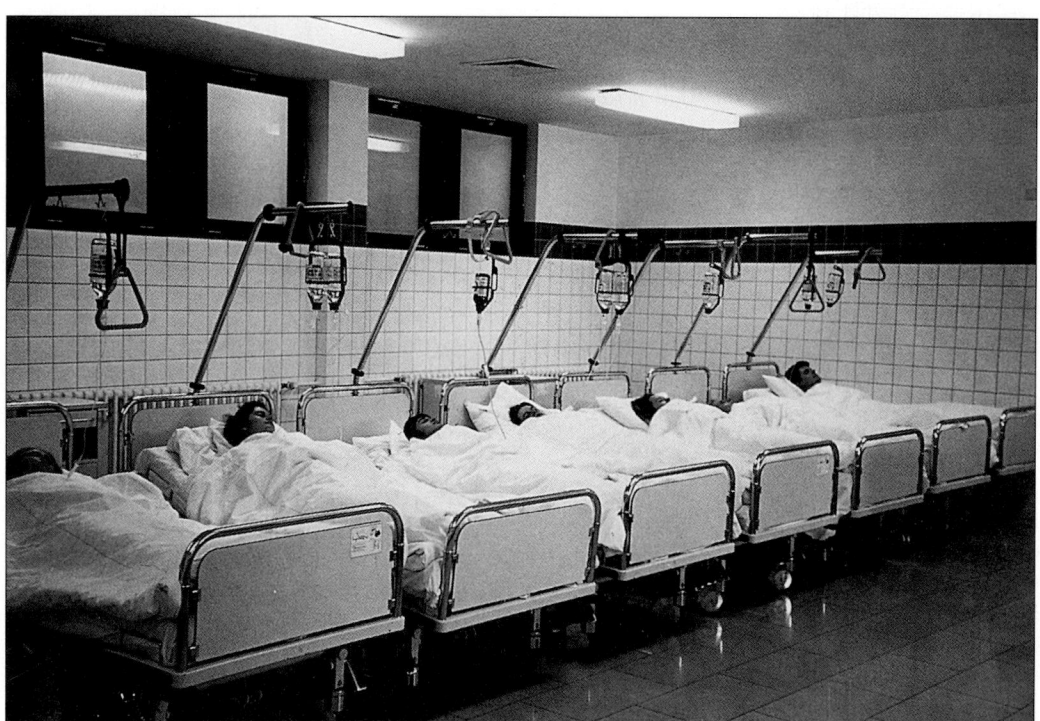

Abb. 18.1 „Die Ablagerung von Menschen hat sich bewährt" (Foto: P. Peutl).

„Warum macht sich der weiße Mensch so arm, indem er die weisen Menschen von sich fortbringt und in Heime steckt? Wie kann er ohne ihr Wissen weise Entscheidungen treffen?"

! Die Art und Weise des würdevollen Umgangs einer Gesellschaft mit Kindern, Kranken, Alten und Behinderten ist der Maßstab für ihre Reife des Erkennens.

Wir als Berufsgruppe sind hieran maßgeblich beteiligt. Leisten wir unseren Beitrag zur Erhaltung der menschlichen Würde – und nicht nur deshalb, weil in einigen Jahren auch wir die Betroffenen sein werden.

Literatur

Burges, A.: Uhrwerk Orange. Heyne, München 1972
Cook, R.: Koma. Ullstein, Berlin 1994
Rückert, G.: Gedanken einer alten Frau. Die Zeit, Nr. 51, 16. Dez. 1994, S. 76
Schüller, H.: Die Alterslüge. Rowohlt, Berlin 1995
Teusch, J.: Das wird schon werden. Die Zeit, Nr. 48, 25. Nov. 1994

19 Prinzipien der Dekubitustherapie

Christel Bienstein, Michael Braun, Klaus-Dieter Neander, Gerhard Schröder

Der Beitrag orientiert sich an den Publikationen von
Professor Dr. med. W.O. Seiler, Geriatrische Universitätsklinik, Basel.

- Lokale Druckentlastung
  Therapeutische Lagerung
- Nekroseentfernung und Wundreinigung
- Sanierung der Lokalinfektion
  Diagnostik der Lokalinfektion
- Physiologischer Wundverband

Behandlung tiefer Ulzera
Behandlung oberflächlicher Ulzera
- Elimination und Behandlung von Risikofaktoren
  Allgemeine Maßnahmen
- Ausblick: Wachstumsfaktoren zur Therapie?

Zusammenfassung

Eine effektive Dekubitustherapie muß sich – unabhängig von den verschiedenen zur Behandlung angebotenen Produkten – an wenigen grundsätzlichen Prinzipien orientieren. Einige der Aussagen stehen u.U. im Widerspruch zu anderen Abschnitten in diesem Buch. Das zeigt wiederum, daß die Therapie noch lange nicht eindeutig festgelegt werden kann bzw. nach wie vor umstritten ist. Pflegende benötigen nach wie vor die ärztliche Anordnung, um eine Therapie durchführen zu können. Zum Schluß des Kapitels wird ein kurzer Überblick über die sich neu entwickelnde Therapie mit sog. Wachstumsfaktoren gegeben.

Unzählige Theorien und Empfehlungen befassen sich mit der Dekubitusbehandlung, doch dienen diese widersprüchlichen Berichte oft mehr der Verwirrung als der Klärung. In der Dekubitustherapie gilt es daher, die enorme Polypragmasie zu eliminieren, die auch Wilms u. Mitarb. (1993) in einer Untersuchung über die hausärztlichen Therapieverfahren nachweisen konnten.

Seiler (1993) hat fünf Prinzipien zur Therapie aufgestellt. Er wurde zu diesem Schritt ermutigt durch die Feststellung von Zederfeldt (1980) über die verzögerte Wundheilung:

„Man kann mit Sicherheit feststellen, daß es bis heute noch keine Substanzen oder Methoden gibt, welche die Wundheilung beschleunigen oder die Qualität des Heilungsprozesses über das normale Maß hinaus verbessern, mit einer Ausnahme vielleicht, der erhöhten Sauerstoffzuführung zu den Epithelzellen. Eine Wundersalbe, welche in der Lage wäre, die Wundheilung zu stimulieren, gibt es nicht, da in einem normal heilenden Ulkus die Fibroblasten und Epithelzellen nicht über das normale Maß hinaus stimuliert werden können."

Diese Befunde rechtfertigen es, die Polypragmasie abzuschaffen und an ihrer Stelle einfache und rationale, auf der Pathophysiologie der Wundheilung basierende Methoden einzuführen.

Nach Zederfeldt (1980) geht es also darum, jene Faktoren, welche die Wundheilung verzögern, zu identifizieren und zu beseitigen. Solche Faktoren sind:

- Gewebehypoxie,
- nekrotische Beläge auf dem Ulkus,
- Lokalinfektion,
- ungeeignete lokale Behandlungsmaßnahmen,
- systemisch wirkende Krankheiten oder Zustände, welche die Mobilität des Patienten und die Wundheilung verschlechtern.

Wichtige Therapieprinzipien sind also:

- Wiederherstellung einer genügend großen, lokalen Gewebesauerstoffspannung durch Wiederherstellung der Blutversorgung mittels vollständiger Druckentlastung.
- Entfernen der Nekrose durch chirurgisches oder enzymatisches Débridement; Einsatz wundreinigender Behandlungsmethoden.
- Sanierung der lokalen Infektion möglichst ohne Einsatz von Lokaldesinfektionsmitteln.
- Wahl von Wundverbänden, die physiologische Bedingungen für Granulationsbildung schaffen.
- Behandeln oder Eliminieren der Dekubitusrisikofaktoren, z.B. Verbessern des Allgemeinzustandes des Patienten, hyperkalorische Ernährung und Mobilisation.

Lokale Druckentlastung

Zur Wundheilung wird eine gewisse lokale Gewebesauerstoffkonzentration benötigt. Nur durch Druckentlastung gefährdeter Hautareale läßt sich die Sauerstoffversorgung an diesen Stellen augenblicklich normalisieren.

! Ohne Druckentlastung ist daher eine Wundheilung nicht möglich. Alle anderen Maßnahmen sind bei fehlender gleichzeitiger Druckentlastung sinnlos.

Weist ein Dekubitalulkus eine schlechte Heilungstendenz auf, so liegt eine ungenügende Druckentlastung vor. Bei nichtheilenden Dekubitalulzera werden immer wieder andere Ursachen

aufgeführt, wie etwa übermäßiges Schwitzen, Urin- und Stuhlinkontinenz, vernachlässigte Hygiene usw. Dadurch wird vom eigentlichen Ziel, nämlich der Druckentlastung, welche zur Normalisierung der Hautdurchblutung führt, abgelenkt. Die Normalisierung der Durchblutung wird weder durch Massieren (Ek u. Mitarb. 1985) noch mittels Applikation von Lokaltherapeutika oder der Anwendung von elektromagnetischer Strahlung jeglicher Wellenlänge (Torrance 1981) oder durch lokale oder systemische Applikation von Vasodilatoren (Dettli 1973, Fagrell 1973) erreicht.

Therapeutische Lagerung

Genügt bei der Prophylaxe meistens das Umlagern der dekubitusgefährdeten Patienten, so gilt dies nicht für die Dekubitustherapie. Hier ist die therapeutische Lagerung angezeigt. Therapeutische Lagerung bedeutet: Lagern des Patienten auf einer *weichen Matratze* und *gleichzeitiges Umlagern*.

! Der Patient darf nicht mehr auf seinem Dekubitalulkus liegen, auch nicht während weniger Minuten zur Einnahme der Mahlzeit. Essen ist ohne weiteres in der 30°-Schräglage möglich.

Je nach Dekubituslokalisation wird eine bestimmte Lagerung gewählt. Die Pflegenden müssen genau bestimmen, welche Lagerung in bezug auf ein Ulkus möglich ist. Zum Beispiel darf ein Patient mit einem sakralen Dekubitus auf keinen Fall auf dem Rücken liegen, erlaubt sind jedoch die 30°-Schräglage links und die 30°-Schräglage rechts. Damit stehen immer noch zwei Positionen für das Umbetten zur Verfügung. Analoges gilt für andere Dekubituslokalisationen.
An dieser Stelle soll noch einmal daran erinnert werden, daß die Wahl der Antidekubitusmatratze von entscheidender Bedeutung ist. Wird die Matratze zu weich gewählt, führt dies zu einer Immobilisation des Patienten mit den bereits beschriebenen Nebenwirkungen.
Wenn der Patient typisch nach dem Bobath-Konzept gelagert werden soll (90°-Lagerung), muß mit den Bobath-Therapeuten und Ärzten abgesprochen werden, welches Problem im Vordergrund steht: Ist es die Gefahr der Verschlimme-

rung der Spastik durch die 30°-Lagerung (wie von manchen Bobath-Therapeuten behauptet wird), dann muß sich das therapeutische Team für die Bobath-Lagerung entscheiden und die Verschlimmerung des Dekubitus gegebenenfalls als kleineres Übel akzeptieren. Ist das Hauptproblem des Patienten jedoch der manifeste bzw. sich entwickelnde Dekubitus, dann muß die 30°-Lagerung durchgeführt werden. Die Entscheidung muß nachvollziehbar in den Patientenunterlagen vermerkt werden.

■ Nekrosenentfernung und Wundreinigung

Nekrotisches Gewebe schafft ideale Bedingungen für das Keimwachstum, insbesondere für das Wachstum anaerober Bakterien, und es verhindert die Bildung von Granulationsgewebe. Granulationsgewebe aber dient den Epithelzellen als Basis, um über das Ulkus zu wandern. Ohne Granulationsgewebe tritt also keine Epithelisierung auf. Zudem verdecken nekrotische, schwarze Beläge das Ulkus. Die eitrige Entzündung kann unbemerkt in tiefere Hautschichten eindringen und zur Osteomyelitis führen.

Aus diesem Grunde muß initial die Behandlung der Nekrose aggressiv erfolgen, d.h., innerhalb von 2–3 Wochen sollte das Ulkus nekrosefrei werden. Ausgedehnte Nekrosen werden durch den Chirurgen abgetragen.

Im Intervall zwischen den einzelnen chirurgischen Débridements oder wenn nur noch dünne nekrotische Beläge das Ulkus bedecken, hat sich eine kurzfristige (bis zu 7 Tagen) Applikation enzymatischer Präparate bewährt. Die enzymatische Nekrolyse spaltet die denaturierten Eiweiße der Nekrose in wasserlösliche Aminosäuren auf. Diese können beim Verbandwechsel mittels Ringer-Lösung weggespült werden. Bewährte enzymatische Präparate zur Nekrolyse sind Kollagenase, Fibrinolysin, Desoxyribonuclease, Streptokinase und Streptodornase. Die beste Wirkung bei der enzymatischen Wundreinigung wird bei der Kombination von Enzymen verschiedenster Angriffspunkte erzielt. Die Enzyme wirken allerdings nur dann, wenn ein ausreichend feuchter Wundgrund vorhanden ist. Daher sollte die Wunde gegebenenfalls mit Ringer-Lösung feucht ge-

halten werden. Die gleichzeitige Anwendung von Wasserstoffperoxid oder Kaliumpermanganat muß unterbleiben, weil die durch diese Präparate bedingte Oxidation die Enzyme zerstört (Asmussen u. Söllner 1995). Wenn diese Präparate nach 7tägiger Applikation keine Wirkung zeigen, ist wieder auf Ringer-Lösung umzustellen, da diese ebenfalls eine sehr gute Reinigungspotenz aufweist. Regelmäßige Verbandwechsel – anfänglich eventuell 4mal täglich – und dauerndes Feuchthalten der Ulzera mittels Ringer-Lösung garantieren die beste Wundreinigung. Bald nach Einsetzen dieser Therapie wird sauberes rotes Granulationsgewebe auftreten. Ist dies nicht der Fall, liegt die Ursache an einer schlechten Druckentlastung. Dies sollte dann überprüft werden.

■ Sanierung der Lokalinfektion

Ulzerationen in ischämischem Gewebe, zu denen auch Dekubitalgeschwüre zählen, sind besonders anfällig für eine lokale Infektion. Die bakterielle Infektion verzögert den Heilungsverlauf. Bei der Phagozytose von Bakterien verbrauchen die Leukozyten viel Sauerstoff, weshalb eine signifikante Infektion die Gewebesauerstoffspannung noch weiter, oft sogar bis auf Null, vermindert. Umgekehrt läßt sich durch Verbesserung der örtlichen Sauerstoffkonzentration, welche nur durch Druckentlastung erreicht werden kann, und durch Beseitigen devitalisierten Gewebes (Nekrosenentfernung) die Infektionsanfälligkeit herabsetzen.

Lokaldesinfektionsmittel üben eine toxische Wirkung auf das neugebildete Granulationsgewebe aus und schädigen die körpereigene Abwehr, indem sie immunologisch aktive Substanzen im Ulkus inaktivieren und zytotoxisch auf die Phagozytosezellen einwirken. Nach Rodeheaver u. Mitarb. (1980) sollte ein Ulkus wie die Augenbindehaut behandelt werden:

! Man sollte nur jene Substanzen auf ein Ulkus applizieren, die man auch in den Konjunktivalsack träufeln darf.

Anstelle von Lokaldesinfektionsmitteln wird der körpereigenen Immunabwehr der Vorzug gegeben; Lokaldesinfektionsmittel sollten also nicht eingesetzt werden (Seiler 1995). In diesem Zusammenhang sei auf Kapitel 24 sowie Hatz (1993) hingewiesen.

Diagnostik der Lokalinfektion

Prinzipiell liegt eine offensichtliche Infektion vor, wenn sich die fünf klassischen Zeichen der Entzündung zeigen: Rötung, Überwärmung, Schmerz, Schwellung und Funktionsstörung.
Ist keines dieser Zeichen vorhanden, kann eine relevante Lokalinfektion mit großer Wahrscheinlichkeit ausgeschlossen werden. Die Pflegenden haben daher jeden Morgen beim Verbandwechsel darauf zu achten, ob eine Infektion vorliegt, welche die Intervention des Arztes verlangt.
Liegen aber Zeichen einer Entzündung vor und lassen sich diese laborchemisch weiter belegen (Leukozytose, Anstieg des C-reaktiven Proteins oder der BSG), so wird der Arzt entsprechend der Resistenzprüfung des bakteriologischen Abstrichs eine Antibiotikatherapie einleiten. Von einer Anwendung lokaler Desinfektionsmittel soll wegen Schädigung der Makrophagen abgesehen werden. Das frühzeitige Erkennen einer relevanten lokalen Infektion ermöglicht die Vermeidung septischer Komplikationen oder deren rechtzeitige antibiotische Behandlung.

> **!** Eine prophylaktische Antibiotikagabe ist heute nicht mehr zu vertreten, zumal Lokalantibiotika auch die körpereigenen Zellen schädigen und daher die Heilung stören.

Eine lokale Antibiotikatherapie ist nur in Ausnahmefällen sinnvoll, wenn eine systemische Gabe kontraindiziert ist oder ein Wirkspiegel sich sonst nicht erzielen läßt, z.B. bei abgekapselten Abszessen. Keinesfalls darf routinemäßig ein antibiotischer Puder oder eine Salbe mit Antibiotika eingesetzt werden; die Gefahr der Resistenzbildung ist zu hoch. Als Lokalantibiotika in Form von Spüllösungen, Sprays, Salben oder Puder sollten – nach Antibiogramm und Resistenzprüfung – grundsätzlich nur nichtresorbierbare Substanzen (z.B. Neomycin, Bacitracin und Polymyxin B) eingesetzt werden (Asmussen u. Söllner 1995).

■ Physiologischer Wundverband

Wunden heilen unter einem feuchten Verband schneller als bei trockener Behandlung mit Krustenbildung (Winter 1971). Der Verband soll aber nicht nur dauernd feucht, sondern auch luftdurchlässig sein, damit möglichst viel Sauerstoff in die Ulkusoberfläche diffundieren kann.
Nach Lawrence (1982 a, b) hat ein Wundverband folgende Aufgaben:

- Schutz der Wunde vor weiterer physikalisch-mechanischer Traumatisierung,
- Fernhalten von Mikroorganismen aus der Umgebung (Verhindern der Reinfektion),
- Verhinderung der bakteriellen Kontamination vom Ulkus aus in die Umgebung (Infektionsverbreitung),
- Verbesserung des Patientenkomforts.

Ferner sind folgende Anforderungen an einen Wundverband zu stellen (Lawrence 1982 a, b):

- Einfachheit in der Anwendung,
- nicht toxisch,
- frei von Material, das die Wunde kontaminieren und in die Tiefe des Gewebes eindringen könnte,
- nicht klebend und daher beim Verbandwechsel leicht abnehmbar,
- bakterienundurchlässig,
- Fähigkeit, ein lokales Wundklima zu schaffen, in welchem die Wundheilung stattfinden kann.

Danach besteht keine Indikation für Verbände mit potentiell allergisierenden Stoffen (Farbstoffe, Antibiotika, Desinfektionsmittel, Parfüm, ätherische Öle usw.) oder Zellgiften (Lokaldesinfektionsmittel, Metalle, Säuren usw.) oder für Puder (bilden Krusten auf der Wunde) und Salben (bilden eine luftdichte Schicht über dem Ulkus, was das anaerobe Wachstum fördert). Luftundurchlässige Folien, seien sie nun aus Aluminium, Silber, Gold, Plastik, Gel usw., sollten nicht benutzt werden, da diese nach unserer Erfahrung vor allem bei der Behandlung von Dekubitalulzera Grad 2 bis 3 zu schwerer Eiterbildung führen. Positive Effekte dieser Verbände sind nicht bekannt. Zum sinnvollen Umgang mit den verschiedensten „Wunddressings" sei auf Kapitel 24 verwiesen.

In der Ringer-Lösung, die in der Fachliteratur im Vergleich zur einfachen physiologischen Kochsalzlösung zunehmend als optimal für die Wundtherapie beschrieben wird, überleben Fibroblasten und Epithelzellen. Ringer-Lösung wird mit der Absicht verwendet, dem Ulkus lokal eine Art Kulturmedium zu bieten.

Behandlung tiefer Ulzera

Beträgt die Ulkustiefe mehr als 2 mm, wird die Wunde mit feuchten, in Ringer-Lösung getränkten Verbänden aus Zellstoff dauernd feucht gehalten. Hierzu ist anfänglich ca. 3- bis 4mal pro Tag ein Verbandwechsel notwendig. Andererseits kann auch nachts bei Belassen des Verbands Ringer-Lösung direkt auf das Ulkus appliziert werden. Bei jedem Verbandwechsel wird kontrolliert, ob eine Lokalinfektion vorliegt.

Beginnt das Ulkus rot zu granulieren, kann der Verbandwechsel auf 2mal pro Tag reduziert werden. Feuchte Verbände mit Ringer-Lösung sind ohne Nebenwirkungen und dürfen daher über längere Zeit angewendet werden.

Die Frage, ob die Wundränder mit einer Abdeckpaste „vor der Wundtherapie" geschützt werden sollen, ist paradox. Denn Medikamente, welche dem empfindlichen Ulkus nicht schaden, werden um so weniger den Wundrand und die umgebende Haut angreifen.

Behandlung oberflächlicher Ulzera

Bei einer Ulkustiefe von weniger als 2 mm liegt im allgemeinen eine genügende Revaskularisierung vor. Solche oberflächlichen Läsionen erscheinen sauber granulierend, weil sie genügend mit Sauerstoff versorgt sind. Die Aufgabe des Wundverbandes liegt hier darin, die Wunde zu schützen und während des Verbandwechsels möglichst wenig neugebildetes Granulationsgewebe zu entfernen bzw. zu traumatisieren. Dies erreicht man am besten mit einer ganz einfachen, lediglich mit Paraffin getränkten, sehr dünnen (ca. 1 mm) Kompresse (Achtung: es gibt auch Paraffinplatten, die Lokalantibiotika enthalten!). Ei-

ne solche Kompresse läßt sich beim Verbandwechsel leicht abnehmen, ohne Granulationsgewebe mitzureißen. Eine andere Behandlung ist in dieser Phase der Wundheilung nicht notwendig.

Elimination und Behandlung von Risikofaktoren

Um die Risikofaktoren einer Immobilisation auszuschalten, ist häufiges Mobilisieren notwendig. Die Phasen der Mobilisation sind: im Bett umlagern, Kopfteil des Bettes hochstellen, am Bettrand sitzen, im Lehnstuhl oder Rollstuhl sitzen, Stehübungen oder Gehübungen. Irgendeine dieser Stufen ist bei jedem Patienten, sei er noch so schwer krank, durchführbar. Im Grunde genommen geht es bei diesem Prinzip darum, dem Patienten die fehlende Mobilität künstlich, d. h. mit Hilfe der Pflegenden, durch häufiges Mobilisieren wieder zurückzugeben. Extrem weiche und mit Kissen stabilisierte Lagerungen sind daher zu unterlassen.

Allgemeine Maßnahmen

Daneben gibt es noch einige allgemeine Maßnahmen, die für eine normale Wundheilung unbedingt notwendig sind:

- hyperkalorische Ernährung mit hoher Eiweiß- und Vitaminzufuhr: 14 g Proteine pro kg Körpergewicht, 30 kcal pro kg KG, Vitamine und Spurenelemente;
- Behandlung von Anämie und Dehydratation, Einstellen des Diabetes mellitus, Hypotoniebehandlung;
- Behandlung von fieberhaften Zuständen durch rasche Fiebersenkung bei jedem Patienten, ungeachtet seiner Prognose und Diagnose;
- bei Zinkmangel (nach Laborbestimmung) Substitutionstherapie.

■ Ausblick: Wachstumsfaktoren zur Therapie?

In den letzten Jahren wurden verschiedene neue Methoden zur Therapie entwickelt; die bekannteste und umstrittenste Idee stellt der Einsatz von sog. Wachstumsfaktoren dar. In verschiedenen Arbeiten (Seiler u. Mitarb. 1980, 1989) konnte gezeigt werden, daß die Epithelzellen im Ulkusrand die Fähigkeit zur Wanderung und Ansiedlung (Migration) verloren haben. Die Migration ist zwingende Voraussetzung, um einen Wundverschluß zu ermöglichen. Umfangreiche Untersuchungen (Schmidt u. Mitarb. 1993) ergaben, daß im Rand des chronischen, schlecht heilenden Ulkus im Vergleich zu einem gut heilenden die sog. Cytokine fehlen. Normalerweise werden am Ort einer Verletzung Thrombozytenaggregationen gebildet, die wiederum bestimmte Wachstumsfaktoren (sog. thrombozytäre Wachstumsfaktoren) freisetzen. Die vier wichtigsten Faktoren und ihre Wirkungen sind in Tab. 19.**1** zusammengestellt (Köveker 1994). Die Wachstumsfaktoren haben folgende Wirkungen:

- *Proliferation.* Verallgemeinert dargestellt, beeinflussen die Faktoren die beschleunigte Neubildung von Zellen, indem sie den Zellbildungszyklus (G0–G1) stimulieren.

Tabelle 19.**1** Aktivität der wichtigsten Wachstumsfaktoren

Faktor	Aktivität	Effektorzelle
PDGF (platet derived growth factor)	mitogen chemo-taktisch	Fibroblasten glatte Muskelzellen
TGF β (transforming growth factor beta)	mitogen chemo-taktisch	Fibroblasten Monozyten Eptihelzellen
FGF (fibroblast growth factor)	chemo-taktisch mitogen	Fibroblasten glatte Muskelzellen Endothelzellen u. a.
EGF (epidemal growth factor)	mitogen chemo-taktisch	Fibroblasten Endothelzellen u. a.

- *Migration.* Die neugebildeten Zellen wandern vom Wundrand in Richtung Wundmitte. Die Fähigkeit bzw. die Schnelligkeit der Migration kann stimuliert werden.
- *Transformation.* Zellen können durch die Stimulation verändert werden, z.B. können Fibroblasten in Abhängigkeit von TGFβ Kollagen synthetisieren.

Im Tierexperiment zeigt sich, daß die gestörte Wundheilung durch TGFβ verbessert werden kann; erste klinische Untersuchungen bestätigen dies ebenfalls.

Grundsätzlich ist es bei der Auswahl von neuen Medikamenten und Methoden zur Dekubitustherapie hilfreich, folgende Fragen zu klären:

- Beseitigt die neue Maßnahme die Druckwirkung vollständig oder besser?
- Kann das Mittel nekrotisches Gewebe besser beseitigen als herkömmliche Medikamente?
- Ist der neue Wundverband vorteilhafter, z.B. weniger allergisierend, preisgünstiger, poröser oder beim Verbandwechsel weniger traumatisierend?
- Schaltet das neue Mittel oder die neue Methode Risikofaktoren aus, oder wird mindestens die schädigende Wirkung auf die Mobilität des Patienten verringert?
- Verbessert das Mittel den Allgemeinzustand des Patienten?
- Verbessert das neue Medikament die Migrationsfähigkeit der Epithelzellen?

Ein Versuch mit einer neuen Methode oder einem neuen Medikament sollte nur dann unternommen werden, wenn mindestens eine der obigen Fragen positiv beantwortet werden kann.

In England wurde 1976 eine Studie durchgeführt, bei der zwei vergleichbare Patientengruppen mit Dekubitalulzera einer standardisierten Behandlung unterworfen wurden. Gruppe A wurde zusätzlich tags und nachts alle 2 Stunden 30 Minuten lang einer „neuartigen" Bestrahlung ausgesetzt. Schon nach kurzer Zeit fiel die bessere Heilungstendenz der bestrahlten Ulzera auf. Nach Abschluß der Studie wurden die Mitarbeiter über die Strahlungsart aufgeklärt: Es handelte sich um eine Nulltherapie mit einem „Placebogerät", das keinerlei Strahlung von sich gab. Die positive

Wirkung dieses Geräts kam lediglich aufgrund der häufigeren und längeren Druckentlastung zustande. Im Mittel betrug sie in der Gruppe A 8 Stunden mehr als in der Gruppe B.

Dieses eindrückliche Beispiel sollte uns wirklich ermutigen, auf nicht begründbare, mysteriöse Therapiemethoden zu verzichten und an deren Stelle rationale Behandlungsprinzipien einzuführen.

Literatur

Asmussen, P.D., B. Söllner: Wundmanagement – Prinzipien und Praxis. Hippokrates, Stuttgart 1995

Dettli, L.: Bemerkungen zur perinekrotischen Zone. Vasa 2 (1973) 223–224

Ek, A.-C., et al.: The lokal skin blood flow in areas at risk for pressure sores treated with massage. Scand. J. Rehab. Med. 17 (1985) 81–86

Fagrell, R.: Vital capillary microscopy. A clinical method for studying changes of the nutritional skin capillaries in legs with arteriosclerosis obliterans. Scand. J. clin. Lab. Invest., Suppl. 133 (1973)

Hatz, R.A., et al.: Wundheilung und Wundmanagement. Springer, Berlin 1993

Köveker, G., S. Coeper: Wachstumsfaktoren und Wundheilung. Wundforum 3 (1994)

Lawrence, J.C.: What materials for dressings? Jury 13 (1982a) 500–512

Lawrence, J.C.: Laboratory studies of dressings. In Lawrence, J.C.: Wound Healing Symposium. Medicine Publishing Foundation, Oxford 1982b

Rodeheaver, G.W., L. Kurzt et al.: Puronic F-68: a promising new skin wound cleanser. Amer. Emerg. Med. 9 (1980) 572–576

Schmidt, P., et al.: TGF-betas and TGF-beta Type II receptor in human epidermis: differential expression in acute and chronic skin wounds. J. Pathol. 171 (1993) 191–197

Seiler, W.O., et al.: Verminderte fibrinolytische Aktivität in Randzonen. Schweiz. med. Wschr. 110 (1980) 685–689

Seiler, W.O., et al.: Impaired migration of epidermal cells from decubitus ulcers in cell cultures. Amer. J. clin. Pathol. 2 (1989) 430–434

Seiler, W.O.: Schweizer Standard in Prophylaxe und Therapie von Dekubitalulzera. In: Deutscher Krankenhaustag, Interhospital, Hannover 1985. Kohlhammer, Stuttgart 1995

Seiler, W.O.: 5 Prinzipien zur Dekubitustherapie. In: Bienstein/Schröder et al.: Dekubitus. Krankenpflege, Frankfurt/Main 1993

Torrance, C.: Pressure sores: Pathogenesis, prophylaxis and treatment. 5. Topical applications and wound agents. Nurs. Times (1981) 17–20

Wilm, S., et al.: Ambulante Versorgung von Dekubitusgeschwüren. In: Rhein.-Westfl. Arbeitskreis für klinische Geriatrie: Dekubitus – Entstehung und Verhütung, Duisburg 1993

Winter, G.D.: Healing of skin wounds and the influence of dressing on the repair press. In Harkiss, K.J.: Surgical Dressings and Wound Healing. University Press, Bradford 1971

Zederfeldt, B.: Factors influencing wound healing. In Sundell, B.W.: Symposium on Wound Healing, Espoo, Sweden 1980 (pp. 11–22)

20 Hydroaktive Wundverbände – die Qual der Wahl

Werner Sellmer

- Entwicklung der Verbandtechniken
- Definition
- Angebot an hydroaktiven Wundverbänden
- Produkte im Vergleich

- Schlußfolgerungen
- Kriterien für die Schlußbetrachtungen
- Auswahl geeigneter Produkte

Zusammenfassung

Die feuchte Wundbehandlung, speziell die Verwendung hydroaktiver Verbände, befindet sich weltweit unaufhaltsam auf dem Vormarsch. Die Notwendigkeit zum Umdenken vieler am Wundheilungsgeschehen Beteiligter und die nahezu unüberschaubar erscheinende Vielfalt der angebotenen Handelsprodukte erschweren jedoch häufig den „Ausstieg" aufgeschlossener Kollegen aus der konservativen, trockenen Verbandstechnik.

Diese Zusammenstellung schildert kurz die Grundlagen der modernen Wundbehandlung, gibt eine Begriffsbestimmung, bietet einen Überblick über die zur Zeit auf dem deutschen Markt angebotenen Handelsprodukte, vergleicht diese unter praxisrelevanten Gesichtspunkten und gibt Empfehlungen zur individuellen Auswahl.

Bei allen Weiterentwicklungen, die Wissenschaft, Medizin und Krankenpflege in den letzten Jahrzehnten erfahren haben, wurde interessanterweise ein wichtiger Bereich der Patientenversorgung trotz besseren Wissens in geradezu sträflichem Maße vergessen: die Wundversorgung, speziell der Wundverband.

Entwicklung der Verbandtechniken

Die überwiegende Zahl der in Deutschland täglich angelegten Verbände (ob in der Hauspflege, in der ambulanten Therapie, im Altersheim oder dem Krankenhaus ist hierbei nahezu unerheblich) werden wie seit Jahrzehnten als trockene Mullverbände mit Desinfektions- oder „Wund"-salben ausgeführt.

Der routinemäßige, häufige Verbandwechsel und die ständige Verwendung von Desinfektionsmitteln runden diese Form der „herkömmlichen", „konservativen" oder „trockenen" Wundbehandlung ab.

Schon seit 1960 berichten Wissenschafter aus vielen Teilen der Welt über die Notwendigkeit, in der Behandlung von Wunden umzudenken.

Anstatt austrocknend und desinfizierend das neugranulierende Gewebe zu schädigen und so die Wundheilung zu verzögern, sollen physiologisch feuchte und warme Zellwachstumsbedingungen für eine rasche Wundreinigung, das Einsprossen und Wachsen neuer Zellen und die anschließende Deckung des Defektes mit Epithel sorgen.

> **!** Das Zauberwort für diese neue Generation der Wundverbände lautet: *feuchte Wundbehandlung.*

Als konsequente Umsetzung der Erkenntnisse über die feuchte Wundbehandlung wurden Verbandtechniken mit Sterilkompressen und 0,9%iger NaCl- bzw. Ringer-Lactat-Lösung entwickelt.

Neben den schnell auffallenden Vorteilen dieser Verbandtechnik, den sensationellen Wundheilungserfolgen, den kürzeren Liege- und Verweilzeiten der Patienten, dem deutlich geringeren Pflegeaufwand durch seltenere Verbandwechsel und letztlich den – in der Gesamtbetrachtung – deutlich geringeren Finanzaufwand pro Patientenwunde wurden aber auch deren Nachteile sichtbar:

* häufig nötige, zeitaufwendige Verbandbefeuchtungen und -wechsel;
* Fixierungs- und Abdeckschwierigkeiten in Problembereichen und bei mobilen Patienten;
* schlechte Anpaßbarkeit an individuelle Wundverhältnisse (keine phasengerechte Wundheilung).

Dies führte zu einer zögerlichen Annahme der Feuchtkompressen in der Praxis.

In der breiten Anwendung richtig überzeugen konnte erst die Verwendung sog. semiokklusiver (halbdurchlässiger) Verbandmaterialien, deren Vorreiterprodukt Varihesive (Fa. ConvaTec) seit fast 15 Jahren auf dem Markt ist.

Nun wurde auch intensiver nach den pathophysiologischen Mechanismen der Vorgänge, die als Wundheilung zusammengefaßt werden, geforscht. Dabei wurden einzelne, typische Wundheilungsphasen erkannt, die mehr oder weniger ausgeprägt bei jeder (primären und sekundären) Wundheilung ablaufen.

Die wissenschaftliche Erforschung dieser nacheinander ablaufenden Wundheilungsphasen führte zur Entwicklung einer Reihe immer spezieller Verbände, die alle unter dem Oberbegriff *Hydroaktivverbände* zusammengefaßt werden können.

■ Definition

Hydroaktivverbände ist der Oberbegriff für alle Wundverbände, die das Wundexsudat unter Gelbildung in Wundnähe einlagern, dort ein feuchtwarmes, physiologisches Mikroklima (vergleichbar einer Wundblase) schaffen und zugleich mechanischen Schutz bieten. Die Feuchtigkeitsverhältnisse in der Wunde werden aktiv reguliert (hydroaktiv).

Man unterscheidet:

Hydrokolloidverbände. Das Wundexsudat wird durch organische Hydrogelbildner (Gelatine, Pektin u.ä.) in ein Gel umgewandelt, das den Wundraum füllt. Verbandwechsel (optimal atraumatisch) lassen Teile des Gels in der Wunde zurück (Algoplaque HP, Askina-Biofilm, Hydrokoll, Suprasorb, SureSkin, Tegasorb thin, Traumasive, Varihesive).

Hydropolymerverbände sind eine Spezialisierung und Weiterentwicklung der „klassischen" Hydrokolloide. Die (synthetischen) Gelbildner lagern das Exsudat im Verband in ein wasserabweisendes, sich nicht auflösendes Gerüst ein. Der Verband füllt den Wundraum aus und schafft dort das gewünschte Mikroklima. Beim Verbandwechsel bleibt kaum Gel in der Wunde zurück (Comfeel plus elastisch, Cutinova hydro, Tielle).

Hydrogelverbände und **Hydrogele.** Speziell in trockene Wunden wird Feuchtigkeit in Form applikationsfertiger Gele eingebracht. Das Wundklima wird somit aufbereitet. Bei beginnender Exsudation nimmt das Gel überschüssige Flüssigkeit auf (Geliperm, Hydrosorb, IntraSite, NU-Gel, Opragel, Primamed, Varihesive Hydrogel).

Alginatkompressen und **-tamponaden** sind Produkte auf der Basis von Calciumalginat, die in Form von Kompressen und Tamponaden sehr große Exsudatmengen aufnehmen und gelartig binden können. Sie dienen zur Abdeckung oder Tamponade stark exsudierender, tiefer Wunden (Algosorb, Algosteril, Comfeel Alginatkompresse, Kaltostat, Sorbalgon, Tegagel).

■ **Angebot an hydroaktiven Wundverbänden**

Eine Auswahl der in Deutschland zur Zeit angebotenen Hydroaktivverbände gibt Tab. 20.**1**.

■ **Produkte im Vergleich** (Tab. 20.**2**–20.**4**)

Unter drei Gesichtspunkten mit diversen Unterpunkten werden die jeweiligen Präparate vorgestellt und verglichen:

Tabelle 20.**1**   Auswahl der im Handel erhältlichen Hydroaktivverbände

Firma	Hydrokolloide	Hydropolymere	Hydrogel/-verband	Alginate
Beiersdorf AG	–	Cutinova hydro • foam • thin • cavity*	–	–
Braun Petzold GmbH	Askina-Biofilm	–	–	–
Coloplast GmbH	–	Comfeel plus • flexibel • druckentlastend • transparent	Comfeel • Paste • Puder	Comfeel-Alginatkompresse
ConvaTec GmbH	Varihesive Varihesive E	–	Varihesive-Hydrogel	Kaltostat • Kompresse • Tamponade
Fournier Pharma GmbH	Algoplaque Algoplaque HP	–	–	–
Hartmann AG	Hydrocoll	–	Hydrosorb Hydrosorb plus	Sorbalgon • Kompresse
Hexal-Pharma GmbH	Traumasive	–	–	–
Johnson & Johnson Medical	–	Tielle	NU-Gel	Algosteril • Kompresse • Tamponade
Lohmann GmbH	–	–	Opragel	–
medi Bayreuth	SureSkin	–	–	–
3M-Medica	Tegasorb thin	–	–	Tegagel • Kompresse
Rauscher GmbH & Co KG	Suprasorb	–	–	Algosorb • Kompresse • Tamponade
Sanofi Winthrop GmbH	–	–	Primamed • Gelkompresse • Gel	–
Smith & Nephew	–	–	Intra Site-Gel	–
Yamanouchi Pharma GmbH	–	–	Geliperm • Feuchtplatte • Gel	–

* Spezialpräparat für die Tamponade von Wundhöhlen.

- die Firma und ihr Produkt,
- produktspezifische Informationen,
- wichtige Einzelheiten zum Umgang mit dem Produkt.

Die Firma und ihr Produkt

Firmenhotline/Telefonnummer. Bietet die Möglichkeit, auftretende Fragen und Therapieprobleme sofort mit Fachleuten der Firma zu besprechen bzw. Kontakte zu den Außendienstmitarbeitern herzustellen.
Status des Produkts. AMG (Arzneimittelgesetz) § 2.2.3: nichtzulassungspflichtiges, nichtapothekenpflichtiges Arzneimittel.
MPG (Medizinproduktegesetz): wird innerhalb der nächsten 3 Jahre ein Medizinprodukt mit einer entsprechenden CE-(Euroqualitäts-)Nummer.

Produktspezifische Informationen

Wichtige Inhaltsstoffe. Die vollständige Zusammensetzung der Produkte wird meistens als Firmengeheimnis gehütet, kann aber dort (z.B. im Allergiefall) erfragt werden. Grundsätzlich besteht hier der Trend, modernere Hydroaktivverbände mit synthetischen Wasserbindern herzustellen. Bei älteren Produkten werden häufig natürliche Absorber eingesetzt (CMC = Carboxymethylcellulose).
Indikationsgebiete. In der Literatur besteht überwiegend Einigkeit bezüglich der beanspruchten Indikationen der hydroaktiven Wundverbände („alle Wunden" bedeutet: die Indikationsgebiete entsprechen dieser Empfehlung). Angezeigt sind hydroaktive Wundverbände danach bei allen „großen" Wunden und Wunden mit gestörtem Heilungsverlauf, insbesondere bei

- Ulcus cruris,
- Dekubitalulzera,
- Brandverletzungen 1. und 2. Grades,
- Spalthautentnahmestellen.

Kontraindikationen. Über die zu beachtenden Kontraindikationen schweigen sich die Firmen in ihren Veröffentlichungen leider häufig aus. Absolute Kontraindikationen werden mit zunehmender Verwendung hydroaktiver Wundverbände immer seltener.

Hydroaktive Wundverbände sollten nicht verwendet werden bei

- schweren Wund~Infektionen,
- arteriellen Insuffizienzen,
- ischämischen Wunden bei Diabetes Typ 1,
- Brandwunden 3. Grades,
- Bestrahlungen,
- Allergien gegen Inhaltsstoffe des Verbandes,
- zur Dekubitusprophylaxe,
- zur Dekubitustherapie der Grade 1 und 2 nach Seiler.

Zum Fixieren von Kathetern und zur Erstversorgung von primären Operationsnähten waren die besprochenen Produkte den befragten Hamburger Ärzten zu teuer!
In der Gegenüberstellung sind die Kontraindikationen gemäß den jeweiligen Firmeninformationen angegeben.
Sonderformen. Vom Rechteck oder Quadrat abweichende Form der Wundauflage, speziell zur Lösung von Applikationsschwierigkeiten in Problembereichen (Steißregion, Ferse, Ellenbogen).
Produkte für Tiefenwunden. Sie stellen eine unverzichtbare Sortimentsergänzung bei der Therapie zerklüfteter, aber stark exsudierender tiefer Wunden dar.
Übliche Verweilzeiten. Sie sind den Firmeninformationen entnommen und darüber hinaus natürlich sehr stark vom „Wundheilungsstadium" abhängig.
Indikation für nötigen Verbandwechsel. Ein Vorteil der Hydroaktivverbände, die längere Verweilzeit auf der Wunde, ist nur ausnutzbar, wenn zu erkennen ist, wann der Verband gewechselt werden muß.
Studien und Publikationen. Nach üblichen Kriterien beurteilt, keine Firmenwerbebroschüren! Diese Literatur kann bei den Firmen angefordert werden.

Wichtige Einzelheiten zum Umgang mit dem Produkt

Verpackung/Müll. Entnehmbarkeit und Müllanfall sind u.a. für den täglichen Umgang mit dem Produkt und seiner Gesamtkostenbeurteilung wichtig.
Verband zuschneidbar, Reste weiterverwendbar? Auf vielen Stationen gängige Praxis zur Ko-

stenverminderung. Aus hygienischen Gründen umstritten.

Klebkraft, zusätzliches Fixieren nötig. Gemäß Firmeninformationen, diversen Meinungen befragter Anwender und eigenen Versuchen.

Verbleibt Gel in der Wunde? Auch bei den moderneren Hydropolymerverbänden läßt die zusammenhängende Exsudat-Verband-Matrix etwas Gel in der Wunde zurück. Dieses spielt mengenmäßig aber keine Rolle.

Entsteht ein Gelsekret (eiterfarben)? Dieses sehr gewöhnungsbedürftige Exsudatgel in der Wunde ist ein Kennzeichen der echten Hydrokolloide.

Verbandwechsel traumatisch. Im Gegensatz zu den „echten" Hydrokolloiden kann es bei den Hydropolymerverbänden zu einer leichten Traumatisierung beim Verbandwechsel kommen, da nur wenig freies Exsudatgel zwischen Wundgrund und Verband polstert.

Kombination mit Enzymreinigern? Die Verwendung sog. Enzymreiniger (Iruxol, Fibrolan u. a.) über einen weiten Verlauf der Wundheilung genießt nach wie vor große Beliebtheit. Einsteigern und Zweiflern kann durch Kombinationen der Start mit der feuchten Wundheilung erleichtert werden.

Anwenderfreundlich. Subjektive Beurteilung unter Einbeziehung aller o. a. Parameter und diverser Aussagen Betroffener (Anwender und Patienten).

■ Schlußfolgerungen

Folgende Empfehlungen können nach abgeschlossener theoretischer Aufarbeitung der Hydroaktivverbände und umfangreichem Meinungs- und Erfahrungsaustausch mit vielen Anwendern gegeben werden:

- Jeder Wechsel von herkömmlichen Trockenverbänden zu beliebigen Feuchtverbänden (im Rahmen gesicherter Indikationen) stellt für den Patienten einen Gewinn dar.
- Da der Umgang mit Hydroaktivverbänden für alle Beteiligten ein umfangreiches Umdenken erfordert, müssen vertrauensbildende Erfahrungen gemacht werden. Diese können nur erfolgreich verlaufen, wenn ärztliches und pflegerisches Personal den neuen Weg gemeinsam erkunden.

Meilensteine auf diesem Weg sind:
- schrittweises Verlängern der Verbandverweilzeiten;
- Erfahrungen sammeln über „die Wunde unter dem Hydroaktivverband" (ungewohnter Geruch, Fehlinterpretation des gebildeten Gels als Eiter, Erstvergrößerungen von Wunden durch Einbeziehungen der Wundränder);
- exaktes gemeinsames Festlegen, welche Materialien zum Einsatz kommen (Alginat plus Hydrokolloid bzw. Hydropolymer oder nur Hydrokolloid bzw. Hydropolymer);
- Einbeziehung des Patienten in die neuen Verbandprinzipien (mögliche Fragen des Patienten sind: Warum wird mein Verband so selten gewechselt? Warum sieht meine Wunde „so" aus?).

- Die zum Teil sehr guten Außendienstaktivitäten der Anbieterfirmen sollten (möglichst an konkreten Wundsituationen auf der Station) mit in diesen Prozeß einbezogen werden.
- Die aus den Anfängen der Hydroaktivverbände stammende und damals auch richtige Aussagen über deren „unbezahlbare Preise" ist nicht mehr haltbar. Vielmehr ergeben sich bei sachgerechter Verwendung von hydroaktiven Verbänden
  - Einsparungen an herkömmlichen Verbandmaterialien (Sterilkompressen, Tupfer, Salbenkompressen);
  - Einsparungen durch den Wegfall teurer Lokaltherapeutika (Antibiotika, Enzymreiniger, Desinfektionsmittel);
  - Kosteneinsparungen durch eine deutliche Verkürzung der Patientenliegezeiten (umfangreich in der Literatur berichtet und von allen befragten Hamburger Ärzten ausnahmslos bestätigt);
  - Einsparungen bei den Personalkosten durch deutlich geringere Betreuungszeiten, da die Wundverbände über mehrere Tage auf der Wunde verbleiben können; je nach Allgemeinzustand können Patienten schneller mobilisiert werden;
  - vermiedene Kosten, die durch Schadenersatz- und Krankenkassenregreßforderungen aufgrund unzeitgemäßer Patientenversorgung auftreten könnten.

Tabelle 20.2 Hydroaktivsortimente im Vergleich

Die Firma und ihr Produkt			
Produktname	**Comfeel plus flexibel**	**Cutinova hydro**	**Hydrocoll**
Vertreibende Firma	Coloplast GmbH	Beiersdorf AG	Hartmann AG
Info-Hotline (H) oder Firmentelefonnummer (T) von … bis	01 30–35 45 (H) Mo–Fr 9–15 Uhr	0 40–56 94–7 33 (T) Mo–Fr 9–17 Uhr	Fax-Hotline 0 73 21–3 45–6 50 Telefon über 0 73 21–36 13 45
Art des Hydroaktivverbandes	Hydropolymerverband	Hydropolymerverband	Hydrokolloidverband
Im deutschen Markt seit	1985	1989	1992
Status des Produktes	MPG	MPG	MPG
Produktspezifische Informationen			
Steril? Konserviert?	betasteril	gammasteril	gammasteril
Wichtige Inhaltsstoffe	CMC, Calciumalginat	synthetische Stoffe	keine Angaben
Indikationen (gemäß Firma)	alle Wunden	alle Wunden	alle Wunden
Kontraindikationen (gemäß Firma)	Infektionswunden	keine Angaben	Infektionswunden, tiefe Wunden mitfreiliegenden Knochen/Sehnen
Applikationsfertig?	ja	ja	ja
Formen und Größen des Verbands	C. flexibel 10 × 10, 15 × 15, 20 × 20 cm C. Contouriert 6 × 8, 9 × 11 cm	5 × 6, 10 × 10, 15 × 20 cm	10 × 10, 15 × 15, 20 × 20 cm
Sonderformen	Contourierter Verband (Schmetterlingsform)	nein	nein
Weitere Verbände zur phasengerechten Wundheilung	C. druckentlastender Verband C. transparenter Verband	C. foam C. Thin	Hydrosorb Hydrosorb plus
Produkt für Tiefenwunden	C. Puder, C. Paste, C. Alginatkompresse	C. cavity	Sorbalgon
Übliche Verweilzeit	bis zu 7 Tage	1–4 Tage	bis zu 7 Tage
Indikation für nötigen Verbandwechsel	Blasenbildung unter dem Verband	Blasenbildung oder Gelaustritt	Blasenbildung unter dem Verband
Studien und Publikationen	gutes Material	gutes Material	gutes Material
Wichtige Details zum Umgang mit dem Produkt			
Verpackung besteht aus	Hartplastik/Plastik	Papierbeutel	Metallfolien
Entnehmbarkeit aus der Packung	schwer, wenig griffig	leicht	gut
Relativer Müllanfall	viel, sperrig	wenig	wenig
Verband zerschneidbar	ja	ja (gemäß Firma)	ja
Reste weiterverwendbar?	keine Angaben	keine Angaben	keine Angaben
Klebkraft	gut	gut	gut
Zusätzliches Fixieren nötig?	nein	nein	nein
Verbleibt Gel in der Wunde?	wenig	wenig	ja
Entsteht eiterähnliches Sekret?	wenig	nein	ja
Verbandwechsel traumatisch?	nein	nein	nein
Kombination mit Enzymreiniger?	nein	möglich (gemäß Firma)	möglich (gemäß Firma)
anwendbar unter Kompressionsverbänden?	ja	ja	ja
Produkt anwenderfreundlich?	ja	ja	ja
Besonderheiten	abgeflachte Kanten, Gitter zum Ausmessen der Wunden	kein Auswaschen der Wunde bei Verbandwechsel	Gitter zur Wundvermessung

Suprasorb	Tegasorb thin	Tielle	Varihesive E
Rauscher GmbH & Co KG	3M Medica	Johnson & Johnson Medical	ConvaTec GmbH
08165–95070 (T) Mo–Fr 9–16 Uhr	0130–3830 (H) Mo–Fr 9–16 Uhr	0130–847171 (H) Mo–Fr 9–17 Uhr	0130–2600 (H) Mo–Fr 9–16 Uhr
Hydrokolloidverband	Hydrokolloidverband	Hydropolymerverband	Hydrokolloidverband
1994 MPG	1994 MPG	1992 MPG	1982 MPG
betasteril	gammasteril	gammasteril	gammasteril
Gelatine, Pektin, CMC	CMC	synthetische Stoffe	Gelatine, Pektin, CMC
alle Wunden	Oberflächenwunden	alle Wunden	alle Wunden
Infektionswunden	Infektionswunden, tiefe Wunden, Verbrennungen	Infektionswunden	Infektionswunden
ja	ja	ja	ja
10 × 10, 15 × 15, 20 × 20 cm	oval 7× 9, 10 × 12, 14 × 17 cm quadrat 10× 10, 15 × 15 cm	7 ×9, 11 × 11, 15 × 20, 18 × 18 cm	10 × 10, 15 × 15, 20 × 20, 20 × 30 cm V.E Border 6 × 6, 10 × 10, 15 × 15 cm
nein	nein	T. Sacrum	Tropfenform
Spyrosorb Drainageschwamm	Tegaderm	Actisorb plus, NU-Gel, Bioclusive transparent	V. extradünn V. Hydrogel (Tube)
Algosorb	Tegagel	Algosteril Kompresse/ Tamponade	Kaltostat Kompresse und Tamponade
bis zu 7 Tage	bis zu 7 Tage	bis zu 7 Tage	bis zu 7 Tage
Blasenbildung unter dem Verband	Blasenbildung unter dem Verband	keine	Blasenbildung unter dem Verband
wenig	wenig	wenig	gutes Material
Hartplastik/Papier	Hartplastik/Papier	Papier/Papier	Plastik/Papier
schwer	schwer	gut	gut
viel, sperrig	viel, sperrig	wenig	mittel
ja	Quadrate ja	nein (Kleberand)	ja
ja (gemäß Firma)	ja (gemäß Firma)	–	keine Angaben
mittel	mittel	gut	gut
nein	nein	nein	nein
ja	ja	nein	ja
ja	ja	nein	ja
nein	nein	nein	nein
möglich (gemäß Firma)	keine Angaben	möglich (gemäß Firma)	nein
ja	ja	ja	ja
ja	ja	ja	ja
–	–	–	–

Tabelle 20.**3**   Hydrokolloide

Die Firma und ihr Produkt				
Produktname	**Algoplaque HP**	**Askina-Biofilm**	**SureSkin**	**Traumasive**
Vertreibende Firma	Fournier-Pharma GmbH	Braun Petzold GmbH	medi Bayreuth	Hexal-Pharma GmbH
Info-Hotline (H) oder Firmentelefon-nummer (T) von … bis	01 30–12 24 50 (H) Mo–Fr 9–16 Uhr	0 56 61-71-35 56 (T) – keine Auskünfte –	09 21–9 12–122 (T) Mo–Fr 9–16 Uhr	0 80 24–9 08–4 53 (T) Mo–Fr 9–17 Uhr
Art des Hydroaktiv-verbandes	Hydrokolloid-verband	Hydrokolloid-verband	Hydrokolloid-verband	Hydrokolloid-verband
Im deutschen Markt seit	1992	1987	1993	1993
Status des Produktes	MPG	MPG	MPG	MPG
Produktspezifische Informationen				
Steril? Konserviert?	betasteril	gammasteril	gammasteril	betasteril
Wichtige Inhaltsstoffe	Gelatine, Pektin, CMC	Gelatine, Pektin, CMC	Gelatine, Pektin, CMC	Gelatine, Pektin, CMC
Indikationen (gemäß Firma)	alle Wunden	alle Wunden	diverse Haut-wunden	alle Wunden
Kontraindikationen (gemäß Firma)	Lokalinfektionen, trockene Wun-den	Lokalinfektionen, trockene Nekro-sen, Verbrennun-gen 3. Grades	Lokalinfektionen, Verbrennungen 3. Grades, Wun-den mit Sehnen- und Knochenbe-teiligung	Lokalinfektionen, Verbrennungen 3. Grades
Applikationsfertig?	ja	ja	ja	ja
Formen und Größen des Verbands	10 × 10,15 × 15, 20 × 20 cm	10 × 10, 15 × 15, 20 × 20 cm B. Patches 7 × 7, 10 × 10, 15 × 15 cm	5 × 5,7,5 × 7,5, 10 × 10, 15 × 15, 10 × 20, 20 × 20 cm	10 × 10,15 × 15, 20 × 20 cm
Sonderformen	nein	nein	Sakralform	nein
Weitere Verbände zur phasengerechten Wundheilung	nein	nein	SureSkin border SureSkin thin	nein
Produkt für Tiefenwunden	nein	nein	Sterisorb Drai-nageschwamm	nein
Übliche Verweilzeit	bis zu 7 Tage	bis zu 7 Tage	bis zu 3–4 Tage	bis zu 7 Tage
Indikation für nötigen Verbandwechsel	Blasenbildung unter dem Verband	Blasenbildung unter dem Verband	Blasenbildung unter dem Verband	Blasenbildung unter dem Verband
Studien und Publikationen	wenig	wenig	wenig	nein

Fortsetzung Tab. 20.**3**

Wichtige Details zum Umgang mit dem Produkt				
Verpackung besteht aus	Hartplastik/ Papier	Hartplastik/ Papier	Hartplastik/ Papier	Hartplastik/ Papier
Entnehmbarkeit aus der Packung	schwer	schwer	schwer	schwer
Relativer Müllanfall	viel, sperrig	viel, sperrig	viel, sperrig	viel, sperrig
Verband zerschneidbar	ja	ja	ja	ja
Reste weiter- verwendbar?	keine Angaben	nein (gemäß Firma)	ja (gemäß Firma)	nein (gemäß Firma)
Klebkraft	mittel	gut	mittel	schwach
Zusätzliches Fixieren nötig?	nein	nein	nein	nein
Verbleibt Gel in der Wunde?	ja	ja	ja	ja
Entsteht eiterähnliches Sekret?	ja	ja	ja	ja
Verbandwechsel traumatisch?	nein	nein	nein	nein
Kombination mit Enzymreiniger?	möglich (gemäß Firma)	keine Antwort	nicht empfohlen	nicht empfohlen
Anwendbar unter Kom- pressionsverbänden?	ja	ja	ja	ja
Produkt anwender- freundlich?	nein	nein	nein	nein
Besonderheiten	Verband tempe- raturabhängig sehr starr	–	Verband sehr starr	„Routinereini- gung" mit H_2O_2 empfohlen, Verband sehr starr

Tabelle 20.**4**   Hydrogele

Die Firma und ihr Produkt				
Produktname	**Geliperm**	**IntraSite-Gel**	**Opragel**	**Primamed-Gelkompresse**
Vertreibende Firma	Yamanouchi Pharma GmbH	Smith & Nephew GmbH	Lohmann GmbH	Sanofi-Winthrop GmbH
Info-Hotline (H) oder Firmentelefon-nummer (T) von … bis	0 62 21–34 34–50 (T) Mo–Fr 9–16 Uhr	0 56 63–50 99-0 (T) Mo-Fr 9-16 Uhr	0 26 34–99 69 00 (H) Mo–Fr 7–17 Uhr	0 89–5 23 95–5 62 (T) Mo–Fr 9–16 Uhr
Art des Hydroaktiv-verbandes	Hydrogelverband	Hydrogelverband	Hydrogelverband	Hydrogelverband
Im deutschen Markt seit	1985	1993	1992	1992
Status des Produktes	apotheken-pflichtig	apotheken-pflichtig	MPG	apotheken-pflichtig
Produktspezifische Informationen				
Steril? Konserviert?	Ethylenoxidsteril	thermisch steril	konserviert mit Chlorhexidin	gammasteril
Wichtige Inhaltsstoffe	synthetische Stoffe	synthetische Stoffe	Gelatine, Saccha-rose, Rinder-kollagen	10% Aluminium-chlorid in Wasser
Indikationen (gemäß Firma)	alle Wunden	alle Wunden	nur Oberflächen-wunden	alle Wunden
Kontraindikationen (gemäß Firma)	keine Angaben	tiefe Höhlen und Fistelgänge	Infektions-wunden	Allergien gegen PU oder $AlCl_3$
Applikationsfertig?	nein (plus Fixierung)	nein (plus Fixierung)	nein (plus Fixierung)	nein (plus Fixierung)
Formen und Größen des Verbands	Gelplatten 10 × 10, 12 × 26 cm gelochte Platten 10 × 10, 12 × 26 cm	8,15 u. 25 g Beutel mit Gel Al-levyn-Kompres-sen OpSite-Abdeckfolie	Opragel 5 × 5, 7 × 7, 10 × 10, 15 × 15, 20 × 20 cm Opraflex-Folie	Gelkompresse Schutzfolie auf der Rolle
Sonderformen	nein	nein	nein	nein
Weitere Verbände zur phasengerechten Wundheilung	nein	nein	Jodoform-Gaze und weitere Artikel aus dem „Trockensorti-ment"	nein
Produkt für Tiefenwunden	Geliperm-Gel	nein	Opragen-Kollagenvlies (Arzneimittel)	Primamed-Gel
Übliche Verweilzeit	24–48 Std.	1 Tag	bis zu 7 Tage	1/2–1 Tag (max. 3 Tage)
Indikation für nötigen Verbandwechsel	Verband wird milchig	nein	nein	nein

Fortsetzung Tab. 20.**4**

Studien und Publikationen	keine	wenig Material	wenig Material	subjektive Vergleiche
Wichtige Details zum Umgang mit dem Produkt				
Verpackung besteht aus	Hartplastik/ Plastik	Metallfolien	Metallfolien	Metallfolien
Entnehmbarkeit aus der Packung	gut	schlecht	gut	schlecht
Relativer Müllanfall	viel, sperrig	wenig	wenig	wenig
Verband zerschneidbar	ja	nein	ja	nein
Reste weiter- verwendbar?	ja (Lagerung kühl)	–	nein (gemäß Firma)	–
Klebkraft	keine	keine	keine	keine
Zusätzliches Fixieren nötig?	ja	ja	ja	ja
Verbleibt Gel in der Wunde?	ja	ja	ja	ja
Entsteht eiterähnliches Sekret?	ja	ja	ja	ja
Verbandwechsel traumatisch?	nein	nein	nein	nein
Kombination mit Enzymreiniger?	nein	nein	nicht empfohlen	„erübrigt sich"
Anwendbar unter Kom- pressionsverbänden?	ja	ja	ja	ja
Produkt anwender- freundlich?	nein	nein	nein	nein
Besonderheiten	–	–	Mischung von trockener und feuchter Wund- behandlung	einziges Präparat mit Wirkstoffen

Es sind bereits verschiedene Berechnungsbeispiele zum Kosten-Vergleich herkömmlicher Wundtherapie mit Hydroaktivverbänden publiziert worden.

- Die zentrale Beschaffung der ausgewählten Hydroaktivverbände führt zudem bei größeren Häusern (durch das Prinzip der Ausschreibung und die zunehmende Konkurrenz der Anbieter) zu deutlichen Senkungen der Kosten für diese Verbände. Krankenhäuser mit eigenen Apotheken werden hierbei besonders profitieren.
- Fast alle angebotenen Hydroaktivverbände sind grundsätzlich zur Therapie im Sinne der „feuchten Wundbehandlung" geeignet. Zwischen den unterschiedlichen Handelssortimenten bestehen jedoch z.T. gravierende Unterschiede, so daß die individuelle Auswahl sorgfältiger durchzuführen ist.

■ Kriterien für die Auswahl geeigneter Produkte

Hierbei sollte berücksichtigt werden:

- Das ausgesuchte Sortiment sollte aus Präparaten bestehen, die ohne große „Bastel- und Bausatzaktivität" (Kompresse + Gel, Hydrokolloid + Fixierung) sofort zu verwenden sind und ausreichend kleben.
- Das ausgesuchte Sortiment sollte Präparate für jede Wunde und Wundheilungsphase enthalten (Tiefenwunde, starke Exsudation, schwächere Exsudation, trockene Wunden, Bereiche mit Fixierungsproblemen, diverse Größen).
- Das ausgesuchte Sortiment sollte aus Präparaten bestehen, die im Idealfall bis zu 7 Tage auf der Wunde verbleiben können, deren Verbandwechselnotwendigkeit aber trotzdem eindeutig angezeigt wird und deren Verbandwechsel atraumatisch verläuft.
- Das ausgesuchte Sortiment sollte aus Präparaten bestehen, die für den Verwender gut aus der Verpackung zu entnehmen sind, wenig Müll hinterlassen und im Idealfall (aus Kostengründen) zuschneidbar und weiterverwendbar sind.

- Das ausgesuchte Sortiment sollte durch einen seriösen Außendienst beratend vertrieben werden und seine Eignung durch wissenschaftliche Studien belegt haben.

Die Tab. 20.2–20.4 (S. 182ff.) geben die Möglichkeit zu diesen Punkten, eine Auswahl der Präparate zu treffen.

Grundsätzliche Vorteile der Hydropolymerverbände gegenüber den (historisch gesehen „älteren") reinen Hydrokolloiden konnten nicht gefunden und belegt werden.

Meist steht die bessere Benutzerfreundlichkeit (schneller Verbandwechsel, weniger gewöhnungsbedürftiges Gel in der Wunde, häufig größere Exsudataufnahmekapazität) der Hydropolymerverbände dem atraumatischen Verbandwechsel der Hydrokolloide gegenüber.

Für die Versorgung tiefer und/oder stark exsudierender Wunden setzen sich ständig mehr die sog. Alginate (statt z.T. Puder, Pasten, Gele) durch.

Da die erwähnten Hydroaktivverband-Sortimente im Rahmen individueller Produktunterschiede vergleichbar sind (Konkurrenzpräparate), gibt es grundsätzlich keine „sachliche" Notwendigkeit, davon mehrere parallel in einem Haus zu führen.

Allerdings verspricht der schon jetzt schwer überschaubare Anbietermarkt noch große Bewegung in der feuchten Wundbehandlung. Hierzu könnten neue, transparentere, besser klebende oder noch elastischere Verbände gehören, aber auch Hydroaktivverbände mit eingearbeiteten Wundheilungsfaktoren. In jedem Fall machen diese Entwicklungen eine Neubeurteilung der Handelsprodukte spätestens nach 2 Jahren nötig.

■ Schlußbetrachtungen

Zur Vermeidung von zusätzlichem Leid für die Patienten, unnötig verlängerten, teuren Liegezeiten und eventuellen Schmerzensgeld- und Schadensersatzansprüchen der Patienten, deren Angehörigen oder der Krankenkassen sollte ärztliches und pflegerisches Personal jetzt gemeinsam beginnen, die feuchte Wundbehandlung in den deutschen Kliniken umzusetzen. Nie zuvor gab es eine solche Fülle geeigneter Hydroaktivverbände, die für alle Wunden und Wundheilungsphasen den „Umstieg" derartig erleichtern.

Ist es dem ärztlichen und pflegerischen Team einer Station erst einmal gelungen, Vertrauen zu dieser neuen Form der Wundversorgung zu gewinnen und wurde bereits ein geeignetes Hydroaktivverbände-Sortiment ermittelt, so werden die Ergebnisse bald für sich sprechen.

Literatur

Bülau, B.: Hydrokolloide Wundverbände – ein modernes Konzept der Wundbehandlung. Vasomed 6 (1994) 198–200

Fritsch, P., G. Schuler: Hydrokolloide Verbände. Hautarzt 43 (1992) 597–605

von Hallern, B., M. Alpers: Ein modernes Therapiekonzept – die feuchte Wundbehandlung beim Dekubitus. Klin.-Mag. 10 (1994) SH 31–40

Kahrmann, V.: Wieviel kostet ein Ulcus cruris, bitte? Managem. u. Kr.-Haus 14 (1995) 13–14

Müller, T., F. Lang: Kostenanalyse in der Wundbehandlung, Managem. u. Kr.-Haus 14 (1995) 10

Ressel, M.: Calcium-Alginat-Verbandmethode – Einsatz-Anwendung-Wirkung. Prax. Hartmann 1992, 28–30

Riedel, E., W. Triebsch: Verbandstoff-Fibel, 5. Aufl. Wissenschaftliche Verlagsgesellschaft, Stuttgart 1995

Rippmann, K., H. Seidel: Die feuchte Wundbehandlung. Haut 1992, 18–20

Schenck, K.: Verbandstoffkunde, Teil III: Hydrokolloide zur feuchten Wundbehandlung. Wundforum Hartmann (1995) 30–33

Sedlarik, K.: Alginate zur Wundbehandlung. Prax. Hartmann 1992, 1–5

Sedlarik, K., B. von Hallern: Wundbehandlung Ulcus cruris. Klin.-Mag. 1994, H. 12

Sedlarik, K., C. Schoots: Wundauflagen. Med. Mschr. Pharm. 17 (1994) 268–272

Sedlarik, K., St. Reusche: Wundkonditionierung. Med. Mschr. Pharm. 18 (1995) 231–235

Seiler, W.: Chronische Hautulzera: Die Feuchttherapie als wesentliches Element moderner Ulcusbehandlung. Wundforum Hartmann 1995, 4–7

Staudinger, B.: Dekubitus – was dann? Klin.-Mag. 10 (1994) SH 18–20

Traub, I.: Umdenken in der Dekubitusbehandlung tut not. Klin.-Mag. 10 (1994) SH 46–47

21 Hygienische Anforderungen an die Wundbehandlung

Burkhard Wille

- Wunde und Wundbehandlung
  Definition
  Ziel der Wundbehandlung
  Anforderungen der Krankenhaushygiene
  an Wundverband und Verbandwechsel

- Wundantisepsis
- Hygieneplan

Zusammenfassung

Für die einwandfreie Pflege unter hygienischen Gesichtspunkten ist ein umfassendes Management erforderlich. Bei nichtinfizierten Dekubiti ist es das vordringliche Ziel, eine Infektion zu verhindern. Bei infizierten Dekubiti muß versucht werden, die Infektion baldmöglichst zu beseitigen, um eine schnelle Wundheilung zu erreichen. Im weiteren ist davon auszugehen, daß bei manifester Infektion eine schwer beherrschbare Keimquelle besteht, von der Kreuzinfektionen ausgehen können.

Werden alle dargestellten Maßnahmen konsequent eingehalten, so gelten die hygienischen Randbedingungen als erfüllt.

Wunde und Wundbehandlung

Definition

Der Begriff „Wunde" ist als eine Zusammenhangstrennung mit Substanzverlust eines Gewebes definiert. Folgende Ursachen kommen hierfür in Frage:

- mechanische Traumen wie Schnitt, Stich, Prellung, Schuß,
- thermische Noxen,
- chemische Noxen,
- ionisierende Strahlen,
- Infektionen,
- Anoxie.

Ein Dekubitus ist die meist superinfizierte Ulkus- und Nekrosenbildung an Haut oder Schleimhaut als Folge von chronischer Mazeration und Druckeinwirkung und örtlicher Mangeldurchblutung. Diese werden begünstigt durch Kachexie und allgemeine Dystrophie. Es handelt sich beim Dekubitus folglich um eine Wunde, die sich in der Entstehung von anderen Wunden unterscheidet und insbesondere durch Druck und Anoxie bedingt auch eines anderen Therapieregimes bedarf.

Vom hygienischen Aspekt her sind jedoch grundsätzlich dieselben Gegebenheiten zu beachten wie bei einer anderen nichtinfizierten oder infizierten Wunde.

Durch die Wundbehandlung soll erreicht werden, daß die Selbstregulation bei der Heilung nicht gestört wird. Es wird unterschieden zwischen der primären und der sekundären Wundheilung.

Für eine *primäre Wundheilung* müssen folgende Voraussetzungen gegeben sein:

- minimaler Gewebeverlust,
- keine signifikante bakterielle Kontamination,
- gute Wundadaptation,
- keine Wunddefizienz.

Primäre Wundheilungen sind vor allem bei kleinen Wunden mit geringem Gewebeverlust, scharfen Schnittwunden usw. zu erreichen.

Bei der *sekundären Wundheilung* liegen in der Regel ausgedehnte Gewebsdefekte vor, die eine ausgeprägte entzündliche, granulierende Reaktion erforderlich machen.

Bei Dekubiti wird in der Regel nur eine sekundäre Wundheilung möglich sein. Dies ist insbesondere auf die schlechten Durchblutungsverhältnisse zurückzuführen.

Sowohl bei der primären als auch bei der sekundären Wundheilung ist ein sehr komplexer Mechanismus der Defektreparation notwendig, bei dem sich zahlreiche Störungsmöglichkeiten sowohl systemischer als auch lokaler Art ergeben. Solche Störungsmöglichkeiten sind:

- Lebensalter: Eine ältere, mit dünner Hornschicht versehene, unelastische Haut, die möglicherweise auch noch schlecht durchblutet ist, bietet keine guten Voraussetzungen für eine schnelle Wundheilung;
- Ernährungsfaktoren (Alter, Eiweißmangel);
- hämatologische Erkrankungen, insbesondere im Hinblick auf Hämatombildung;

- metabolische Faktoren;
- herabgesetzte Chemotaxis und Phagozytose der Leukozyten;
- strahlen- oder chemotherapeutische Eingriffe, Anwendung von Corticosteroiden;
- lokale Faktoren.

Die Infektion ist die häufigste Ursache für eine Sekundärheilung, weshalb die Rolle der Asepsis besonders betont werden muß. Ferner sind unter lokalen Faktoren die Perfusion, die Wundapatation, die Anwendung von Nahtmaterial oder das Eliminieren von Fremdkörpern zu nennen.

Bei Dekubiti wird es kaum vermeidbar sein, daß sich sehr schnell eine Infektion einstellt. Je nach Lokalisation werden die Erreger von infizierten Dekubiti im weitesten Sinn die gramnegativen Keime der Darmflora oder pathogene Staphylokokken sein, im weiteren Anaerobier, bei welchen eine besonders schlechte Heilungstendenz zu erwarten ist.

Ziel der Wundbehandlung

Oberstes Gebot bei der Behandlung von Wunden muß es sein, bisher nicht infizierte Wunden nicht zu kontaminieren (Gefahr der Wundinfektion und Sekundärheilung).

Bei infizierten Wunden gilt es, diese möglichst schnell zu sanieren oder zu therapieren, damit sie nicht erneut zur Streuquelle und zur Infektionsgefahr werden.

Anforderungen der Krankenhaushygiene an Wundverband und Verbandwechsel

Das damalige Bundesgesundheitsamt (BGA) hat in der Anlage zu Ziff. 5.1 der „Richtlinie für die Erkennung, Verhütung und Bekämpfung von Krankenhausinfektionen" Anforderungen der Krankenhaushygiene in Pflege, Diagnostik und Therapie, einen besonderen Passus für Wundverband und Verbandwechsel erarbeitet.

Es wird in dieser Anlage zwischen drei Arten von Wunden unterschieden:

- aseptische und diesen gleichzusetzende Wunden,
- kontaminierte und potentiell kontaminierte Wunden,
- infizierte Wunden.

Aseptische und diesen *gleichzusetzende Wunden* sind solche, die nach aseptischen Eingriffen durch Naht verschlossen werden und keine Zeichen von Wundheilungsstörungen aufweisen. Ebenso als aseptisch einzustufen sind Hautdefekte, die nach bedingt aseptischen Eingriffen durch Naht verschlossen wurden und ohne Wundheilungsstörung verheilen, sowie Wunden, die nach Verletzung durch Wundausschneidung und Naht versorgt wurden und ebenfalls störungsfrei heilen.

Kontaminierte und *potentiell kontaminierte Wunden* sind alle offen behandelten Wunden, solange keine Zeichen einer Infektion vorliegen. Im einzelnen kann es sich dabei um offen behandelte Verletzungen, eröffnete Wundhämatome oder Wundserome, Verbrennungswunden, Drainaustrittstellen, Anus-praeter-Austrittstellen, jedoch auch Ulcera cruris oder Dekubiti handeln. Voraussetzung für die Zuordnung ist, daß diese Wunden keine Infektion aufweisen.

Infizierte Wunden sind eröffnete Eiterherde (z.B. Abszeß, Phlegmone, Panaritium); Wunden, die zunächst durch Naht verschlossen waren (z.B. nach bedingt aseptischen Eingriffen oder Wundversorgungen), bei Auftreten von Zeichen einer Infektion; kontaminierte oder bedingt kontaminierte Wunden mit Symptomen einer Infektion.

Folgende Anforderungen werden an Instrumente und Materialien für Wundverband und Verbandwechsel gestellt:

Für Wundverband und Verbandwechsel ist das Setsystem zu bevorzugen. Transportmittel wie Tabletts, Fahrtisch oder Verbandwagen müssen eine ausreichende, leicht zu reinigende und zu desinfizierende Arbeitsfläche aufweisen. Es müssen Beutel oder Behälter für die Entsorgung benutzter Materialien und Instrumente vorhanden sein. Die Arbeitsfläche muß mindestens täglich desinfiziert und gereinigt werden.

Bezüglich der Verbandwagen wird gefordert, daß diese ausschließlich zum Transport und zur Lagerung von Verbandmaterial und der zum Verbandwechsel notwendigen Materialien sowie nur zur Vorbereitung eines Verbandwechsels benutzt werden.

Zwei Personen sollten den Verbandwechsel vornehmen. Dabei ist die sog. *Non-touch-Technik* anzuwenden, d.h., es sollten Instrumente zu Hilfe genommen werden. Es müssen *Einmalhandschuhe*, falls notwendig, sterile Handschuhe, getragen werden, gleichermaßen sind *sterile Instrumente* zu benutzen. Das gebrauchte Verbandmaterial ist *sofort* nach Abnehmen in geeignete Behältnisse zu legen, die nach dem Verbandwechsel zu verschließen und zu entsorgen sind. Benutzte Instrumente sollten unverzüglich der Aufbereitung zugeführt werden. Nach dem Verbandwechsel ist eine *hygienische Händedesinfektion* erforderlich.

Es wird angemerkt, daß bei infizierten wie auch bei kontaminierten und potentiell kontaminierten Wunden der Verbandwechsel in starkem Maße zur Keimverbreitung beitragen kann. Deswegen sollen Patienten mit infizierten Wunden und solche mit aseptischen Wunden in getrennten Zimmern untergebracht werden.

Bei großflächigen Wunden sind zusätzlich einige Punkte zu beachten:

- Der Verband ist zu erneuern, wenn der Verdacht auf eine vermehrte Absonderung von Sekret besteht.
- Um die Gefahr der Übertragung von Keimen auf die Patienten zu verringern, sollen größere Verbandwechsel nicht in Mehrbett-Krankenzimmern, sondern im Einzelzimmer oder einem besonderen Verbandzimmer durchgeführt werden.
- Das ärztliche und das Pflegepersonal hat frische Schutzkleidung, einen Mund-Nasen- und Haarschutz zu tragen.
- Vor dem Anlegen des neuen Verbands sind die Handschuhe zu wechseln.

Zusätzlich zu diesen offiziellen Vorschriften sind weitere Anmerkungen nötig:

Es wird eine hygienische Händedesinfektion gefordert, die nur durch Anwendung alkoholischer Einreibepräparate erfolgen kann. Dabei sollten 2–5 ml des Mittels aus dem Spender entnommen und auf den Händen verrieben werden. Die Einwirkzeit muß bei 30 Sekunden liegen, ein routinemäßiges Waschen im Zusammenhang mit der hygienischen Händedesinfektion ist von Nachteil, da hierdurch Hautirritationen zu erwarten sind. Häufig wird beobachtet, daß bei der Wundversorgung diverse Salben, Puder o.ä. verwendet werden, wobei insbesondere Salben mit den bloßen Händen oder nichtsterilen Instrumenten aufgebracht werden. Es empfiehlt sich, hierfür sterilisierte Spatel vorrätig zu halten.

Bei Patienten mit kontaminierten oder infizierten Wunden werden häufig Teilbäder vorgenommen mit Zusatz der unterschiedlichsten Substanzen. Besonders beliebt ist die Anwendung von PVP-Jod-haltigen Haut- bzw. Schleimhautdesinfektionsmitteln, was jedoch völlig unnütz ist. Selbst bei einer 10%igen Konzentration im Badewasser kann bei unsauberen Wunden nicht erwartet werden, daß ein ausreichender keiminaktivierender Effekt stattfindet. Abgesehen davon sind die Kosten hierfür immens. Auch das Zufügen von Wasserstoffperoxid oder Kaliumpermanganat ist nicht hilfreich. Vielmehr besteht durch die Anwendung von Bädern immer die Gefahr, daß es sowohl zu einer Keimverbreitung kommt, als auch Superinfektionen durch im Wasser befindliche Keime provoziert werden. Im Wasser werden besonders häufig Pseudomonaden – wenn auch in geringen Konzentrationen – beobachtet. Damit ist klar, daß es aus hygienischer Sicht nicht sinnvoll ist, Patienten mit Wunden Bädern oder Teilbädern zu unterziehen.

Vielmehr ist es erforderlich, daß beim Verbandwechsel eine lokale Reinigung mit sterilen Instrumenten erfolgt, wobei unterschiedliche Lösungen als Hilfsmittel eingesetzt werden können. Besonders Wasserstoffperoxid, jedoch auch sterile physiologische Kochsalzlösungen erfüllen hier einen guten Zweck.

> **!** Gänzlich verboten werden sollte es, Patienten mit infizierten Wunden in Badewannen zu setzen, da die Aufbereitung derartig kontaminierter Badewannen nach wie vor außerordentlich problematisch ist.

Ein neues Konzept zur Behandlung von offenen und infizierten Wunden ist das *Abduschen*. Auf die hygienischen Gefahren beim Duschen von infizierten Wunden muß mit Nachdruck hingewiesen werden. Es ist davon auszugehen, daß die Infektionserreger bei dieser Methode in die Umgebung verbreitet werden, was bedeutet, daß Bade-

wannen, Duschtassen, Flächen in der Umgebung des Duschbereichs, Kleidung des Personals, Hände etc. kontaminiert werden.

Sofern also auf das Duschen von infizierten Wunden nicht verzichtet werden kann, sind umfassende Entsorgungs-, Flächendesinfektions- und Händedesinfektionsmaßnahmen sowie das Tragen von Schutzkleidung erforderlich, um einer Keimverbreitung Einhalt zu gebieten.

■ Wundantisepsis

Schließlich ist das Thema der Wundantisepsis, also der Anwendung von lokalen Antibiotika oder Antiseptika abzuhandeln.

Wichtigster Aspekt bei der Anwendung von lokalen Wirkstoffen ist beim Dekubitus die Frage der Zelltoxität, da die Wundheilung ein außerordentlich komplexer Vorgang ist, welcher durch jegliche zelltoxische Einwirkung erheblich gestört werden kann.

Beim Einsatz von lokalen Antibiotika sind die Fragen der ausreichenden Konzentration am Applikationsort, die Provokation allergischer Reaktionen und die Frage des Wirkungsspektrums zu beantworten. Insofern dürfte die Anwendung lokaler Antibiotika bei Dekubiti in der Regel nicht indiziert sein.

Inwieweit die systemische Anwendung von Antibiotika sinnvoll und notwendig ist, hängt vom Einzelfall ab. Die Auswahl des geeigneten Antibiotikums richtet sich nach der Erregerart, was impliziert, daß bei manifester Infektion immer bakteriologisches Probematerial zur Untersuchung gelangen sollte.

Es stellt sich jedoch bei der systemischen Anwendung von Antibiotika bei infizierten Dekubiti die Frage, ob wegen der lokalen Mangeldurchblutung ein ausreichender Wirkspiegel am Wirkort erreicht wird.

Zur Anwendung evtl. in Frage kommender Antiseptika sind einige weitere Anmerkungen notwendig:

Die dem *Chlorhexidin* zugerechnete mikrobizide Wirkung ist lediglich eine Scheinwirkung und auf eine ungenügende Inaktivierung übertragener Wirkstoffreste in der Subkultur zurückzuführen. Chlorhexidinpräparate sind nur bakteriostatisch wirksam. Infektionen und Komplikationen bei

Anwendung von Chlorhexidin sind offenbar auf die unzureichende Wirkung und die Gewebetoxizität zurückzuführen.

Die Anwendung von *Jodophoren* wurde bereits kritisch beleuchtet, es muß hinzugefügt werden, daß deren erwiesenermaßen breite mikrobizide Wirksamkeit in Gegenwart von Blut rasch aufgehoben wird. Im weiteren weisen Jodophore neben ihrer systemischen Toxizität eine ausgesprochene Zelltoxizität auf. In experimentellen und klinischen Studien wurde unter anderem über Fettgewebenekrosen und fibroplastische Veränderungen des Peritoneums, Stagnation der Granulationsbildung, Nekrosen, abnorme Vaskularisationen in hochdifferenziertem Gewebe sowie Schädigung der zirkulierenden Abwehrfunktion berichtet.

Auch von chlor- und *sauerstoffabspaltenden Produkten* wie Chloramin, Hypochlorid oder Oxoferin ist keine infektionshemmende Wirksamkeit in Wunden zu erwarten, da sie rasch durch organisches Material wie Sekrete oder Blut aufgezehrt werden und dann nicht mehr für eine inaktivierende Wirkung auf Mikroorganismen zur Verfügung stehen.

Auch das häufig angewendete *Taurolidin* kann zumindest bei kurzen Einwirkzeiten die erwarteten mikrobiziden Effekten nicht erbringen. Dagegen ist die Frage der Zelltoxizität hier besonders zu beachten, da nach Warnungen des Herstellers bereits in 0,5%iger Konzentration brennende Schmerzen zu erwarten sind.

Rivanol-Lösung ist in Gegenwart von organischen Substanzen ebenfalls nicht in der Lage, ausreichende mikrobizide Effekte zu entfalten. Die *organischen* oder *anorganischen Quecksilberverbindungen* sollten aus toxikologischen Gründen (sowohl zelltoxisch als auch systemisch-toxisch) nicht angewendet werden.

An neueren Wirkstoffen steht *Polyhexanid* (Lavasept) zur Verfügung, das offensichtlich bezüglich Toxizität und mikrobieller Wirksamkeit den Erwartungen entsprechen kann. Diese Substanz wird bereits in der septischen Chirurgie mit großem Erfolg für die Behandlung infizierter Wunden eingesetzt, und es kann davon ausgegangen werden, daß auch bei der Behandlung infizierter Dekubiti eine rasche Keiminakitivierung ohne zelltoxische Nebenwirkungen stattfindet.

■ Hygieneplan (Tab. 21.**1**)

Es wird zu Recht gefordert, daß die Prophylaxe, die Pflege und die Behandlung des Dekubitus in den Hygieneplan aufgenommen werden soll (Langmaack u. Mitarb. 1995).

Aus der Sicht der Hygiene ist das Dekubitalulkus nämlich in zweifacher Hinsicht bedeutsam:

- Eine infizierte Wunde ist eine Eintrittspforte, durch die Krankheitserreger in den Körper eindringen und dort weiteren Schaden anrichten können.
- Die Wunde ist eine Keimquelle, von der aus die Krankheitserreger weiter verschleppt werden und andere Menschen gefährden können.

Literatur

Langmaack, H., G. Ußkereit, M. Braun: Hygienepläne für einzelne Bereiche der Pflege, Diagnostik und Therapie. In Steuer, W., U. Junghannß: Hygiene und Infektionsverhütung in Alten- und Pflegeheimen der Rehabilitation und Sozialstationen. Fischer, Stuttgart 1995

Tabelle 21.**1**   Beispiel für einen Hygieneplan „Dekubitus"

Was	Wann	Wie (Umgang, Durchführung)	Womit	Wer
Kontrolle des Ernährungs-zustands	bei der Erhebung der Anamnese	• Fragen nach den Lebens- und Ernährungs-gewohnheiten, Vorlie-ben für Speisen – Appe-titlosigkeit • Fragen nach Depression (50% der Bevölkerung sind depressiv) • Behandlung: enterale Ernährung. Vorteil: enger menschlicher Kontakt • parenterale Ernährung möglichst vermeiden • evtl. Hormone alle 4 Wochen • Dokumentation	Eiweiß, besonders Milchprodukte oral/nasal Magensonde PEG-Sonde Infusionen über zentralen Venen-katheter anabole Hormone Dokumentation	Ärzte, Pflegekräfte
Immobilität	morgens am Tage	• aktive Pflege • Beobachten von Haut-rötungen/Läsionen der gefährdeten Körper-stellen: z. B. Fersen, Sakrum • Beachten der Risikozeit für das Entstehen eines Dekubitus: 10 Tage nach Aufnahme • Meldung des oder der Patienten mit Rötungen (Grad 7) an den Arzt • Maßnahmen einleiten • Risikoklassifikation mit der NORTON-Skala • Dokumentation	aktivierende Pflege Physiotherapie mit dem Ziel Erhalt bzw. Aufbau der Muskulatur: „iso-metrische Übun-gen" Druckentlastung	Pflegekräfte, Physiotherapeuten, Ärzte Pflegekräfte, Physiotherapeuten, Ärzte
Inkontinenz	**bei Sakral-dekubitus**	**Urininkontinenz** • keimfreier Urin macht keine Hautirritation • Dauerkatheter mög-lichst vermeiden (keine Druckentlastung, keine Minderung der Immobi-lität)	 Hautpflege Windelversorgung	 Pflegekräfte

Fortsetzung Tab. 21.**1**

Was	Wann	Wie (Umgang, Durchführung)	Womit	Wer
		• Urininkontinenz mit Windeln versorgen	Windelwechsel bei Durchfeuchtung, Saugkapazität der Windelvorlage beachten	
		• Haut vor Urin schützen	gepufferte Salben	
		• Harnwegsinfektion sanieren	gezielte antibiotische Behandlung beachte: Antibiotika bei Dauerkatheter führen zur Züchtung resistenter Keime	Ärzte
		Stuhlinkontinenz • „Kotschmieren" bei chronischer Obstipation vermeiden • regelmäßige Darmentleerung induzieren	Lactulose, täglich; 3mal/Woche mit Miniklis oder Bisacodylzäpfchen Stuhlentleerung induzieren	Pflegekräfte
		Dokumentation	Dokumentation	Pflegekräfte, Ärzte
Frühbehandlung	**Hautrötung (Grad I) oder oberflächliche Läsion (Grad II)**	**Lagerungsbehandlung** • 30°-Schräglagerung, Aufrichtung vom Liegen zum Sitzen • Lagerungswechsel alle 2 Stunden, aber Tagesrhythmik und Wohlbefinden des Patienten beachten	Lagerungsplan	Pflegekräfte, Ärzte
		• Weichlagerung	Lagerungsmittel und Matratzen mit definierten Eigenschaften	
		• Druckmessung als Kontrolle der Lagerungsbehandlung Merke: je höher der Hautdruck, um so häufiger muß der Lagewechsel vorgenommen werden	Hautdruckmeßgerät	

Fortsetzung Tab. 21.**1**

Was	Wann	Wie (Umgang, Durchführung)	Womit	Wer
		• Wundbehandlung bei Grad I nicht erforderlich. • bei Grad II Wundverband mit Gaze • keine Wunddesinfektion		
		Dokumentation	Dokumentation	
Wundbehandlung bei Grad III und IV		• Eiweißverluste	eiweißreiche Ernährung anabole Hormone	Ärzte, Pflegekräfte
		• Schmerzen behandeln	Schmerztherapie chronischer Schmerzen nach dem Stufenschema der WHO	
		• Nekrosen entfernen	steriles Instrumentarium, No-touch-Technik	Ärzte
		• schwere Wundinfektion (massive Eiterbildung) behandeln	Behandlung mit 3% H_2O_2 (Vorsicht vor Gasbildung in Wundtaschen) und PVP-Jod in wäßriger Lösung (Kontraindikation für jodhaltige Arzneimittel beachten), Feuchtverband (steril)	Ärzte
		• ungestörte Wundheilung ermöglichen durch – feuchte Wundbehandlung	Ringerlactat, mehrfach täglich erneuern	Ärzte, Pflegekräfte
		– Hydrokolloidverbände	Verbandwechsel nach dem Zustand des Verbands, wenn Absorptionsvermögen der Hydrokolloide erschöpft ist	

22 Operative Techniken der Dekubitusbehandlung

Peter Eckert

- ■ Indikation zur Operation
- ■ Operabilität
- ■ Risikoabschätzung

- ■ Operationsentscheidung
- ■ Adjuvante Maßnahmen

Zusammenfassung

Die operative Sanierung von Dekubitalulzera setzt eine eigenständige Analyse und eine sorgfältige Abwägung der entscheidungsrelevanten Parameter nach einem vorstrukturierten Muster voraus. Aufgrund der vielen Variablen ist die Entscheidung komplex, aber auf diesem Weg ist eine für den individuell betroffenen Patienten angepaßte Lösung gewährleistet. Die Handlungsanweisung wird dabei von der Maxime bestimmt, eine Entscheidung im Sinne des „kleinsten Übels" für den Patienten zu finden.

Die operative Behandlung von Dekubitalulzera setzt eine klar definierte, komplexe Entscheidungsfindung voraus (Abb. 22.**1**). Die sorgfältige Analyse zur Operationsentscheidung ist wegen zwei besonderer Eigenschaften des Dekubitus zwingend. So handelt es sich einerseits niemals um eine eigenständige primäre Erkrankung, sondern immer um die Komplikation einer anderen Grunderkrankung, die daher im Entscheidungsprozeß Berücksichtigung finden muß. Andererseits sind Dekubitalulzera regelmäßig nicht unmittelbar lebensbedrohliche Defekte der Körperoberfläche, so daß eine Abwägung der Operationsentscheidung andere Gesichtspunkte einbeziehen läßt.

Der Ablauf der Entscheidung vor der operativen Behandlung eines Dekubitus folgt immer folgendem Schema:

- Überprüfung der Indikation zur Operation,
- Abklärung der Operabilität,
- individuelle Risikoabschätzung,
- Entscheidung über das Operationsverfahren,
- adjuvante Maßnahmen.

Dieser Ablauf entspricht der Vorgehensweise bei allen relativen Indikationen zu einer Operation, erfährt aber hier die Einbeziehung einer Vielzahl besonderer Überlegungen, die daher auch einzeln Beachtung finden.

■ Indikation zur Operation

Dekubitalulzera treten in reicher Formenvielfalt auf. Die scheinbare Schwierigkeit einer Klassifizierung ist bereits vor über 35 Jahren von Campbell gelöst worden (Campbell 1959). Lüscher hat in einer direkten Gegenüberstellung der verschiedenen Stadien-bzw. Gradeinteilungen aufgezeigt, daß eine gewisse Vergleichbarkeit besteht (Lüscher 1994). Wegen des höheren Differenzierungsgrades in den operationspflichtigen Befunden ist im Vergleich zu anderen Einteilungen die von Campbell gewählte Zuordnung zu sieben Stadien im Hinblick auf die Operationsindikation besonders praxisgerecht.

In Tab. 22.**1** ist vereinfachend nur das jeweils entscheidende, stadienbestimmende Kriterium der Stadieneinteilung von Campbell genannt. Im *Stadium I* liegt demnach lediglich ein Erythem vor, als unspezifische reaktive Weitstellung der Hautgefäße, wie sie auf jede mechanische Irritation des Integuments möglich ist. Ein Ulkus besteht auch noch nicht beim *Stadium II*. Die hierbei vorliegende erosive Läsion ist der Folgezustand nach blasiger Abhebung der Hautoberfläche, ähnlich wie nach einer tiefen Verbrennung 2. Grades (Abb. 22.**2**). Beim *Stadium III* liegen dagegen ulzerierende Defekte der Dermis vor. In kleinen Arealen werden inselartig subkutane Fettzellen erreicht. Dazwischen ist die Dermis mit Hautanhangsgebilden netzartig erhalten (Abb. 22.**3**). Daher kann bis zum Stadium III mit einer spontanen Reepithelisierung der Hautdefekte gerechnet werden. Voraussetzung ist, daß die auslösende Ursache, also der Druck, auf die bereits geschädigte Körperstelle im weiteren Verlauf konsequent vermieden bleibt. Die Stadien I–III sind also eine Domäne der konservativen Therapie

Tabelle 22.1 Stadieneinteilung von Dekubitalulzera nach Campbell. Nur das jeweils entscheidende, stadienbestimmende Kriterium ist gegenüber der Originaleinteilung von Campbell hier aufgeführt. Die Indikation zur jeweiligen therapeutischen Konsequenz ergibt sich direkt stadienabhängig.

I	Erythem	
II	Blasenbildung	konservativ
III	inselartige Hautdestruktion	
IV	Fettgewebsnekrose	
V	Bindegewebssequestration	
VI	Osteitis	operativ
VII	Osteomyelitis/Gelenkempyem	

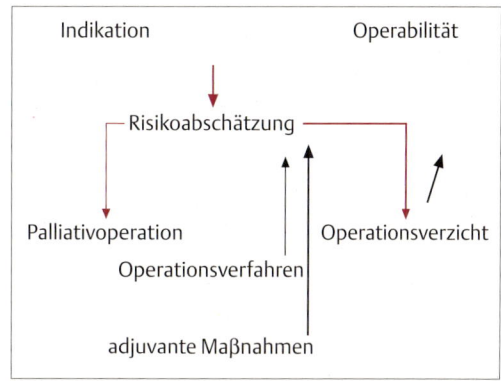

Abb. 22.1 Entscheidungkriterien zur Operation beim Dekubitus. Zentraler Punkt ist die Risikoabschätzung, in die alle entscheidungsrelevanten Aspekte auch wiederholt einbezogen werden müssen.

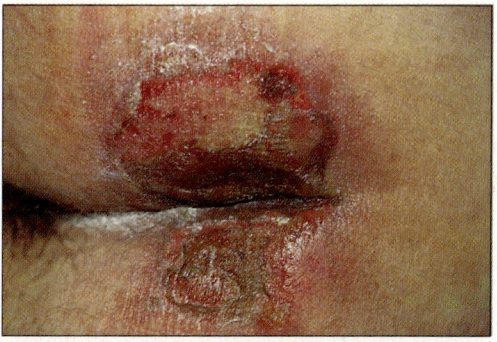

Abb. 22.2 Stadium II nach Campbell. Erosive Läsion nach blasiger Abhebung der Haut.

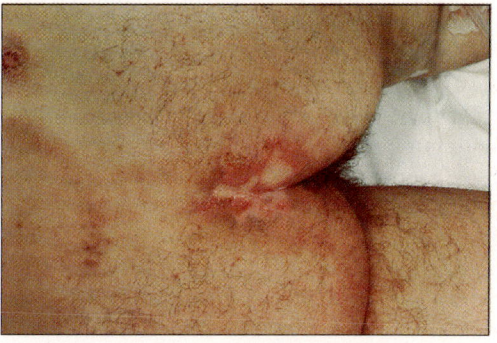

Abb. 22.3 Stadium III nach Campbell. Ulzerierende kleine Defekte der Dermis, inselartig wird das subkutane Fettgewebe erreicht..

(Tab. 22.**1**). Die Differenzierung dient hier im wesentlichen der Befunddokumentation zur Verlaufsbeobachtung. Auch unter forensischen Gesichtspunkten ist eine derartige praktikable, weil kurzformulierte Statusbeschreibung wünschenswert.

Stadium IV scheint eine Rarität zu sein. Im eigenen Krankengut der Jahre 1981–1994 wurde es bei 35–40 pro Jahr operativ behandelten Dekubituspatienten bisher erst fünfmal gesehen. In einem Fall war das im Ulkusgrund freiliegende Fettgewebe nach wenigen Stunden, in einem anderen Fall am folgenden Tage ölig eingeschmolzen. Danach ist die nächste Grenzschicht, nämlich Faszie oder Bandapparat bzw. Periost, und damit ein *Stadium V* erreicht (Abb. 22.**4**, 22.**5**). Befunde in diesem Stadium waren im eigenen Krankengut die häufigsten. *Stadium VI* läßt sich davon meist nur röntgenologisch abgrenzen (Abb. 22.**6**). Allerdings hinkt der röntgenologische Nachweis dem Entzündungsbeginn an der Kortikalis des Knochens um Wochen hinterher, wie sich im Vergleich mit der feingeweblichen Aufarbeitung der Operationspräparate zeigte. Die Szintigraphie ist zum Entzündungsnachweis im Knochen wesentlich sensibler. Die entzündliche Mitbeteiligung wird allerdings ohnehin aus dem intraoperativen Befund erkennbar. Adäquate Therapiemaßnahmen lassen sich daher noch während der Operation entscheiden, so daß im Regelfall auf die Szintigraphie verzichtet werden kann. *Stadium VII* bedeutet als letzte Steigerung die völlige eitrige Knochendurchsetzung (Abb. 22.**7**). Auch jede Gelenkbeteiligung ist dem Stadium VII zuzuordnen (Abb. 22.**8**).

Die Stadieneinteilung nach Campbell hat sich für die Dokumentation und zur präoperativen Einschätzung des zu erwartenden Operationsumfangs gut bewährt. Postoperative Neuzuordnungen zu anderen Stadien ergaben sich gelegentlich aufgrund des histologischen Befundes, ohne daß gravierende Fehleinschätzungen in bezug auf operative Notwendigkeiten hingenommen werden mußten. Besonders hilfreich ist die schon erwähnte Beobachtung, daß das Stadium IV nur selten und dann auch nur kurzzeitig zu beobachten ist; damit ist die Abgrenzung besonders eindeutig möglich zwischen operationspflichtigen Befunden und den Stadien, die konservativ behandelt werden.

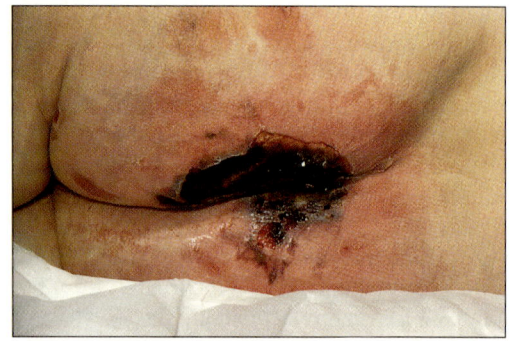

a

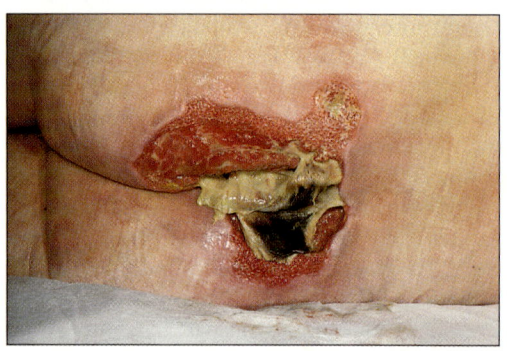

b

Abb. 22.**4** **a** Nekroseplatte, nach der die Tiefenausdehnung des Dekubitus noch nicht eingeschätzt werden kann.
b Einige Tage später beginnt die feuchte Demarkierung und Ablösung. Das Fettgewebe ist bereits ölig weggeschmolzen, entsprechend einem Stadium V nach Campbell.

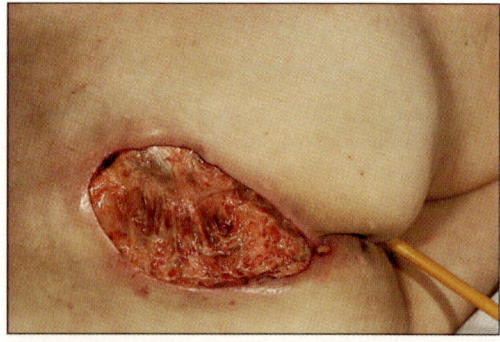

Abb. 22.**5** Stadium V nach Campbell. Nach langer Wundpflege liegen Faszie oder Bandapparat bzw. Periost gut gereinigt im Ulkusgrund.

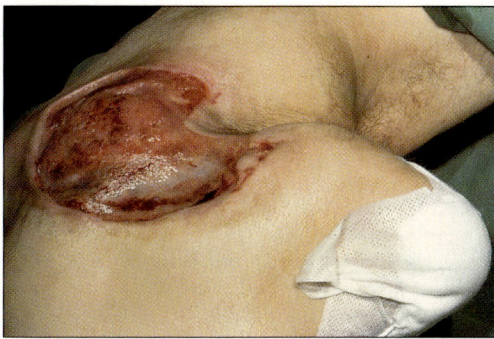

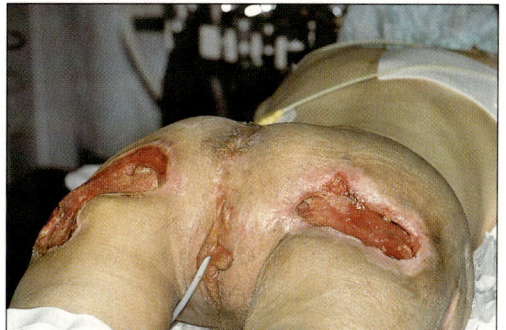

Abb. 22.**6** Stadium VI nach Campbell. Die Differenzierung zwischen Stadium V oder VI ist aus dem klinischen Befund nicht möglich. Hier lag röntgenologisch eine Destruktion der dorsalen Kortikalis des Os sacrum vor.

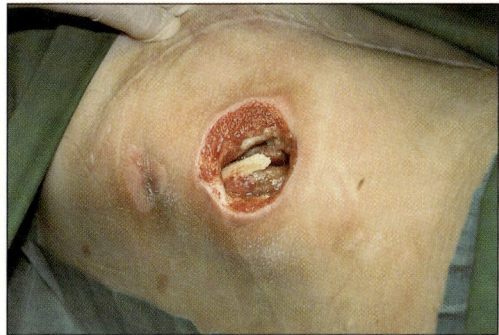

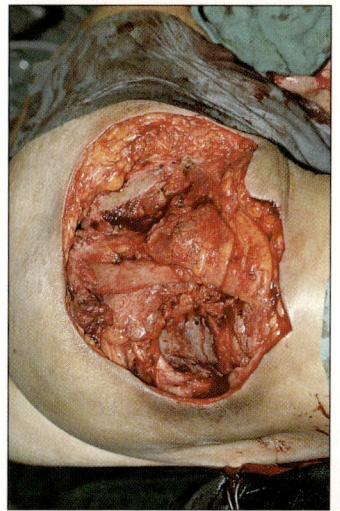

Abb. 22.**7** Stadium VII nach Campbell. Eitrig umspülte Sequestration einer Rippe nach Gipskorsett. Hier ist die Stadienzuordnung ausnahmsweise bereits klinisch eindeutig.

■ Operabilität

Die Indikation zur Operation ist auf der Grundlage der Stadieneinteilung nach Campbell also eindeutig zu stellen. Das bedeutet aber noch keine gültige Handlungsanweisung. Vielmehr ist abzuklären, ob Operabilität im erweiterten Sinne (Kern 1980) besteht. Neben den bekannten allgemeinen Gesichtspunkten sind einige spezifische für den Dekubitus zu berücksichtigen, die zum Thema Risikoabschätzung noch nähere Erläuterung finden.

Das Zeitverhalten des entzündlichen Prozesses hat in der Mehrzahl der Fälle keine Bedeutung. Überwiegend liegt eine chronische, langsam progrediente Entzündung vor, die zentral sequestrie-

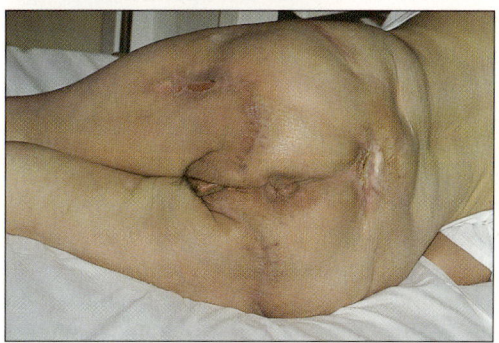

Abb. 22.**8** Sequestrektomie. **a** Lange bestehender Dekubitus mit eitriger Durchsetzung und Sequestration im Bereich der Sitz- und Schambeine, der Darmbeinschaufel und der Hüftgelenke beiderseits bei posttraumatischer Querschnittlähmung.
b Nach beidseitiger Hüftgelenkresektion und radikaler Sequestrektomie ist das zur Abdichtung der blutenden Knochenflächen verwendete Knochenwachs erkennbar.
c Primärheilung nach En-bloc-Verkürzung der Oberschenkel.

rend ist. Zum umliegenden gesunden Gewebe findet sich ein entzündlicher Randwall. Dieser ist palpatorisch an seiner vermehrten Konsistenz gut abgrenzbar. So ergibt sich allein aus der Existenz eines Dekubitus zunächst *keine* hochakute *Dringlichkeit* zur Operation; diese kann sorgfältig und in aller Ruhe geplant werden.

Es muß sogar gelegentlich von einer operativen Sanierung bewußt Abstand gehalten werden. In seltenen Fällen fehlt nämlich die erwähnte Abschottung zum Gesunden, und es gesellt sich eine phlegmonöse Entzündungsausbreitung in die Umgebung dazu. Bei derartigen Komplikationen ist abzuwarten, bis die Phlegmone in Rückbildung ist. Nur in solchen Fällen ist eine Vorbehandlung mit einem Antibiotikum zur Beherrschung der Phlegmone zu erwägen. Grundsätzlich ist aber sonst eine präoperative Antibiotikumgabe mit großem Respekt zu berücksichtigen, da hierdurch eine Keimselektion vorgebahnt worden sein kann. Das kann zur unzureichenden Wirksamkeit einer perioperativen Antibiotikumprophylaxe beitragen. Gegebenenfalls ist zur Operation ein Präparatewechsel angezeigt. Ein breites Wirkspektrum des Antibiotikums (meist eine Präparatekombination) muß mit ausreichend hohen Wirkspiegeln in Weichgewebe und Knochen verbunden sein (Tizian u. Brenner 1985).

Ein schlechter oder sich verschlechternder Allgemeinzustand oder eine Verschlechterung der Grunderkrankung (z.B. Multiple Sklerose) ist keine Kontraindikation per se, sondern eher ein Grund, den entzündlichen Prozeß auszuräumen. Meist ist eine erhebliche Konsumierung durch den großen entzündlichen Prozeß ursächlich anzuschuldigen und nach Sanierung eine Verbesserung zu erwarten. Die Dekompensationsgrenze realistisch einzuschätzen, ist das zentrale Problem. Hilfreich sind dabei Laborparameter als Maß für die Belastung der Organfunktionen und die Belastbarkeit der Organreserven, wie z.B. die der Leber. Bei moribunden Patienten darf deswegen aber nicht unkritisch ohne eingehende Prüfung eine *Kontraindikation* (Tab. 22.**2**) angenommen werden. Vielmehr gilt es, auf der Basis einer interdisziplinären Beratung abzuschätzen, ob das Schicksal des Patienten überwiegend durch den entzündlich konsumierenden Prozeß bestimmt wird und somit eine Ausräumung des Entzün-

Tabelle 22.2 Operabilität orientiert sich an den außerhalb der Operationsindikation bestehenden Bedingungen, die für die Operationsdurchführung mitentscheidend sind. Kontraindikationen bezeichnen die Aspekte, die dem Erfolg der Operation entgegenstehen

Operabilität
– im erweiterten Sinn
Kontraindikation
– phlegmonöse Randreaktion
– Keimselektion
– unzureichende Belastungsreserven
– infauste Prognose (Malignom)

dungsherdes sogar geeignet ist, den Kranken in eine Phase der Besserung seiner Gesamtsituation zurückzuführen.

■ Risikoabschätzung

Eine derartige Risikoabschätzung stellt sich zwar in der Mehrzahl der Fälle nicht als unlösbares Entscheidungsproblem. Sie muß aber stets systematisch durchlaufen werden, da in ihr alle Entscheidungsparameter in ihrer komplexen Abhängigkeit untereinander gewichtet werden müssen. Ändert sich ein Kriterium, z.B. die erst nachfolgende Überlegung zur operativen Verfahrenswahl, so sind alle übrigen vorgenannten Aspekte erneut zu berücksichtigen und unter dem veränderten Entscheidungsmuster neu und erforderlichenfalls erweitert zu prüfen (Abb. 22.**1**).

■ Operationsentscheidung

In diesem Entscheidungsprozeß muß aber selbstverständlich auch die Möglichkeit zum *Operationsverzicht* trotz gegebener Operationsindikation bleiben. Bei maligner Grunderkrankung mit einer Überlebensprognose von wenigen Monaten würde eine operative Sanierung der Komplikation Dekubitus nur die Lebensqualität der verbleibenden kurzen Lebensspanne durch die postoperativ notwendigen Einschränkungen bezüglich Lagerung vermindern.

❗ Grundsätzlich sind postoperative Lagerungsnotwendigkeiten in die Risikoabschätzung mit einzubeziehen.

Die heute verfügbaren Spezialbetten gestatten eine Lagerung auch auf dem Operationsareal. Jedoch sind mit jedem Lagerungshilfsmittel nachteilige Nebeneffekte verknüpft, die in jedem Einzelfall bezüglich ihrer Bedeutung eingeschätzt werden müssen. Operationsverzicht ist aber auch wegen unzureichender Belastbarkeit, also mangelnder Operabilität im erweiterten Sinn (Kern 1980) eine notwendige Entscheidungskonsequenz.

Palliativoperationen sind dagegen selten und nur bei unzureichenden Wundheilungsreserven notwendig. Sie dienen der Entlastung des Organismus von konsumierenden Entzündungssequestern, verbunden mit der Hoffnung auf eine Verbesserung der Organreserven, um so später doch die definitive Versorgung durchführen zu können. Unter den vorausgegangenen Abklärungen zur Gesamtproblematik gewinnt die *operative Verfahrenswahl* einen hohen Stellenwert. Die vielfach noch zu beobachtenden Vorgehensweisen wie Fistelspaltungen oder „Nekrotomien" gehören nicht in das Spektrum der Therapie des Dekubitus, auch nicht als sog. Entlastungsoperationen. Auch wenn ein Befund noch so dramatisch ausgedehnt erscheint, ist das oberste Gebot eine *radikale Sequestrektomie*. Das bedeutet für die Weichgewebe die Ausräumung sämtlicher betroffener entzündlicher Bindegewebe und Anfrischung aller Wundränder im Gesunden. Man spricht daher auch gerne von einer Pseudotumortechnik. Das bedeutet ebenso die Exzision des entzündlichen Randwalls, der durch seine bindegewebige Durchsetzung im Verbund mit einer Keimbesiedlung sonst sekundär Anlaß für neue Entzündungsherde werden kann.

Ein Ziel dieser radikalen Maßnahmen ist die mikrobielle *Dekontamination*. Hierzu bedarf es einer hygienisch angepaßten Vorgehensweise, indem der regelmäßig massiv keimbesiedelte Ulkusgrund en bloc exzidiert wird und damit eine Rekontamination des verbleibenden neuen Wundgrundes während der weiteren Operation minimiert wird. Dazu dürfen möglichst keinerlei Instrumente oder Tupfer das Ulkusinnere berühren; im Falle der technischen Unvermeidbarkeit

müssen diese ohne Zwischenstation ausgesondert werden, was den gelegentlich erheblichen Materialverbrauch verständlicher macht. Die Forderung der En-bloc-Resektion zieht allerdings auch nach sich, daß der häufig im Ulkusgrund freiliegende Knochen in das Präparat eingebettet bleibt. Es erfordert eine gute Vorstellung der dreidimensional gewölbten Knochenkonturen, um die kontaminierte oder entzündlich durchsetzte Knochenlamelle tangential mit dem Ulkuspräparat abzusetzen und gleichzeitig auch nicht unnötig viel gesunde Knochenkontinuität darunter zu opfern.

Die *Knocheneinebnung* ist auch erforderlich, wenn der Knochen noch nicht entzündlich mitbefallen ist. Diese Notwendigkeit der Glättung und Abflachung der „harten Stelle" als eigentlicher Ursache für den Aufbau hoher Druckspitzen über den Prädilektionsstellen für Dekubitalulzera ist seit den Anfängen der operativen Sanierung gut bekannt (Kostrubala u. Greeley 1947). Sie darf nicht in Vergessenheit geraten, selbst wenn heute durch verbesserte Möglichkeiten der Wiederherstellung der Weichgewebe dieses technische Detail nicht mehr so kritisch für den Operationserfolg im Vordergrund steht wie früher.

Bei entzündlichem Befall oder eitriger Durchsetzung des Knochens sind alle Maßnahmen zur *Sanierung einer Osteitis bzw. Osteomyelitis* zu treffen. Avitaler Knochen wird bis zum Erreichen gesunder Grenzflächen ausgeräumt. Stark blutende, vor allem größere Knochenflächen werden danach mit einer dünnen Schicht Knochenwachs versiegelt. Andere Hämostyptika, die in die blutende Knochenfläche gepreßt werden, verlieren schon bei geringer Scherbelastung ihre Wirkung; Hämatome mit nachfolgender Wundheilungsstörung oder hohe postoperative Blutverluste mit zusätzlichem Verbrauch der Gerinnungsreserven sind die Folge und erzwingen Nachoperationen mit weiterer Belastung des Patienten.

Gelegentlich findet man über der „harten Stelle", also auf dem prominenten Knochen unter dem Ulkus, eine *Pseudobursa* (Abb. 22.**9**). Derartige gekapselte Hohlräume mit gelegentlich erstaunlicher Wanddicke verbergen den darunter entzündlich mitbeteiligten Knochen und müssen natürlich vollständig abgetragen werden, selbst wenn keinerlei Entzündungszeichen erkennbar sind.

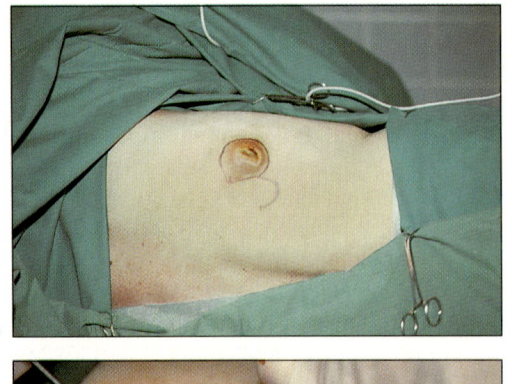

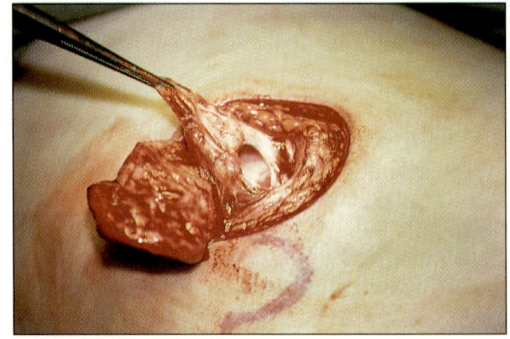

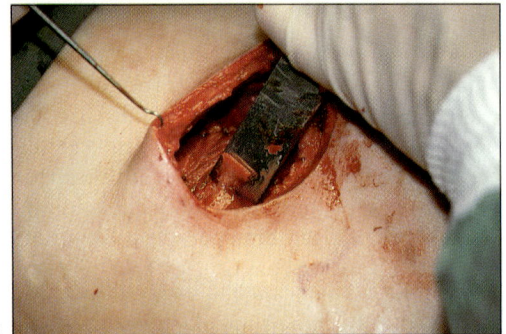

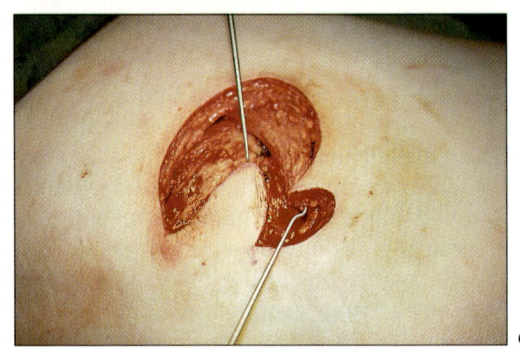

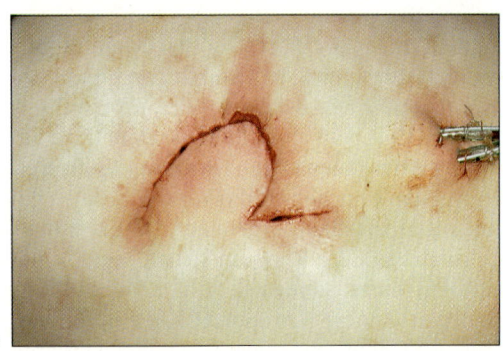

Abb. 22.**9** Sanierung eines Dekubitus durch Verschiebe-Schwenk-Lappen. **a** Kleiner Dekubitus über dem Skapularand bei Wirbelsäulenverkrümmung und chronischer Druckbelastung an einer Stuhllehne. **b** Pseudobursa unter dem en bloc exzidierten Dekubitus. **c** Entzündliche Mitbeteiligung der Skapula, histologisch entsprechend einem Stadium VI nach Campbell. **d** Hebung eines Verschiebe-Schwenk-Lappens nach Schrudde. Gut zu erkennen die Verkleinerung des Defektumfangs durch Gegentransposition in den Entnahmedefekt. **e** Verschiebe-Schwenk-Lappen und großkalibrige Saugdrainagen zum Operationsende.

Eitrig einbezogene *Gelenke* sind wegen des hohen Anteils bradytropher Strukturen (Kapselbandapparat, Knorpel) meist vollständig zu opfern (Abb. 22.**8**). In seltenen Frühfällen kann eine Sanierung auch unter Einsatz lokaler Antibiotikumträger und ergänzender Ruhigstellung versucht werden. Diese Vorgehensweise mit ungewissem Ausgang bedeutet aber eine lange Hospitalisierung und bei den meist als Lähmung vorliegenden Grunderkrankungen keinen so bedeutungsvoll besseren Folgezustand, so daß die vollständige Ausräumung des betroffenen Gelenkes meist leicht fällt.

Ebenso lohnt der meist zum Mißerfolg verurteilte Versuch nicht, bei Druckulzera im Fersenbereich einen bereits eitrig durchsetzten Kalkaneus zu sanieren. Eine Hemikalkanektomie ist durchaus mit nachfolgender Gehfähigkeit vereinbar. Selbst bei vollständiger Kalkanektomie ist mit besonderem Schuhwerk die Skelettinstabilität kompensierbar. Daher muß auch in diesen Bereichen nicht auf die Verfolgung des Grundprinzips der Knochensanierung verzichtet werden.

Die beschriebenen Vorgehensweisen mit dem Ziel der Dekontamination sind natürlich nur sinnvoll, wenn die neuerliche Keimbesiedlung danach auch verhindert wird.

Daher können alle Materialien zur Defektdeckung, die keine eigene Durchblutung enthalten, auch keine Anwendung finden. Alle Verbände und jeder synthetische Hautersatz sind hier ebenso ungeeignet wie nichtdurchblutete autologe Transplantate (Spalthaut, Vollhaut). Es bedarf *gut durchbluteter Lappen*, um damit gleich mehrere Erfordernisse zu erfüllen. So muß die gute Durchblutung der Defektdeckung die Restkontamination mit Keimen beherrschen. Die körpereigene Abwehr wird aber entscheidend über die Blutbahn vermittelt. Außerdem können über diesen Weg Antibiotika zur Unterstützung der körpereigenen Abwehr an den Wirkort gelangen. Nach stabiler Einheilung sorgt die Durchblutungsmatrix im Lappen für eine ausreichende Belastungsreserve, indem nach überlastungsbedingter Ischämie die in der Anoxie akkumulierenden Stoffwechselprodukte bei nachfolgender Reperfusion nach kurzer Zeit (Größenordnung von etwa 10 Minuten) bereits wieder abtransportiert sind und eine Normalisierung des Zellstoffwechsels und der Belastbarkeit eintritt.

Die *Lappenwahl* zur Defektdeckung ist mit einer großen Vielfalt möglich. Vom Prinzip sind für die Behandlung von Dekubitalulzera drei verschiedene Grundformen geeignet:

- reine Hautlappen (zufallsversorgte Lappen),
- Muskellappen (axial gestielte Lappen),
- freie mikrovaskulär gestielte Lappen.

Die Haut verfügt über eine erhebliche Durchblutungsreserve. Daher läßt sich ein Hautareal an drei Seiten umschneiden und zusätzlich von der Unterlage ablösen und behält dennoch eine ausreichende Durchblutung. In einem derartigen Hautlappen wird die Durchblutung über den Lappenstiel durch zufallsverteilte Arteriolen bzw. Venolen in Geflechtanordnung, den Gefäßplexus im Hautniveau (random pattern flap), vermittelt. Aus jahrhundertealter Erfahrung ist bekannt, daß eine gegebene Lappenstielbreite eine 1,5mal so große Lappenlänge über die drei dermalen Plexus (subepidermal, dermal und subdermal) ausrei-

chend versorgt. Problematischer als die arterielle Versorgung und damit eher begrenzend ist die Kapazität der venösen Drainage, so daß bei über das sichere Längen-Breiten-Verhältnis von 1,5:1 hinausgehend dimensionierten Haut-Unterhaut-Lappen an der Spitze ein livide verfärbtes Areal (slough) auftritt, meist gefolgt von Epidermolyse bis zur Lappenspitzennekrose.

Innerhalb der durch die Durchblutung vorgegebenen Grenzen lassen sich *Haut-Unterhaut-Lappen* nach geometrischen Erfordernissen dimensionieren. Bei allen Lappen mit primärem Verschluß der Entnahmestelle nutzt man die Elastizitätsreserven der Haut, um durch geschickt berechnete Umverteilung sowohl den Defekt als auch die Lappenentnahmestelle schließen zu können. Ein herausragendes Beispiel dafür ist der Verschiebe-Schwenk-Lappen nach Schrudde (Schrudde 1963), der sich mathematisch exakt planen läßt (Abb. 22.**9**) und sich in besonderer Weise für die operative Dekubitusbehandlung im Bereich des Os sacrum eignet (Abb. 22.**10**).

Die Gefäßplexus der Haut erhalten im Regelfall ihre Blutzufuhr über die perforierenden Gefäße, also Arterien und Venen, die aus der Muskulatur kommend die Faszie perforieren und in die Haut einmünden. Die Vermittlung der Hautdurchblutung über perforierende Gefäße aus der Muskulatur bedeutet, daß bei Erhaltung der perforierenden Gefäße Beschränkungen der Durchblutung durch die Lappengeometrie nicht mehr wirksam sind. Solange die nutritiven Gefäße der Muskulatur erhalten bleiben, ist die Art der Umschneidung der Haut über der Muskulatur ohne Bedeutung für ihre Gefäßversorgung; selbst Hautinseln, also vollständig umschnittene Hautareale, sind möglich.

Unter den hier interessierenden Gesichtspunkten ist in erster Linie der *muskulokutane Lappen* zu nennen, gelegentlich, aber heute nicht mehr so gebräuchlich, auch als myokutaner Lappen bezeichnet. Ein besonderes Beispiel ist der Glutäuslappen, bei dem von einer oder besser beiden Seiten eine Hautinsel über dem M. glutaeus maximus V-förmig umschnitten und über den Defekt über dem Os sacrum transponiert wird. Die Entnahmestelle wird dabei Y-förmig verschlossen. Es handelt sich also um die Kombination einer V-Y-Plastik auf dem die Durchblutung definiert tragenden Muskellappen.

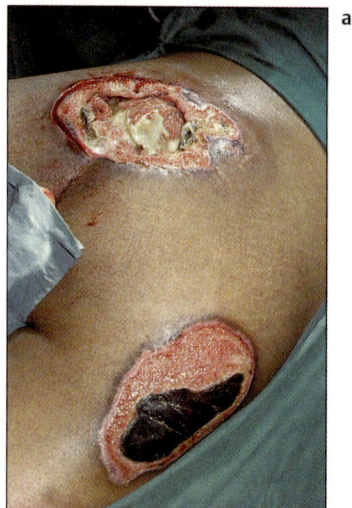

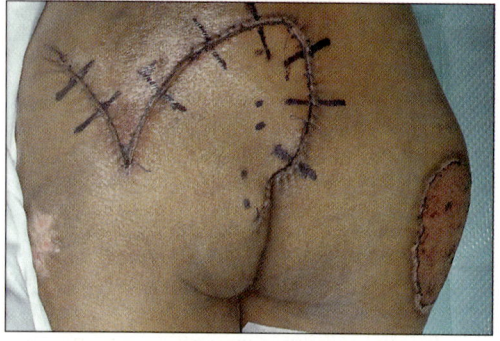

Abb. 22.10 Verschiebe-Schwenk-Lappen.
a Großflächiger Dekubitus Stadium V nach Campbell über dem Os sacrum und Stadium III über dem Trochanter major rechts. **b** Defektdeckung mit kaudal gestieltem Verschiebe-Schwenk-Lappen nach Schrudde. Zur Beschleunigung der Reepithelisierung über dem Trochanter major rechts Netztransplantat.

Da jedoch die wegweisende Indikation zur Verwendung von Lappenplastiken schlechthin die darin enthaltene Gefäßversorgung ist, kann auch ein Muskel isoliert als *reiner Muskellappen* zur Defektdeckung verwendet werden und bedarf dann lediglich der Reepithelisierung an der Oberfläche durch Spalthaut bzw. Netztransplantat. Die funktionellen Elemente der Muskulatur finden dabei also selbst keine Verwendung, sondern werden nur zwangsläufig mitverpflanzt, um die dazwischenliegende Gefäßmatrix in den Defekt zu verlagern. Allerdings finden reine Muskellappen wegen der geringeren Scherbelastbarkeit der

zur Epithelisierung verwendeten Spalthaut nur in Sonderfällen Anwendung beim Dekubitus.

Dagegen sind *fasziokutane Lappen* eine vorzügliche Lösung für die Trochanterregion. Ein herausragendes Beispiel ist der TFL-(Tensor-fasciae-latae-)Lappen (Abb. 22.**11**). Dieser ist ähnlich gut durchblutet wie ein Muskellappen, und die Entnahmestelle am Oberschenkel läßt sich ohne Mühe über den Oberschenkelumfang verschließen. Dieser Lappen hat wegen seiner großen Länge eine erhebliche Reichweite und kann auch größere Defekte verschließen.

Aufgrund der definierten Gefäßstiele eignen sich alle axial gestielten Lappentypen auch als *freie mikrovaskulär gestielte Lappen*, wenn der Gefäßanschluß von Lappenarterie und -vene am Empfängerort wiederhergestellt wird. Mit feinen Einzelknopfnähten der Stärke 9-0 oder 10-0 werden die Gefäßstümpfe der Lappengefäße End-zu-End oder End-zu-Seit mit Gefäßen am Empfängerort vereint. Die optische Vergrößerung zur Handhabung der feinen Strukturen sollte wenigstens 5fach oder höher sein, so daß im Regelfall Operationsmikroskope Verwendung finden. Problematisch sind kleinkalibrige Gefäßanastomosen wegen der Gefahr der Thrombose. Daher müssen freie mikrovaskulär gestielte Lappenplastiken in stündlichen Abständen überprüft werden, um gegebenenfalls frühzeitig eine Lappengefäßrevision durchführen zu können. Statistisch ist mit einem Teilverlust oder Verlust bei freien Lappen in Abhängigkeit von den Lappengefäßkalibern zwischen 6 und 27% zu rechnen. Daher werden freie Lappen mit kleinkalibrigem Gefäßstiel, wie z.B. der Leistenlappen, immer seltener, entsprechend etwa der Radialislappen zunehmend häufiger verwendet.

Ein das korrespondierende Lappenareal versorgender Hautnerv kann am Empfängerort, an einen sensiblen Nerv angeschlossen, zur Wiederherstellung der Sensibilität beitragen. Derartige *neurovaskulär gestielte Lappen* sind vor allem zur Defektdeckung in druckbelasteten Zonen geeignet (Dibell 1974, Daniel u. Mitarb. 1976). Dies trifft auch für Druckulzera im Fußbereich zu, setzt aber natürlich einen verfügbaren sensiblen Nervenanschluß voraus. Hier liegt auch für andere Körperregionen die begrenzte Anwendbarkeit dieser zur Rezidivprophylaxe so sinnfällig erscheinenden Kombination.

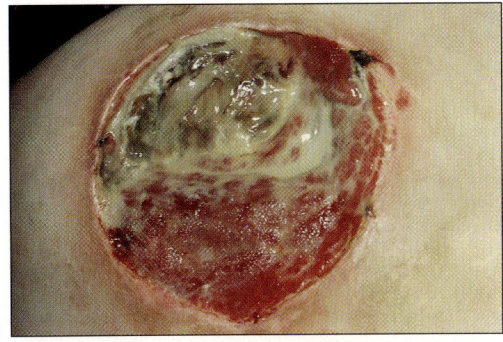

a

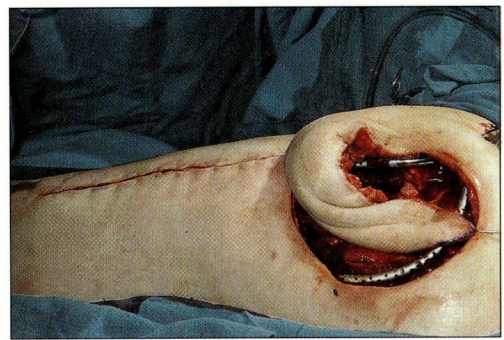

b

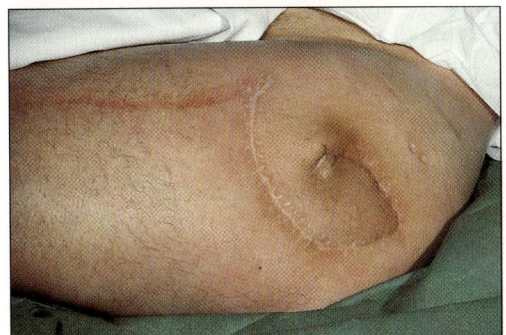

c

Abb. 22.11 Fasziokutaner Lappen. **a** Dekubitus Stadium VII über dem Trochanter major mit massiver Weichgewebesequestration. **b** Nach radikaler Sequestrektomie und Abtragung des eitrig durchsetzten Trochanter major großkalibrige Drainagen und Defektdeckung mit einem Tensor-fasciae-latae-Lappen. Die Entnahmestelle des Lappens am Oberschenkel ist bereits verschlossen. **c** Primäre Heilung bei Lagerung im Fließbett.

Selbstverständlich werden die großen Wundflächen gut drainiert, vorzugsweise mit Saugdrainagen als geschlossenen Systemen. Dabei sind diese zahlreich und ausreichend kaliberstark zu verwenden.

! Die Besonderheit beim Dekubitus ist nämlich eine häufig länger als sonst im Weichgewebe übliche Sekretionsdauer (Toenissen u. Mitarb. 1979).

Die Verwendung von lokalen Antibiotikumträgern kann darüber hinaus erhebliche Sekretmengen induzieren. Drainageverweilzeiten von 2 Wochen und länger sind nach einem Dekubitus keine Besonderheit; die seröse Sekretion erreicht meist erst nach einem Intervall von 5–6 Tagen ihr Maximum. Eine zu frühe Entfernung der Drainagen ist dann meist von Seromen und Nahtdehiszenzen gefolgt, die zu Nachoperationen Anlaß geben.

■ Adjuvante Maßnahmen

Unter adjuvanten Maßnahmen im Zusammenhang mit der operativen Sanierung von Dekubita-

lulzera sind alle Maßnahmen zu verstehen, die den postoperativen Heilerfolg unterstützen und sicherstellen (Tab. 22.3). Wegen des umfangreichen Befalls bradytropher Strukturen und trotz radikaler Maßnahmen zur Dekontamination wird man auf eine postoperative systemische *Antibiotikatherapie* mit breitem Spektrum nicht verzichten. Alternativ oder ergänzend kann ein Anti-

Tabelle 22.3 Adjuvante Maßnahmen zur Sicherstellung des unmittelbar perioperativen und langfristigen Operationserfolges. Adjuvante Maßnahmen sind in den Entscheidungsprozeß zur Verfahrenswahl mit einzubeziehen

Antibiotika
– systematisch
– lokal
Langzeitdrainage
Lagerungshilfsmittel
– Wundheilungsphase
– Rezidivprophylaxe
Rehabilitationsmaßnahmen bzw. Rezidivprophylaxe

biotikumträger in das Operationsgebiet unter die Defektdeckung eingebracht werden. Auf die notwendige Drainage, die dann besonders lange beibehalten werden muß, wurde schon hingewiesen.

! Eine weitere wichtige Bedeutung hat die *postoperative Lagerung*. Spezielle Betten mit technischen Einrichtungen für eine gute Druckverteilung verhindern Blutumlaufstörungen in den zur Defektdeckung verwendeten Lappen.

Darüber hinaus wird mit Spezialbetten die postoperative Pflege häufig sehr vereinfacht und damit ein günstiges Umfeld für eine ungestörte Heilung gefördert. Über den Zeitpunkt der Wiederbelastbarkeit der Lappen entscheidet deren Durchblutungsreserve. Bei Muskellappen ist diese höher und damit eine frühere Belastung erlaubt. Bis zur vollständigen Reintegration der Defektdeckung in die Umgebung vergehen etwa 6 Wochen. Danach ist eine stufenweise Steigerung der Belastungszeiten im Zuwachs von wöchentlich 15 Minuten bis zur maximalen Dauerbelastung von 1,5 Stunden anzustreben. Danach sollte eine völlige Entlastung von jeweils mindestens 10 Minuten durchgesetzt werden.

Systematisch gehört zu den adjuvanten Maßnahmen auch die *Rehabilitation*, die an anderer Stelle Betrachtung finden muß.

Literatur

Campbell, R.M.: The surgical management of pressure sores. Surg. Clin. N. Amer. 39 (1959) 509

Daniel, R.K., J.K. Terzis, D.M. Cunningham: Sensory skin flaps for coverage of pressure sores in paraplegic patients. Plast. reconstr. Surg. 58 (1976) 317

Dibell, D.G.: Use of a long island flap to bring sensation to the sacral area in young paraplegics. Plast. reconstr. Surg. 54 (1974) 220

Kaminski, M., K. Gorkisch, E. Vaubel: Operative Behandlung des Dekubitalgeschwürs. Diagn. u. Intensivmed. 6 (1981) 130

Kern, E.: Kriterien der Operabilität aus chirurgischer Sicht. Chirurg 51 (1980) 129

Kostrubala, J.G., P.W. Greeley: The problem of decubitus ulcers in paraplegics. Plast. reconstr. Surg. 2 (1947) 403

Lüscher, N.J.: Dekubitus. In: Krupp, S.: Plastische Chirurgie: Klinik und Praxis. Ecomed, Landsberg 1994

Schrudde, J.: Deckung von Hautdefekten durch gestielte Lappenplastik. Aesthet. Med. 12 (1963) 166

Tizian, C., P. Brenner: Deckung chronischer Dekubitalulcera bei Querschnittsgelähmten. Handchirurgie 17 (1985) 156

Toennissen, J., N. Olivari, H. Pless: Chirurgische Behandlung der Dekubitalulcera bei Querschnittsgelähmten. Plast. Chir. 3 (1979) 176

23 Außergewöhnliche Therapien

Klaus-Dieter Neander

- Honigtherapie
- Woraus besteht Honig?
- Was bewirkt Honig?
- Darf Honig überhaupt zur Therapie genutzt werden?

- Elektrostimulation zur Wundheilung
- Wirkprinzip der elektromagnetischen Stimulation
- Wirkprinzip der elektrischen Stimulation
- Theoretische und klinische Ergebnisse

Zusammenfassung

Dieses Kapitel stellt zwei Therapien zur Behandlung eines Dekubitus vor, die in Deutschland nach dem Arzneimittelgesetz nicht zugelassen sind bzw. sich noch im Genehmigungsverfahren befinden. Dabei handelt es sich einerseits um die seit Jahrzehnten in der häuslichen Pflege angewandte Honigtherapie und andererseits um verschiedene Verfahren der Elektrostimulation zur Wundheilung, die in den angelsächsischen Ländern bereits erfolgreich eingesetzt werden. Beiden Therapien kann antibakterielle Wirkung und somit Stimulation der Wundheilung nachgewiesen werden.

Die hier dargestellten Therapien sind aus zwei Gründen außergewöhnlich: entweder es sind uralte Hausrezepte, die angewendet werden, oder aber es sind Therapien, die sich in Deutschland noch nicht etabliert haben. Zwei Beispiele sollen hier vorgestellt werden.

Honigtherapie

Eine Therapie, die in der (häuslichen) Pflege seit Jahrzehnten benutzt, die aber in den gängigen Lehrbüchern nicht zu finden ist, stellt die Behandlung eines Dekubitus mit Honig dar. Nach einer Veröffentlichung in der Schweizer Kranken-

pflegezeitschrift und dann auch in „Pflege aktuell" wurde sie nun offiziell diskutiert und – von manchen Pflegenden – als quasi offiziell sanktioniert angesehen.

Woraus besteht Honig?

Honig besteht aus konservierenden Verbindungen, wie z.B. Benzoe- und Ameisensäure, aus Enzymen, wie z.B. Glucoseoxidase, aus Flavonoiden (Pinocembrin und Kaffeesäure) und weiteren Substanzen, z.B. Zink. In den vergangenen Jahren fand man im Honig auch Rückstände von Chloramphenicol, Tetracyclinen und Sulfonamiden.

Anhand der im Honig enthaltenen Pollen kann geklärt werden, aus welchem Gebiet der Honig kommt.

Honig wird in großem Stil gefälscht, in Reifungsautomaten eingedickt und mit Zucker „ergänzt". Selbst Pollen, die früher sichere Indizien für das Herstellungsgebiet waren, werden heutzutage eingemischt und ebenso wichtige Enzyme. Es ist in der Praxis kaum zu klären, ob der Inhalt des Honigglases mit dem Etikettenschild übereinstimmt (Pollmer 1993).

Was bewirkt Honig?

Abtötung von Bakterien

Bakterien benötigen zum Überleben Wasser. Je niedriger die Wasserdampfspannung einer Lösung ist, desto eher sterben Bakterien ab. Reines Wasser hat eine Wasserdampfspannung (aw) von 1; gibt man Zucker in Wasser (225 g Zucker auf 100 g Wasser), kann der Wert auf aw = 0,83 sinken. Mit Ausnahme der sporenbildenden Bakterien können Bakterien bei einem aw-Wert von 0,83 kein Wasser mehr aufnehmen und sterben ab. Postmes (1995) konnte nachweisen, daß der Staphlococcus aureus unter einer solchen 50tägigen (!) Therapie (aw 0,828, pH 7,0) abstirbt (Abb. 23.**1**).

Honig enthält das Enzym Glucoseoxidase, das Glucose in Glucuronsäure und Wasserstoffsuperoxid umwandelt. Nicht alle Honigsorten produzieren gleichviel Wasserstoffsuperoxid, so daß sog. Inhibinwerte entwickelt wurden (White 1963), um gezielte Aussagen treffen zu können. Entstehen auf mit Bakterien geimpften Platten bei der Behandlung mit 20%, 16% und 12% Honig keine Kolonien (wohl aber bei 8% und 4%), so ist der Inhibinwert 3; bildet die 8%ige Honigkonzentration ebenfalls keine Kolonie, dann erhält der Honig den Inhibinwert 4. Der höchste Inhibinwert ist 5. Nimmt man vier verschiedene Bakteriensorten in die Untersuchung, kann für einen Honig ein maximaler Inhibinwert von 20 berechnet werden. Tab. 23.**1** zeigt die Inhibinwerte von vier verschiedenen Honigsorten auf vier verschiedenen Bakterienarten.

Die antibakterielle Wirkung des Honigs wird dem Wasserstoffperoxid (< 0,001 %) zugeschrieben.

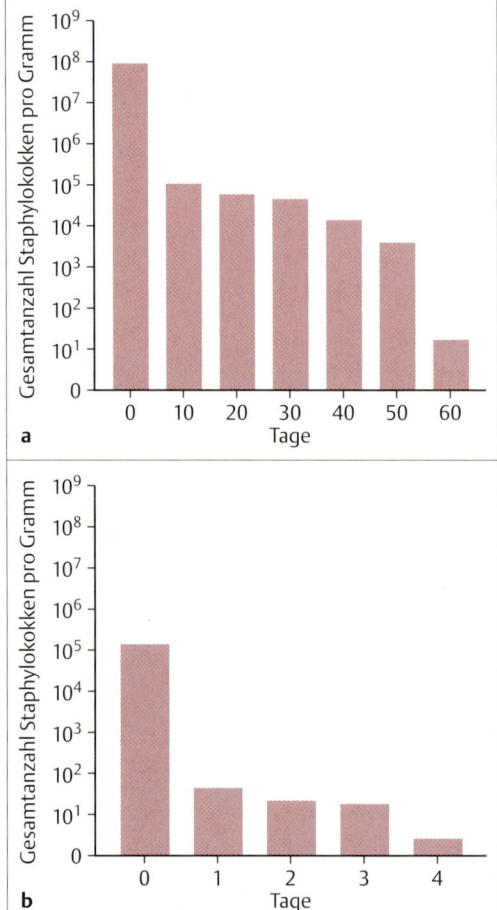

a (Gesamtanzahl Staphylokokken pro Gramm / Tage)

b (Gesamtanzahl Staphylokokken pro Gramm / Tage)

Abb. 23.1 a In einem Kulturmedium (100 ml Wasser, 1 g Bakteriennahrung, 225 g Zucker), das eigentlich genügend Nahrung bietet, starben nach ca. 50 Tag nahezu alle Bakterien ab (aw 0,828, pH 7).
b Die sterilisierende Wirkung von Honigsalbe (aw 0,45) ist höher als die von Zucker, da das in der Honigsalbe vorkommende Wasser von Staphylococcus aureus nicht aufgenommen werden kann (nach Magno).

Untersuchungen von Molan (1988) belegen, daß die Aktivität verschiedener Honigsorten im Vergleich zu phenolhaltigen Desinfektionsmitteln zwischen 58 und 2% lag. Weiterhin konnte nachgewiesen werden, daß bestimmte Honigsorten (z.B. Manukahonig aus Neuseeland) mit einer 54fachen Verdünnung das Wachstum von Staphylococcus aureus zu hemmen vermögen.

Tabelle 23.1 Der Inhibinwert (I) von Linden-, Obst-, Akazien- und Klee-Linde-Honig (nach Postmes u. a. 1993)

Bakterien	L	O	A	KL	I*
Escherichia coli	4	1	3	0	0
Staphylococcus aureus	4	2	4	0	0
Pseudomonas aeruginosa	4	2	3	0	0
Streptococcus faecalis	3	0	1	0	0
Punktanzahl I	15	5	11	0	0

* Honig (L, O und A), auf 100°C erhitzt.

Stimulation der Wundheilung

Schmidt (1992) hat nachgewiesen, daß Fibroblasten sich vermehren, wenn Wasserstoffperoxid in einer sehr geringen Konzentration (10^{-6}–10^{-8} mol/l) vorhanden ist. Bei höheren Konzentrationen tritt eine Wachstumshemmung auf.

Bei Zinkmangel kann das im Honig vorhandene Zink therapeutisch wirksam werden.

Dany-Mazeau u. Mitarb. (1991) haben zwei Fallbeispiele (aus 100 Vergleichsfällen) dokumentiert, die belegen sollen, daß die Therapie mit Honig effektiv ist. Diese in mehrfacher Hinsicht methodologisch problematische Arbeit löste in der Schweiz und Deutschland ein großes Leserecho aus.

Es bleibt zunächst festzustellen, daß die Honigtherapie, bezogen auf die Gesamtveröffentlichungen zur Wundtherapie, nur wenig untersucht ist. Die Studien, von denen einige Ergebnisse hier vorgestellt wurden, deuten an, daß die Honigtherapie eine sinnvolle Ergänzung oder gar ein Ersatz für viele Therapiemittel sein kann.

Aus allen Untersuchungen wurde aber vor allem deutlich, daß es von entscheidender Bedeutung ist, welcher Honig zur Anwendung kommt. Es reicht also nicht – unabhängig von den noch zu erörternden juristischen Problemen –, irgendeinen Honig zu nehmen, sondern man müßte von dem Honig eine genaue biochemische Analyse haben, um die bestmöglichen therapeutischen Ergebnisse zu erzielen.

Es soll an dieser Stelle auch betont werden, daß für Zucker, der ebenfalls häufig in der Therapie chronischer Wunden eingesetzt wird, die obengenannten Erklärungsansätze zur Wundheilung *nicht* zutreffen.

Darf Honig überhaupt zur Therapie genutzt werden?

Nein! Das Arzneimittelgesetz schreibt vor, daß alle zur Therapie verwendeten Mittel zugelassen sein müssen. Diese Vorschrift bedeutet für die Pflegenden, daß sie die Honigtherapie nicht eigenmächtig durchführen dürfen. Und sollte ein Arzt diese Therapie anordnen, muß die Anordnung schriftlich fixiert sein, denn auch für einen Arzt gilt das Arzneimittelgesetz.

Elektrostimulation zur Wundheilung

In den USA und in England werden verschiedene Verfahren der Elektrostimulation vermehrt eingesetzt, die die Wundheilung positiv beeinflussen (sollen). In Deutschland liegen dazu bisher wenige Erfahrungen vor, weil sich diese neuen Methoden noch im Genehmigungsverfahren befinden. Die positiven Bereiche aus den angelsächsischen Ländern sind Anlaß, skizzenhaft diese Verfahren vorzustellen.

Wirkprinzip der elektromagnetischen Stimulation

Bei der elektromagnetischen Stimulation (pulsed electromagnetic fields – PEMF) gehen die Experten davon aus, daß ein elektromagnetisches Feld aufgebaut wird, das Gewebezellen und Zellmembranen beeinflußt. Diese Beeinflussung zeigt sich darin, daß extrazellulär gelegene Substanzen nach intrazellulär gelangen können. Auch die Gegenrichtung ist möglich, d.h., die semipermeable Membran einer Zelle wird durch den Stromfluß direkt beeinflußt. Auch Enzyme, die bestimmte Wirkungen in und an der Zelle haben, werden so in die Zelle ein- oder aus der Zelle herausgeschleust oder in ihrer biologischen Wirkung beeinflußt.

Damit die Wirkung erfolgt, müssen Stromstärke und Verlaufskurve eine bestimmte Form beschreiben. Über die ideale Stromkurve wird derzeit noch gestritten.

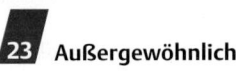
Wirkprinzip der elektrischen Stimulation

Ein anderes Verfahren stellt die elektrische Stimulation dar, bei der verschiedene Formen unterschieden werden: Direct oder Galvanic current (DC); Low intensity direct current (LIDC) oder die High voltage pulsed current (HVPC). Bei diesen Methoden wird kein elektromagnetisches Feld aufgebaut, sondern es werden verschieden hohe Stromreizungen in verschiedener Frequenz auf das Gewebe abgegeben. Diese Stromreizungen führen wie bei der elektromagnetischen Stimulation (s. o.) zur Beeinflussung der Zellen. Es kommt zu Veränderungen des Enzymverhaltens, die Protein- und DNA-Synthese wird stimuliert, und es gelingt, antibakterielle Eigenschaften nachzuweisen.

Theoretische und klinische Ergebnisse

Beide skizzierten Verfahren blicken immerhin auf eine 20jährige Tradition zurück, und so verwundert es nicht, daß eine Vielzahl von Untersuchungen vorliegt. Es konnte nachgewiesen werden, daß unter den speziellen Anwendungen der elektrischen Therapie große therapeutische Erfolge in der Onkologie (Therapie von verschiedensten Tumoren), in der Neurologie/Neurochirurgie (Therapie von Nervenläsionen und entzündlichen Nervenerkrankungen), in der Rheumatologie, plastischen Chirurgie und Verbrennungsmedizin erzielt werden konnten.

Bei der speziellen Therapie chronischer Wunden (Dekubitalulzera und Ulcus cruris) konnten deutliche Erfolge hinsichtlich der Heilungsdauer nachgewiesen werden. Einige Detailstudien lassen erkennen, daß die Stimulation des Granulationsgewebes und die Verbesserung der Infektionsabwehr unter dieser Therapie entscheidende Vorteile bringt. Der Therapieaufwand, d. h. die Anwendung des therapeutischen Stroms, beträgt ca. 30 Minuten pro Tag. Schon nach 5- bis 7tägiger Therapie war in manchen Fällen eine deutliche Verbesserung der Wundsituation zu beobachten.

Mittlerweile beschäftigen sich auch mehrere deutsche Teams mit dieser Therapie, und es ist anzunehmen, daß in absehbarer Zeit damit gearbeitet wird. Die Umstellung von klassischer Verbandtherapie hin zu elektromagnetischer Therapie wird in manchen Fällen sicher eher kommen, als allgemein erwartet wird, weil die Kosten der klassischen Therapie so hoch sind, daß sich andere, u. U. kostengünstigere Therapien schon aus diesem Grund durchsetzen werden.

Allerdings muß abgewartet werden, wann die elektrische Therapie seitens der zuständigen Behörden für den täglichen Gebrauch zugelassen wird.

Literatur

Dany-Mazeau, M., C. Pautard: Honig auf die Wunde. Soins infirm. 6 (1991) 54 ff.

Molan, P. C., K. M. Russell: Non-peroxide antibacterial activity in some New Zealand honeys. J. apicult. Res. 27 (1988) 62–67

Pollmer, U.: Wie erkennen Sie verfälschten Honig? Natur 11 (1993)

Postmes, Th.: Honing en braondwonden. Bern 1995

Schmidt, R. J., et al.: Hydrogen peroxide is a murin fibroblast cell proliferant at micro- to nanomolar concentrations. In: Second European Conference in Advances in Wound Management. Proc. Int. Center Harrogate Oct. 20th–23th 1992

White, P., et al.: The identification of inhibine, the antibacterial factor in honey, as hydrogen peroxide and its origin in a glucose-oxidase system. Biochim. biophys. Acta 73 (1963) 57–70

24 Medikamentöse Therapie der Wunde

R. Niedner

Zusammenfassung

Dieses Kapitel soll auf die Möglichkeiten einer pharmakodynamisch wirksamen Lokalbehandlung eingehen. Dazu gehört – je nach Zustand und Beschaffenheit der Wunde – die medikamentöse Beeinflussung der Wundoberfläche (Débridement), die antimikrobielle Behandlung von Wundinfektionen, die Anregung der Wundheilung und schließlich auch die Auswahl der optimalen Wundabdeckung (Dressing).

Bei der Behandlung darf die Aufmerksamkeit nicht nur auf den Dekubitus selbst gerichtet werden, sondern muß auch die Wundumgebung mit einbeziehen, da sich dort häufig Störungen manifestieren. Solche Störungen können sowohl Unverträglichkeitsreaktionen auf die Wundmittel sein als auch Exsikkations- oder Irritationsekzeme sowie bakterielle Entzündungen infolge einer Kontamination mit pathogenen Keimen. Dem jeweiligen Zustand der Wunde angemessen muß auch dort eine entsprechende Therapie durchgeführt und die Wundumgebung gegen Exsudate oder aggressive Therapeutika durch Anwendung beispielsweise von Zinkoxidzubereitungen geschützt werden.

Débridement

Der Heilungsverlauf einer Wunde wird ganz wesentlich beeinflußt von einer regelrecht durchgeführten Wundrevision.

Hierzu gehört die möglichst komplette Entfernung von nekrotischem und unzureichend durchblutetem Gewebe, oft kombiniert mit der Exzision von Wundrändern. Da nach einem solchen Eingriff immer eine ausgeprägte Exsudation zu erwarten ist, muß für einen ausreichenden ungehinderten Sekretabfluß gesorgt werden (Heeg u. Mitarb. 1990).

In erster Linie sollte schon mit Skalpell und Schere abgetragen werden, doch wenn nur dünne nekrobiotische Beläge anzutreffen sind, genügt im allgemeinen ein enzymatisches und/oder physikalisches Débridement. Dieses enzymatische Débridement dient der abbauenden, abdauenden und reinigenden Phase im Wundheilungsgeschehen. Dafür stehen mehrere Enzyme und Enzymsysteme zur Verfügung, die an verschiedenen Substraten angreifen (Wokalek u. Niedner 1984). Es sind dies zum einen die indirekt wirkenden Enzyme, die nicht selber aktiv sind, sondern ihrerseits erst das eigentliche, abbauende Enzym aktivieren, zum anderen die direkt hydrolysierenden Enzyme.

Enzymatisches Débridement

Streptokinase

Streptokinase ist ein aus Streptococcus haemolyticus Lancefield stammender Enzymaktivator (Ulbrich u. Ulbrich 1962), der die Umwandlung von Plasminogen in Plasmin bewirkt. Erst Plasmin ist das eigentliche hydrolysierende Enzym, das Fibrin in Polypeptide und Aminosäuren spalten kann. Plasminogen wird in der Leber gebildet und spaltet nach seiner Aktivierung auch andere Plasmaproteine wie Fibrinogen, Faktor V und Faktor VIII (Schwarz 1981).

Um eine Aktivierung des Plasminogens zu erzielen, muß eine ausreichende Exsudation der Wunde vorhanden sein, weil nur in Serumbestandteilen Plasminogen enthalten ist. Das bedeutet umgekehrt, daß auf trockenen Wunden, die evtl. sogar noch mit Krusten bedeckt sind, keinerlei Wirkung mit Streptokinase zu erzielen ist.

Weitere Enzyme, die einen Aktivator benötigen, sind Papain und Bromelain, doch liegen darüber lediglich in den USA Erfahrungen vor (Swinyard u. Pathak 1985).

Streptodornase

Streptodornase, das gleichfalls aus Streptokokken stammt, wird in der Regel gemeinsam mit Streptokinase zusammen appliziert. Es handelt sich dabei um eine Desoxyribonuclease, die die DNA aus den Kerntrümmern zu Purinen und Pyridinen abbaut und damit zu einer Verflüssigung zähen Exsudates führt, das dann besser abfließen kann. Es greift keine lebenden Zellen an, ist diesbezüglich somit unproblematisch; jedoch muß wegen der antigenen Eigenschaften von Streptokinase und Streptodornase mit der Möglichkeit einer Sensibilisierung gerechnet werden.

Clostridiopeptidasen

Weitere, aus dem Bakterium Clostridium histolyticum gewonnene Substanzen sind verschiedene Peptidasen. Clostridiopeptidase A ist eine Kollagenase, die ausschließlich Kollagen spaltet (Swinyard u. Pathak 1985), wonach das zwischen den Kollagenfasern befindliche nekrotische Material abgebaut und weggeräumt werden kann. Die zweite Peptidase hat eine proteinabbauende Wirkung, zeigt somit ein weiteres Spektrum. Beide Clostridiopeptidasen werden gemeinsam in einem Handelspräparat eingesetzt.

Desoxyribonuclease

Die Desoxyribonuclease aus Rinderpankreas bewirkt wie die Streptodornase eine Spaltung der Kernsubstanzen, mit dem Effekt einer Verflüssigung des Exsudates. Da eitriges Exsudat neben den Nucleoproteinen überwiegend auch fibrinöse Anteile enthält, wird die Desoxyribonuclease in der handelsüblichen Spezialität mit Fibrinolysin kombiniert.

Fibrinolysin

Fibrinolysin ist ein Plasmin aus Rinderplasma, das die Auflösung von Fibrin bewirkt, ohne lebende Zellen anzugreifen (Schwarz 1981). Der Vorteil gegenüber der Streptokinase ist, daß das Enzym bereits aktiv ist. Die Wunde muß somit nicht mit Exsudat benetzt sein, d.h., es besteht keine Abhängigkeit vom Serumplasminogen (Hillis 1968).

Trypsin

Trypsin ist ein proteolytisches Enzym aus Rinderpankreas, das nur solche Ester- und Peptidbindungen hydrolysiert, bei denen die Mehrzahl der Aminosäuren aus Lysin oder Arginin besteht. Der Abbau geschieht bis zu den Aminosäuren (Wehrmann 1963), wobei denaturiertes Protein aufgelöst wird, nicht dagegen natives oder Kollagen und Elastin. Es verflüssigt recht gut koaguliertes Blut sowie verkurstete Exsudate. Darüber hinaus hat es den Vorteil, daß es Toxine und Bakterienhyaluronidase inaktiviert und damit einer Infektionsausbreitung entgegenwirkt (Altenkämper u. Missler 1987). Gemäß seiner ausgeprägten enzymatischen Aktivität sind die wichtigsten Nebenwirkungen Brennen und Schmerzen auf der Wunde (Hellgren 1983).

Je besser durchfeuchtet die Wunden sind, um so besser ist die Wirkung, was selbstverständlich für sämtliche Enzyme gilt. Eine weitere Wirkungssteigerung kann erzielt werden, wenn die Wunde, nachdem das jeweilige Enzym aufgebracht wurde, mit warmen Umschlägen (heiße Rolle) versehen wird. Eine Steigerung der Temperatur um 10° verdoppelt die Enzymaktivität.

Physikalisches Débridement

Neben dem enzymatischen und chirurgischen Débridement (das letztlich auch ein physikalisches ist) wirken Bäder bzw. feuchte Umschläge wundsäubernd. Diese feuchten Umschläge sollten nicht lediglich mit 0,9%iger NaCl-Lösung, sondern mit Ringer-Lösung vorgenommen werden. Das ist um so wichtiger, als bei ausgiebiger Anwendung von physiologischer Kochsalzlösung eine Elektrolytverschiebung im Wundgebiet auftreten kann mit entsprechender Störung der Wundheilung. Aus diesem Grund sollte ein kompletter Elektrolytersatz angeboten werden, wie dies mit Ringer-Lösung der Fall ist. Umschläge können weiterhin mit H_2O_2, Chloramin T und auch Silbernitratlösungen durchgeführt werden. Man muß allerdings darauf achten, daß keine wundheilungshemmenden Substanzen genommen werden (s. u.). In die gleiche Richtung zielt der Einsatz von H_2O_2, dessen antibakterielle Wirksamkeit zwar zurückhaltend beurteilt werden muß, nicht aber dessen mechanische Reinigung aufgrund seiner Gasentwicklung. Hierbei bewährt sich besonders die Anwendung des H_2O_2 in Form eines Pumpsprays. Auch Kaliumpermanganat (rosarote Lösung) wird mit Erfolg eingesetzt.

Osmotisch wirksame Substanzen wie Detranomer oder auch Zucker bewirken aufgrund ihrer hohen Osmolarität ein physikalisches Débridement. Diese Therapiephase sollte jedoch nicht zu lange ausgedehnt werden, da sie zu einer Austrocknung der Wunde führt.

Lokalantibiose

Wundinfektion

Chronische Wunden wie der Dekubitus sind nicht steril, sondern immer mit Keimen besiedelt, allerdings nicht notwendigerweise infiziert. Einige Autoren fanden eine Korrelation zwischen der Anzahl der Bakterien und dem Ausmaß der Infektion, wohingegen andere feststellen, daß der Nachweis von Bakterien nur Ausdruck der Kolonisation ist (Lookingbill u. Mitarb. 1978, Skog u. Mitarb. 1983). Eriksson u. Mitarb. (1984) stellen heraus, daß es eine große Diskrepanz zwischen dem klinischen Bild und dem Abstrichergebnis gibt. Sie konnten keinerlei statistisch abgesicherten Zusammenhang zwischen dem Heilungsprozeß einer chronischen Wunde und der bakteriellen Situation finden. Allerdings spielen die Bakterien dann eine große Rolle, wenn eine Transplantation zur Defektdeckung geplant ist. Hier führen Staphylococcus aureus oder Pseudomonas aerginosa zu einer deutlichen Hemmung des Heilungsprozesses (Angehen des Transplantats) (Gilliland u. Mitarb. 1988).

Indikation für eine antimikrobielle Therapie

Die Beseitigung von Keimen ist nicht unabdingbar von vornherein notwendig, wenn nur eine einfache Besiedlung vorliegt. Erst bei einer Wundinfektion mit entsprechenden klinischen Zeichen muß eingegriffen werden.

Selten weitet sich die Infektion aus zu einer echten Infektionskrankheit, z. B. zu einem Erysipel.

Eine behandlungsbedürftige Infektion ergibt sich, aus Biopsien der Wunde ermittelt, wenn eine Keimzahl von etwa 10^5 pro Gramm Gewebe überschritten wird. Man muß sich zwar davon frei machen, allzu zahlengläubig zu sein und eine solche Grenze als absolut gültig anzusehen; zu bedenken ist jedoch, daß die Erhöhung der Keimzahl von 10^4 auf 10^5 „nur" 90 000 Keime ausmacht, der Schritt von 10^5 auf 10^6 aber immerhin schon 900 000 Keime. Abhängig vom klinischen Zustand kann man somit diese Zahl von 10^5 Keimen pro Gramm als ungefähre Richtschnur für eine therapiebedürftige Infektion ansehen.

Die massive Infektion einer Wunde kann deren Heilung in hohem Maße hemmen, weswegen antimikrobiell wirksame Substanzen lokal, gemäß Antibiogramm, appliziert werden müssen. Die Notwendigkeit einer antiinfektiösen Therapie ergibt sich nach Falanga u. Eaglstein (1986) erst, wenn die Zeichen einer diffusen Entzündung des Parenchyms vorliegen, wobei immer bedacht werden muß, daß die Patienten Kontaktallergien gegen Antibiotika entwickeln können oder auch Resistenzen gegen komplette Gruppen von Antibiotika.

Antibiotika

> **!** Antibiotika werden beim Dekubitus nicht häufig appliziert, und wenn schon, dann weniger systemisch als topisch.

Die Wirksamkeit der Antibiotika wird durch etliche Faktoren beeinflußt. Durch dicke Beläge hindurch gelangen Antibiotika ohnehin kaum. Nekrosen setzen ihre Wirkung unter Umständen drastisch herab, weil sie ein Diffusionshindernis bilden. Pseudomonadales, Escherichia coli und auch Staphylococcus aureus heften sich an Oberflächen an, wodurch ein Schutz dieser Bakterien vor der Zerstörung durch Antibiotika zustande kommt (Oberflächeneffekt).

Schwach basische Antibiotika werden in dem sauren Milieu des Entzündungsgebiets in ihrer Wirksamkeit gehemmt. Das ist am stärksten ausgeprägt bei den Aminoglykosiden, deren Aktivität bis auf 1/8 reduziert werden kann. Gentamicin hat eine 90fach bessere Wirkung bei einem pH-Wert von 7,8 gegenüber einem Milieu von pH 5,5. Chloramphenicol, Clindamycin sowie einige β-Lactam-Antibiotika werden durch das saure Milieu allerdings nicht inhibiert.

Ist Eiter vorhanden, kann die Wirkung der Antibiotika ebenfalls beeinflußt werden. So bilden Nucleinsäuren aus abgestorbenen Leukozyten mit den Aminoglykosiden Komplexe. Diese Proteinbindung vermindert die Wirkung von Antibiotika, da nur der freie Anteil zur Verfügung steht. Leukozytenmembranen binden Gentamicin, Colistin und auch Polymyxin reversibel, bivalente Kationen wie Magnesium und Calcium antagonisieren wiederum vor allem Aminoglykoside.

Vorteile der lokalen Applikation von Antibiotika:

- Applikationsort = Wirkort,
- hohe Wirkstoffkonzentration,
- kaum systemische Nebenwirkungen,
- geringe Resorption.

Dadurch, daß Applikationsort und Wirkort identisch sind, ist es möglich, hohe Wirkstoffkonzentrationen am Ort der Infektion zu erreichen, ohne daß systemische Nebenwirkungen auftreten. Wegen der hohen Wirkstoffkonzentrationen ist ein Antibiogramm oft überflüssig, da das Resistenzproblem bei lokaler Anwendung eine nicht so entscheidende Rolle spielt wie bei systemischer Gabe.

Die Entwicklung einer Resistenz im klassischen Sinn der Definition hat somit mehr Bedeutung für die systemische Antibiotikumtherapie, da dort nicht so hohe Wirkspiegel erreicht werden. Auslöser einer Resistenz (Müller 1983) ist aber trotzdem eher eine lokale als eine systemische Gabe.

Nachteile einer lokalen Antibiotikatherapie:

- Sensibilisierung,
- Resistenzbildung,
- geringe Penetration durch alle Gewebeschichten,
- Wundheilungsstörungen.

Die Resistenzentwicklung ist bedingt durch die Exposition der Bakterien mit relativ zu niedrigen Wirkstoffkonzentrationen in tieferen Gewebeschichten. Die geringe Resorption eines Lokalantibiotikums ist zwar von Vorteil, damit keine systemischen Nebenwirkungen entstehen; die geringe Penetration ins Gewebe hinein ist jedoch, wie oben ausgeführt, auch ein deutlicher Nachteil.

Damit ein Lokalantibiotikum bei einem mit Krusten, Belägen o. ä. bedeckten Dekubitus ausreichend wirken kann, muß, wie oben ausgeführt, ein Débridement vorgenommen werden. Dies gilt in besonderem Maße für schlecht penetrierende Antibiotika wie Neomycin, Gentamicin und Chloramphenicol. Selbstverständlich hat auch die Galenik einen Einfluß auf das Penetrationsverhalten des Antibiotikums. Unabhängig von Löslichkeitsverhältnissen der jeweiligen Grundlage wird aus einem Puder sicherlich weniger freigesetzt als beispielsweise aus einer Lösung.

Neben der schlechten Penetration ist das Auftreten von Kontaktallergien (Dooms-Goossens u. Mitarb. 1979, Lembo u. Mitarb. 1984) ein weiterer Nachteil der externen Antibiotikumanwendung. Bacitracin-Allergien werden nur relativ selten beobachtet. Im Falle des am weitesten verbreiteten Neomycins schwanken die Zahlen ganz beträchtlich, je nachdem, welches Krankengut untersucht wurde. In einem selektionierten Kollektiv mehrerer europäischer Hautkliniken lag die Sensibilisierungsquote immerhin bei 3,7 %.

Die Abhängigkeit einer Sensibilisierung vom Krankheitsgeschehen ist ganz offensichtlich. Die Anwendung von antibiotikahaltigen Externa bei chronischen Wunden prädestiniert besonders zur Ausbildung von Allergien. Neben der pathologischen Gewebesituation sorgt eine häufig über längere Zeit durchgeführte Therapie für die nötigen Kontaktzeiten.

Das Problem der Gruppenallergie spielt in der täglichen Praxis eine große Rolle. Besteht beispielsweise eine epikutane Sensibilisierung gegen Neomycin, so muß damit gerechnet werden, daß die ganze Gruppe der Aminoglykoside mit Kanamycin, Paromomycin und Gentamicin mitbetroffen ist. Findet sich eine Allergie sowohl gegen Neomycin als auch gegen Bacitracin, so handelt es sich natürlich nicht um eine Gruppen-, sondern um eine Kopplungsallergie, da Bacitracin chemisch einer völlig anderen Substanzklasse angehört.

Als weiterer Aspekt ist der Einfluß von Antibiotika auf die Wundheilung selbst zu beachten. Baci-tracin zeigt keinen inhibitorischen Effekt auf die Wundgranulation, wohl aber Neomycin. Die ausgeprägteste Hemmung geht von Tetracyclin aus, Gentymicin und Chloramphenicol führen zu einer Proliferationshemmung, die zwischen Neomycin und Tetracyclin liegt (Niedner 1987). Dies gilt weitgehend auch für die Epithelisation. Der wundheilungshemmende Effekt der Antibiotika wird verständlich, wenn man sich vor Augen hält, daß sie, und dies ist ihr eigentlicher Wirkungsmechanismus, die ribosomale Proteinsynthese von Bakterien blockieren und den Aufbau der Zellwand stören. Ersteres geschieht eben nicht nur bei Prokaryozyten, sondern auch bei Eukaryozyten wie Fibroblasten und Keratinozyten.

Die an ein Lokalantibiotikum zu stellenden Forderungen sind in Tab. 24.**1** zusammengestellt. Lokalantibiotika sollen gezielt, d. h. gemäß ihren Wirkspektren eingesetzt werden (Tab. 24.**2**). Es sollten nur solche Lokalantibiotika appliziert werden, die nicht oder zumindest nur wenig sensibilisieren und die nicht innerlich gegeben werden oder gar als Reserveantibiotika zurückgehalten werden müssen, damit sie auch für schwere Infektionen weiterhin zur Verfügung stehen können und nicht infolge zunehmender Resistenz unbrauchbar werden.

Tabelle 24.**1** Forderungen an ein ideales Lokalantibiotikum

Wirkungsspektrum
• spezifisches Spektrum
• sichere Bakterizidie
• geringe Resistenzentwicklung
Chemisch-physikalische Eigenschaften
• Stabilität
• keine Inaktivierung durch biologische Materialien
Nebenwirkungen
• keine Phototoxizität
• geringe Sensibilisierungsquote
• keine Allgemeintoxizität
Lokalfaktoren
• gute Gewebeverträglichkeit
• keine Störung der Wundheilung

Tabelle 24.**2**   Lokalantibiotika und ihre Wirkung

Generiename	Kombination mit	Handelspräparat	Wirkung	
Neomycin	Bacitracin	Nebacetin	–	+
Gentamicin	–	Refobacin	–*	
Framycetin	Enzyme	Leukase	–	
Framycetin	Gramycidin	Soframycin	–	+
Tyrothricin		Tyrosur		+
Tyrothricin	Neomycin	Myacyne	–	+
Polymyxin B	Bacitracin			
	Neomycin	Polybactrim	–	+
Fusidinsäure	–	Fucidine		+
Chloramphenicol		Paraxin	–	+
Chloramphenicol	Enzyme	Iruxol	–	+
Tetracyclin	–	Achromycin		+
Chlortetracyclin	–	Aureomycin		+
Meclocyclin	–	Meclosorb		+

– = Wirkung gegen gramnegative Keime.
+ = Wirkung gegen grampositive Keime.
* Wirkung zusätzlich gegen Pseudomonas aeruginosa.

Geeignete Lokalantibiotika sind

- Bacitracin,
- Tyrothricin,
- Chloramphenicol,
- Polymyxin,
- Tetracyclin,
- Mupirocin.

Antiseptika

Wegen der Gefahr einer Sensibilisierung wird schon lange vorgeschlagen, statt Antibiotika besser Antiseptika zur Lokalantibiose heranzuziehen. Zwar können selbstverständlich auch Antiseptika allergische Kontaktdermatitiden auslösen, insgesamt jedoch seltener als Antibiotika.
Im Bereich der Dermatologie werden spezielle Antiseptika eingesetzt, u.a. die Triphenylmethan-Farbstoffe (Niedner u. Pfister-Wartha 1990). Diese sind sehr starke Inhibitoren der Wundheilung, insbesondere die Farbstoffe Gentianaviolett B und Brillantgrün. Beide Farbstoffe, in kliniküblicher Konzentration von 0,5%, inhibieren die Wundgranulation um 95% (Niedner u. Schöpf 1986). Wenn Gentianaviolett B in höherer Verdünnung angewandt wird (0,05%), wird die Wundheilung immer noch um 84,7% gehemmt.

Darüber hinaus muß auch bedacht werden, daß Gentianaviolett B kein ideales Antiseptikum ist, denn selbst in einer 0,5%igen Lösung konnten lebensfähige gramnegative Keime gefunden werden. Eine wichtige Ausnahme stellt Eosin dar, ein Fluoreszenzfarbstoff, der weder die Granulation noch die Epithelisation inhibiert.

! Als Konsequenz ergibt sich daraus, daß der Wundgrund und die unmittelbaren Wundränder nicht blau oder grün eingepinselt werden dürfen, wohl dagegen rot (Eosin).

Andere Antiseptika sind in Tab. 22.**3** aufgeführt. In der Dermatologie werden gerne PVP-Jod, Chloramin T, Chlorhexidin und Silbernitrat eingesetzt. Die ersten drei genannten führen nicht zu einer Hemmung der Wundheilung (Tab. 24.**4**). Chlorhexidin dagegen hemmt sie in 0,5%iger Konzentration um 66,2%; selbst bei einer Verdünnung um eine Zehnerpotenz auf 0,05% beträgt die Wundheilungshemmung immer noch 56,7%.
Der negative Einfluß von Antiseptika auf die Wundheilung ließ sich auch in einer klinischen Untersuchung mit Thiomersal nachweisen. Varidase mit Thiomersal, das dem Enzympräparat als Konservans zugesetzt ist, inhibiert den Granulationsprozeß, was bei Einsatz des Präparats ohne

Tabelle 24.**3**   Wirkung der Antiseptika

Wirkstoff	Wirkung	Weitere Eigenschaften
Ethanol Propanole	1, 2, 4	schmerzt auf Wunden, schneller Wirkungseintritt bei hoher Konzentration
Jod	1, 2, 3	sensibilisiert, Jodresorption beachten, Wirkungsverlust in Anwesenheit organischer Materialien
PVP-Jod	1, 2, 4	Jodresorption beachten, keine Wundheilungsstörung
Phenolderivate	1, 2, 6	Resorption beachten
Kationische Verbindungen	1, 2, 6	Adsorption an Oberflächen, wirken nur schwach auf gramnegative Bakterien
Schwermetalle	5, 6	enzymblockierend, koagulierend
Leichtmetalle	5	adstringierend
Chinolinderivate	5, 6	–
Gentianaviolett Brillantgrün	5, 6	sehr stark wundheilungshemmend
Eosin		nicht wundheilungshemmend

1 = bakterizid, 2 = fungizid, 3 = viruzid, 4 = eingeschränkt viruzid, 5 = bakteriostatisch, 6 = fungistatisch.

Tabelle 24.**4**   Hemmung der Wundheilung durch Antiseptika im Vergleich zur Kontrolle (100%)

Substanz	Angewandte Konzentration g/dl	Hemmung der Wundheilung (% der Kontrolle)
Gentianaviolett B	0,5	5,5
Brillantgrün	0,5	5,6
Eosin	0,5	83,0
PVP-Jod	5	81,4
Chloramin T	1	81,8
Silbernitrat	1	75,0
Chlorhexidin	0,5	33,8

zentration im Bereich von wenigen µg/ml), in vivo wird sie allerdings durch die Anwesenheit von Pus, Detritus usw. geringer ausfallen. Eine 0,2- bis 0,5%ige Lösung dürfte optimal sein.

Kaliumpermanganat hat eine oxidierende, desodorierende, antiseptische und fungizide Wirkung. Bereits in einer Konzentration von 1:2000 bis 1:5000 werden die meisten Bakterien innerhalb einer Stunde abgetötet. Die Anwesenheit organischen Materials bei Anwendung in vivo reduziert den keimtötenden Effekt dieser Substanz erheblich. Sie wird bevorzugt bei stark nässenden Wunden in Form feuchter Umschläge eingesetzt. Das Wirkprinzip von Wasserstoffperoxid besteht in der Freisetzung atomaren Sauerstoffs. Hierdurch wird eine kurzdauernde desinfizierende Wirkung entfaltet. Bei eiternden Wunden kommt hinzu, daß Eiter einen hohen Gehalt an Katalase aufweist. Dadurch wird bei der Anwendung von H_2O_2 auf solche Wunden schlagartig sehr viel Sauerstoff freigesetzt, erkennbar an einer erheblichen Blasenbildung. Dieser Vorgang bewirkt eine mechanische Säuberung der Wunde, ein Effekt, der wesentlich wichtiger ist als die nur geringe antiseptische Wirkung. Als Indikation ist der eiternde und fibrinös belegte Dekubitus anzusehen. Bei der Anwendung kann ein brennendes Gefühl im Wundbereich auftreten. Über Kontaktallergien wurde bisher nicht berichtet. Der Wundrand kann toxisch irritiert werden.

Thiomersal nicht der Fall ist (Niedner u. Mitarb. 1990). Aus diesem Grunde ist das Konservans inzwischen aus Varidase herausgenommen.

Auch andere Antiseptika sind nicht unproblematisch. Dibromol hemmt die Wundgranulation stark, wie in tierexperimentellen Untersuchungen gezeigt werden konnte. Silbernitrat ist für Wunden sehr gut verträglich, bis zu einer Anwendungskonzentration von 1% wird die Wundgranulation nicht gehemmt. Die antiseptische Wirksamkeit ist in vitro exzellent (es genügt eine Kon-

■ Förderung der Wundheilung

Wenngleich bei der Behandlung von Wunden die Beseitigung von Störfaktoren im Vordergrund steht (Beseitigung von Detritus und Nekrosen, von Bakterien usw.), so spielt die Förderung der Wundheilungsprozesse eine nicht unbeträchtliche Rolle. Eine fast nicht mehr zu überschauende Anzahl verschiedenster pharmakodynamisch wirksamer Substanzen wird dabei eingesetzt. Mit Ausnahme einer speziellen Zubereitung von Calcium und Zink konnte in eigenen Untersuchungen kein objektiv meßbar wirklich förderner Effekt der meisten Substanzen nachgewiesen werden. Allerdings trat umgekehrt auch nur in Ausnahmefällen eine Inhibition auf, so daß das Gros der Substanzen keine Hemmung der Wundheilung bewirkt, ihrem Einsatz in der Praxis so zumindest nichts entgegensteht.

Eine optimael Wundheilung zu erzielen bedeutet, die Wunde in ihrem Heilungsablauf nicht zu stören bzw. störende Mechanismen zu vermeiden, um keine Wundheilungshemmung zu bewirken. Viele Wundbehandlungsmittel sind Wundheilungsverzögerer, so daß es fraglich erscheint, ob eine optimal abheilende Wunde durch Wundbehandlungsmittel überhaupt noch weiter stimulierbar ist. Vielleicht ruft jeder Eingriff in das Wundheilungsgeschehen eine Störung hervor, die zwangsläufig zu einer Inhibition der Heilung führt. Aus diesem Grunde ist es eine Hauptmaxime in der Wundbehandlung, schädigende Einflüsse auf das Wundheilungsgeschehen zu vermeiden oder sie zumindest zu minimieren.

Bei der Therapie von Wunden fällt immer wieder auf, daß ein bestimmtes Präparat eine gute Wirksamkeit zeigt, nach einiger Zeit aber zunehmend weniger effektiv wird, bis schließlich ein Stillstand eintritt. Wechselt man dann das Mittel, gibt es plötzlich wieder einen Heilungsschub. Diese Beobachtung unterstreicht die Tatsache, daß die Therapie von chronischen Wunden vom Wechsel der Behandlungsmethoden lebt.

❗ Immer wenn ein therapeutischer Stillstand eingetreten ist, sollte ein anderes Präparat herangezogen werden.

Elektrolytlösungen

Proliferierende Zellen benötigen ein geeignetes Nährmedium (Struck 1976). Von diesem Gedanken ausgehend, wurde von Klein (1977) eine Wundlösung entwickelt, die eine möglichst optimale Zusammensetzung an Elektrolyten, aber auch Aminosäuren enthält. Diese Wundlösung wird besonders bei Verbrennungen eingesetzt und hat sich im klinischen Alltag als wundheilungsfördernd bewährt.

Dexpanthenol

Dexpanthenol ist der Alkohol des Vitamins Pantothensäure, die in ihrer rechtsdrehenden Form biologisch aktiv ist. Als Bestandteil des Coenzyms A ist die Pantothensäure ein Kofaktor für eine Reihe enzymatischer Reaktionen, die den Transfer von Acetylgruppen benötigen, wie Gluconeogenese, Fettsäuresynthese, Fettsäureabbau sowie auch zur Synthese von Sterolen, Steroidhormonen und Porphyrinen.

Von Wunden wird Dexpanthenol gut resorbiert, wie dies Untersuchungen mit tritiummarkiertem Panthenol zeigen konnten. Im Organismus wird es wieder in die Säure umgewandelt.

Seit über drei Jahrzehnten wird Dexpanthenol zur Wundbehandlung eingesetzt. Außer klinischen Einzelfallberichten sowie bei der Anwendung in Kombinationspräparaten existieren kaum objektive Untersuchungen zu seiner Wirkung (Tauschel u. Mitarb. 1984). Experimentelle Untersuchungen sowohl beim Tier als auch beim Menschen ergaben nach externer Anwendung von 5%igem Dexpanthenol eine Beschleunigung der Epithelisation. Ein negativer Einfluß auf das Wundheilungsgeschehen konnte in keinem Fall festgestellt werden.

Tetrachlordecaoxid

Tetrachlordecaoxid (TCDO) bildet einen Häm-TCDO-Komplex, der in seiner Reaktivität dem Peroxidase-H_2O_2-Komplex vom Typ des „Compound I" in Anwesenheit des Halidions Cl^- entspricht. Man nimmt an, daß der TCDO-Komplex Sauerstoff in einer für die Wunde verfügbaren Form freisetzt, der die Wundheilungsprozesse beschleunigen soll (Elstner 1984). TCDO aktiviert die Makrophagen in Wunden, die eine zentrale Zelle für die Wundheilung darstellen. Voraussetzung für die Wirksamkeit von TCDO ist die Anwesenheit des Häms, damit der aktive Häm-TCDO-Komplex gebildet werden kann, bei dessen Zerfall letztlich Sauerstoff freigesetzt wird. Darüber hinaus findet sich eine konzentrationsabhängige bakterientötende Wirkung.

Die klinische Wirksamkeit von TCDO wurde in mehreren Studien belegt (Hinz u. Mitarb. 1986); einige Untersucher konnten die Wirkung aber nicht in vollem Maße bestätigen, andere bezweifeln sogar die Existenz eines Wirkstoffes TCDO, da sich die chemischen Reaktionen nicht von Natriumchlorid unterscheiden würden. Die Substanz ist insgesamt nicht unumstritten, Befürworter und Gegner teilen sich gleichmäßig auf.

Calcium

Calcium spielt eine herausragende Rolle in vielen biologischen Prozessen, wie Regulation von Enzymen, Freisetzung von Hormonen und Neurotransmittern, Muskelkontraktion und Zellproliferation (Rasmussen 1981). Seine Aktivität erfolgt über Calmodulin, ein calciumbindendes Protein, das nicht selbst aktiv ist, sondern nur als Calcium-Calmodulin-Komplex wirkt. Es fungiert als Mediator und Regulator von calciumabhängigen Reaktionen in Zellen bzw. Zellsystemen. Im Zytosol schwankt die Steady-state-Konzentration von Calcium zwischen 10^{-8} und 10^{-7} mol. Sie kann durch Stimulation einen transitorischen Anstieg auf Werte von 10^{-6} und mehr erfahren.

Extrazelluläres Calcium hat keine Wirkung auf die Zellproliferation, da aufgrund der Homöostase Calcium nicht in das Zellinnere gelangt. Kombiniert man Calcium mit Kalium, so löst das Kalium eine Depolarisation der Zellmembran aus, woraufhin ein Calciumeinstrom in die Zelle ermöglicht wird. Dies führt zu einer Beschleunigung der Proliferation und somit zu einer schnelleren Wundheilung.

Die Calcium-Kalium-Kombination ist indiziert bei allen verzögert abheilenden Wunden. Wie in klinischen Untersuchungen gezeigt werden konnte, kommt es zu einer ausgeprägten Förderung der Wundgranulation.

Phenytoin

Phenytoin, systemisch appliziert, ruft als Nebenwirkung infolge der Stimulation der Fibroblastenproliferation eine gingivale Hyperplasie hervor (Addy u. Mitarb. 1983). Dieser Effekt kann zur

Therapie von Wunden ausgenutzt werden. Der Wirkmechanismus des Phenytoins beruht auf einer Beeinflussung des Ionentransports. Phenytoin fördert den Transport von Natrium und Calcium durch zelluläre und subzelluläre Membranen, wobei in ruhenden, nichterregbaren Geweben wahrscheinlich lediglich die Permeabilität der Basalmembran für Natrium erhöht wird, mit der Folge, daß die Natriumpumpe der Zellen stimuliert wird (Spatz u. Kugler 1984). Es wird jeweils für drei Natriumionen, die über die Natrium-Kalium-Pumpe aus der Zelle heraustransportiert werden, ein Calciumion hineingebracht. Phenytoin bewirkt letztlich eine Erhöhung des intrazellulären Calciums, was zu der Anregung der Wundgranulation führt (vgl. Calcium).

Die äußerliche Anwendung von Phenytoin konnte in einigen Untersuchungen nachgewiesen werden. Es ist dabei von Bedeutung, daß die Konzentration nicht zu hoch gewählt wird, da es sonst infolge einer zu starken Calciumeinströmung zu einer Intoxikation der Zellen kommen kann. Eine optimale Konzentration dürfte bei ungefähr 0,5 % liegen.

Zink

Seit den frühen 60er Jahren wurden immer wieder Versuche unternommen, die wundheilungsfördernde Wirkung von Zink nachzuweisen, mit recht unterschiedlichen Ergebnissen. Wurde Zink systemisch angewandt, so zeigte sich, daß eine Zinksubstitution zur Verbesserung der Wundheilung nur bei nachgewiesenem Zinkmangel sinnvoll ist (Schmidt u. Bayer 1983).

Wird Zink allerdings lokal angewandt, so kann mit hohen Zinkspiegeln im Bereich der Wunden gerechnet werden, was zu einem ausreichenden pharmakologischen Effekt führt (Niedner u. Mitarb. 1986). Die Zunahme der Wundgranulation unter dem topischen Einfluß von Zink kann sich daraus erklären, daß Zink für sehr viele Enzyme essentiell ist. Zink hemmt das Enzym Dipeptidylaminopeptidase-4 (DPP-4) (Köttgen u. Büschel 1984), das seinerseits die Aggregation von Fibrin vermindert, was die Bildung des Fibrinnetzes fördert. Darüber hinaus hemmt Zink andere die Gerinnung hemmende Substanzen wie Urokinase, Plasminogenaktivator und α_2-Makroglobulin. Nicht verstanden ist bis jetzt die Hemmung der calmodulinabhängigen (CaM) Prozesse wie z.B. Ca^{2+}-CaM-ATPase, denn Ca^{2+} stimuliert, wie im Kapitel Calcium aufgeführt, die DNA-Synthese und die Proliferation von Fibroblasten. Auch wenn die molekularpharmakologischen Mechanismen somit im einzelnen immer noch nicht aufgedeckt sind, so ist denkbar, daß der Haupteffekt des Zinks über die Stimulation der RNA- und DNA-Synthese führt mit Aktivierung des kollagenen Stoffwechsels in den Fibroblasten und über die Verstärkung der Fibrinisation, die wiederum durch Fibronectin gefördert wird. Fibronectin fungiert als primäre Matrix für das gesamte Granulationsgewebe und ist verantwortlich für die Ausbildung und Reifung des Kollagens während der reparativen Phase der Wundheilung.

In klinischen Untersuchungen konnte gezeigt werden, daß Zinkionen die Proliferationsvorgänge bei der Wundheilung fördern können; dies bezieht sich allerdings nur auf die Wundgranulation. Die Epithelisation verlief unter Zinkionen eher gehemmt, so daß man wohl davon ausgehen kann, daß die Wirkung auf die Fibroblastenaktivität weit im Vordergrund steht.

Silbernitrat

Silberionen reagieren mit Sulfhydryl-, Carboxyl- und Aminogruppen. Hierdurch werden die physikalischen Eigenschaften der Proteine so verändert, daß sie präzipitieren. Durch diesen Mechanismus kommt die adstringierende und zumindest teilweise auch die antimikrobielle Wirkung zustande. Selbst bei einer Konzentration von nur 0,05 ppm gehen Bakteriensuspensionen zugrunde. Dies wird als oligodynamischer Effekt bezeichnet.

In der dermatologischen Wundtherapie wird Silbernitrat vorzugsweise in einer Konzentration von 0,2–1 % verwendet. In experimentellen Untersuchungen konnte gezeigt werden, daß die Verwendung von Silbernitrat in einer Konzentration von 1 % zu einer leichten Hemmung der Wundheilung führt. Die Anwendung in 2%iger Konzentration führt zu einer Minderung der Wundsekretion (Wuite u. Van der Meer 1974), neugebildete Epithelien werden dabei wieder zerstört. Brandwunden wurden durch Anwendung einer Konzentration von 0,5 % allerdings nicht mehr negativ beeinflußt, wohl aber Spalthautentnahmestellen.

Unter dem Aspekt der Wundheilung dürfte die Verwendung einer Konzentration von 0,2 % nicht nur unbedenklich, sondern eher förderlich sein.

Aluminium

Aluminium lagert sich an höhermolekulare Substanzen an und entwickelt antiphlogistische Wirkungen. Therapeutisch wird es als Puder, Folie oder beschichtete Zellulose eingesetzt. Experimentell konnte die eiweißfällende und antiödematöse Wirkung nachgewiesen werden.

Actihaemyl

Beim Actihaemyl handelt es sich um ein proteinfreies Hämodialysat aus Kälberblut. In verschiedenen tierexperimentellen Studien konnte nach Applikation von Actihaemyl eine erhöhte Reißfestigkeit von Wunden am 5.–9. postoperativen Tag festgestellt werden. Auch wurde eine Förderung der Wundgranulation unter Anwendung auf offene Wunden bei Schweinen und Meerschweinchen gefunden, mit vermehrter Vaskularisation des Granulationsgewebes. Daneben werden Stabilisierungseffekte auf die Zellmembran diskutiert (Niinikoski u. Renvall 1979).

Kamille

Kamille hat vorwiegend eine antiphlogistische Wirkung, die besonders bei der lokalen Anwendung, z.B. als feuchter Umschlag, zum Tragen kommt (Jakovlev u. Mitarb. 1983). Indiziert ist die Kamille vor allem bei Wunden im exsudativen Stadium, wobei die Wirkung des feuchten Umschlags den pharmakologischen Effekt der Kamille erheblich unterstützt.

Chlorophyll

Chlorophyllhaltige Externa haben im wesentlichen oxidierende Eigenschaften. Sie sind indiziert bei fötide riechenden Wunden, deren Geruch den Patienten in seinen sozialen Kontakten einschränkt. Klinische Studien existieren nicht.

Mineralölraffinate

Mineralölhaltige Therapeutika induzieren lokal eine „sterile" Entzündungsreaktion, von der man vermutet, daß sie eine verzögert ablaufende Wundheilung wieder anstoßen kann (Schmiegelow u. Linder 1987).

Zucker

Der Wirkungsmechanismus der lokalen Applikation von granuliertem Zucker auf Wunden besteht in einer Entquellung der Wunden aufgrund seines hyperosmolaren Effektes. Zucker ist daher besonders bei fibrinös und putride belegten chronischen und sekundär heilenden Wunden indiziert. Subjektiv wird die lokale Wundbehandlung mit granuliertem Zucker gelegentlich als schmerzhaft empfunden.

Dextranomer

Dextranomer besteht aus trockenen, hydrophilen Perlen unverzweigter Dextranketten, die durch Glycerinbrücken chemisch stabil aneinander gekoppelt sind. Die chemische Kopplung findet in drei Ebenen statt, so daß ein dreidimensionales Netzwerk entsteht.
Sein Wirkungsmechanismus besteht in der Aufnahme von Wundsekret und Auflösung nekrotischen Wundmaterials. Auf diesem Weg wird eine Reinigung der Wunde erreicht (Campbell 1979). Darüber hinaus wird eine Anregung der Wundgranulation mit vermehrter Vaskularisation diskutiert. Wunden, die mit Dextranomer behandelt wurden, wiesen einen erhöhten Zellreichtum und eine Anreicherung der Grundsubstanz auf.
Als unerwünschte Wirkungen sind vor allem Schmerzen infolge osmotischer Effekte (wie bei Zucker) und stärkere Austrocknung der Wunde zu nennen.
Die Anwendung erfolgt besonders bei allen polyvalent sensibilisierten Patienten, da bisher keine Kontaktallergien auf Dextranomer aufgetreten sind.

Cadexomer

Cadexomerjod ist ein hydrophiles dreidimensionales Netzwerk eines modifizierten Stärkepolymers, in das Jod in einer Konzentration von 0,9 % innerhalb der Matrix inkorporiert ist. Es wirkt adsorbierend beim Kontakt mit Exsudat (Rothmann 1979), schwillt an und bildet ein Gel. Jod wird langsam freigesetzt, um antiseptische Wirkungen auf der Wundoberfläche zu entfalten. Indiziert ist Cadexomer bei chronischen Wunden mit bakterieller Superinfektion.

Heparin

Die gerinnungshemmenden Eigenschaften des Heparins werden bei lokaler Anwendung mit dem Ziel eingesetzt, physiologisch auftretende Wundrandthrombosen infolge regionaler Hypofibrinolyse zu beseitigen bzw. ihre De-novo-Ausbildung zu verhindern. Hypothetisch –und bisher nicht bewiesen – wird eine lokale Steigerung der Gewebefibrinolyse vermutet. Zudem üben Mucopolysaccharide wie Heparin einen aktivierenden Einfluß auf die Kollagenbiosynthese der Fibroblasten aus.
Bei frischen Wunden kann infolge der fibrinolytischen Aktivität eine Blutung beobachtet werden. Sehr selten wurde eine Alopezie nach lokaler Applikation heparinhaltiger Externa beschrieben.

Hirudin

Ziel einer Wundtherapie mit Hirudin ist die Prävention und Beseitigung von Mikrothrombosen im Wundbereich. Wie bei allen fibrinolysefördernden Substanzen besteht die Gefahr, Blutungen hervorzurufen, wenn Hirudin auf frische Wunden aufgetragen wird.

■ Abdeckmaterialien

Ein ganz wesentliches allgemeines Wundheilungsprinzip besteht in der Auswahl der richtigen Wundauflage (wound dressing).

Diese hat in unterschiedlichem Maß Einfluß auf Granulation und Epithelisation, wobei gelegentlich der Nutzen gegen ein entsprechendes Risiko (z. B. Vermehrung von Keimen) abgegrenzt werden muß. Der Vorteil moderner Wunddressings besteht darin, daß diese das Austrocknen der Wunden weitgehend verhindern und die Heilung in einem optimalen feuchten Milieu erfolgen kann (Turner 1993).

Die Wunden müssen selbstverständlich auch abgedeckt werden, wozu geeignete Dressings auf den Dekubitus gebracht werden müssen. Es sollte dabei darauf geachtet werden, daß diese Abdeckung den Wundheilungsstadien gemäß angewandt wird. Wenn eine starke Exsudation zu verzeichnen ist, müssen alle okkludierenden Dressings vermieden werden, da es sonst zu einem Wundsekretstau mit Infektion usw. kommen kann, was zu Wundheilungsstörungen führt. Es sind dann vielmehr aufsaugende Abdeckmaterialien indiziert.

Die Forderungen an einen idealen Wundverband sind breit gefächert (Tab. 24.**5**). Je nach Zusammensetzung und Einsatzgebiet kann man verschiedene Abdeckmaterialien unterscheiden (Tab. 24.**6**).

■ Traditionelle Verbände

Das einfache Aufbringen steriler Mullkompressen direkt auf die Wunde hat sich keinesfalls bewährt, da infolge Durchtränkens der Kompressen mit Sekret und Blut sehr schnell unsterile Verhältnisse eintreten. Weil eine derartige Mullgazekompresse bretthart werden kann, bewirkt sie einen außerordentlich schmerzhaften Verbandwechsel. Darüber hinaus verbleiben faserige Bestandteile in der Wunde, und sie trocknet erheblich aus. Geeignet sind diese traditionellen Verbände somit lediglich als sekundäres Dressing, können also auf andere, direkt mit der Wunde in Berührung kommende primäre Dressings gebracht werden.

■ Semipermeable Filme und Membranen

Die semipermeablen Filme und Membranen sind sehr dünn, transparent und haben in der Regel eine adhäsive Schicht, die auf die Wundumgebung aufgeklebt wird. Sie sind nicht indiziert, wenn eine stärkere Exsudation zu erwarten ist, da sich diese als See unter der rundum fest verklebten Folie ansammeln würde. Sie sind vielmehr geeignet für recht flache Wunden oder auch, um Druckwunden vorzubeugen.

Tabelle 24.5 Forderungen an ein ideales Wundverband

Guter Sekretabfluß
Absorption von Sekret
Möglichkeit der Gasperfusion
Feuchtes Klima halten (moist wound healing)
Keine Abgabe von Fasern und anderen Fremdstoffen
Kein Auslösen von Irritationen oder allergischen Reaktionen
Keine Verklebung mit dem Wundgrund
Schutz gegen Kontamination
Leichte Anwendbarkeit
Schmerzlosigkeit des Verbandwechsels
Mechanischer Schutz

■ Schäume

Polyurethanschäume werden seit vielen Jahren mit großem Gewinn zur Konditionierung von Wunden eingesetzt. Sie eignen sich für chronische offene Wunde, die eine erhebliche Exsudation aufweisen. Schäume können auf der Wunde für längere Zeit belassen werden, allerdings muß man bei gut granulierenden Wunden damit rechnen, daß – sofern grobporige Schäume angewandt werden – eine besonders innige Verflechtung von Schaum und Granulationsgewebe zustande kommt, die gelegentlich nicht mehr zu lösen ist. Das mechanische Element des Abreißens von Granulationssprossen kann wiederum ein Reiz für eine weitere ausgeprägte Granulation sein.

■ Xerogele (partikuläre Polymere)

Die Xerogele Dextranomer und Cadexomer sind keine die Wunde abschließende Verbände, sie bedürfen vielmehr eines sekundären Dressings. Sie können ein Vielfaches ihres Gewichts an Exsudat aufnehmen, aufgrund einer hohen Osmolarität kommt ein wundgrundsäuberndes Element hinzu. Der Jodanteil im Cadexomer sorgt für eine bakterienhemmende Wirkung, weshalb dieser Stoff besonders bei infizierten exsudativen Wundverhältnissen eingesetzt werden kann.

Tabelle 24.6   Wundabdeckmaterialien (Dressings)

Traditionelle Verbände
Viskose
Baumwolle
Zellulose

Semipermeable Filme
Bioclusve
Comfeel, transparenter Wundverband
Cutifilm plus, thin
Opraflex
Opsite
Procel
Tegaderm

Partikuläre Polymere (Xerogele)
Debrisan
Dermaproof
Iodoflex
Iodosorb

Bioaktive Dressings

- **Faserpolymere (Alginate)**
  Algosteril
  Kaltostat
  Medstat
  Sorbsan
  Sorbalgon
  Tegagel
- **Hydrogele**
  Cutinova cavity
  Cutinova hydro
  Intra-Site-Gel
  Geliperm
  Hydrosorb
  Opragel
  Promeon Gel
  Spenco 2ND Skin
- **Hydrokolloide**
  Biofilm
  Comfeel
  Contreet
  Dermiflex
  Hydrocoll
  Metoderm
  Restore
  Sure Skin
  Tegasorb
  Traumasive
  Varihesive
  Vigilon

- **Hydrocolloid-Alginat**
  Comfeel extra absorbierend
- **Kollagen**
  Opragen
- **Kollagen-Alginat**
  Fibracol
- **Wundgaze mit Wundtherapeutika**
  Clioquinol-Gaze
  Fettgaze mit und ohne Antibiotika
  Jodoform-Gaze
  Metalline
  PVP-Jod-Gaze
  Salbenkompressen
- **Geruchsabsorbierende Dressings**
  Actisorb plus
  Carbonet
  Carbosorb
  KaltoCarb
  Lyofoam

Bioaktive Dressings

Hydrogele

Bioaktive Dressings wie Hydrogele rücken immer mehr in den Mittelpunkt des wundtherapeutischen Spektrums. Die aus Polyacrylamidagar oder aus Stärkekopolymeren bestehenden Hydrogele enthalten außerordentlich viel Wasser, von etwa 75 bis 95 % reichend. Sie führen zu einer Kühlung der Wundoberfläche und sind besonders zum schmerzfreien Verbandwechsel geeignet. Wegen ihrer Transparenz kann die Wundoberfläche gut beobachtet werden. Sie sind allerdings nicht geeignet für stark exsudierende Wunden, da sie aufgrund ihres hohen Wassergehalts nicht mehr in der Lage sind, weitere größere Mengen an Exsudat aufzunehmen. Alle Hydrogele benötigen ein Sekundärdressing, da sie ihren Wasseranteil schnell an die Umgebung abgeben und so austrocknen würden.

Hydrokolloide

Die Hydrokolloide sind die eigentlich auf dem Markt expandierenden Dressings. Sie enthalten wasseraufnehmende Substanzen wie Methylzellulose, Carboxymethylzellulose, Pektine, Gelatine u.ä. Sie kommen einem idealen Dressing schon recht nahe. Ein Vorteil ist, daß sie kein sekundäres Dressing benötigen. Da diese Abdeckung wasserfest ist, kann ein Patient sowohl baden als auch duschen. Einige Produkte sind transparent, die meisten haben eine Adsorptionsschicht, so daß die Wundumgebung mit dem Dressing gut verklebt. Dies kann in der Endphase der Epithelisation allerdings auch von Nachteil sein, denn beim Verbandwechsel kann es durchaus passieren, daß die neugebildeten, zarten Epithelien an der Klebeschicht hängen bleiben. In diesem Stadium der Wundheilung sollten somit keine Wunddressings mit einer Klebeschicht verwendet werden.

Faserpolymere (Alginate)

Die Alginate, die – aus Algen gewonnen – ein natürliches Polymer aus Mannuron- und Glucuronsäure sind, sind als trockene faserige Gebilde im Handel. Es sind nichtverwebte Calcium- und/oder Natriumalginatfasern, die Wundexsudat zu absorbieren vermögen. Als willkommener Nebeneffekt sind die hämostyptischen Eigenschaften zu nennen. Sie benötigen ein Sekundärdressing, es sei denn, sie haben dieses in Form einer Folie oder eines Films bereits an ihrer Oberfläche mit eingearbeitet. Nicht indiziert sind Faserpolymere bei trockenen Wunden, da sie eine gewisse Menge an Exsudat benötigen, um aufzuquellen.

Geruchsabsorbierende Dressings

Geruchsabsorbierende Dressings enthalten Aktivkohle, die die geruchserzeugenden Stoffe zu binden vermögen. Darüber hinaus reduzieren sie die Exsudation und adsorbieren Mikroorganismen. Hinzugefügtes Silber ruft eine gewisse antimikrobielle Wirkung hervor. Sie sind indiziert bei sezernierenden eitrigen Wunden, die mit Bakterien kontaminiert sind und den dazugehörigen Fötor aufweisen. Diese Dressings müssen häufig gewechselt werden, da ihre Kapazität verständlicherweise begrenzt ist.

Wachstumsfaktoren

Der Einsatz von Wachstumfaktoren in der Wundheilung ist bei weitem noch kein Routineverfahren geworden, sondern wird – u. a. auch wegen der hohen Kosten – nur in Einzelfällen eingesetzt. Drei Möglichkeiten der Zellen als Antwort auf Wachstumsfaktoren sind möglich: eine Anregung der Proliferation, eine Zellmigration und eine Umwandlung des phänotypischen Status der Zellen (Turner 1991). Die wichtigsten Wachstumsfaktoren sind EGF (epidermal growth factor), FGF (fibroblast growth factor), IGF (insulin-like growth factor), PDGF (platelet derived growth factor) und TGF (transforming growth factor). Sie sind in der Lage, ruhende Zellen über eine DNA-Replikation in eine proliferierende, replizierende Zelle umzuwandeln. Darüber hinaus wirken sie als Chemoattraktanzien stimulierend auf die Migration von Neutrophilen, von Fibroblasten und auch Epithelien.

Seit den ersten Daten von Knighton u. Mitarb. (1986) werden Wundheilungsfaktoren zunehmend eingesetzt, überwiegend befindet sich diese Art der Wundbehandlung aber noch im experimentellen Stadium. Schon klinisch eingesetzt wird besonders der aus den Blutplättchen stammende Wachstumsfaktor PDGF, der aus dem Blut des betroffenen Patienten nach Stimulation gewonnen und dann unmittelbar auf die Wunde gebracht wird (Fylling 1989). Der beste Wachstumsfaktor bleibt jedoch ohne Wirkung, wenn die Ursachen für das Entstehen des Dekubitus nicht beseitigt werden.

Literatur

Addy, V., J. C. McElnay, D. G. Eyre: Risk factors in phenytoin-induced gingival hyperplasia. J. Periodont. 54 (1983) 373

Altenkämper, H., B. Missler: Wirksamkeit und Verträglichkeit einer Framycetin-Trypsin-Kombination bei der Behandlung kleinerer Verletzungen infizierter Wunden und Wundheilungsstörungen. Hautnah (1987) 3

Campbell, D.: Debrisorb-Wirkung – Einige Versuche am Rattenmodell. Extr. dermatol. 3, Suppl 1 (1979) 13

Dooms-Goossens, A., H. Degreef, M. Parijs, L. Kerkhofs: A retrospective study of patch test results from 163 patients with stasis dermatitis of leg ulcers. Dermatologica 159 (1979) 93

Doucette, M. M., D. O. Fylling, D. R. Knighton: Amputation prevention in a high-risk population through comprehensive wound-healing protocol. Arch. phys. Med. 70 (1989) 780

Elstner, E. F.: Der aktivierte Sauerstoff. Med Welt 35 (1984) 727

Eriksson, G., A. E. Eklund, L. O. Kallings: The clinical significance of bacterial growth in venous leg ulcers. Scand. J. infect. Dis. 16 (1984) 175

Falanga, V., W. H. Eaglstein: A therapeutic approach to venous ulcers. J. Amer. Acad. Dermatol. 14 (1986) 777

Fylling, C. P.: Comprehensive wound management with topical growth factors. Ost Wnd Managem. 22 (1989) 62

Gilliland, E. L., C. J. Dore, N. Nathwani, J. D. Lewis: Bacterial colonisation of leg ulcers and its effect on the success rate of skin grafting. Ann. roy. Coll. Surgns Engl. 48 (1988) 330

Heeg, P., H. P. Harke, R. Niedner: Klinische und hygienische Aspekte der Wundbehandlung. Z. Hyg. Med. 15 (1990) 298

Hellgren, L.: Cleansing properties of stabilized trypsin and streptokinase-streptodornase in necrotic leg ulcers. Europ. J. clin. Pharmacol. 24 (1983) 623

Hillis, N. L.: Enzymatic debridement with elase. J. Amer. pediat. Ass. 58 (1968) 345

Hinz, J., H. Hautzinger, K. W. Stahl: Rationale for and results from a randomized double-blind trial of TCDO-anion complex in wound healing. Lancet 1986 I, 825

Jakovlev, V., O. Isaac, E. Flaskamp: Pharmakologische Untersuchungen von Kamilleninhaltsstoffen. Planta med. 49 (1983) 67

Klein, P.: Wundlösung fünf Jahre im Einsatz bei Verbrennungen. In Fresenius, E.: Lokale Verbrennungsbehandlung. 1. Arbeitstagung der Chirurgischen Universitätsklinik Marburg. König, Friedberg 1977

Knighton, D. R., D. Vance, B. S. Fiegel: Classification and treatment of chronic nonhealing wounds successful treatment with autologus platelet-derived wound healing factors (PDWHF). Ann. Surg. 204 (1986) 322

Köttgen, E., R. Büschel: Zink und Vitamin A. Biologische Bedeutung und Wechselwirkung. Z. Allg.-Med. 60 (1984) 1043

Lembo, G., N. Baldo, C. Giodano, F. Ayala: Contact sensitisation in patients with stasis dermatitis and chronic leg ulcers. Arch. Dermatol. 114 (1984) 1765

Lookingbill, D. P., S. H. Miller, R. C. Knowles: Bacteriology of leg ulcers. Arch. Dermatol. 114 (1978) 1765

Müller, M.: Gehäuftes Auftreten von Gentamycin-resistenten Staphylococcus-aureus-Stämmen bei Ulcus cruris venosum. Z. ärztl. Fortbild. 77 (1983) 685

Niedner, R., E. Schöpf: Inhibition of wound healing by antiseptics. Brit. J. Dermatol. 115 (1986) 41

Niedner, R., H. Wokalek, E. Schöpf: Der Einfluß von Zink auf die Wundheilung. Z. Hautkr. 61 (1986) 741

Niedner, R.: Beeinflussung der Wundgranulation durch Lokalantibiotika und -antiseptika. In CLA'85 – Colloquium Lokal-Antibiotikum 1985. Byk Gulden, Konstanz 1987 (S. 28–34)

Niedner, R., A. Degen, W. Vanscheidt: Moderne Wundheilung mit Thiomersal-freier Varidase. Dtsch. Dermatol. 38 (1990) 1084

Niedner, R., A. Pfister-Wartha: Farbstoffe in der Dermatologie. Akt. Dermatol. 16 (1990) 255

Niedner, R.: Experimentelle Beeinflussung der Wundheilung durch lokale antimikrobielle Substanzen. Zbl. Haut 162 (1993) 643

Niinikoski, J., S. Renvall: Effect of deproteinized blood extract on experimental granulation tissue. Acta chir. scand. 145 (1979) 287

Rasmussen, H.: Calcium and cAMP as Synachic Messengers. Wiley, New York 1981

Rothmann, U.: Debrisorb – ein neues Wundheilungsprinzip. Extr. dermatol. 3, Suppl 1 (1979) 9

Schmiegelow, P., J. Linder: Wundheilung und Wundheilungsmodelle. In CLA '85 – Colloquium Lokal-Antibiotikum 1985. Byk Gulden, Konstanz 1987 (S. 35)

Schmidt, K., W. Bayer: Die Bedeutung des Zinks in der Medizin. Verlag für Medizin, Heidelberg 1983

Schwarz, N.: Erfahrungen bei der Wundreinigung mit der Enzym-Kombination Fibrinolysin/Desoxyribonuclease. Fortschr. Med. 99 (1981) 978

Skog, E., B. Arnesjo, T. Troeng, J. E. Gjöres, L. Berglijung, J. Gundersen, T. Hallbook, Y. Hessman, L. Hillström, T. Mansson, U. Eilard, B. Eklof, G. Plate, L. Norgren: A randomized trial comparing cadexome iodine and standard treatment in the outpatient management of chronic venous ulcers. Brit. J. Dermatol. 109 (1983) 77

Spatz, R., J. Kugler: Klinische Pharmakologie der Antiepileptika. In Kuemmerle, H. P., G. Hitzenberger, K. H. Spitzy: Klinische Pharmakologie, 4. Aufl. Ecomed, Landsberg 1984, (S. IV-4.1.7)

Struck, H.: Morphologische und biochemische Grundlagen der Wundheilung. Unfallheilkunde 11 (1976) 449

Swinyard, E. A., M. A. Pathak: Surface akting drugs. In Goodman, L. S., A. Gilman: The Pharmacologic Basis of Therapeutics, 7th ed. Macmillan, New York 1985 (pp. 946)

Tauschel, H. D., F. Bonacina, F. Galetti: Untersuchungen zur perkutanen Wirksamkeit von Heparin-Allantoin-Dexpanthenol-Kombinationen in spezieller Salbengrundlage. Arzneimittel-Forsch. 34 (1984) 1768

Turner, T. D.: The evolution of wound management product. In Leaper, D. J.: International Symposium on Wound Management. Medicom, Bussum (1991 (S. 199)

Turner, T. D.: Wundauflagen. In Sedlarik, K. M.: Wundheilung. Fischer, Stuttgart 1993 (S. 311)

Ulbrich, P., J. Ulbrich: Ein Beitrag zur enzymatischen Wundbehandlung unter besonderer Berücksichtigung des Fibrolans. Chirurg 33 (1962) 289

Wehrmann, R.: Die Enzyme (Fermente). In Gottron, H., W. Schönfeld: Dermatologie und Venerologie, Bd. V, Teil 1. Thieme, Stuttgart 1963 (S. 206)

Wokalek, H., R. Niedner: Enzymatische Wundreinigung. Extr. med. pract. 5, Suppl 1 (1984) 41

Wuite, J., B. J. Van der Meer: Silbernitrat-Lokaltherapie bei Ulcus cruris mit Pseudomonas-aeruginosa-Superinfektion. Hautarzt 25 (1974) 388

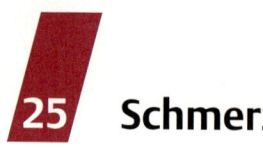

25 Schmerztherapie

Michael Braun

■ Bewertung des Schmerzes   ■ Grundsätze der Behandlung

Zusammenfassung

In diesem Kapitel wird die Notwendigkeit der Behandlung von Dekubituspatienten mit Schmerzmitteln dargestellt, um ihnen Schmerzfreiheit zu gewährleisten und ihren Lebensmut zu erhalten.
Die verschiedenen Schweregrade des Schmerzes beim Dekubituskranken sind jeweils unterschiedlich zu bewerten. Für die Schmerzbekämpfung beim Kranken beginnt das Stufenschema mit
peripher wirksamen Schmerzmitteln und schreitet bei stärkerem Schmerz zu zentral wirksamen
Mitteln fort. Die Grundsätze der Behandlung chronischer Schmerzen werden dem Leser vor Augen
geführt.

■ Bewertung des Schmerzes

Der Schmerz des Dekubituskranken ist entsprechend den verschiedenen Schweregraden unterschiedlich zu bewerten.

Bei den Patienten mit einem niedrigen Schweregrad des Dekubitus (Grad I–II), bei denen der
Schmerz gut lokalisierbar ist, muß der Schmerz
als nützliches Warnsignal angesehen werden. Die
Schmerzrezeptoren sind in diesen Fällen vital.
Der Kranke kann den Schmerzzustand selbst
beenden, wenn er seine Lage ändert. Weil der Lagewechsel die adäquate Reaktion ist, darf der
Schmerz nicht durch Analgetika oder Tranquilizer gedämpft werden.

Bei einem fortgeschrittenen Dekubitusgrad (Grad
III–IV) leiden die Kranken unter einem diffusen
Schmerz im ganzen Körper; diesem kann der

Kranke nicht mehr durch Lagewechsel oder andere Formen der Selbsthilfe entrinnen. Der Schmerz
besetzt große Teile des Bewußtseins; Bewußt-
seinseintrübung, auf jeden Fall aber Einschränkung der Freiheit des Denkens und Wollens sind
die Folge. Daher wird die Schmerzbekämpfung
zur vorrangigen therapeutischen Aufgabe. Dies
gilt besonders dann, wenn das Sakrum betroffen
ist; diese Patienten sind als Sterbenskranke anzusehen.

Dekubituskranke klagen über Schmerzen bei der
geringsten Bewegung und auch schon in der Erwartung einer Bewegung.

Die Schmerzen, an denen ein Dekubituskranker
mit einem hohen Schweregrad leidet, sind nicht
ohne weiteres zu erkennen. Oft liegen die Kranken nur still im Bett. Wenn aber zur Zeit des Lage-
rungswechsels oder zu einer anderen pflegeri-

schen Verrichtung die Tür geöffnet wird, dann geben solche Patienten Laute des Schmerzes von sich. Die Erwartung des Lagewechsels hebt den Schmerz ins Bewußtsein.

> **!** Die diffusen Schmerzen im fortgeschrittenen Krankheitsstadium sind mit den Schmerzen bei schwerer Osteoporose kachektischer Patienten oder beim chronischen Rheuma zu vergleichen.

In der Tat bestehen enge Zusammenhänge zwischen der schweren Osteoporose und dem Dekubitus. Beide Erkrankungen verschlimmern sich durch die Immobilität. Je schwerer die Erkrankung ist, desto größere Ausmaße erreicht der Verlust an Proteinsubstanz. Außerdem verstärkt die Schmerzhaftigkeit einer jeden Bewegung die Immobilität und perpetuiert somit die Ursache von Dekubitus und Osteoporose gleichermaßen.

Mit gutem Recht muß die Dekubituserkrankung zu den konsumierenden Erkrankungen gezählt werden, wie die Spätstadien einer Krebserkrankung bzw. der rheumatoiden Arthritis.

Für die Schmerzbekämpfung beim Dekubituskranken gelten dieselben Regeln wie für chronische Tumorschmerzen, die von der WHO in einem Stufenschema zusammengestellt worden sind. Das Stufenschema beginnt mit peripher wirksamen Schmerzmitteln und schreitet je nach der Schwere der Schmerzen zu immer mehr zentral wirksamen Schmerzmitteln fort.

■ Grundsätze der Behandlung

Die Grundsätze der Behandlung chronischer Schmerzen sind einfach (Tab. 25.**1**):

- Die Schmerzmittel müssen gegeben werden, bevor der Schmerz das Bewußtsein erreicht (antizipatorische Medikation). Die wirksame Konzentration des Schmerzmittels muß möglichst konstant gehalten werden. Die Zeit, nach der die nächste Gabe des Schmerzmittels erfolgen muß, ist konstant. Orale Darreichungsformen sind vorteilhafter als Injektionen.
- Das Dosierungsintervall richtet sich nach der biologischen Halbwertzeit des Medikaments. Bei schweren Kachexien kann die biologische Halbwertzeit verlängert sein, wenn sich eine Leberinsuffizienz entwickelt und die Fähigkeit zur Eiweißsynthese zurückgeht.
- Die Einzeldosis richtet sich nach dem Erfolg der Schmerzfreiheit; sie ist von Patient zu Patient verschieden.

In der Praxis beginnt die Schmerztherapie mit peripheren Analgetika (Paracetamol oder – unter Beachtung der Risiken – Metamizol). Wenn keine hinreichende Wirkung erzielt wird, kann auf Tilidin oder Tramadol übergewechselt werden. Als nächste Stufe werden orale Opiate eingesetzt, die bis zu wirksamen Dosis gesteigert werden müssen. Die peripher und zentral wirksamen Schmerzmittel können kombiniert werden, damit die Nebenwirkungen gering bleiben.

Die Schmerzfreiheit und die optimale Dosierung kann daran erkannt werden, daß die Kranken zerebral aufhellen. Wenn die Schmerzempfindung aus dem Bewußtsein schwindet, wird Platz frei für andere Gedanken. Der Lebensmut wird dem Patienten erhalten, und depressive Todeswünsche mildern sich.

Tabelle 25.**1** Unterschiede in der Analgetikatherapie von akuten und chronischen Schmerzen (nach Twycross 1978)

Ziel	Akute Schmerzen Schmerzlinderung	Chronische Schmerzen Schmerzverhinderung
Rascher Wirkungseintritt	wichtig	selten erforderlich
Applikation	parenteral	oral
Sedierung	häufig erwünscht	überwiegend unerwünscht
Dosis	meist Standard	individuell
Gabe	bei Bedarf	nach Zeitplan
Zusatztherapie	selten erforderlich	häufig erforderlich

Schmerzkranke werden nicht süchtig, wenn der therapeutische Wirkspiegel eingestellt wird. Beim chronisch Schmerzkranken wird das Gleichgewicht zwischen Schmerzleitung und Schmerzdämpfung im zentralen Nervensystem durch eine chronische Noxe zerstört; mit der erfolgreichen Schmerztherapie wird dieses Gleichgewicht wiederhergestellt.

! Patienten mit chronischen Schmerzen benötigen Schmerzmittel, genauso wie ein Kurzsichtiger seine Brille und ein Diabetiker Insulin benötigt. Brillenschärfe und Insulinmenge werden ebenfalls nach dem Grad der Erkrankung dosiert.

Literatur

Dethlefsen, U.: Chronischer Schmerz – Therapiekonzepte. Springer, Berlin 1989

Hankem Ei Er, U., I. Bowdler, D. Zech: Tumorschmerztherapie. Springer, Berlin 1989

Jage, J.: Medikamente gegen Krebsschmerzen. VCH, Weinheim 1991

Klaschik, E., F. Nauck: Palliativmedizin heute. Springer, Berlin 1994

Pichlmaier, H., J.M. Müller, I. Jonen-Thielemann: Palliative Krebstherapie. Springer, Berlin 1991

Twycross, R., S. Lack: Therapeutics in Terminal Cancer. Pitman, London 1984

Weltgesundheitsorganisation: Therapie tumorbedingter Schmerzen. AMV 1988

Zech, D., St.A. Schug, St. Grond: Therapiekompendium Tumorschmerz und Symptomkontrolle. Perimed, Erlangen 1992

Zenz, H., J. Jurna: Lehrbuch der Schmerztherapie. Wissenschaftliche Verlagsgesellschaft, Stuttgart 1993

Zimmermann, M., M.O. Handwerker: Schmerz. Springer, Berlin 1984

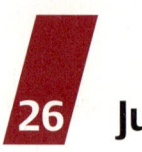

26 Juristische Aspekte

Hans-Werner Röhlig

- Dekubitus – ein strafbares Unrecht?
- Forensische Praxis
- Zivilrechtliche Sanktionen bei Verschulden und Beweislastumkehr
- Dokumentation als rechtliche und therapeutische Pflicht
- Fortschreitende Entwicklung
- Ärztlich-pflegerisches Team
- Tips und Ideen zur Sicherheit in Recht und Praxis
- Schlußbemerkungen

Zusammenfassung

Ein Dekubitus im Verlauf der pflegerischen Versorgung ist ohne Präjudiz für Haftungsfragen objektiv eine Verschlechterung des Gesundheitszustandes des Patienten. Rechtsfolgen für eine Einrichtung und das ärztlich-pflegerische Team sind erst dann angesagt, wenn zuvor in der Prophylaxe den anerkannten Regeln sicherer Versorgung nicht entsprochen wurde. Der therapeutische Auftrag umfaßt schließlich die unbedingte Pflicht aller an Behandlung und Pflege Beteiligten, keinen Schaden zu stiften und unnötige Krankheitsfolgen zu verhindern.

Dekubitus – ein strafbares Unrecht?

Nicht jedes Dekubitalgeschwür ist vermeidbar. Das Risiko entstammt oft der medizinisch nicht voll beherrschbaren körpereigenen Patientensphäre. Neben den klassischen Risikofaktoren wie neurologischen Erkrankungen, Stoffwechselstörungen, Gefäßveränderungen und mehr oder minder vermeidbaren Infektionen sind rechtlich allein *klinikinterne Versorgungsdefizite* relevant.

> **!** Nach strafrechtlichen Grundsätzen haftet nur, wer einen Gesundheitsschaden nachweislich schuldhaft herbeigeführt hat.

Strafrechtliche Verurteilungen sind in der forensischen Praxis eher theoretische Denkmodelle als Praxis, weil der sichere Nachweis schuldhafter Schadensverursachung bei Dekubitalulzera kaum zu führen ist. Dabei gilt für Staatsanwaltschaften und Gerichte stets der Rechtssatz „in dubio pro reo" – im Zweifel für den Angeklagten. Regeln einer Verschuldensvermutung durch Anscheinsbeweis und Beweislastumkehr sind dem deutschen Strafrecht fremd.

Festzustellen ist in den letzten Jahren wohl eine kontinuierliche Häufung von Strafanzeigen und Ermittlungsverfahren der Staatsanwaltschaft, die gezielte Vorwürfe gegen Ärzte und Pflegepersonal zum Gegenstand haben, durch unzureichende, teils gar unterlassene Prophylaxen Druckgeschwüre hervorgerufen zu haben. In der Mehrzahl der angezeigten Fälle ist es aus unterschiedlichen rechtlich spezifischen Gründen zwar nicht zur strafrechtlichen Verurteilung gekommen. In einer nicht geringen Anzahl von Fällen wurde das Ermittlungsverfahren gegen beteiligte Ärzte, Schwestern und Pfleger erst gegen die Auflage einer spürbaren Geldbuße (je nach dem Verschuldensgrad und den wirtschaftlichen Verhältnissen zwischen 1000,– DM und 5000,– DM) bei zugrunde gelegtem „geringen Verschulden" nach § 153a Strafprozeßordnung eingestellt (Neumann 1993).

Zur Veranschaulichung des typischen Verlaufs gerichtlicher Verfahren wird auf einen Schadensfall mit tödlichem Ausgang aus dem Jahre 1989 verwiesen, der nach prozessualem Abschluß hinsichtlich der beteiligten Stationsschwester noch im Jahr 1995 gegen den weiter beteiligten Arzt gerichtlich anhängig ist. Im Prozeßbericht und in der Berichterstattung der Medien (Rheinische Post Düsseldorf vom 20. 02. 1995) ist zum Beginn der Ermittlungen im Jahre 1992 ausgeführt:

„Wegen seiner ungeheuren Personalprobleme geriet das Städtische Altenheim Abendfrieden [der Name wurde anonymisiert] bereits im Jahre 1989 in die Schlagzeilen. Das nächste Kapitel der Misere wird in Kürze beim Schöffengericht geschrieben. Angeklagt wegen Körperverletzung ist der leitende Arzt des 500 Betten-Hauses. Ihm wird vorgeworfen, einer 88 Jahre alten Frau „vermeidbare Leiden" zugefügt zu haben. Die Anklage stützt sich auf ein ärztliches Gutachten, das dem leitenden Arzt und einer leitenden Stationsschwester schwere Vorwürfe macht und ein Schlaglicht auf die tatsächlichen Verhältnisse im Haus Abendfrieden wirft.

Es geht um den Vorwurf der unsachgemäßen Lagerung der bettlägerigen Frau und weitere schwere Fehler bei der Betreuung der 88 Jahre alten Patientin.

Vor Gericht wird auch zur Sprache kommen, daß es in den laufenden Krankenberichten überhaupt keine Eintragungen über pflegerische Maßnahmen gibt; sie wurden durch ein „Erinnerungsprotokoll" ersetzt.

Der leitende Arzt muß sich wegen des Vorwurfs der Körperverletzung vor Gericht verantworten –ermittelt wird zwischenzeitlich weitergehend wegen des Verdachts der Körperverletzung mit Todesfolge (§ 226 StBG) und der fahrlässigen Tötung (§ 222 StGB) –Az. 810 Js Staatsanwaltschaft Düsseldorf.

Das Verfahren gegen die Stationsschwester ist nach § 153a StPO gegen Zahlung einer Geldbuße von 2000,– DM eingestellt worden."

(Anmerkung: Die Rechtsnachfolgerin der verstorbenen Patientin betreibt gegen die Verfahrenseinstellung betreffend die Krankenschwester ein bislang nicht abgeschlossenes Wiederaufnahmeverfahren mit dem Ziel, die weitergehende Verurteilung der Stationsschwester zu erreichen.)

◼ Forensische Praxis

In diesem Zusammenhang soll die Problematik der forensischen Praxis nicht unerwähnt bleiben. Die strafrechtliche Würdigung von Dekubitalulzera hängt unmittelbar mit der Kasuistik des Einzelfalles zusammen. Nur bei sicherem Nachweis des Dekubitus als Folge eines nachweislichen Pflege- oder Behandlungsfehlers steht strafrechtliche Verantwortung zu befürchten. Das Gefährdungspotential Dekubitus mit einer Letalitätsrate von bis zu 40 % rechtfertigt für sich allein noch keine strafrechtlichen Konsequenzen. Eine Gefährdungshaftung wie im Straßenverkehrsrecht ist dem deutschen Strafrecht mit Ausnahme spezieller Bestimmungen zum Umweltstrafrecht fremd. Die bei Dekubitalschäden einschlägigen Bestimmungen der fahrlässigen Körperverletzung und Tötung fallen zur Annahme eines strafrechtlichen Tatbestands unter die „erfolgsqualifizierten Delikte", d. h., Strafbarkeit setzt immer eine schuldhafte Pflichtwidrigkeit mit dadurch ursächlich bedingter Patientenschädigung voraus. Dabei führt nur der infolge unzureichender Prophylaxe eingetretene Dekubitus zur Strafbarkeit. Ein Dekubitus mit nicht sicher aufklärbarer Genese wird mangels eines nachweislichen Kausalzusammenhangs ebensowenig strafrechtlich relevant wie ein bei sicherer Versorgung nach den aktuellen Erkenntnissen oft unvermeidbarer und dann als schicksalshaft bewerteter Dekubitalschaden.

An dieser Stelle sei der Hinweis erlaubt, daß selbst eine erhebliche Mehr- und Überlastung des ärztlich-pflegerischen Behandlungsteams bei nach wissenschaftlichen Erkenntnissen vermeidbaren Dekubiti weder straf- noch zivilrechtlich den Verantwortlichen von jeder Haftung freizustellen vermag.

Der von Schwestern und Pflegern oft zitierte „Pflegenotstand" fordert in erster Linie, sich zunächst auf die für den Patienten wichtigsten Versorgungsleistungen zu konzentrieren. Angesichts der Risiken der Dekubitalentstehung und ihrer Folgen kommt der Prophylaxe höchste Priorität zu. Dies gilt selbstverständlich nicht nur in der allgemeinen stationären Versorgung im Krankenhaus und Heim, sondern darüber hinaus in Funktionsabteilungen wie im Operationssaal, wo die Gefahren der Dekubitalentstehung z. B. bei nicht patientenangemessener Lagerung dem fortgebildeten Personal heute bestens bekannt sind. Aus dieser Sicht kommen Haftungsbeschränkungen bei vermeidbaren Dekubitalschäden infolge starker Personalbelastung aus dem rechtlichen Aspekt der „gefahrgeneigten Arbeit" kaum in Betracht.

◼ Zivilrechtliche Sanktionen bei Verschulden und Beweislastumkehr

Das Zivilrecht regelt im Falle eines Dekubituseintritts die anstehenden Belange einer Schadensregulierung und folgt dabei grundsätzlich dem im Strafrecht angesprochenen Verschuldensprinzip. Beweiserleichterungen zugunsten des Patienten bis hin zur Beweislastumkehr greifen jedoch bei eklatanten Mängeln in der ärztlich-pflegerischen Versorgung durch; dies zu Recht, denn schließlich kommt dem Patienten ein Rechtsanspruch auf sichere Versorgung nach den aktuellen Erkenntnissen der medizinischen Wissenschaft zu (BGHZ (Bundesgerichtshof Entscheidungen in Zivilsachen) 72, S. 132; 85, S. 327; BGH NJW (Neue Juristische Wochenschrift) 1978, S. 2337; BGH NJW 1988, S. 762 f.).

Informativ wird hierzu der vom Bundesgerichtshof am 18. 03. 1986 entschiedene Braunschweiger Dekubitusfall angeführt (BGH NJW 1986, S. 2365 ff.):

Fallbeispiel Die Klägerin wurde am 17. 11. 1977 mit Schlaganfall und Halbseitenlähmung ins Krankenhaus eingeliefert. Infolge ihrer Krankheit lag sie nahezu bewegungslos und apathisch im Bett. Im dritten Monat der Behandlung trat ein Durchliegegeschwür am Steißbein auf, das die Ausmaße einer Männerfaust erreichte. Nach zwischenzeitlicher Verlegung im Rahmen einer geplanten, aber wegen des Dekubitus nicht durchgeführten Rehabilitation wurde die Klägerin zunächst auf einer Langliegestation des beklagten Krankenhauses und sodann auf einer Pflegestation behandelt. Dort begann das Durchliegegeschwür langsam abzuheilen; auch der Allgemeinzustand der Klägerin besserte sich wieder. ◼

Klageziel der Patientin war unter anderem ein Schmerzensgeld von 15 000,– DM neben dem anderweitig verfolgten Anspruch der Krankenkasse auf Ersatz der dekubitusbedingten weiteren Behandlungskosten in Höhe von rund 145 000,– DM.

Nach dem Ergebnis der gerichtlichen Beweisaufnahme durch ärztliches Sachverständigengutachten und Zeugenvernehmung des ärztlich-pflegerischen Behandlungsteams war der therapeutische Verlauf für das Gericht nicht konkret nachvollziehbar. Es erschien im Ergebnis möglich, jedoch nicht sicher feststellbar, daß ein Dekubitus bei sorgfältiger Pflege mit Antidekubitusmatratze, Druckentlastung usw. vermeidbar gewesen wäre.

Bei dieser Sach- und Rechtslage hat der Bundesgerichtshof dem klägerischen Begehren dem Grunde nach voll entsprochen. Letztlich entscheidend für den Prozeßausgang war, daß es dem Krankenhaus 9 Jahre nach der Behandlung nicht mehr möglich war, den Nachweis einer rechtzeitigen und sicheren Dekubitusprophylaxe zu führen und somit zu beweisen, daß das aufgetretene Durchliegegeschwür unvermeidbar war.

Mit der Folge der Beweislastumkehr wurden gravierende organisatorische Mängel im therapeutischen Verlauf gerügt. Schließlich seien auch 1977 schon das besondere Pflegebedürfnis und die aus diesem Anlaß erforderlichen Maßnahmen lückenlos zu dokumentieren gewesen.

Der Rechtsentscheid wurde inhaltlich bestätigt durch das Urteil des Bundesgerichtshofs vom 02. 06. 1987 im Bremer Dekubitusfall. Dort heißt es (BGH NJW 1988, S. 762, 763):

„Es mußte organisatorisch sichergestellt sein, daß die Dekubitusprophylaxe ärztlich ausreichend überwacht wurde, und die Durchführung der allgemein oder für den speziellen Fall angeordneten Maßnahmen mußte in irgendeiner Weise schriftlich festgehalten werden. Die Schwestern des Krankenhauses hätten bereits zu der damaligen Zeit über jeden Patienten ausführliche Pflegeberichte führen müssen."

Die Frage, ob ein Dekubitalgeschwür zivilrechtlich haftungsrelevant wird oder nicht, richtet sich mithin nach dem Beweisergebnis, ob und inwieweit die jeweils Verantwortlichen im klinischen Bereich im gerichtlichen Verfahren den Nachweis sicherer Behandlung und Pflege führen können.

■ Dokumentation als rechtliche und therapeutische Pflicht

Entsprach es früher nur ärztlicher Übung und pflegerischer Absicherung, Aufzeichnungen über den Verlauf der Therapie zu fertigen, um diese später als Gedächtnisstütze heranzuziehen, so ist die Dokumentation im ärztlichen und pflegerischen Bereich heute verpflichtend. Der Bundesgerichtshof hat den Nachweis einer dem aktuellen Standard entsprechenden ärztlich-pflegerischen Versorgung zur selbstverständlichen Pflicht erhoben (BGH NJW 1978, S. 2337; 1988, S. 762 f.).

In Zusammenhang von Dokumentationspflicht und einem Patientenrecht auf Einsicht in die gesamten Behandlungsunterlagen spricht der Bundesgerichtshof von einer Rechenschaftsverpflichtung des ärztlich-pflegerischen Behandlungsteams als Treunehmer. Ähnlich wie es dem Verwalter fremden Vermögens obliege, auf Verlangen exakte Auskunft über den Umgang und Verbleib des Fremdkapitals zu erteilen, sei es die selbstverständliche Aufgabe „des verwaltenden Klinikers", Rechenschaft über den Umgang mit dem höchsten Gut eines Menschen abzulegen –über den gewissenhaften Umgang mit Leib und Leben des Patienten. Diese höchstrichterliche Rechtsprechung hat inzwischen in den ärztlichen und pflegerischen Berufsordnungen Niederschlag gefunden (§ 15 I MuBO und § 4 Krankenpflegegesetz).

Eine in Kreisen der Verwaltung, Ärzteschaft und Pflege nicht verstummte Kritik an der weitreichenden Aufzeichnungspflicht der Gesamtversorgung verkennt den Ausgangspunkt und rechtlichen Belang der zugewiesenen Aufgabe. Ärztliche und pflegerische Versorgung erfolgen im Team nicht ständig gegenwärtiger Mitarbeiter. Unterschiedliche funktionelle Zuständigkeitsbereiche, Schichtarbeit, Krankheits- und Ausfallzeiten gebieten es, daß dem jeweils Handelnden am Patientenbett die notwendigen Informationen zur Absicherung angemessener Versorgung vorliegen. Wie anders ist dies möglich ohne eine schriftliche Dokumentation?

Mündliche Mitteilungen wie anläßlich der Stationsübergabe sind nicht geeignet, den geforderten Qualitätsnachweis von Behandlung und Pflege zu erbringen. An dieser Stelle soll die in den Verjährungsvorschriften der §§ 195, 847 BGB normierte Klagefrist von bis zu 30 Jahren nicht unerwähnt bleiben. Am Rande erwähnt sei die menschlich begrenzte Kapazität der Merkfähigkeit. In Zeiten hoher Belastung steht zu befürchten, daß ohne schriftlichen Hinweis die eine oder andere wichtige Information verlorenginge. Damit wäre bei kritischen, risikobehafteten Behandlungsabläufen ein sonst vermeidbarer Patientenschaden vorprogrammiert.

> Aus dieser Sicht folgt die rechtliche Bewertung, daß die schriftliche Dokumentation der ärztlichen und pflegerischen Leistung therapeutische Pflicht und damit unabdingbar ist.

■ Fortschreitende Entwicklung

Mit den zitierten Grundsatzurteilen aus dem Jahre 1988 zum Standard einer angemessenen Dekubitusprophylaxe hat die Rechtsprechung neues Terrain beschritten. Dabei ist das Recht ebenso dynamisch wie Medizin, Medizintechnik und Pflege. Die Wissenschaften kennen keinen Stillstand. Die rechtliche Verantwortung paßt sich in jeder Weise der Fortentwicklung überkommener Pflege- und Behandlungsmaßnahmen an. Der Patientenanspruch auf eine sichere Versorgung nach den aktuellen Erkenntnissen der Wissenschaft ist stets zu gewährleisten. Dabei entspricht es der rechtlichen Verpflichtung des Arztes ebenso wie des Pflegepersonals, sich über neue Erkenntnisse der Patientenversorgung bis zur Grenze des Zumutbaren fortzubilden (Rieger 1979; mit Hinweis auf BGH Versicherungsrecht 1975, S. 2245, 2246; BGH NJW 1968, S. 1181; BGH NJW 1977, S. 1103). In gleicher Richtung hat es schon das Reichsgericht in einem Urteil von 1930 formuliert (Jensen u. Röhlig 1993, mit Hinweis auf RGSt 64, S. 263 ff., 269):

„Von einem Arzt und nichtärztlichem Assistenzpersonal muß verlangt werden, daß sie sich über die Fortschritte der Heilkunde unterrichten und mit den neuesten Heilmitteln vertraut machen. Es geht nicht an, sich aus „Bequemlichkeit, Eigensinn oder Hochmut" den neuen Lehren und Erfahrungen zu verschließen."

Diese Sicht entspricht nicht nur dem deutschen Rechtsstandard, sondern im übrigen der mehr und mehr durchhreifenden europäischen Rechtsprechung. Es wird an dieser Stelle auf die gesicherte Rechtsprechung zu Dekubitalgeschwüren in Großbritannien verwiesen, die zu gerichtlich festgesetzten Schadenersatzansprüchen von umgerechnet über 300 000,– DM im Einzelfall geführt hat, wenn abgesicherte, standardisierte Prophylaxen nicht nachweislich durchgeführt worden sind (Brit. J. Nurs. 1994, S. 721 ff.). Ausflüchte und Entschuldigungen wie „I did my best" wurden rechtlich ebenso wenig akzeptiert wie der Hinweis auf eine hohe Arbeitsbelastung, weil es schließlich darum geht, das höchste Rechtsgut des Menschen – „Leben und Gesundheit" – zu bewahren und sicher zu versorgen.

■ Ärztlich-pflegerisches Team

Es ist nicht nur ein für selbstverständlich erklärtes Gebot höchstrichterlicher Rechtsprechung, sondern schlichtweg eine logische Folgerung ohne anderweitige Alternative, daß eine sichere Patientenversorgung der vertrauensvollen Zusammenarbeit aller im ärztlich-pflegerischen Behandlungsteam verantwortlichen Ärzte, Schwestern und Pfleger bedarf.
Die über Kompetenzen und Zuständigkeiten geführten Rangeleien – u. a. entfacht durch den Hinweis in den zitierten Dekubitusurteilen zur ärztlichen Anordnungsbefugnis und -verpflichtung –führen jedenfalls nicht zu einer patientengerechten Lösung in einem im Ergebnis nicht

fruchtbaren Streit verschiedener Berufsstände. Festzuhalten bleibt, daß sowohl Ärzte wie auch Pflegekräfte eine hochqualifizierte und verantwortliche Tätigkeit ausüben, die im Bereich der Pflege nicht durch einen nach geltendem Recht bestehenden Arztvorbehalt abgewertet wird. Die ärztliche Prüf-, Überwachungs- und Anordnungskompetenz im Bereich der Behandlungs- und Grundpflege entspricht gesetzlich der so definierten Letztverantwortung des Arztes für die Gesamtversorgung des Patienten. In diesem Zusammenhang wird auch die in der Pflege zunächst mit Unmut aufgenommene rechtliche Bewertung verständlich, daß es im Krankenhaus keinen arztfreien Raum gebe (Brenner 1984). Angesichts der jedenfalls heute und bestimmt auf unabsehbare Zeit nicht abänderbaren ärztlichen Anordnungskompetenz erscheint es an dieser Stelle der Darlegung bestehender Verantwortung nach geltendem Recht mäßig, auf die Zweckmäßigkeit dieser Regelung einzugehen. Verwiesen sei lediglich darauf, daß es im Patienteninteresse bei der ärztlich-pflegerischen Versorgung nicht zu einer Blockierung durch eine etwaige „Pattsituation" gleichrangig, aber möglicherweise im Einzelfall kontrovers gegenüberstehender Verantwortlicher kommen darf. So bedarf es zur Sicherung einer in jedem Fall klaren Entscheidungsrichtung immer eines für die Gesamtversorgung zuständigen Entscheidungsträgers. Die rechtlich dem Arzt zugewiesene Entscheidungskompetenz wertet die Pflege nicht ab, wie am Beispiel im Einzelfall bekannter Kompetenzkämpfe zwischen Anästhesisten und Operateuren im ärztlichen Bereich ersichtlich, in denen der die Letztverantwortung tragende Operateur trotz absoluter Gleichwertigkeit in der wissenschaftlich anerkannten Stellung des Anästhesisten zum ausschlaggebenden Entscheidungsträger wird, dem sich im Zweifelsfalle unter Hinweis auf eventuelle fachliche Bedenken nicht nur pflegerische, sondern auch ärztliche Mitarbeiter unterzuordnen haben.
Vor dem Hintergrund dieser rechtlichen Vorgaben werden die Ausführungen des Bundesgerichtshofs zur ärztlich-pflegerischen Versorgung dekubitusgefährdeter Patienten eher verständlich.
Zitiert wird hierzu nachfolgend aus dem Bremer Dekubitusurteil vom 02. 06. 1987 (BGH NJW 1988, S. 763):

„Eine Entscheidung darüber, ob die Ärzte und das Pflegepersonal bei der Dekubitusprophylaxe und -behandlung etwas versäumt haben, kann nicht getroffen werden, bevor nicht geklärt ist, was im Falle des Patienten hätte angeordnet und durchgeführt werden müssen. Das wird für jede Phase der Behandlung zu erörtern sein. Für die erste Zeit […] wird mithin aufzuklären sein, was die Ärzte zu veranlassen hatten, um eine erfolgreiche Dekubitus-Prophylaxe durchzuführen, was das Pflegepersonal insoweit zu tun hatte, und ob, wenn schon eine Lagerung auf einer Spezialmatratze oder einem Wasserbett bei diesem Patienten nicht möglich war, etwa wegen der erforderlichen Hochlagerung des Oberkörpers andere Ausgleichsmaßnahmen zu treffen waren. Dasselbe gilt für die Phase […] bis zur Entlassung. Zusätzlich wird die beklagte Klinik darzulegen haben, wie sie die danach erforderliche intensive Pflege des Patienten organisatorisch sichergestellt hat, vor allem auch in den Zeiten, in denen der nach den Feststellungen des Gerichts besonders gewissenhafte Pfleger N. keinen Dienst hatte oder im Urlaub war. Endlich wird ergänzend […] zu beurteilen sein, ob die Entlassung des Patienten nach Hause zu verantworten war und ob dabei vor allem die therapeutische Beratung ausgereicht hat.

Die Revision rügt ferner mit Recht […] die mangelhafte Dokumentation der Dekubituspflege und -behandlung. Der Senat hat schon in seinem Urteil vom 18. 03. 1986 (der zitierte Braunschweiger Dekubitusfall, BGH NJW 1986, S. 2365) dazu Stellung genommen. Dabei waren bei einem Patienten, der ein Risikopatient war, in den Krankenunterlagen die ärztliche Diagnose sowie die ärztlichen Anordnungen hinsichtlich der Wahl der erforderlichen Pflegemaßnahmen festzuhalten, zumal nicht ersichtlich ist, daß im Krankenhaus eine allgemeine schriftliche Anweisung bestanden hat, aus der die allgemeinen prophylaktischen Maßnahmen ersichtlich waren. Die Entscheidung über das, was zu tun war, durfte nicht allein dem Pflegepersonal überlassen bleiben. Es mußte organisatorisch sichergestellt sein, daß die Dekubitusprophylaxe und -pflege ärztlich ausreichend überwacht wurde, und die Durchführung der allgemein oder für den speziellen Fall angeordneten Maßnahmen mußte […] schriftlich festgehalten werden. Diesen Grundsätzen genügt die Dokumentation der beklagten Klinik im Falle des Patienten nicht. Sie fehlt für die erste Phase des stationären Aufenthaltes […] und ist für die zweite Phase lückenhaft. Der klagenden Partei kann bei dieser Sachlage billigerweise nicht die volle Beweislast für die behaupteten Behandlungsfehler obliegen; vielmehr (hätte) die beklagte Klinik die indizielle Wirkung fehlender Krankenblatteintragungen zu entkräften."

Im Hinblick auf die bei jedem Patienten mit latenter Dekubitusgefährdung zu beachtenden ärztlich-pflegerischen Vorgaben nach dem Urteil der Rechtsprechung erübrigt sich die weitere Kommentierung.

Empfehlenswert ist – auch im Hinblick auf oft schwer erhältliche ärztliche Einzelanordnungen – ein von der ärztlichen Leitung akzeptierter Pflegestandard zur Prophylaxe und gegebenenfalls der weiteren Versorgung im Bereich Dekubitus unter Einbindung der in Behandlung und Pflege aktuellen und in der Anwendung verpflichtenden Standards.

■ Tips und Ideen zur Sicherheit in Recht und Praxis

❗ Sicherheit heißt: Vorgaben beachten, Fehler vermeiden.

Dem Juristen ist es nur möglich, aus der forensischen Praxis auf erkannte und rechtlich bewertete Unzulänglichkeiten der Prophylaxe und Behandlung hinzuweisen. Daher ist die Aufzählung der jedenfalls auszuschließenden Mängel ohne jeden Anspruch auf Vollständigkeit.

Haftungsbegründende Unzulänglichkeiten liegen u.a. vor, wenn

- bei Risikopatienten die drohende Dekubitusgefahr nicht von Beginn an in den Patientenunterlagen vermerkt ist;
- Aufzeichnungen der ersten Wahrnehmung eines beginnenden Dekubitus fehlen;
- die durchgeführte Prophylaxe und Behandlung nicht dem anerkannten und aktuellen Stand der Wissenschaft entspricht;
- die angeordneten und getroffenen Maßnahmen zur Prophylaxe und Behandlung nicht dokumentiert sind;
- die Dokumentation nicht zeitnah (spätestens bei Schichtende) seitens des verantwortlich zeichnenden Mitarbeiters erfolgt;
- ein Abweichen von Standards der im Regelfall erforderlichen Versorgung nicht nachvollziehbar begründet ist (z.B. bei fehlendem Hinweis auf therapeutische Besonderheiten bei ärztlicher Einzelanordnung);
- ausgelassene Prophylaxen und Behandlungsmaßnahmen nicht rechtfertigend oder entschuldigend (z.B. infolge der Überlastung bei vorrangiger Versorgung von Notfällen) ausgewiesen sind.

27 Qualitätssicherung und -kontrolle

Christel Bienstein

- Entwicklung der Qualitätssicherung in Westdeutschland
- Definitionen und Institutionen der Qualitätssicherung
- Gesetzliche Vorgaben
- Instrumente und Strukturen der Qualitätssicherung
- Beispiel Standard

- Definition und Struktur
- Gründe zur Erstellung von Standards
- Kosten
- Entwicklung von Standards
- Einschätzungskriterien
- Anforderungsprofil eines Qualitätssicherungskonzeptes im Bereich Dekubitusprophylaxe und -therapie

Zusammenfassung

Das Kapitel erläutert die grundlegenden Strukturen der Qualitätserfassung und -sicherung. Definitionen und praktische Auswirkungen von Qualitätssicherung werden erörtert. Besonders die Standarddiskussion als ein Element der Qualitätsdarstellung und -sicherung ist ein Thema.

Qualitätssicherung und eine regelmäßige Kontrolle des Niveaus sind unabänderlich notwendig. Ärzte wie Pflegende und andere therapeutische Berufe bedürfen einer klaren Definition der eigenen Ziele. Nur so ist es möglich, früh Veränderungen zu erfassen und diesen adäquat zu begegnen.

Entwicklung der Qualitätssicherung in Westdeutschland

Pflege ist heute Teil der Gesellschaft. Seit Ende der 70er Jahre wird der Bedarf an Qualitätsdefinitionen sowie Überprüfungs- und Meßinstrumenten immer größer. Durch ständig steigende Anforderungen des Gesetzgebers wie auch der Krankenkassen können wir uns gegen die Standardisierung und das Messen von Pflege nicht mehr wehren. Auch Pflege muß sich definieren und die eigene Qualität transparent machen.

Waren die 70er Jahre durch die Fortschritte der Technik geprägt (Einrichtung von Intensivstationen, medizinischen Meßplätzen etc.), so beschäftigten sich die Gedanken einer Pflegedienstleitung zu Beginn der 80er Jahre intensiv mit der Einführung der Pflegedokumentation und -planung. Noch nicht voll in die Praxis integriert, kamen schon wieder neue Anforderungen auf die Leitenden zu. Nun galt es – Ende der 80er Jahre –, Pflegetheorien, -modelle und -konzepte auf ihre Umsetzbarkeit in der eigenen Institution zu überprüfen. Damit nicht genug, es wurde allen immer klarer, Qualitätssicherung und Qualitätsmanagement müssen auch in die Praxis eingeführt werden, denn sie sind *die* Forderungen der Zeit.

Durch diese Entwicklung zieht sich der Gedanke, Pflege erfaßbar, nachweisbar und damit transparent zu machen. Aber genau diese Einstellung war schwer in die Pflege transportierbar. Meßbarkeit stellte gefühlsmäßig das genaue Gegenteil von Pflege dar; fast war es so, als wenn jegliche Pflege gefährlich würde, die durchschaubar gemacht werden sollte. Pflege erschien *unantastbar* und *unmeßbar* und von so außerordentlicher Natur zu sein, daß Widerstand gegen Qualitätserfassung fast zur Pflicht einer verantwortungsvoll Pflegenden wurde.

Jedoch half unter anderem das ständige Klagen der Schüler über die unterschiedlichen pflegerischen Vorgehensweisen bei „ein und derselben" Sache zunehmend, sich dem Qualitätssicherungsgedanken zu öffnen.

Wesentliche Veränderungen in der Pflege, z. B. im Bereich der Dokumentation, der Personalbemessung und des Qualitätsprofils der leitenden und lehrenden Pflegepersonen, waren nicht systematisch erfaßt worden. Damit konnte auch kein Nachweis geleistet werden, welche Bedeutung diese Veränderungen für die Pflegequalität hatten.

Einzelne Elemente der Qualitätssicherung griffen in den 80er Jahren. So wurden vor allem Strukturen verändert. Die Funktionspflege wandelte sich zunehmend in die Bezugspflege, die Pflegedokumentation und -information nahm an pflegerelevanten Inhalten zu, der Pflegeprozeß wurde in Form systematischer Lösungsschritte neu strukturiert. Selbst die Auseinandersetzung mit Pflegetheorien wurde nicht gescheut. Zumeist war jedoch auch weiterhin keine Erfassung der Ausgangssituation vorhergegangen.

Die westdeutsche Pflege war bis 1987 nicht systematisch in die Qualitätssicherung eingestiegen. Sie bestand zumeist aus nichtvernetzten Einzelinitiativen.

Seit mehr als 10 Jahren beschäftigt sich besonders intensiv die Fachhochschule Osnabrück unter der Federführung von D. Schiemann mit der Qualitätssicherung. Zahlreiche Veröffentlichungen und Arbeitsergebnisse konnten vorgelegt werden. Seit 1991 nimmt Deutschland an einem Qualitätsprogramm der WHO teil (1982 startete diese Arbeit bereits in vielen europäischen Län-

dern, Deutschland war daran noch nicht beteiligt). Inzwischen ist Deutschland an das *Euroquan-Programm* angeschlossen. Es dient der Erstellung eines Netzwerkes zur Qualitätssicherung. Dabei nimmt die Fachhochschule Osnabrück die Koordinierungsfunktion für Deutschland wahr. Enger Kooperationspartner für den Aufbau des Netzwerkes und die Vertretung der Berufsgruppe im europäischen Netzwerk ist der Deutsche Berufsverband für Pflegeberufe (DBfK). Nähere Informationen über Euroquan erhalten Sie beim DBfK oder an der Fachhochschule Osnabrück.

In Deutschland wurde in den vergangenen Jahren primär mit einem Element der Qualitätssicherung gearbeitet, den Pflegestandards. Hier wurde viel Energie ineffektiv eingesetzt, wesentliche Schritte zur Qualitätssicherung wurden damit noch nicht erreicht. Zur Zeit wird deutlich umfassender das Profil des Qualitätsmanagements diskutiert. Erste übergreifende Initiativen mehrerer Krankenhäuser sowie ein vom Bundesgesundheitsministerium finanziertes Qualitätssicherungsprojekt (ab 1993) stellten die Weichen für die Zukunft der Qualitätssicherung.

■ Definitionen und Institutionen der Qualitätssicherung

Der Begriff Qualität wird sowohl umgangssprachlich in tagtäglichen Situationen und in bezug zu Waren verwandt als auch für den berufsfachlichen Inhaltsanspruch. Dabei ist die Einschätzung des Qualitätsniveaus immer subjektiv. Es hängt von gesellschaftlichen und/oder persönlichen Wertschätzungen ab. Weiterhin ist es bedeutsam, ob ein Vergleich mit ähnlichen Produkten möglich ist, und natürlich entscheidet die Zielsetzung ebenfalls über das Gütemaß, das einem Inhalt bzw. einer Situation zugeordnet wird. Bereits 1933 definierten Lee und Jones in den USA, was Qualität in der Pflege sei. Sie vertraten die Ansicht, daß „hochqualifizierte Pflege die Pflege ist, die alle relevanten Kenntnisse und Techniken anwendet, die der Pflege zur Verfügung stehen".

Wenn Qualität als „Grad der Übereinstimmung zwischen Zielen des Gesundheitswesens und der wirklich geleisteten Pflege" bezeichnet wird,

wird hier schon deutlich, daß sehr wohl Niveauunterschiede im Grad der Übereinstimmung auszumachen sind. Das kann sich sowohl im Ergebnis als auch in der Struktur der Pflege oder dem Pflegeprozeß zeigen.

Weitere Begriffe wurden der Qualitätseinschätzung zugeordnet. Williamson u. Mitarb. (1982) definieren: „Qualität ist der Grad des erreichten Erfolges in der Pflege, der mit verantwortlichem Gebrauch von Mitteln und Leistungen erreicht wird". Hier wird der Diskussion die Zweckmäßigkeit hinzugefügt.

Der Niederländische Rat für Volksgesundheit hat 1986 den Begriff der Qualität der Berufsausübung an drei Schwerpunkten festgemacht:

- Qualität des methodisch-technischen Handelns,
- Qualität der (inneren) Einstellung,
- Qualität der Organisation der Berufsausübung.

Jeder Schwerpunkt wird nochmals unter verschiedenen Aspekten betrachtet.Darüber hinaus definiert der DBfK in seinen „Leitsätzen zur Qualitätsentwicklung für die Pflegepraxis" (1995), daß sich Qualitätsentwicklung aus vier Bausteinen zusammensetzt:

- Netzwerk,
- Bildungs- und Beratungsprogramme,
- Forschung und Entwicklung,
- Verbreitungs- und Zusammenarbeit.

Schon in seiner Berufsordnung fordert der DBfK, daß die Berufsgruppe der Pflegenden die Verantwortung für das Qualitätsniveau der Pflege, seine Umsetzung und Weiterentwicklung trage. Von dieser Aufgabe können die Pflegenden nicht entbunden werden; es ist eine zentrale Funktion ihres Berufes, das Qualitätsprofil der eigenen Berufsgruppe zu definieren.

Nun kann Qualitätssicherung auf nationaler, regionaler oder auf institutioneller Ebene geschehen. Dabei muß zwischen Qualitätsvorgaben und Qualitätskontrolle unterschieden werden.

In Deutschland sind noch keine inhaltlichen Qualitätsvorgaben auf nationaler Ebene erarbeitet worden. Bisher obliegt die Qualitätssicherung immer noch den einzelnen Institutionen, denen auch das angestrebte und erreichte Niveau selbst überlassen ist.

■ Gesetzliche Vorgaben

❗ Das Gesundheitsstrukturgesetz fordert ebenso wie die Pflegeversicherung die Überprüfung der Pflegequalität.

So legt der § 80 Sozialgesetzbuch (SGB), 11. Buch, soziale Pflegeversicherung, vom 26. Mai 1994 fest, daß „die Spitzenverbände der Pflegekassen… gemeinsam und einheitlich Grundsätze und Maßstäbe für die Qualität und die Qualitätssicherung der ambulanten und stationären Pflege sowie für das Verfahren zur Durchführung von Qualitätsprüfungen" vereinbaren.

Der Absatz 2 sieht eine Verpflichtung der Pflegeeinrichtungen zu qualitätssichernden Maßnahmen vor. Im Absatz 3 wird darauf hingewiesen, daß Mängel in der pflegerischen Qualität der erbrachten Leistung zum Ausschluß aus den anerkannten Einrichtungen der Pflegeversicherung führen können.

Zwar fordern die gesetzlichen Vorgaben die Qualitätssicherung ein, doch regeln sie diese nicht inhaltlich. Dies ist auch unabdingbar die Aufgabe der Berufsgruppe selbst. Dabei müssen die realen Umstände Berücksichtigung finden, ebenso wie der aktuelle Wissenstand.

■ Instrumente und Strukturen der Qualitätssicherung

Zu den grundlegenden Instrumenten der Qualitätssicherung gehören die *Informationstransparenz* und die Sicherung der *Informationsdurchlässigkeit.*

Pflege kann nur dann auf einem hohen Niveau stattfinden, wenn aktuelle Erkenntnisse bis zur Pflegeanwenderin in der Praxis ebenso durchdringen wie zu den Personen, die für das Management und die Lehre Verantwortung tragen.

Um Information zu gewährleisten, gehören Pflegebibliotheken, Zeitschriften, Schulungen, Besprechungen, Qualitätszirkel und Projekte der Qualitätssicherung zu den gezielt eingesetzten

Instrumenten. Diese müssen strukturell (organisatorisch vorgeplant) und systematisch (regelmäßig) stattfinden.

Weitere Instrumente der Qualitätssicherung sind z. B.

- qualifizierte Pflegedokumentation,
- patienten- bzw. bewohnerbezogenes Teamgespräch,
- dem Niveau angemessene Pflegeorganisation,
- Pflegezielsetzungen,
- Leitungsbesprechungen,
- Pflegestandards.

Um eine Qualitätserfassung und -einschätzung vornehmen zu können, müssen Kriterien für die Evaluation des Ergebnisses erarbeitet werden. Hierzu zählen u. a.

- regelmäßige Erfassung der Qualität der pflegerischen Mitarbeiter,
- Erfassung der Steigerung der Pflegegüte, z. B. anhand der
  - Zunahme von Mobilität der Patienten,
  - Abnahme von Sekundärerkrankungen (wie z. B. Dekubitus),
  - Verbesserung der Anleitung von Angehörigen.

Qualitätskontrolle kann zentral oder dezentral durchgeführt werden. Die *zentrale* Form geschieht durch Institutionen oder Personen von außen anhand vorgegebener Qualitätsindizes.

Die *dezentrale* Form erfolgt im Team und findet orientiert an den gesteckten Qualitätszielen der Gruppe statt.

Eine Vernetzung zentraler mit dezentraler Vorgehensweise erscheint sinnvoll, damit ein lebendiger Austausch zwischen verschiedenen Teams und den Qualitätsbeauftragten eines Hauses stattfinden kann.

Beispiel Standard

Standards sind sinnvolle Vorgaben zur Pflegegüte, zum Pflegevorgehen und zum Pflegeergebnis. Sie definieren die *regulär* zu erbringende Leistung einer Berufsgruppe.

Damit wird sowohl das inhaltliche Vorgehen wie auch das Niveau einer Leistung für die Gesellschaft transparent. Standards sind primär eine für die Öffentlichkeit vorgesehene Außendarstellung der pflegerischen Institution, erst in ihrer zweiten Funktion dienen sie der Information der Berufsangehörigen.

Standards sind wichtig zur Absprache der Berufsangehörigen, besonders bezogen auf neue Mitarbeiter.

Damit wird deutlich, daß Standards immer auf dem Hintergrund der jeweiligen Institutionen entstehen. Dies entbindet die Institution jedoch nicht von der Pflicht, Standards auf der Grundlage der *aktuellen* Wissenserkenntnis zu erstellen.

Definition und Struktur

Standards sind das Maß des benötigten pflegerischen Handelns in einer spezifischen Pflegesituation.

Pflegestandards, die Qualität entwickeln helfen sollen, weisen verschiedene Dimensionen auf.

Die Unterteilung in Strukturstandards (z. B. Anzahl des Pflegepersonals, Bereichspflege etc.), Prozeßstandards (z. B. Pflegepläne, Aufnahmeverfahren etc.), Ergebnisstandards (z. B. Verweildauer der Patienten, Reduktion von Sekundärerkrankungen etc.) ist allgemein bekannt, ebenso die Aussagen der verschiedensten Verbände und Experten, die Standards zusammenfassend als „ein vereinbartes Maß für einen bestimmten Zweck benötigter pflegerischer Interaktion" bezeichnen.

Eine andere Definition geht von der Niveauebene aus, auf der sich der Standard bewegt. Meist wurde das Niveau zu hoch angesetzt oder nur unter wenigen Gesichtspunkten definiert.

Bewährt haben sich die von der Kaderschule in der Schweiz entwickelten „Merkmale verschiedener Stufen der Pflegequalität". Hier wird zwischen

- optimaler,
- angemessener,
- sicherer und
- gefährlicher

Pflege unterschieden.

Schon ein kurzer Blick in die reale Pflegesituation macht deutlich, daß es vielfach sinnvoll ist, zuerst einmal das Niveau im Bereich der sicheren Pflege festzulegen.

> Standards müssen an ihren schwächsten, nicht an ihren besten Anwendern gemessen werden!

Bei der Definition der Größenordnung eines Standards wird unterschieden zwischen Makroebene, medialer Ebene und Mikroebene.
Die Einteilung nach verschiedenen Größen korrespondiert mit der hierarchischen Ordnung von Standards, setzt jedoch die Akzente innerhalb einer Institution, da zur Zeit noch keine Universalstandards auf nationaler Ebene und keine Richtlinienstandards des Berufes vorliegen.
Standards der *Makroebene* definieren z. B. die Gesamtstandards eines Hauses, einer Abteilung oder Station.
Mediale Standards treffen Qualitätsfestlegungen zu übergreifenden, größeren pflegerelevanten Handlungseinheiten (z. B. Pflege sterbender Patienten, Außendarstellung des Pflegeteams etc.).
Mikrostandards bewegen sich auf der Ebene einzelner Pflegehandlungen und -situationen und versuchen diese qualitativ zu benennen (z. B. Dekubitusprophylaxe etc.).
Vielfach ist Pflegedienstleitungen auch nicht bewußt, daß Standards, einmal ausgeteilt, *Dienstanweisungscharakter* haben und damit die Pflegedienstleitung *rechtlich haftbar* gemacht werden kann. Falls der Standard angewandt wurde, aber fehlerhaft oder nicht mehr aktuell war, fällt dies auf die Pflegedienstleitung zurück.
Standards weisen häufig nicht die vollständigen Namen der Urheber auf („Schwester Heidi" reicht nicht); es ist auch nicht ersichtlich, wann sie erstellt wurden, welche Literatur zugrunde liegt, und vielfach sehen sie kein Datum vor, wann der Standard verfällt (ungültig oder überarbeitet wird).

Gründe zur Erstellung von Pflegestandards

Schiemann wies 1990 darauf hin, daß viele Standards unter retrospektiven Gesichtspunkten erstellt wurden, z. B. unter der Fragestellung Was machte uns bisher Schwierigkeiten? und unter dem Gesichtspunkt der Vereinheitlichung.
Daher war es nicht erstaunlich, daß sich sehr viele Standardarbeitsgruppen mit einzelnen Pflegethemen auseinandersetzten unter den Gesichtspunkten:

* Das betrifft alle.
* Das wird zu unterschiedlich gemacht.
* Das tangiert keine andere Berufsgruppe.
* Das verringert die Diskrepanz zwischen Praxis und Theorie.

Eine weitere und sicher wesentlich wichtigere Themenbestimmung ist die Frage:

* Wo treten die häufigsten Fehler auf, und welche Fehler sind sehr gefährdend für unsere Patienten und Mitarbeiter?

Hier wurden Themen zusammengetragen wie

* Umgang mit Medikamenten,
* Sturzprophylaxe der Patienten, z. B. Fallen aus dem Bett,
* Reduzierung von Dekubitaldefekten,
* Umgang mit infektiösem Material.

Mir erscheint diese Art der Themenerklärung sehr wesentlich, lenkt sie doch zuerst den Blick auf die Überprüfung der jeweiligen Pflegequalität und hilft mit, Pflegefehler deutlich zu reduzieren. Dabei wird wiederum besonders die Fähigkeit zur Prioritätensetzung geschult unter dem Aspekt, was ist regelungsbedürftiger: das Herausfallen von Patienten aus dem Bett zu reduzieren oder die Ganzkörperwaschung zu regeln?
Sehr schnell wird hier auch nach Themen gegriffen, die nicht nur die Mitarbeit von Pflegenden, sondern auch anderer Berufsgruppen erforderlich machen. Dabei müssen ebenfalls sehr genau Aufwand und Ergebnis verglichen werden.

Kosten

Nach einer Analyse von 22 Pflegedienstleitungen konnten die folgenden Daten ermittelt werden, die eine Kostenübersicht ermöglichen und deutlich werden lassen, welche Energie- und finanziellen Verluste bei einer ineffektiven Vorgehensweise der Standarderstellung anfallen (Tab. 27.**1**). Etwa 150 Mikrohandlungsstandards müssen pro Station erarbeitet werden.

> **!** Pro Standard sind ca. 4 Monate für die Erstellung einzuplanen; hier sind noch nicht die Einführungs- und Aktualisierungszeiten inbegriffen.

Damit erscheint es wesentlich sinnvoller, bereits käuflich zu erwerbende Standards auf die eigenen Bedingungen hin zu überprüfen und die notwendigen Veränderungen vorzunehmen.

Entwicklung von Standards

Bewährt hat sich folgendes Vorgehen:
- Überblick über die Ist-Situation mittels exemplarischer Themen.
- Herauskristallisieren defizitärer Pflegesituationen, -handlungen und -einstellungen.
- Herausarbeiten der besonderen Stärken und Fähigkeiten, spezieller Pflegesituationen etc.
- Entwicklung einer pflegerischen Qualitätszielsetzung.
- Vergleich der Zielsetzung mit der Realsituation.
- Entwicklung eines Prioritätenplans.
- Entwicklung eines Stufenplans.
- Erwerb von bereits erarbeiteten Standards, die das gesetzte Ziel unterstützen, oder/und
- Zusammensetzung einer Expertengruppe.
- Umsetzung des Ergebnisses in die Praxis.
- Regelmäßige Effektivitätsprüfung.
- Regelmäßige Anpassung.

Die entwickelten Standards müssen auf die Auswirkungen bei den hausinternen Strukturen, das Anforderungsprofil und den Zusammenhang mit anderen Arbeitsgruppen und Veränderungen überprüft werden.
Einzelne Punkte seien noch vertieft:
Entwicklung eines Prioritätenplans. Sie sollte unter den Aspekten erfolgen:

- Was ist am dringendsten?
- Was hat die höchste Aussicht auf Akzeptanz?
- Was kann am schnellsten gelöst werden?

Zusammensetzung einer Expertengruppe. Sie geschieht möglichst unter den folgenden Gesichtspunkten:

- Wenige Personen, damit effektives Arbeiten möglich ist.
- Experten sind Personen, die die Ist-Situation kennen und aktuell themabezogen arbeiten können. Sie ermitteln mit den Pflegenden der Basis spezifische Notwendigkeiten.
- Es sollten möglichst Vertreter aus der Praxis, der Schule/der innerbetrieblichen Fortbildung und des Managements hinzugezogen werden.
- Handelt es sich um ein Thema, das auch andere Berufsgruppen betrifft, so muß bei qualifizierten Experten dieser Gruppen Rat eingeholt werden.
- Wichtig sind
  - Themenbegrenzung,
  - Einbezug aktuellen Wissens,
  - Vorgabe des Niveaus,
  - Vorgabe der Erarbeitungszeit (z.B. 3 Sitzungen zu je 3 Std.).
- Nach Beendigung der Aufgabe wird die Expertengruppe aufgelöst; sie wird zu einem neuen Thema meist in veränderter Zusammensetzung einberufen.

Umsetzung des Ergebnisses in die Praxis. Die Expertengruppe muß nicht das Management für die Umsetzung und Überprüfung des Standards übernehmen; dies kann z.B. von der Pflegedienstleitung an die innerbetriebliche Fortbildung oder an Mitarbeiter/-innen der Pflegedienstleitung etc. delegiert werden.
Dabei müssen vor allem folgende Gesichtspunkte beachtet werden:

- Wie wird der Standard vermittelt?
  - Schulungen,
  - Bedside-Training,
  - Mitarbeitergespräche,
  - Informationsmappen etc.
- Was passiert, wenn der Standard nicht eingehalten wird?

Tabelle 27.1   Kostenkalkulation für die Erstellung von Pflegestandards. Bezugsgröße des Krankenhauses ist eine 600-Patienten-Einrichtung

1. Phase (Entwicklung)	Zeit (Std.)	Personen (n)	Kosten (DM)	
Ideenentwicklung PDL	1	1	50	
Daten sammeln über Sekretärin	6	1	240	
Standardgruppen etc. PDL	8	1	400	
Vertiefen und Lesen PDL	4	1	200	
Gespräche Führungsebene und VWL	2	4	400	
Einlesen Führungsebene	4	4	800	
Anschreiben mit Kopien und Versenden	0,5	1	50	
Stationsleitungssitzung	1,5	20	1350	
Gespräch auf den Stationen	0,5	240	5400	
Gesamtkosten			8890	
2. Phase (Sitzung)				
Vorbereitung Sitzung/Raum, Service	1	1	40	
Vorbereitung Inhalt	5	1	250	
Raummiete und Service pro Sitzung 100 DM			100	
1. Sitzung Durchführung	2	14	1260	
Nachbereitung einer Sitzung Protokoll mit Versenden	1	1	80	
Bericht auf den Stationen	1/4	240	2700	
Gesamtkosten			4430	
Gesamtkosten (DM) für die Erstellung eines Standards (4–5 Sitzungen)				
4 Sitzungen	je 4430	17720		
zuzüglich anteiliger Kosten der Phase 1		+ 800	= 18520	
5 Sitzungen	je 4430	22150		
zuzüglich anteiliger Kosten der Phase 1		+ 850	= 23000	
Dazu kommen noch Kosten für Schulung der Mitarbeiter, Umsetzungsbegleitung, Korrektur, Nachinformation, Expertenbefragung, Mappen und Software		ca. 2000		
Gesamtkosten pro Standard mindestens			25000	
PDL = Pflegedienstleitung, VWL = Verwaltungsleitung				

- In allen Bereichen und Veranstaltungen des Hauses muß von der Standarddefinition ausgegangen und immer wieder darauf zurückgegriffen werden, z. B.
  - Stations- und Abteilungsleitungen,
  - Schule,
  - innerbetriebliche Fortbildung,
  - Weiterbildungen, z. B. Anästhesie und Intensivpflege, chirurgische Weiterbildung;
  - Arbeitsweise, z. B. Pflegedokumenation, Mentorenarbeitskreis;
  - Informationsgespräche und -schreiben an die anderen Berufsgruppen, z. B. Küche, Bettenzentrale, Ärzte, Labor.

Als besonders hilfreich hat es sich erwiesen, daß folgende Instrumente die Umsetzung der Standards in die Praxis unterstützen:

- Entwicklung der Stationsleitungs- und Abteilungsleitungssitzungen von einer Organisations- und Informationssitzung zu einer *Qualitätsentwicklungs-* und *-sicherungssitzung*.
  Vielfach entsprechen die Stationsleitungssitzungen nicht der ursprünglichen Bestimmung. Sie sind zu sehr mit alltäglichen Organisations- und Informationsinhalten belastet (Essenswagen zu spät vor dem Aufzug, zuviele Gläser entwendet, zu häufig Zahnprothesen in der Bettenzentrale, neues Desinfektionsmittel etc.).
  Der qualitativen Entwicklung von Pflege wird ein zu geringer Raum eingeräumt.
  Leitungssitzungen benötigen im Durchschnitt 70 % qualitative Pflegebesprechungszeit, damit Standardentwicklung unter dem Gesichtspunkt der Verbesserung der Pflegequalität Rechnung getragen werden kann.
- Einführung eines verständlichen, *transparenten pflegerischen Jahresabschluß-* und *-vorschauberichts*.
  Um sich mit der qualitativen Zielsetzung einer Institution identifizieren zu können, müssen die Mitarbeiter wissen: Was wurde dieses Jahr von den gesetzten Zielen erreicht? Was wurde warum nicht erreicht? Welches Ziel ist das Primärziel für das kommende Jahr?
  Dieser Bericht sollte möglichst kurz sein und allen pflegerischen und anderen Mitarbeitern zugänglich gemacht werden. Zum Beispiel kann die Stationsleitung dies zum Thema einer Mitarbeiterbesprechung machen und gleichzeitig überprüfen, welche Möglichkeiten das Team sieht, das angekündigte Ziel im eigenen Arbeitsbereich zu unterstützen. Weiterhin ist damit auch die Chance gegeben, zu kontrollieren, ob die eigenen Ziele dem Gesamtziel widersprechen.

In der Schule wie in den Weiterbildungen sollte der Jahresbericht fester Bestandteil der Information sein.

Eine *Pflegebibliothek* sowie der Anschluß an Datenbanken, z. B. Medline, helfen mit, rasch auf aktuelle Erkenntnisse zugreifen zu können.

Supervision und die gezielte Einarbeitung von neuen Mitarbeitern und Schülern anhand der Standards stellen ein unverzichtbares Element der Qualitätssicherung dar.

■ Einschätzungskriterien

Um die Qualität eines Standards zu erfassen, kann man folgende Checkliste anwenden:

- Welches Pflegeverständnis wird deutlich? (z. B. aktivierend/selbständigkeitsfördernd/beschützend etc.)
- Findet eine Analyse der Fähigkeiten und Einschränkungen des Patienten statt?
- Werden Prinzipien oder Rezepte formuliert?
- Wo sehen Sie Gefahren, wenn danach gearbeitet wird?
- Wo sehen Sie die Vorteile, wenn danach gearbeitet wird?
- Werden Pflegezielsetzungen (bezogen auf den Patienten) deutlich?
- Ist der Standard überprüfbar?
- Werden Alternativen angeregt?
- Wird auf Literatur hingewiesen?
- Was kann der Standard in der Pflege verändern/erleichtern?
- Worin unterscheidet sich der Standard von der Lehrbuchmeinung?
- Werden im Standard Begründungen vermittelt?
- Welches Pflegeniveau wird angestrebt?
- Haben Sie den Eindruck, daß Ihnen Informationen an die Hand gegeben wurden, die von

einer examinierten Pflegekraft nicht erwartet werden können?

- Welche Informationen erscheinen Ihnen zu banal?
- Welche Informationen erscheinen Ihnen zu komplex?
- Was passiert, wenn sich die Pflegenden nicht daran halten?
- Wer ist verantwortlich für den Standard?
- Wann verfällt der Standard (überarbeitet)?
- Wer darf ihn bei wem umsetzen?
- Wo finden Schulungen statt?

Eine Analyse ergab, daß die meisten Standards sich auf der Mikroebene bewegten, primär prozeßorientiert waren und das Pflegeniveau unklar definiert war.

Besonders problematisch war die Überprüfung der Anwendbarkeit der Standards in der Realsituation. Hier mußte bis zu 80 % von den Vorgaben des Standards abgewichen werden, um die Pflege für den Patienten angemessen durchführen zu können.

Weiterhin waren oft keine aktuellen pflegerischen Erkenntnisse verarbeitet, sondern die Standards spiegelten die Fortschreibung tradierten pflegerischen Handelns wider oder schrieben Lehrbuchmeinung oder Beipackzettel ab, z. B. von Katheterisierungssets.

Bisher bemühten sich verschiedenste Kliniken, Standards zum Thema Dekubitus zu entwickeln. Hierbei wird primär deutlich, daß eine *ständige inhaltliche Überarbeitung* erforderlich ist. Dafür müssen Personen fest verantwortlich gemacht werden.

Standards müssen folgende Aspekte enthalten:

1. Thema,
2. Nummer sowie Klinik oder Abteilungszuordnung,
3. Zielsetzung und Niveaudefinition,
4. Prinzipien,
5. Hinweis auf die aktuelle Orientierung,
6. Besonderheiten in dieser Pflegeeinheit oder spezifischer Patienten,
7. Form der Überprüfung,
8. Anforderungsprofil an die Qualität der Pflegeperson,
9. Beginn der Gültigkeit bis Überarbeitungsdatum,
10. verantwortliche Person/Personen.

Dabei erscheint besonders wichtig, daß der Punkt 4 sich deutlich mit Prinzipien und nicht mit der minutiösen Vorgabe eines Handlungsablaufes beschäftigt. Prinzipien sind z. B. im Themenbereich Dekubitus:

- Patienten mit Hilfe einer Skala einschätzen,
- Wunde immer steril behandeln,
- ständige Druckentlastung,
- regelmäßige Dokumentation.

Ein Standard ist der Zielsetzung einer Klinik, Station oder Einrichtung untergeordnet. Er darf der Zielsetzung nicht widersprechen. Er muß aber auch die *Regel* definieren und nicht das, was wünschenswert wäre, aber im Alltag nicht realisiert werden kann. Ein Standard muß eine Evaluation ermöglichen.

Nutzen Sie die Checkliste auf S. 246, und schätzen Sie Standards ein.

Es ist notwendig, Standards auf der Grundlage der eigenen Zielsetzung der Einrichtung zu entwickeln. In Büchern veröffentlichte Standards sind nur kurz aktuell. Sie können, einmal veröffentlicht, nicht mehr revidiert werden, und die Gefahr besteht, daß sie zu lange ohne Überarbeitung benutzt werden.

■ Anforderungsprofil eines Qualitätssicherungskonzeptes im Bereich Dekubitusprophylaxe und -therapie

Ein Qualitätssicherungskonzept geht über eine einzelne Maßnahme hinaus. Es bedarf einer interdisziplinären Zusammenarbeit und legt die Qualitätsziele für die nächsten Jahre fest. Um diese erreichen und sicherstellen zu können, müssen die Ziele in einzelne Projekte aufgeteilt werden, die untereinander vernetzt sind und sich nicht gegenseitig behindern dürfen.

Ein Qualitätsprojekt kann die Vermeidung von Dekubitalproblemen sein. Es gliedert sich in

- Erfassung oder Ist-Situation,
- Zieldefinition,
- Aufteilung des Ziels nach Prioritäten,
- Maßnahmenplanung,
- Evaluation.

So ist es innerhalb des Projektes häufig unabdingbar, daß eine interdisziplinäre Expertengruppe Grundsätze erarbeitet.

Diese Grundsätze müssen für die einzelnen Pflegeabteilungen präzisiert und in eine konkrete Handlungs- und Haltungsstrategie umgesetzt werden. Hierzu sind oft Bedside-Trainings und regelmäßige Besprechungen erforderlich. Auf jeder an dem Projekt beteiligten Pflegeeinheit müssen Personen für die Qualitätssicherung fest benannt werden.

Das Ziel muß in einem Zeitraster vorgegeben werden. Grundsätzlich bedarf es der Überprüfung der Kenntnisse aller Beteiligten, der Einschätzung der persönlichen Haltung der einzelnen zu dem Qualitätsprojekt und der Regelung der strukturellen Bedingungen, damit das Ziel erreicht werden kann.

Qualitätssicherungsprojekte im Bereich Dekubitus können nicht nur ein Ziel verfolgen, wie z.B. die Reduktion von Dekubitalulzera, sondern sind wesentlich umfangreicher.

Die zahlenmäßige Reduktion von vorhandenen (bzw. klinik- oder altenheimbedingten) Dekubitalproblemen darf nicht dazu führen, daß z.B. gleichzeitig

- die Immobilität der zu pflegenden Menschen (etwa durch zu raschen Einsatz von Weichlagerungsmaterialien) zunimmt;
- mehr Atemprobleme auftreten, da Patienten/ Bewohner zu häufig einseitig und vor allem flach gelagert werden;
- die Desorientierung durch mangelnde Angebote (Stimulation) zunimmt;
- die Ernährung für den Betroffenen schwieriger wird etc.

Qualitätsprojekte klopfen jede initiierte Maßnahme auf ihre Vor- und Nachteile hin ab und gehen grundsätzlich von der Annahme aus, daß

- jede Handlung in sich Vor-, aber auch Nachteile enthalten kann,
- es nur *eine* Maßnahme zur Lösung von Problemen meist nicht gibt.

Gerade in Qualitätssicherungsprojekten wird deutlich, daß Gesundheitserhaltung und -förderung nur noch im gemeinsamen, aufeinander abgestimmten Tun aller miteinander geschehen kann.

So müssen Physiotherapeuten ebenso wie Ergotherapeuten, Logopäden, die Wäscherei, die Hilfsmittelbeschaffungsstelle, der Apotheker, die Pflegenden wie die Ärzte ein gleiches Ziel verfolgen, und jeder muß seinen eigenen Beitrag dazu leisten.

Nur so kann es zu einer echten Qualitätsverbesserung kommen, die den gesamten Menschen mit all seinen Bedürfnissen, Fähigkeiten und sozialen Bezügen umfaßt.

Literatur

Bienstein, C.: Pflegestandards. Pflege akt. 49 (1995) 24–28; 103–108; 201–203

Dane, T.: Vereinbarung von Qualitätsstandards. Pflegen ambulant 3 (1992) 30–35

Deutscher Berufsverband für Pflegeberufe: Leitsätze des DBfK. Qualitätsentwicklung für die Pflegepraxis. Pflege akt. 49 (1995) 415

DIN ISO 9000. Qualität – Qualitätssicherung – Qualitätsmanagement. Sonderdruck DIN, Berlin 1992

DIN ISO 9004 Teil 2. Qualitätsmanagement und Elemente eines Qualitätssicherungssystems. Leitfaden für Dienstleistungen. DIN, Berlin 1992

Doenges, M.E., F. Moorhouse: Pflegediagnosen und Maßnahmen, 2. Aufl. Huber, Bern 1994

Ex chaquet, N., L. Züblin: Wegleitung zur Berechnung des Pflegepersonalbedarfs für Krankenstationen in Allgemeinspitälern, 3. Aufl. Bern 1981

Friesacher, H., et al.: Pflegestandards in der Intensivpflege. Intensiv 1 (1993) 95–101

Giebing, H.: Pflegerische Qualitätssicherung in kurzem Überblick. CBO, Utrecht 1989

Giebing, H.: Pflegerische Qualitätssicherung im Krankenhaus. Utrecht Schriften CBO 1990, H. 5

Gordon, M.: Pflegediagnosen. Ullstein Mosby, Wiesbaden 1994

Jakobi, A.: Standards zur Pflege kindlicher und erwachsener Beatmungspatienten. Schwester Pfl. 31 (1992) 1038–1050

Käppeli, S.: Pflegekonzepte. Huber, Bern 1993

Kormiske, G.-F., J.-P. Brauer: Qualitätsmanagement von A–Z. Hanser, München 1995

Medizinische Einrichtungen der Heinrich-Heine-Universität Düsseldorf: Pflegehandbuch Intensivstation. Bibliomed, Melsungen 1993 (S. 37–44)

Mischo-Kelling, M.: Auf dem Wege zu Pflegestandards. Führen Wirtsch. 7 (1990) 40–43

SBK-ASI: Qualitätsnormen zur Ausübung der Gesundheits- und Krankenpflege, Bern 1990

Schiemann, D.: Sicherung des Qualitätsniveaus pflegerischer Arbeit durch Pflegestandards. Schwester Pfl. 29 (1990 a) 12–19

Schiemann, D.: Zur Qualitätssicherung in der Krankenpflege. Dtsch. Krankenpfl.-Z. 44 (1990 b)

SGB XI. Soziale Pflegeversicherung mit Nebenbestimmungen. Deutscher Taschenbuch Verlag, München 1984

Siebers, H., M. Wander: Qualitätssicherung in der Pflege. Ein Schritt zur Professionalisierung? 2. Aufl. DBfK, Eschborn 1993

Sperl, D.: Qualitätsversicherung in der Pflege. Schlüter, Hannover 1994

v. Stösser, A.: Pflegestandards. Dtsch. Krankenpfl.-Z. 44 (1990) 125–128

v. Stösser, A.: Pflegestandards. Springer, Berlin 1992

Weitl, J.: Pflegestandards in der Anästhesie und Intensivpflege. Schlüter, Hannover 1994 (S. 15–22)

Weltgesundheitsorganisation (WHO): Kurzberichte von Arbeitsgruppentagungen zur Entwicklung von Standards für die Pflegepraxis. Sundvollen 1983; Brüssel 1984, 1986, 1987, 1991

Weyermann, U.: Die Arbeitssituation des Pflegepersonals. Huber, Bern 1990

Williamson, J.W., et al.: Teaching Quality Assurance. Cost-Containment in Health Care. Jossey-Blass, London 1982

Wöretshofer, C.: Die Entwicklung von Standards in der Krankenpflege. Schwester Pfl. 26 (1987) 734

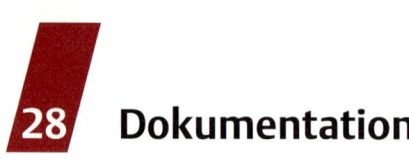

28 Dokumentation

Christel Bienstein

- Anforderungen an die Dokumentation und deren Probleme
  Erfordernisse
  Derzeitige Situation

- Dokumentationsblatt Dekubitus

Zusammenfassung

Nicht nur die Rechtsprechung erfordert eine gezielte und systematische Dokumentation des pflegerisch notwendigen Vorgehens, sondern auch die alltägliche Pflegesituation kommt ohne sie nicht mehr aus, wenn sie qualifiziert und effektiv sein soll.

Aus diesem Grund erscheint es notwendig, für die spezifische Problematik der Dekubitusprophylaxe und -therapie ein Dokumentationspapier einzusetzen. Dieses muß sich am Pflegeprozeß orientieren und einen raschen Überblick über den Pflegeverlauf ermöglichen.

In den Kliniken der Bundesrepublik Deutschland hat seit Jahren ein Dokumentationssystem Einzug gehalten, das die alte Krankenkurve, das Übergabebuch und diverse vorhandene Zettel ablöste. Jedoch selbst in guten Systemen ist es nicht einfach, eine systematische Dokumentation vorzunehmen, die den notwendigen Ansprüchen gerecht wird. Sehr rasch entwickeln sich derzeit computergestützte Dokumentationssysteme. Aufgrund der mangelnden Vernetzung zwischen Patientenzimmer und Pflegestützpunkt wird das handschriftliche Dokumentationssystem noch einige Zeit Bestand haben.

Anforderungen an die Dokumentation und deren Probleme

Erfordernisse

- Gezielte Vorerhebung (*Pflegeanamnese*) und eine Analyse dessen, was dokumentiert werden soll.
- *Ziel* (kurz- und langfristig), das angestrebt wird.

- Dokumentation, die *jederzeit auffindbar*, einheitlich interpretierbar und übersichtlich ist.
- *Absprache über die Verbindlichkeit* der ausgemachten Pflege.
- *Sofortige Dokumentation* nach erfolgter Pflege oder Veränderung der Patientensituation.
- *Effektivität der durchgeführten Pflege* muß der Dokumentation entnehmbar sein.

Derzeitige Situation

Zu wenig aussagefähige Niederschriften in der Dokumentation

Es wird z.B. dokumentiert: „Patient ist dekubitusgefährdet", ein *Warum* ist dieser Niederschrift oft nicht zu entnehmen. Ebenso kann der Hinweis gefunden werden: „Dekubitus in Sakralgegend." Offen bleibt bei dieser Aufzeichnung das *Wie* der Wunde (z.B. Größe, Dekubitusstadium, Aussehen).

> Bei einer zu allgemeinen Erhebung kann keine situations- und patientenspezifische Pflege vorgenommen werden. Erst die systematische Analyse des Patientenzustandes bietet die Chance, eine Dekubitusentstehung zu vermeiden oder eine rasche Heilung zu ermöglichen.

Zu breit interpretierbare Pflegeanweisung

Eine Niederschrift wie: „tägliche Dekubitusprophylaxe" oder „zweimal täglich Verbandwechsel" ist leider noch häufig anzutreffen. Es fehlt die Aussage, wer wie wann womit was wie oft tun soll.
Es ergeben sich aus den Beispielen verschiedene Probleme. Wie auch in diesem Buch gezeigt wird, kann jede/r Pflegende erkennen, daß es *die* Dekubitusprophylaxe nicht gibt, sondern nur eine spezifische, auf den Patienten abgestimmte Vorgehensweise, die sich an Grundprinzipien orientiert. Somit ist es dringend notwendig, immer wieder deutlich zu machen, warum bestimmte Pflegehandlungen zur Prophylaxe eingesetzt werden sollen und das Pflegeteam sich dafür bei diesem Patienten entschieden hat. Das bedeutet: Denken ist gefragt!

Zu unübersichtliche Dokumentation

Innerhalb des Pflegeberichts finden sich Aussagen über eine Dekubitusprophylaxe oder -therapie. Eine übersichtliche Erfassung auf einen Blick ist nicht möglich, da die ermittelten Daten, Ziele und Berichte innerhalb der Dokumentationsunterlagen verteilt sind. Damit die Effektivität der geplanten und durchgeführten Pflegemaßnahmen erkennbar wird, muß eine aufwendige Sichtung aller Eintragungen vorgenommen werden. Das einzelne Pflegeproblem ist in die Gesamtdaten integriert, und eine sofortige kurzzeitige Erfassung kann nicht stattfinden. Damit geht der Zusammenhang zwischen Ursache und Wirkung verloren. Eine Erfolgsrückmeldung ist nur schwer sichtbar, und so verliert die umfangreiche Arbeit der Dokumentation oft ihren motivierenden Effekt.

Verzögerte Dokumentation der Daten

Von der mittäglichen zur abendlichen Übergabe beobachtet man häufig, daß alle in der Schicht erfahrenen Informationen, durchgeführten Pflegemaßnahmen und Anordnungen ca. 1/2 Stunde vor Übergabe durch die Pflegenden in das Dokumentationssystem übertragen werden. So kann es vorkommen, daß eine Pflegende bis zu 12 und mehr Berichte schreiben muß. Abgesehen davon, daß Pflegende über eine hohe Merkfähigkeit verfügen müssen, werden die Berichte von Patient zu Patient immer geraffter. Somit gehen vielleicht wichtige Informationen verloren, und die Dokumentation ist im Laufe einer Schicht nicht auf dem aktuellen Stand.
Aus diesem Grunde muß *parallel* zur Pflege dokumentiert werden, Planetten sollten maximal vier Patienten enthalten, damit keine Arbeitsblockaden auftreten.

Keine Absprache über die einheitliche Dekubitusprophylaxe und/oder -therapie

Damit bei einem Patienten nicht ständig Pflegemaßnahmen gewechselt werden, muß übersichtlich und eindeutig erkennbar sein, welche Maßnahmen beschlossen und durchgeführt wurden und wer was wann wie womit gemacht hat, damit doppelte Aufzeichnungen und Pflegehandlungen unterbleiben.

> **!** Die abgesprochenen Pflegemaßnahmen müssen innerhalb der Dokumentation deutlich erfaßt sein, ebenso wie eine Veränderung des Pflegevorgehens.

Die genannten Aspekte ermöglichen eine gezielte Erfolgskontrolle.

■ Dokumentationsblatt „Dekubitus"

Es wurde ein Dokumentationsblatt für die Dekubitusprophylaxe und -therapie entwickelt, das bereits breit erprobt ist. Das Dokumentationsblatt wird in die Patientenakte aufgenommen. Alle den Dekubitus betreffenden Daten werden hier sofort, ohne Zwischendokumentation, vermerkt. Gleichzeitig wird anhand des vorliegenden Blattes deutlich, wie spezifisch und zusammenhängend in Zukunft mittels EDV Patientendaten erfaßbar und übersichtlich werden (Abb. 28.**1**).

In der Hauptpflegedokumentation findet sich ein Hinweis „s. Blatt Dekubitus".

Das Blatt ist so aufgebaut, daß es zwingend eine Analyse/Erhebung vorschreibt. Dies erfolgt unter drei Aspekten:

- *Gefährdungsermittlung* mittels der erweiterten Norton-Skala (hier wären alternative Skalen einsetzbar). Da sich innerhalb einer Woche beträchtliche Veränderungen ergeben können (z.B. durch eine Operation), ist hier Platz für vier Einschätzungen. Die jeweiligen Ergänzungen zu den einzelnen Aspekten sind der erweiterten Norton-Skala zu entnehmen (S. 82ff.).

Grafische Darstellung durch Einzeichnen der gefährdeten oder betroffenen Gebiete. Sie ermöglicht einen guten Überblick, besonders bei der Effektivitätseinschätzung der Pflege. Außerdem können der Dokumentation Fotos beigefügt werden.

- *Schriftliche Beschreibung* des vorliegenden Problems. Hier sollte eine möglichst exakte Fixierung erfolgen, damit wiederum jederzeit die Entwicklung kontrolliert werden kann.

Es werden Wochenziele formuliert, da diese Zeiteinheit sich für die Praxis bewährt hat. Innerhalb dieser Spanne kann eine Besserung oder Verschlechterung beobachtet werden. Die Ziele sollten auch zeitlich erreichbar sein. Pflegeziele wie „der Patient soll seine intakte Haut behalten" sind wohl selbstverständlich und sollten so nicht formuliert werden.

Die Pflegeziele sind oft sog. integrative Ziele, d.h., das Ziel wird durch den Vergleich von Analyse und Planung ersichtlich. Es bedarf in einem solchen Fall nicht der nochmaligen Ausformulierung, da in der Erhebung und Planung bereits integriert (schließlich schreibt ein Mediziner auch nicht: „Der Patient bekommt Herzmedikamente, damit seine Herzleistung sich verbessert").

Wichtiger ist aber, zu überprüfen, ob die geplanten Maßnahmen andere Gesundungsziele beeinträchtigen.

Die *Pflegeplanung* wird in eine separate Spalte eingetragen. Hier ist Platz für die Angabe der Häufigkeit der Pflegemaßnahme und für das Namenskürzel der für die Planung verantwortlichen Pflegekraft.

Analyse und *Pflegeplanung* werden, falls keine Änderungen notwendig sind, nicht täglich neu aufgeschrieben. Unverändert wird durch einen Pfeil deutlich gemacht, der anzeigt, daß Analyse und Planung gleich geblieben sind. Dadurch entfallen doppelte Aufzeichnungen.

Der *Durchführungsnachweis* läßt für viele zeitliche Angaben und die dazugehörige Dokumentation sowie das Namenskürzel Platz.

Eine feste Zeitvorgabe erfolgt hier nicht. Um eine patientenorientierte Pflege durchführen zu können, ist es notwendig, die zeitliche Pflegestruktur dem Patienten und der notwendigen Pflege anzupassen. Die pflegerischen Maßnahmen müssen sich an Pflegeprinzipien orientieren. So ist es z.B. notwendig, den Patienten regelmäßig von Druck zu entlasten; dabei sollten 2 Stunden nicht überschritten werden. Wann jedoch genau für den jeweiligen Patienten ein Lagerungswechsel erfolgt, hängt von vielen verschiedenen Faktoren ab.

Daher ist keine feste Zeitangabe, wie z.B. 6.00/8.00/10.00 Uhr vorgenommen worden. Lagerungspläne sind jedoch in Deutschland nach gerade diesem zeitlichen Raster oder nach dem Raster der Lagerungsart gegliedert (rechte Seitenlage – Rückenlage – linke Seitenlage…). Einige Pläne werden auch als „Wendepläne" bezeichnet – die Entmenschlichung findet Namen.

Diese Lagerungspläne haben mehr Nachteile als Vorteile.

- Sie nehmen auf die speziellen Bedürfnisse des Patienten keine Rücksicht.
- Sie lassen andere Pflegeziele völlig unberücksichtigt; man orientiert sich vor allem an der Lagerung.

- Häufig stimmen die eingetragenen Daten nicht mit der realen Situation überein (Pseudolagerungspläne).
- Pflegerische Kreativität wird unterbunden; die Lagerungspläne zeichnen sich eher durch pflegerische Ideenarmut aus.
- Dies wiederum fördert die Meinung, daß hiermit alles getan worden sei, einen Dekubitus zu verhindern.

Lagerungspläne dieser Art verleiten Pflegende dazu, sich über die Bedürfnisse und Fähigkeiten des Patienten hinwegzusetzen. Kein Patient wird – außer er er kann sich nicht wehren – eine solche Lagerungsroutine tolerieren. Jeder Mensch hat seine Lieblingsseite, und gerade Kranke neigen dazu, sich sehr schnell von der „ungeliebten" auf die „geliebte" Seite umzudrehen. Manchmal bleiben sie auf der linken oder rechten Seite nur 10 Minuten liegen. Hat der Patient Schmerzen, so kann es notwendig werden, ihn in einer bestimmten Position nur kurz zu lagern oder/und die schmerzende Stelle auszusparen.

> Patientenorientierte Pflege heißt das Wissen über den Kranken und von ihm in die einzelnen Pflegehandlungen einfließen zu lassen.

Ein Patient spürt deutlich, wie ernst es uns mit diesem Anspruch ist. Patienten, die einer regelmäßigen Druckentlastung bedürfen, sind meistens nicht nur dekubitusgefährdet, sondern haben viele verschiedene Gesundheitsprobleme. Qualifizierte Pflege zeichnet sich dadurch aus, daß Pflegende in der Lage sind, unter Berücksichtigung der Probleme im Bereich der Atmung oder Ernährung, des Kreislaufs, der Ausscheidung und der Orientierung eine Lagerung zu entwickeln, die diesem Patienten ganzheitlich gerecht wird. Sie lagern ihn so, daß durch die Form oder zeitliche Abfolge der Lagerung kein neues Problem geschaffen wird (z.B. mangelnde Flüssigkeitszufuhr, da der Patient zur Essenszeit immer gerade ungünstig liegt).

Aus diesem Grunde ist auf dem Dokumentationspapier viel Platz für Zeit und Lagerungsart reserviert.

Für den Pflegebericht ist ebenfalls Platz vorhanden, so daß eine gezielte Dokumentation der an dem Tag beobachteten Pflegeverläufe erfolgen kann.

Die Erfahrungen in der Praxis mit dem hier vorgestellten Bogen zeigen, daß die systematische Erfassung, Planung und übersichtliche Dokumentation des Pflegeverlaufs eine raschere Abheilung vorliegender Dekubitalwunden zur Folge hatten.

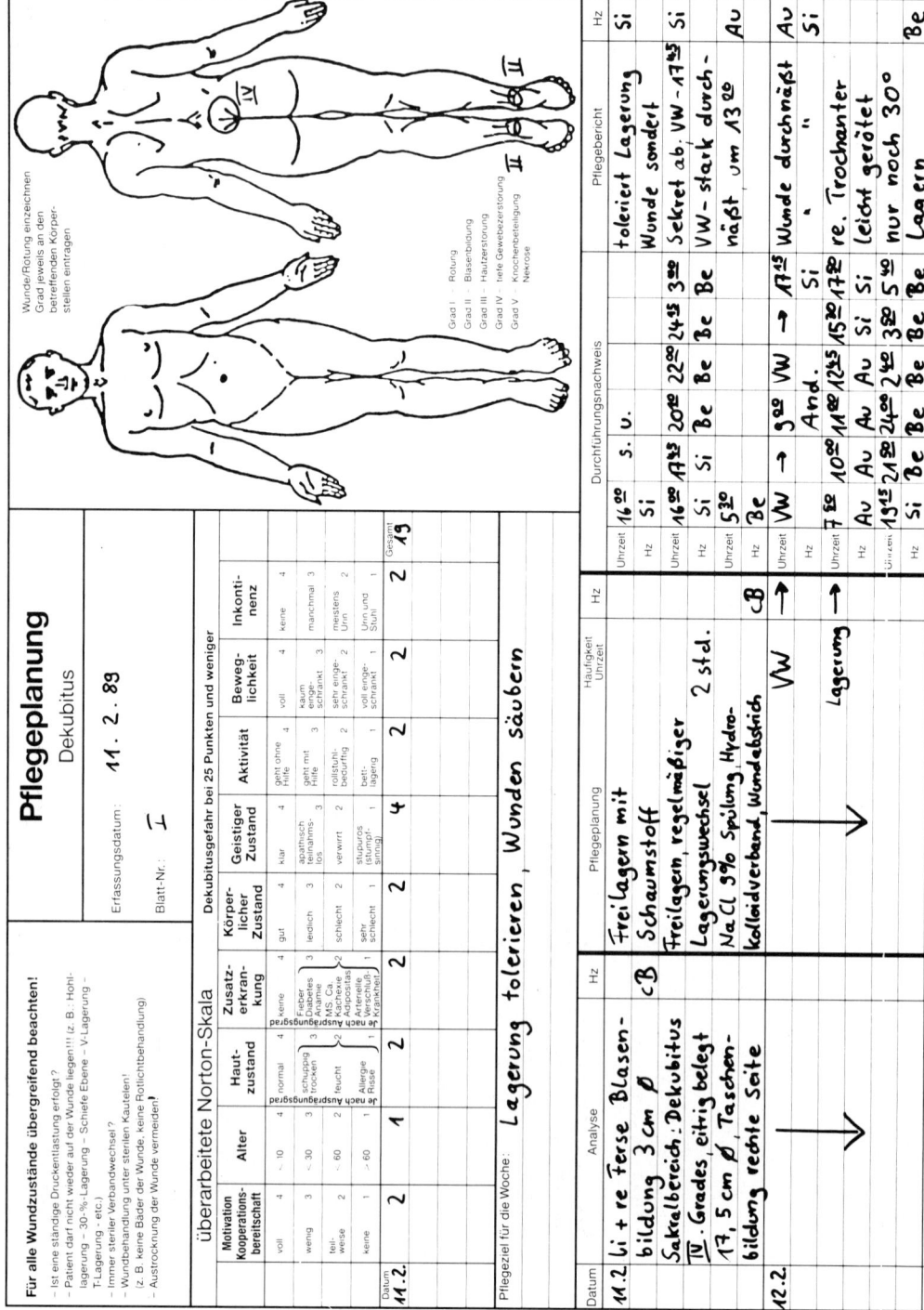

Pflegeplanung

Dekubitus

Erfassungsdatum: 11 . 2 . 89

Blatt-Nr.: 1

Für alle Wundzustände übergreifend beachten!
– Ist eine ständige Druckentlastung erfolgt?
– Patient darf nicht wieder auf der Wunde liegen!!! (z. B. - Hohllagerung - 30-% Lagerung - Schiefe Ebene – V-Lagerung – T-Lagerung - etc.)
– Immer steriler Verbandwechsel?
– Wundbehandlung unter sterilen Kautelen?
(z. B. keine Bäder der Wunde, keine Rotlichtbehandlung)
– Austrocknung der Wunde vermeiden!

überarbeitete Norton-Skala

	Motivation Kooperations-bereitschaft	Alter	Haut-zustand	Zusatz-erkrankung	Körper-licher Zustand	Geistiger Zustand	Aktivität	Beweg-lichkeit	Inkonti-nenz
	voll 4	< 10 4	normal 4 je nach Ausprägung	keine 4 je nach Ausprägung	gut 4	klar 4	geht ohne Hilfe 4	voll 4	keine 4
	wenig 3	< 30 3	schuppig trocken 3	Fieber Diabetes Anämie 3	leidlich 3	apathisch teilnahms-los 3	geht mit Hilfe 3	kaum einge-schränkt 3	manchmal 3
	teilweise 2	< 60 2	feucht 2	MS Ca. Kachexie Adipositas 2	schlecht 2	verwirrt 2	rollstuhl-bedürftig 2	sehr einge-schränkt 2	meistens Urin 2
	keine 1	> 60 1	Allergie Risse 1 je nach Ausprägung	Arterielle Verschluß Krankheit 1	sehr schlecht 1	stuporös (stumpf-sinnig) 1	bett-lägerig 1	voll einge-schränkt 1	Urin und Stuhl 1
Datum 11.2.	2	1	2	2	2	4	2	2	2 Gesamt 15

Pflegeziel für die Woche: Lagerung tolerieren, Wunden säubern

Dekubitusgefahr bei 25 Punkten und weniger

Wunde/Rötung einzeichnen
Grad jeweils an den
betreffenden Körper-
stellen eintragen

Grad I - Rötung
Grad II - Blasenbildung
Grad III - Hautzerstörung
Grad IV - tiefe Gewebezerstörung
Grad V - Knochenbeteiligung Nekrose

Datum	Analyse	Hz	Pflegeplanung	Hz	Häufigkeit Uhrzeit	Hz	Durchführungsnachweis					Pflegebericht	Hz
11.2	Li + re Ferse Blasen-bildung 3 cm ⌀ Sakralbereich: Dekubitus IV. Grades, eitig belegt 17,5 cm ⌀, Taschen-bildung rechte Seite	cB	Freilagern mit Schaumstoff	cB			Uhrzeit 16⁰⁰ s. u.					toleriert Lagerung Wunde sondert	Si
			Freilagen, regelmäßiger Lagerungswechsel 2 std.			Hz	Si					"	Si
			NaCl 3% Spülung, Hydro-kolloidverband, Wundabstrich			Hz	Uhrzeit 16⁰⁰ 17¹⁵ 20⁰⁰ 22⁰⁰ 24¹⁵ 3⁰⁰					Sekret ab, VW – 17⁴⁵ VW – stark durch-näßt um 13⁰⁰	Si
						Hz	Si Si Be Be Be Be						Au
				cB	VW →	Hz	Uhrzeit 5³⁰						
							Be						
12.2					VW →	Hz	Uhrzeit VW → 3⁰⁰ VW → 17¹⁵ And. Si					Wunde durchnäßt "	Au Si
					Lagerung →	Hz	Uhrzeit 7⁰⁰ 10⁰⁰ 11⁰⁰ 12³⁵ 15⁰⁰ 17⁰⁰					re. Trochanter leicht gerötet nur noch 30°	Au
							Au Au Au Au Si Si						Si
						Hz	Uhrzeit 13¹⁵ 21⁰⁰ 24⁰⁰ 2⁴⁵ 3²⁰ 5⁴⁰					Lagern	Be
							Si Be Be Be Be Be						Be

Datum	Beobachtung / Problem	Maßnahme		Zeit-/Handzeichen-Eintragungen	Bemerkung	
13.2.	Trochanter re. leicht gerötet s.s.o.	nur 30° lagern s.s.o. Nachts schiefe Ebene	VW / 2 Std.	Uhrzeit 10.15 VW / 18.45 VW / VW	Wunde näßt weniger	Si / Au
				Hz 8.40 Au / 11.00 Au / 12.00 Au / 15.55 Au / 17.00 Si / 13.30 Si	re. Seite schmerzt	
				Hz 21.00 Au / 23.00 Au / 24.00 Au / 2.00 Be / 4.00 Be	Patient arbeitet mit	Be
				Hz Be / Be / Be / Be		
14.2.		Lagerung →		Uhrzeit 6.20 Au / 3.15 / 11.00 Au / 13.15 Au / 14.00 Au / 16.50 Si	weiter Schmerzen re. Seite	Au
				Hz Au / Au / Si / Au / Si / Si		
	Blase li. Ferse abgetrocknet	VW →		Hz 13.00 Si / 21.00 / 23.00 C / 1.00 C / 3.00 C / 5.00 C	schläft bei Um- Lagerung durch	C
				Hz 11.00 Si / 23.00 C / C / C	Wunde näßt kaum noch	Au
	C			Uhrzeit 11.00 Au / 23.00 C		
15.2.	Sakralwunde sauber, rot, leichte Granulation vom Rand her	Sakralwunde mit Ringer-Lösung spülen u. steriler, feuchter Wundverband	2x tägl. Au	Uhrzeit 10.50 VW / Au	Wunde sauber	Si
				Hz 7.55 Au / 10.00 Au / 12.00 Au / 13.00 Si / 15.00 Si / 17.00 Si		Si
	Au			Hz Au / Au / Au / Si / Si	Kann in den Sessel freigelagert gesetzt werden, ca. 1 Std.	Si
			Au	Uhrzeit 15.45 Si / 21.00 Si / 23.45 / 1.15 / 3.00 / 5.00		
				Hz Si / C / C / C / C / C		

HINZ-KRANKENHAUS-ORGANISATION – Übungsbogen

Abb. 28.1 Dokumentationsbogen: Pflegeplanung Dekubitus.

29 Kosten für Prophylaxe und Therapie

Christel Bienstein und Otto Inhester

- Problembetrachtung
- Gewinn und Kosten
- Struktur der Datenerhebung
- Erhebungsindizes
  Erfassungsstruktur

Personendaten
Maßnahmen
Effektivitätskontrolle
- Spezifische Schwerpunkte

Zusammenfassung

Es ist wohl einsichtig, daß Prophylaxe allemal kostengünstiger ist als die aufwendige Pflege eines Patienten mit einem oder mehreren Dekubitalgeschwüren. Wie aber kann eine genaue Kostenberechnung erfolgen auf der Grundlage konkreter Zahlen, also nicht nur „über den Daumen gepeilt"? Deutlich wird, daß eine Analyse nur auf dem Hintergrund der jeweiligen Gesundheitseinrichtung erstellt werden kann. Dabei sind nicht nur Verweildauer, Personal- und Sachkosten relevant, sondern besonders auch die sich überlappenden Therapien.
Die Erfassung der Behandlungs- und Pflegekosten für einen Patienten in der häuslichen Umgebung geht von völlig anderen Prämissen aus als die eines Patienten in einem Akutkrankenhaus.
Dieses Kapitel soll Anregungen geben, welche Faktoren bei der Ermittlung der Kosten der Dekubitusprophylaxe und/oder -therapie Berücksichtigung finden könnten.
Dabei stellen die unsichtbaren Kosten einen besonders wichtigen Faktor dar. Diese entstehen aus den psychosozialen Folgen eines Dekubitus, z. B. Zunahme der Immobilität oder Motivationsverlust des Patienten.

Kosten zu ermitteln stellt nicht (wie leider noch häufig angenommen) ein unehrenhaftes Tun dar. Sie sind ein Faktor, welcher zur Effizienz ebenso beiträgt wie z. B. die Einhaltung hygienischer Richtlinien. Eingesparte Gelder können in anderen Bereichen sinnvoller eingesetzt werden. Ebenso hilft eine genaue Kostenanalyse mit, aufwendige Maßnahmen oder Maßnahmen, die zuerst als zu teuer bezeichnet wurden, zu stützen und mit Argumenten zu unterlegen.

Eine Kostenanalyse geht immer vom aktuellen Wissensstand aus. Sie vergleicht den individuellen und den gesamten Finanzbedarf des einzelnen Patienten und/oder der gesamten Abteilung.

! Vielfach wird damit transparent, daß das Vorbeugen immer noch günstiger ist als das Behandeln.

Problembetrachtung

In einer Untersuchung an 40 Patienten, die wegen ihres Dekubitus zusätzliche Zeit in der Klinik verbringen mußten, wurden Kosten von durchschnittlich 28 320 DM pro Patient ermittelt. Diese Patienten wurden alle mit einem Dekubitus nach Hause entlassen, was natürlich in der ambulanten Versorgung weitere Kosten verursacht (Neander 1995).
Wie die Problemanalyse angegangen wird, ist von ausschlaggebender Bedeutung.
Es sind viele Fragestellungen möglich:

* Wie teuer ist ein/sind mehrere Dekubitalwunden, die sekundär erworben wurde/wurden?
oder
* Was kostet die Prophylaxe, um Dekubitalprobleme zu vermeiden?
oder
* Was bedeutet es für einen Menschen, einen Dekubitus zu haben?
oder
* Ist der Dekubitus ein Instrument zur Qualitätssicherung?
oder
* Welche Bedeutung hat der Dekubitus als motivierendes Pflegeelement?
oder ...

Es wird deutlich, daß die jeweilige Werthaltung des Analysierenden die Richtung und die Ergebnisse der Analyse vorgeben. Während es für einige Einrichtungen interessant ist, nur die direkten Zahlen zu erhalten, kann es für andere bedeutsam sein, auch die indirekten finanziellen und sozialen Kosten zu berücksichtigen.
Hier soll versucht werden, die verschiedenen Fragestellungen miteinander zu verbinden. Aufgabe der Pflegenden ist es, die für ihre Einrichtung bedeutsamen Fragen herauszustellen und um eigene individuelle Fragen zu erweitern.
Um eine eigene Skala komplett erstellen zu können, ist es sinnvoll, dieses Kapitel mit dem Kapitel 27, Qualitätssicherung und -kontrolle, zu ergänzen.

Gewinn und Kosten

Jede Frage nach den Kosten enthält direkt die Frage nach dem Gewinn.

So kann eine relativ teure Leistung (z. B. 2stündliches Lagern unter Berücksichtigung individueller Gegebenheiten) durch die Steigerung des Wohlbefindens der Patienten und Pflegenden einen hohen Gewinn einbringen.
Kosten und Gewinn müssen unter Berücksichtigung der Zielsetzung der Einrichtung gegeneinander abgewogen werden; danach sind Entscheidungen im Einklang mit der Situation vor Ort zu treffen (Abb. 29.1).

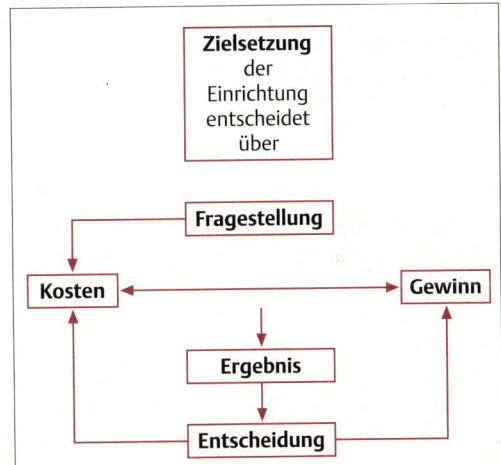

Abb. 29.1 Beim Abwägen von Kosten und Gewinn ist die Zielsetzung der Einrichtung zu berücksichtigen.

Weiterhin muß davon ausgegangen werden, daß entstandene Kosten immer einen Gewinn auf der Gegenseite bewirken. So kann ein vorhandener Dekubitus zur Gewinnmaximierung von Pharmaunternehmen oder Hilfsmittelproduzenten führen oder auch für den Patienten den „Gewinn" einbringen, daß er „passiv sein darf", da er ja elend und wund ist.

■ Struktur der Datenerhebung

Vor einer Erhebung von Kosten und Gewinn ist über die Vorgehensweise zu entscheiden. Die Erhebung kann sich beziehen auf

- spezifische Patienten/Bewohner
  oder
- die Erfassung von Patienten/Bewohnern einer Abteilung
  oder
- die gesamte Einrichtung.

Dabei sollte immer eine Ersterhebung durchgeführt werden, die die Situation sehr präzise erfaßt.

Neben der Ersterhebung gibt es unterschiedliche Datenerhebungsmöglichkeiten, z. B.

- Erfassung der Situation über einen bestimmten Zeitraum en bloc (z. B. 7 Tage hintereinander) und Wiederholen dieser Erfassung nach 4 Wochen nochmals 7 Tage lang
  oder

- Erfassung bestimmter Daten an bestimmten Tagen über einen bestimmten Zeitraum (z. B. 1. Tag, 5. Tag, 10. Tag, 15. Tag, 20. Tag) und Wiederholen der Erfassung in einem anderen Monat
  oder
- Erfassung jedes 1. eines Monats über 1 Jahr.

Sollen die Einstellung der Pflegenden zum Patienten/Bewohner und die Bedeutung eines Dekubitus für diesen erfaßt werden, ist es notwendig, neben einer rein faktenorientierten Datenerhebung Gespräche mit den Betroffenen zu führen. Diese Form der Ermittlung der Kosten-Gewinn-Situation im Bereich des Dekubitusproblems ist dann keine wissenschaftliche Studie, sondern eine systematische Erhebung.

■ Erhebungsindizes

Folgende Indizes (statistische Meßwerte) könnten für eine Erhebungscheckliste zusammengestellt werden:
Erfassungsstruktur, Personendaten und Maßnahmen.

Erfassungsstruktur

Ebene der Erfassung

	Anzahl der Bewohner/Patienten
Einzelne Patienten/Bewohner (z. B. mit speziellen Krankheitsbildern oder Pflegeproblemen)	....
Stations-/Bewohnergruppen oder Sozialstation	....
Fachklinik/Abteilung	....
Gesamtklinik/Einrlchtung	....
Anderes, z. B. Hospiz, ambulante Dienste	....

Zeitraum der Datenerhebung

▶ Wurde zu Beginn eine Ist-Erhebung erstellt?

Ja ....   von ....   bis ....

Nein ....

▶ Blockerfassung über

.... Blöcke, je .... Tage

▶ Alternierende Erfassung an bestimmten Tagen (Datum eintragen)

Rhythmus   ....

Wiederholung   ....

▶ Alternierende Erfassung bestimmter Monate (Datum eintragen)

Jan.	Febr.	März	Apr.	Mai	Juni	Juli	Aug.	Sept.	Okt.	Nov.	Dez.
....	....	....	....	....	....	....	....	....	....	....	....

Personendaten

Patienten/Bewohner

▶ Zeitpunkt der Erhebung (Datum):   von ....   bis ....

▶ Gesamtzahl der Patienten/Bewohner   ....

▶ Davon pflegeabhängig (PPR/A)   Stufe I ....   Stufe II ....   Stufe III ....

▶ Anzahl der gefährdeten Patienten/Bewohner (n = ...)

▶ Davon sind

.... leicht gefährdet   .... mittel gefährdet   .... hochgradig gefährdet

▶ Wie viele dieser Patienten sind jeweils in Stufe I–III der PPR/A eingestuft?

	leicht gefährdet	mittel gefährdet	hochgradig gefährdet
Stufe I	....	....	....
Stufe II	....	....	....
Stufe III	....	....	....

▶ Welche Skala haben Sie zu dieser Einschätzung verwendet?

....

▶ Wie viele Patienten haben einen Dekubitus (n = ...)

	Grad I	Grad II	Grad III	Grad IV
Stufe I	....	....	....	....
Stufe II	....	....	....	....
Stufe III	....	....	....	....

▶ Welche hauptsächlichen Krankheiten liegen bei Patienten/Bewohnern mit einem Dekubitus vor?

	Krankheit	Zusätzliche Probleme, die einen Dekubitus verursachen
Grad I	....	....
	....	....
Grad II	....	....
	....	....
Grad III	....	....
	....	....
Grad IV	....	....
	....	....

▶ Zustand des Dekubitus (nach K.–D. Neander)

n = ...

Anzahl

.... Stadium A: sauber, granulierend, keine Nekrose

.... Stadium B: schmierig belegt, Restnekrosen, keine Infiltration des umgebenden Gewebes

.... Stadium C: wie B, aber Infiltration des umgebenden Gewebes oder Allgemein-infektion

▶ Wie viele Patienten/Bewohner hatten schon bei der Aufnahme einen Dekubitus?

....

▶ Wie viele Patienten/Bewohner entwickelten einen Dekubitus nach der Aufnahme?

....

▶ Nach wie vielen Tagen oder Monaten entwickelten sie einen Dekubitus?

....

▶ Bei wie vielen Patienten/Bewohnern mit einem Dekubitus trat ein spezifisches Ereignis auf?

Ereignis	Anzahl der betroffenen Patienten
Operation	....
Verlegung	....
Sturz	....
Nachblutung	....
....	....

▶ Wie viele Patienten/Bewohner können nicht entlassen oder verlegt werden, nur weil ein behand-
lungsbedürftiger Dekubitus vorhanden ist?

Anzahl ....

Seit wie vielen Pflegetagen insgesamt? ....

▶ Wie viele Patienten/Bewohner wurden mit einem Dekubitus entlassen?

Grad I .... Grad II .... Grad III .... Grad IV ....

Personen

▶ Welche Personen (nach Berufsgruppen, z. B. Physiotherapeuten)
kommen mit den Patienten/Bewohnern in Kontakt?

....

....

....

▶ Welche Personen versorgen einen Dekubitus?

	ja	nein
Ärzte	....	....
Pflegende	....	....
Spezifische Gruppen		
– Krankenpflegeschüler	....	....
– Nachtwachen	....	....
– Ärzte im praktischen Jahr	....	....
– ungelernte Mitarbeiter	....	....
welche?	....	....
Patienten/Bewohner	....	....
Angehörige	....	....

Maßnahmen

Analyse und Erkennung der Gefährdung

▶ Analyse und Erkennung erfolgen:

.... mittels Skala durch Pflegepersonal .... Arzt ....

.... durch ärztliche Anweisung an Pflegepersonal

.... durch andere Parameter (z. B. Hämatokritwert)

....

....

....

▶ Dokumentation der Erkennung einer Gefährdung oder eines Dekubitus

Wann wird dokumentiert? ....

Wie häufig wird dokumentiert? ....

Sind Interventionen in der Dokumentation sichtbar?　　Ja .... Nein ....

Wer führt die Dokumentation durch? ....

Sind in der Dokumentation der Verlauf und die Effizienz der Maßnahmen
erkennbar?　　　　　　　　　　　　　　　　Ja .... Nein ....

▶ Lagerungen
(immer nur gängige Maßnahmen eintragen, d. h., wenn mehr als 75% der zuständigen Mitarbeiter
diese Maßnahmen durchführen)

Art der Lagerung	benötigte Zeit bei Pflegeabhängigkeit pro Patient/Bewohner		
	I (PPR/A)	II	III
....	....	....	....
....	....	....	....
....	....	....	....
....	....	....	....

▶ Lagerungsrhythmus

.... Tag

.... Nacht

.... anderes

▶ Wird auf die spezifische Situation des Patienten/Bewohners bei Lagerungsrhythmus
und -art Rücksicht genommen?

	immer	manchmal	nie
Nahrungsaufnahme	....	....	....
soziale Kommunikation	....	....	....
Anregung und Förderung	....	....	....
Ruhe und Schlaf	....	....	....

▶ Woran ist diese Rücksichtnahme erkennbar?

....

▶ Lagerungsmaterialien

▶ Matratzen

Matratzenart	Anzahl
einteilig	....
mehrteilig	....
hart	....
weich	....
anderes Material	....
....	....
....	....

▶ Welches zusätzliche Lagerungsmaterial wird verwendet?

Lagerungsmaterial	Anzahl
....	....
....	....
....	....
....	....

▶ Welche Wäsche und Einmaltücher werden verwendet?

....

▶ Wie häufig werden sie pro Patient verwendet?

Maximal ....

Minimal ....

▶ Welche zusätzlichen Lotionen, Cremes etc. werden verwendet?

Name des Präparats	Häufigkeit/Tag	Anzahl der Patienten/Bewohner, die damit gepflegt werden
....	....	....
....	....	....
....	....	....
....	....	....

▶ Physikalische und andere Maßnahmen

Welche Maßnahmen werden ebenfalls mit dem Ziel der Dekubitusprophylaxe oder -therapie durchgeführt?

Art	Häufigkeit	Anzahl der Patienten/Bewohner
....	....	....
....	....	....
....	....	....

▶ Welche Hilfsmittel verwenden Sie zur Mobilisierung von Patienten mit Dekubitusproblemen?

Hilfsmittel	Was ist spezifisch an den Materialien?	Wie häufig werden sie eingesetzt?
Rollstühle	....	....
Sessel	....	....
Kissen	....	....
Hebekissen	....	....
Lifter	....	....
....	....	....

Ernährung

▶ Wurde die Flüssigkeitszufuhr bei gefährdeten Patienten/Bewohnern beachtet?

immer .... manchmal .... nie ....

Anzahl der hinsichtlich der Flüssigkeitszufuhr gefährdeten Patienten:

▶ Wurde die Eiweißzufuhr bei Patienten/Bewohnern mit Dekubitus beachtet?

immer .... manchmal .... nie ....

Anzahl der gefährdeten Patienten mit einem Eiweißmangel:

Wurde die vitamin- und mineralstoffreiche Ernährung bei gefährdeten Patienten/Bewohnern beachtet?

immer .... manchmal .... nie ....

Anzahl der gefährdeten Patienten: ....

Verbände/Medikamente

▶ Wer ordnet an?

	Person	Anordnung erfolgt			
Verbände	....	mündlich	....	schriftlich	....
Medikamente	....	mündlich	....	schriftlich	....

▶ Welches Verbandmaterial wird verwendet, und wie häufig wird der Verband gewechselt?

Verbandmaterial	Häufigkeit des Wechsels
....	....
....	....
....	....
....	....

▶ Umgangsform mit Verbänden

steril ....

unsteril ....

▶ Welches Material wird zusätzlich verwendet?

....

....

....

▶ Wie lange dauert der Verbandwechsel?

Art der Wunde	Dauer des Verbandwechsels	zusätzliche Probleme*
1. Grades	....	....
2. Grades	....	....
3. Grades	....	....
4. Grades	....	....

▶ Wer führt den Verbandwechsel durch?

Versorgende Person	Anzahl der Dekubitalwunden des Patienten	Wundzustand	Grad des Dekubitus
....	....	....	....
....	....	....	....
....	....	....	....

▶ Medikamente werden bei welchem Wundzustand eingesetzt?

Welche Medikamente werden in Kombination verwendet? (bitte kennzeichnen)

[Evtl. muß diese Skala mehrfach kopiert und für verschiedene Patienten eingesetzt werden.]

Medikament	Dosierung	lokale Anwendung	systemische Anwendung	Häufigkeit	Wundzustand
....	....	....	....	....	....
....	....	....	....	....	....
....	....	....	....	....	....
....	....	....	....	....	....
....	....	....	....	....	....

* z. B. Wundzustand, Multimorbidität

▶ Welche weiteren therapeutischen Maßnahmen werden bei Wundzuständen angewendet?
(nur die Regel eintragen – mehr als 75%)

	Maßnahmen
Grad II	....
	....
	....
Grad III	....
	....
	....
Grad IV	....
	....
	....

Personal

Wer führt welche Maßnahmen durch? (nur die Regel eintragen – mehr als 75%)

▶ Lagerungswechsel

Art	Patient/Bewohner (PPR/A I–III)	Person des Personals
....	....	....
....	....	....
....	....	....
....	....	....

▶ Verbandwechsel

Art	Patient/Bewohner (PPR/A I–III)	Person des Personals
....	....	....
....	....	....
....	....	....
....	....	....

▶ Verabreichung der Medikamente

Art	Patient/Bewohner (PPR/A I–III)	Person des Personals
....	....	....
....	....	....
....	....	....
....	....	....

▶ Spezifische therapeutische Maßnahmen

Art	Patient/Bewohner (PPR/A I–III)	Person des Personals
....	....	....
....	....	....
....	....	....
....	....	....

▶ Erhebung durchführen, z. B. mit Skala etc. (bitte genau benennen)

Art	Person des Personals
....	....
....	....
....	....
....	....
....	....

▶ Erstellen des Prophylaxeplans

	Patient/Bewohner/Besonderheiten	Person des Personals
PPR/A I	....	....
PPR/A II	....	....
PPR/A III	....	....

▶ Erstellen des Therapieplans bei Dekubitus

	Patient/Bewohner/Besonderheiten	Person des Personals
PPR/A I	....	....
PPR/A II	....	....
PPR/A III	....	....

▶ Dokumentation

Wer?	Wann?	Wo?
....	....	....
....	....	....
....	....	....

▶ Weitergeben, anweisen

Wer?	Wann?	Wo?
....	....	....
....	....	....
....	....	....

Effektivitätskontrolle

▶ Findet eine Effektivitätskontrolle der durchgeführten Maßnahmen statt?

Ja   ....   Nein   ....

Wer führt sie durch?	Wann?	Wie häufig?	praktische Überprüfung	mündlich	schriftlich
....	....	....	....	....	....
....	....	....	....	....	....
....	....	....	....	....	....
....	....	....	....	....	....

▶ Werden stagnierende Zustände besprochen und Therapieänderungen eingeleitet?

Ja   ....   Nein   ....

▶ Nach welcher Zeit?

Wird der eigene Zustand der Einrichtung mit anderen Einrichtungen verglichen?

Ja   ....   Nein   ....

Wie häufig? ....

■ **Spezielle Schwerpunkte**

Die oben erstellte Skala muß bei speziellen Fragestellungen ergänzt werden. So müssen bei einem Finanzvergleich die erhobenen Daten in Geldwerte umgesetzt werden, z. B.

- Zeit und Qualifikation des Personals durch benötigte Zeit und Materialkosten pro Tag oder pro Patient;
- Lagerungshilfsmittel (Anschaffungskosten durch Benutzungsdauer);
- Mietkosten pro Tag bei Spezialbetten etc. (hierbei darauf achten, ob primär der Dekubitus oder die Dekubitusgefährdung der Grund für die Anmietung war, sonst nur prozentual berücksichtigen).

Bei allen ermittelten Daten ist besonders herauszuarbeiten:

- Wie hoch ist der Anteil von Pflege- und Therapieritualen?
- Gibt es eine Polypragmasie?
- Gibt es Probleme in der Informationsweitergabe oder in der Kompetenzabsprache?
- Gibt es Probleme durch mangelnde Zusammenarbeit der Berufsgruppen? Gründe erfassen!
- Werden die Maßnahmen in andere Maßnahmen integriert oder damit sinnvoll verbunden?
- Welcher Kenntnisstand geht aus den Prophylaxen und den therapeutischen Maßnahmen hervor?

- Welche Maßnahmen müssen sofort verändert bzw. eingeführt werden, um eine Gefährdung der Patienten zu vermeiden?
- Unterstützt die durchgeführte Dekubitusprophylaxe bzw. -therapie das Gesamtbefinden des Patienten/Bewohners positiv, oder verschlechtert diese die Lebensqualität?
- Unterstützt die Dekubitusprophylaxe bzw. -therapie einen angemessenen Sozialkontakt des Patienten/Bewohners zu den Pflegenden?

Alle Ergebnisse müssen mit den Zielen verglichen werden, die der Patient/Bewohner und die Einrichtung/das Team sich setzen.

Sie dürfen den aktuellen Erkenntnissen nicht widersprechen (humanitäres und rechtliches Anliegen).

Es sollte eine Lösung gefunden werden, die ein angemessenes individuelles Reagieren ermöglicht unter Berücksichtigung einer günstigen Kostenentwicklung.

Literatur

Hibbs, P.J.: The economics of pressure ulcer prevention. Dekubitus 1 (1988) 32

McSweeney, P.: Assessing the cost of pressure sores. Nurs. Stand. 8 (1994) 25

Neander, K.-D.: Zusätzliche Liegezeiten wegen klinikverursachtem Dekubitus. Führen Wirtsch. 12 (1995) 192–195

Westphal, E.: Was kostet ein Dekubitus? In Bienstein, C., G. Schröder et al.: Dekubitus. Prophylaxe – Therapie. DBfK, Frankfurt 1990

30 Verordnung von Hilfsmitteln gegen Dekubitus aus Sicht der Gesetzlichen Krankenversicherung

Kurt Werner Freigang und Sonja Kumpf

- Rahmenbedingungen der Dekubitusversorgung
- Produktgruppe Hilfsmittel gegen Dekubitus
  Definition
  Qualitätsstandards

  Produktarten
  Einzelproduktübersicht
- Festbeträge für Hilfsmittel
- Ausblick

Zusammenfassung

Das Hilfsmittelverzeichnis, das federführend von der Geschäftsstelle Heil- und Hilfsmittel beim IKK-Bundesverband für alle gesetzlichen Krankenkassen erstellt wird, umfaßt 34 Produktgruppen, wovon die Produktgruppe „Hilfsmittel gegen Dekubitus" als eine der ersten verabschiedet wurde und seitdem ständig aktualisiert wird. Mit der Veröffentlichung können grundsätzlich nur jene Artikel gegen Dekubitus zu Lasten der Gesetzlichen Krankenversicherung verordnet werden, die im Hilfsmittelverzeichnis aufgeführt sind.

Übergeordnetes Ziel der Anstrengungen der Gesetzlichen Krankenversicherung ist und bleibt eine optimale und zuzahlungsfreie Versorgung mit Hilfsmitteln, denn mit Hilfe von Festbeträgen sollen Wirtschaftlichkeitsreserven ausgeschöpft und der Preiswettbewerb unter den Anbietern angekurbelt werden.

Rahmenbedingungen der Dekubitusversorgung

Mit dem Gesundheits-Reformgesetz von 1988 gestaltete der Gesetzgeber die rechtlichen Rahmenbedingungen für die Versorgung von Versicherten der Gesetzlichen Krankenversicherung (GKV) mit Hilfsmitteln neu. Wachsende Steigerungsraten bei den Ausgaben für Heil-und Hilfsmittel machten deutlich, daß in diesen Bereichen –weit-aus stärker als bisher – Steuerungsinstrumente eingesetzt werden mußten.

Im Hilfsmittelsektor sollen durch die Erstellung des Hilfsmittelverzeichnisses und die Einführung von Festbeträgen eine qualitätsgesicherte Versorgung gewährleistet sein und trotzdem Wirtschaftlichkeitsreserven genutzt werden können. Die durch das Gesundheits-Strukturgesetz von 1992 u. a. bei den Heilmitteln eingeführte Budgetierung gilt nicht für den Hilfsmittelbereich.

Bei der Konzeption des Hilfsmittelverzeichnisses gingen die Spitzenverbände der Krankenkassen davon aus, neben einer reinen Positivliste über verordnungsfähige Hilfsmittel auch Hinweise für Ärzte, Krankenkassen, Leistungserbringer, Therapeuten und Pflegekräfte zu erarbeiten, um eine möglichst optimale Versorgung der Versicherten mit Hilfsmitteln zu erreichen.

Die Spitzenverbände der Krankenkassen übertrugen dem Bundesverband der Innungskrankenkassen (IKK-Bundesverband) die Federführung für die zukünftigen Aufgaben im Heil- und Hilfsmittelbereich. Beim IKK-Bundesverband übernahm die „Geschäftsstelle Heil- und Hilfsmittel" die Aufgabe, in Abstimmung mit den anderen Spitzenverbänden der Krankenkassen das Hilfsmittelverzeichnis zu erstellen und zu aktualisieren.

Durch die kontinuierliche Aktualisierung des Hilfsmittelverzeichnisses wird sichergestellt, daß auch durchaus innovative Entwicklungen auf dem Hilfsmittelmarkt Eingang in das Hilfsmittelverzeichnis finden. Diese Fortschreibung des Hilfsmittelverzeichnisses erfolgt parallel zu der Erstellung und fällt ebenfalls in den Aufgabenbereich der „Geschäftsstelle Heil- und Hilfsmittel" beim IKK-Bundesverband.

Die Erstellung und Fortschreibung des Hilfsmittelverzeichnisses erfolgt in enger Zusammenarbeit mit dem Medizinischen Dienst der Spitzenverbände der Krankenkassen (MDS), der im Auftrag der Spitzenverbände der Krankenkassen prüft, ob die von den Herstellern zur Aufnahme in das Hilfsmittelverzeichnis beantragten Produkte die medizinischen Voraussetzungen und die technischen Anforderungen des Hilfsmittelverzeichnisses erfüllen und somit zu Lasten der Gesetzlichen Krankenversicherung verordnungsfähig sind. Die Hersteller haben insbesondere die Funktionstauglichkeit, die Qualität und den therapeutischen Nutzen ihrer Produkte durch Nachweise zu belegen, bevor diese nach einem entsprechenden Beschluß der Spitzenverbände der Krankenkassen in das Hilfsmittelverzeichnis aufgenommen werden.

Das Hilfsmittelverzeichnis umfaßt insgesamt 34 Produktgruppen, denen die einzelnen Hilfsmittel zugeordnet werden. Bislang wurden u.a. die Produktgruppen „Einlagen", „Bandagen", „Stomaartikel", „Hilfsmittel gegen Dekubitus", „Inkontinenzhilfen", „Krankenfahrzeuge", „Hilfsmittel zur Kompressionstherapie" und „Inhalations- und Atemtherapiegeräte" veröffentlicht, insgesamt 27 Produktgruppen (Stand August 1996). Die Produktgruppe „Hilfsmittel gegen Dekubitus" wurde bereits im Juni 1991 als eine der ersten Produktgruppen des Hilfsmittelverzeichnisses verabschiedet und seitdem ständig aktualisiert.

> **!** Mit der Veröffentlichung dieser Produktgruppe können grundsätzlich nur jene Artikel gegen Dekubitus zu Lasten der Gesetzlichen Krankenversicherung verordnet werden, die im Hilfsmittelverzeichnis aufgeführt sind.

Bei der Erstellung und Fortschreibung des Hilfsmittelverzeichnisses ist eine Anhörung bei den Spitzenorganisationen der betroffenen Leistungserbringer durchzuführen. Diesen Organisationen – und darüber hinaus auch weiterer Sachverständigen – wird im Rahmen der Anhörung der Produktgruppenentwurf mit der Möglichkeit zur Stellungnahme zur Verfügung gestellt.

■ Produktgruppe „Hilfsmittel gegen Dekubitus"

Die Produktgruppe „Hilfsmittel gegen Dekubitus" des Hilfsmittelverzeichnisses gliedert sich – wie jede andere Produktgruppe auch – in die Definition, die Qualitätsstandards, die Produktartbeschreibungen sowie die Einzelproduktübersicht.

Jedes in der Produktgruppe aufgeführte Einzelprodukt erhält eine zehnstellige Positionsnummer, die insbesondere Abrechnungszwecken dient, aber auch bei der Verordnung durch die Ärzte von Bedeutung ist.

Die Positionsnummer setzt sich aus verschiedenen Teilen zusammen (Abb. 30.**1**).

■ Definition

In der Definition wird aufgeführt, welche Produkte als Hilfsmittel im Sinne dieser Produktgruppe gelten. Für eine Versorgung mit Hilfsmitteln ge-

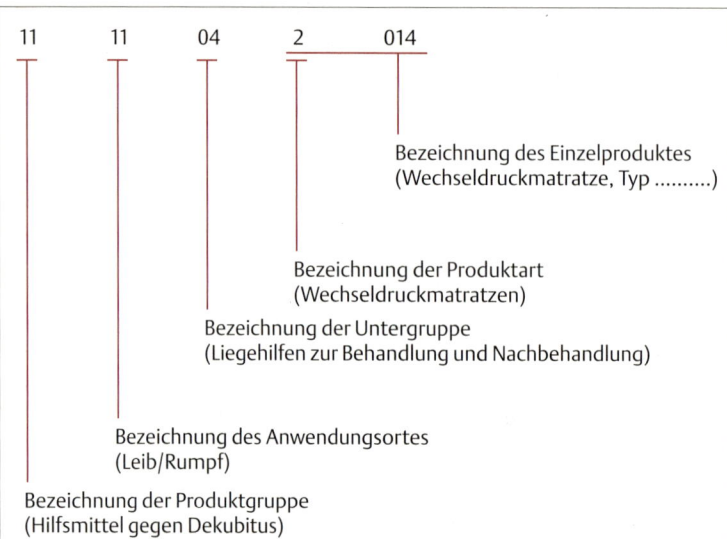

| 11 | 11 | 04 | 2 | 014 |

Bezeichnung des Einzelproduktes
(Wechseldruckmatratze, Typ ....)

Bezeichnung der Produktart
(Wechseldruckmatratzen)

Bezeichnung der Untergruppe
(Liegehilfen zur Behandlung und Nachbehandlung)

Bezeichnung des Anwendungsortes
(Leib/Rumpf)

Bezeichnung der Produktgruppe
(Hilfsmittel gegen Dekubitus)

Abb. 30.1 Zusammensetzung der Positionsnummer am Beispiel der Produktgruppe „Hilfsmittel gegen Dekubitus".

gen Dekubitus kommen grundsätzlich alle Versicherten mit Krankheiten in Betracht, die ein dauerndes Sitzen oder Liegen zur Folge haben und bei denen die Gefahr eines Dekubitus besteht. Unterschieden wird hierbei zwischen den Hilfsmitteln zur Vorbeugung und Hilfsmitteln zur Behandlung oder Nachbehandlung von Dekubitalgeschwüren.

Die Hilfsmittel zur Vorbeugung eignen sich insbesondere zur Verhinderung von Dekubitalgeschwüren bei bestehenden anderen Erkrankungen. Zum besseren Verständnis enthält die Definition hierzu einen umfangreichen Indikationskatalog.

Die Hilfsmittel zur Behandlung oder Nachbehandlung sollen generell durch eine Verringerung des Auflagedruckes des Körpers die Versorgung von bereits bestehenden bzw. abheilenden Dekubitalgeschwüren ermöglichen. Bei bestehenden Hautläsionen und bei besonders gefährdeten Patienten können diese Hilfsmittel auch prophylaktisch angewandt werden.

Die ebenfalls in der Dekubitusversorgung verwendeten Entlastungsverbände sind keine Hilfsmittel im Sinne dieser Produktgruppe, sondern werden den Verbandmitteln zugerechnet. Lagerungskeile, die im Rahmen der Dekubitusversorgung Anwendung finden können, wurden ebenfalls nicht in diese Produktgruppe aufgenommen, sondern in der Produktgruppe „Lagerungshilfen" berücksichtigt.

> **!** Der konkrete Anspruch auf Hilfsmittel gegen Dekubitus hängt – wie in allen Hilfsmittelbereichen – ab von den jeweiligen Verhältnissen des Einzelfalls unter gleichzeitiger Beachtung des Wirtschaftlichkeitsgebotes.

Qualitätsstandards

Die Qualitätsstandards beschreiben die medizinischen und technischen Mindestanforderungen, die ein Produkt erfüllen muß, um in das Hilfsmittelverzeichnis aufgenommen zu werden. Diese Mindestanforderungen gewährleisten, daß eine qualitativ hochwertige Ausstattung der Versicherten mit Hilfsmitteln erreicht wird.

Am Beispiel der Liegehilfen zur Be- und Nachbehandlung (Abb. 30.**1**) wird unter anderem bei den medizinischen Anforderungen gefordert, daß durch diese Produkte primär eine Entlastung der gefährdeten Bereiche und eine Reduzierung des Auflagedrucks erreicht wird, wobei insbesondere ein günstiges Mikroklima gewährleistet sein muß. Zudem müssen diese Produkte eine gewisse Atmungsaktivität aufweisen und mit wechselnden Auflageflächen ausgestattet sein. Die technischen Anforderungen verlangen darüber hinaus u. a. eine rutschsichere und feste Auflage, feuchtigkeitsdurchlässiges und -abführendes Material, eine Reinigungsmöglichkeit bis mindestens 40 °C und bei elektrisch betriebenen Matratzen den Nachweis über die Beachtung geltender elektrischer Sicherheitsvorschriften.

Produktarten

In den Erläuterungen zu den Produktarten erfolgt eine detailliertere Festlegung der Bedingungen, die das einzelne Produkt zu erfüllen hat. Bei dem Beispiel der Wechseldruckmatratze enthält die Produktartbeschreibung u. a. Aussagen über die Wirkungsweise und die Zweckbestimmung dieser Produkte sowie über die verschiedenen Ausführungstypen.

Einzelproduktübersicht

Die Produktgruppe enthält abschließend die Einzelproduktübersicht, in der die Positionsnummer, der Produktname, der Hersteller und ggf. spezifische Hinweise zur Konstruktion des Produktes aufgeführt sind. Darüber hinaus werden die Produkte gekennzeichnet, für die Festbeträge festgesetzt wurden.

Festbeträge für Hilfsmittel

Zusätzlich werden von den Spitzenverbänden der Krankenkassen auf der Grundlage der Produktgruppen des Hilfsmittelverzeichnisses die sog. Festbetragsgruppensysteme entwickelt. In einem Festbetragsgruppensystem sind alle Produkte in den einzelnen Festbetragsgruppen zusammengefaßt, die in ihrer Wirkung gleichartig und gleichwertig sind. Für die in einer Festbetragsgruppe zusammengefaßten Produkte soll ein gemeinsamer Festbetrag festgesetzt werden. Dies erfolgt gemeinsam und einheitlich durch die Landesverbände der Krankenkassen und die Verbände der Ersatzkassen für ein Bundesland. Sie führen Marktanalysen durch und berücksichtigen dabei Abgabefrequenzen, damit ein Festbetrag gebildet wird, der eine für den Versicherten möglichst zuzahlungsfreie Versorgung sichert. So haben die Landesorganisationen der Krankenkassen auch bei den Hilfsmitteln gegen Dekubitus inzwischen damit begonnen, Festbeträge zu vereinbaren (z. B. Saarland). Falls keine Festbeträge beschlossen sind, gelten die zwischen den Krankenkassen und den Leistungserbringern abgemachten Preise, die Bestandteil von Verträgen sind.

> Eine optimale und zuzahlungsfreie Versorgung mit Hilfsmitteln ist und bleibt das übergeordnete Ziel aller Anstrengungen der Gesetzlichen Krankenversicherung. Mit Hilfe von Festbeträgen sollen Wirtschaftlichkeitsreserven ausgeschöpft und der Preiswettbewerb unter den Anbietern aktiviert werden.

Ausblick

Aus heutiger Sicht zeigen die nach wie vor hohen Steigerungsraten bei den Ausgaben der Gesetzlichen Krankenversicherung für Hilfsmittel deutlich, daß vorhandene Wirtschaftlichkeitsreserven offensichtlich noch nicht ausreichend ausgeschöpft werden. Die unkontrollierten Verordnungen der Ärzte im Hilfsmittelbereich, die noch auszubauende Hilfsmittelberatung und die fehlende Markttransparenz sind hier als die wesentlichsten Ursachen zu nennen.

Auch wenn sich die Fertigstellung des Hilfsmittelverzeichnisses aufgrund der großen Heterogenität dieses Marktsegmentes schwieriger gestaltet als ursprünglich angenommen, wird mit der Komplettierung des Hilfsmittelverzeichnisses 1997 zu rechnen sein.

31 Systemische Vernetzung von Therapie und Pflege – Formen praktischer Entscheidungsfindung

Christel Bienstein und Michael Braun

- Bewegungslos
- Bedingungen systemischer Vernetzung
  Akzeptanz
  Kompetenz
  Zuständigkeit, Verantwortlichkeit
  Strukturen

- Erfassung der Patienten-/Bewohnersituation
- Wege der Entscheidungsfindung
- Konkretes Beispiel

Zusammenfassung

Eine Therapie und Pflege kann nur dann zu einer effizienten Gesundheitsunterstützung werden, wenn alle Beteiligten zu einer gemeinsam beschlossenen Vorgehensweise gelangen. Innerhalb dieses Kapitels werden die Grundstrukturen besprochen, die zu einer systematischen Vernetzung aller Aktivitäten und Planungsmaßnahmen führen.

Viel zu häufig kommt es im Alltag vor, daß Pflegende, Ärzte und Therapeuten unabhängig voneinander Entscheidungen für oder mit einem Patienten treffen, ohne das gesamte Gesundungskonzept (und damit auch das Tages- und Wochenprogramm) zu überblicken. Gegenseitige Behinderungen bei der Arbeit (z.B. Ganzkörperwaschung eines Patienten und gleichzeitiger Abruf zur Röntgenabteilung oder die Durchführung der Visite) sind an der Tagesordnung. Dies führt nicht nur zu ärgerlichen Situationen für die professionellen Helfer; viel problematischer stellt sich solch ein Tatbestand für den Bewohner/Patienten dar. Therapieintensive Zeiten wechseln sich mit therapiearmen oder anregungsarmen Zeiten nicht in einem gesunden Zyklus, sondern x-beliebig ab. So werden z.B. Lagerungswechsel bei einem Patienten durchgeführt, diese jedoch durch die Physiotherapie (unbeabsichtigt) direkt danach wieder verändert, da mit dem Patienten jetzt gearbeitet werden soll.

Besonders dramatisch wirkt sich die mangelnde Vernetzung der verschiedenen Berufsgruppen bei der Information des Patienten und seiner Angehörigen sowie bei der Entlassung eines pflegebedürftigen Menschen aus dem Krankenhaus aus.

Durch die ineffektive Koordination werden Menschen immer noch häufig in völlig unvorbereitete häusliche Pflegesituationen entlassen. Hier muß sich rasch eine Wandlung zur Zusammenarbeit vollziehen.

Bewegungslos

Fallbeispiel: Sonntagmorgen auf einer neurologischen Station einer Universitätsklinik. Wie bereits in den vergangenen 14 Tagen kann Frau Schubert (38 Jahre alt) nicht zum Waschen an das Waschbecken gebracht werden. Sie klagt über extreme Schmerzen in der gesamten Wirbelsäule. Jede Bewegung (z.B. Anheben der Arme) verursacht ihr starke Schmerzen. Sie verhält sich „bewegungslos".

Frau Schubert wurde umfassenden diagnostischen Maßnahmen unterzogen, um Verdachtsmomente wie Wirbelsäulentumor auszuschließen: vom Kernspintomogramm über sämtliche Darstellungsmöglichkeiten der Wirbelsäule, des Schädels, bis hin zu spezifischen neurologischen Tests, Blutwerten etc. Alle Untersuchungen ergaben: *nichts*.

Die Patientin macht trotz der Diagnose „psychosomatische Reaktion" keine Anstalten, sich aktiv an ihrer körperlichen Versorgung zu beteiligen. Bei einer hinzukommenden Adipositas (160 cm, 105 kg) ergibt sich folgendes Gesamtbild:

Frau Schubert
– wird im Bett gewaschen, sie beteiligt sich nicht;
– nimmt ihr Essen im Liegen ein, sie ißt sehr wenig;
– nimmt keinen Lagewechsel vor, sie muß gelagert werden;
– scheidet im Bett mit Hilfe eines Steckbeckens aus, was ihr große Schmerzen verursacht;
– schwitzt stark, die Wäsche ist häufig durchnäßt;
– nimmt kaum Blickkontakt mit der Mitpatientin, den Pflegenden oder Ärzten auf;
– spricht nur, wenn sie gefragt wird, und antwortet kurz;
– führt keine Aktivitäten wie Lesen, Radiohören oder Fernsehen durch.

Inzwischen ist eine gereizte Situation entstanden:

Pflegende
– sind über die Patientin äußerst ärgerlich. „Sie kann sich doch bewegen, schließlich hat sie nichts, aber wir müssen diese dicke Frau auch noch drehen und wenden."
– Zwischen Pflegenden und der Patientin findet ein Gespräch nur in anweisender Form statt: „Geben Sie mir Ihren Arm", „jetzt helfen Sie aber mal mit, sich umzudrehen."

Ärzte
– sind ebenfalls über die Patientin ärgerlich und ungehalten.
– Schließlich ist sie eine Simulantin und blockiert ein Universitätsklinikbett.
– Die Gabe von Schmerzmedikamenten wurde bewußt verlangsamt, da sie ja nichts hat und nur aus Schau jammert.
– Das Gespräch mit ihr hat zurechtweisenden Charakter. „Wir haben alles untersucht, bei Ihnen liegt nichts vor. Reißen Sie sich etwas mehr zusammen und nehmen Sie ab."

Wie endet so eine alltägliche Situation normalerweise? *Die Patientin wird entlassen.*

Diese Patientin bekam ständig den gesamten Zorn zu spüren, selbst bei kleinsten Maßnahmen wie der Blutdruckkontrolle oder dem Anreichen des Essens.

Es stand im Raum: *Sie tut nichts – wir tun alles.*

Diese Haltung führt, wenn sie nicht reflektiert wird, zu einer Manifestation der Einschätzungen. Pflegebericht und Arztbericht spiegeln diesen Ärger wider.

Die Situation ist durch folgende Punkte gekennzeichnet:

- Alle Beteiligten reden nur über die Verweigerung der Mitarbeit der Patientin in der Situation.
- Es wird nicht das Problem analysiert, sondern ein sichtbares Verhalten *bewertet*.
- Viel Energie wird zur Kompensation der mangelnden Aktivität aufgebracht (Untersuchungen, Lagern, Waschen etc.).

Frau Schubert teilt an einem Sonntagmorgen der „aushelfenden Schwester" mit, daß sie „nicht mehr kann". Auf die Nachfrage, was das bedeute, erfährt sie: „Ich möchte nie wieder nach Hause müssen."

Diese Pflegende berichtet beim Frühstück von der Aussage. Die Stationsärztin ist ebenfalls anwesend. Es steht plötzlich die Frage im Raum: *Warum* will Frau Schubert nicht?

Damit gerät die Beurteilung „*sie will nicht*" in den Hintergrund.

Am Montag wird eine Psychologin hinzugezogen. Diese berichtet, daß Frau Schubert einen schwer alkoholkranken Mann hat und eine drogenabhängige Tochter. Ihre Mutter, von der sie viel Unterstützung bekam, psychisch und materiell, ist vor 6 Monaten verstorben. Frau Schubert fühlt sich total überfordert, kann dies jedoch nicht so zulassen und entwickelte schwere Wirbelsäulenschmerzen, die zur Klinikaufnahme führen.

Sie verhält sich bewegungslos. Es ist ihre Chance, nicht nach Hause zu müssen. Frau Schubert lebt und fühlt sich als Ehefrau verpflichtet, in allen Situationen zu ihrer Familie zu stehen. Es ist ihr von ihrer Haltung her unmöglich, bewußt und aktiv aus dieser Situation auszusteigen. Sie kann dies nur auf einer unbewußten Ebene tun, ihr Körper reagiert für sie. Die Schmerzen sind für sie wirklich vorhanden.

Nach Hinzuziehung einer Sozialarbeiterin, die die häusliche Situation vor Ort erhebt und auf katastrophale Zustände gestoßen ist, wird mit Frau Schubert eine Lebens- und Gesundungsstrategie überlegt, die ihr Leben und damit Bewegung ermöglicht. Die Sozialarbeiterin vermittelt einen Aufenthalt in einer Rehabilitationseinrichtung, die speziell auf psychisch belastete Frauen vorbereitet ist.

Schon nach einigen Tagen nimmt Frau Schubert die ersten Aktivitäten wieder selbständig wahr.

Der *Druck der Seele* ist nicht mehr so stark, daß es zu einer Bewegungslosigkeit kommt, die eine Dekubitusgefährdung bedingt. Dieses Fallbeispiel dokumentiert einen Mangel an therapeutischer Absprache. Erst nach 14 Tagen „ineffektiver kostenintensiver Therapie und Pflege" wurde systematisch ein Weg gesucht und auch gefunden.

Bedingungen systemischer Vernetzung

Arbeiten, die in einem Feld geleistet werden müssen, in dem die verschiedensten Menschen Aktivitäten an einer Sache oder einem Menschen durchführen, müssen allein zum Zweck eines sinnvollen Energieeinsatzes koordiniert und miteinander verbunden werden. Das erfordert Kenntnisse über

- den Patienten/Bewohner,
- die Strukturen, in denen die Aktivitäten stattfinden sollen,
- das Wissen/die Fähigkeiten der Beteiligten.

> **!** Um einen fördernden Gesundungsprozeß herstellen zu können, müssen die beteiligten Personen zusammenarbeiten und sich im Team abstimmen. Hierzu bedarf es grundlegender Voraussetzungen.

Akzeptanz

Zunächst geht es um die Akzeptanz des Patienten/Bewohners bezüglich seiner Lebenseinstellung und seiner Wünsche durch das Team, bezogen auf den Gesundungs- bzw. Pflegevorgang.

Ebenso bedarf es der Akzeptanz von Angehörigen und Freunden als eines wesentlichen zu integrierenden Bestandteils in die Gestaltung des Prozesses.

Notwendig ist die Akzeptanz der Pflegeperson aus dem Blickwinkel von Patient/Angehörigen, etc. sowie die Akzeptanz von Therapeuten und Pflegenden untereinander.

Für alle muß deutlich sein, daß Gesundungs- oder Pflegeziele nur gemeinsam abgesprochen erreicht werden können. In diesem Prozeß werden „Feudal"strukturen als hinderlich erlebt.

Kompetenz

Am Gesundungs-/Versorgungsprozeß sind Menschen mit unterschiedlichen fachlichen und charakterlichen Fähigkeiten beteiligt. So ist zuerst der betreffende Patient/Bewohner für sich selbst kompetent. Sein Wissen und Fühlen muß in den Prozeß mit einbezogen werden. Er ist die Autorität, die letztendlich die Zustimmung oder Ablehnung geplanter Maßnahmen veranlaßt.

Neben dem Betroffenen selbst sind unterschiedliche Fachpersonen aktiv. Physiotherapeuten, Pflegende, Ärzte, Psychologen, Logopäden, medizinisch-technische Mitarbeiter u. a. m. wirken an dem Gesundungsprozeß mit. Jede Berufsgruppe verfügt über spezifisches Fachwissen. Keine andere Berufsgruppe hat dasselbe Wissen, sondern evtl. ähnliche Kenntnisse.

Kompetenzen sind besonders dann entwickelt, wenn die Fachperson über wiederholende Erfahrungen verfügt und diese für sich „innerlich" systematisiert hat. Das macht sie dann zu einer Expertin auf ihrem Gebiet.

Neben die fachliche tritt die persönliche Kompetenz eines Menschen. Leider ist es nicht immer so, daß beide Kompetenzen in einer Person anzutreffen sind. Dies führt dann auch zu unterschiedlich effektiven therapeutischen Situationen.

Häufig wird der Bildung einer persönlichen Kompetenz in der Ausbildung und im Studium keine große Aufmerksamkeit geschenkt. Daher kann es geschehen, daß zuvor fachlich Erreichtes durch einen Mangel an persönlicher Kompetenz zunichte gemacht wird.

Zuständigkeit, Verantwortlichkeit

Die verschiedenen Berufsangehörigen müssen in ihrem Fach ihr Wissen mit einbringen und sind für die Planung, Durchführung und Überprüfung der spezifischen Inhalte zuständig. Je mehr Klarheit über die Zuständigkeit der einzelnen Berufsgruppen besteht, desto effektiver ist das Gesamtergebnis.

Dabei muß Zuständigkeit direkt mit Verantwortlichkeit verknüpft werden.

> Wer zuständig ist, trägt auch die Verantwortung, wer die Verantwortung trägt, trifft auch die Entscheidung.

Ein Kardinalfehler im Gesundheitssystem ist das ständige Durchbrechen dieses Grundsatzes. Im Alltag sind zwar z.B. die Pflegenden für alles zuständig, aber die Entscheidung darüber treffen andere; Ärzte haben für alles die Verantwortung zu tragen, aber zuständig sind sie dafür nicht.

Je klarer die Aufgaben sind, desto eher ist ein vernetztes Arbeiten der einzelnen Berufsgruppen möglich.

Strukturen

Um vernetzt arbeiten zu können, müssen organisatorische und materielle Strukturen geschaffen werden.

Fehlende Zeiten für Absprachen zwischen den Berufsgruppen können zum totalen Erliegen von sinnvollen Vorgehensweisen führen (z.B. Patient gerade gelagert, danach Physiotherapie; nach weiteren 30 Minuten Röntgen, dies dauert länger – Mittagessen fällt aus).

Das Fehlen spezieller Hilfsmittel oder diagnostischer Verfahren führt ebenfalls zu zielgefährdenden Situationen.

> Effektives Arbeiten setzt Akzeptanz, Kompetenz, Zuständigkeit und die Gestaltung der Strukturen voraus.

■ Erfassung der Patienten-/Bewohnersituation

Zuerst muß Klarheit darüber entstehen, in welchem Netzwerk sich der zu pflegende Mensch befindet. Häusliche Situationen sind anders als stationäre. Bei den stationären muß zwischen Akut- oder Pflegestation unterschieden werden (Abb. 31.**1**).

Ein Netzwerk liegt aber nur dann vor, wenn die Kontakte der Berufsgruppen/der Personen nicht alle über den Patienten laufen, sondern auch systematisch (d.h. nicht zufällig, sondern geplant) untereinander bestehen. Es entsteht eine sog. Diamantbeziehung, alle stehen miteinander in Verbindung (Abb. 31.**2**).

Besonders bedeutsam ist die koordinierende Funktion. Diese wird meist von den Pflegenden in der Klinik bzw. im Altenheim wahrgenommen, im häuslichen Bereich von den Angehörigen.

Zur Erfassung der Patienten-/Bewohnersituation sollte folgendes klar sein:

- Wer stellt welche Fragen?
  (Eine ständige Doppelung sollte vermieden werden.)
- Wo laufen die Ergebnisse zusammen?
  (Hier müssen alle Betroffenen Zugang haben und die Informationen wahrnehmen.)

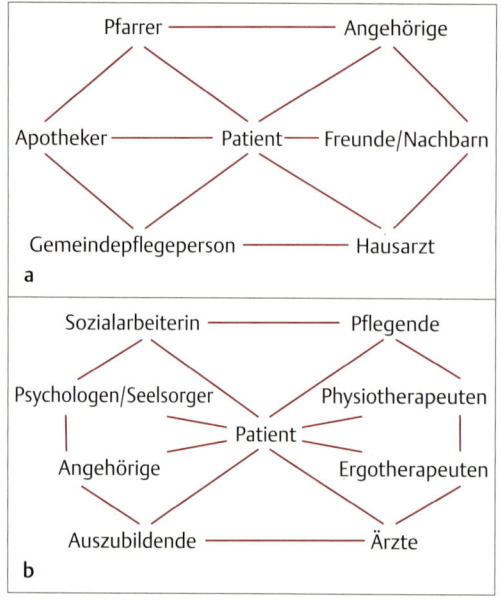

Abb. 31.1 Der Patient/Bewohner im Netzwerk, **a** der häuslichen, **b** der stationären Situation.

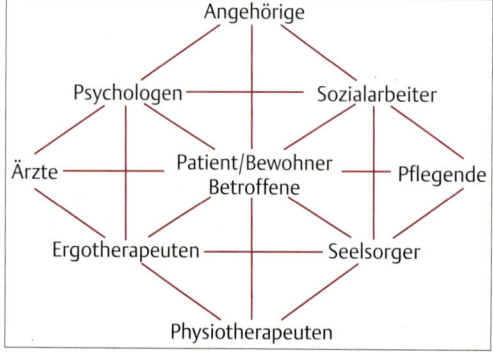

Abb. 31.2 „Diamantbeziehung". Alle Beteiligten stehen miteinander in Verbindung.

Die Entscheidung über ein Vorgehen hängt davon ab, von welcher Grundeinstellung die Beteiligten ausgehen (z. B.: Jeder Mensch ist für sich verantwortlich und kompetent, oder: Solange ein Mensch krank ist, ist er nicht für sich verantwortlich, dann treffe ich/treffen wir allein die Entscheidung).

Gehen wir davon aus, daß ein Mensch *für sich selbst kompetent* ist, dann lauten die beiden ersten Fragen:

- Was will der Patient/Bewohner in bezug auf seine Gesundheits- und/oder Lebenssituation?
- Was kann und will er selber tun, was will er nicht tun oder nicht unterstützen?

Weiterhin muß klar sein, wie seine häusliche, familiäre Situation ist.

Die verschiedenen Berufsangehörigen müssen folgende Fragen bedenken:

- Was können wir anbieten (welche Kenntnisse/Fähigkeiten sind vorhanden)?
- Welche Einstellung haben wir zu dem zu Pflegenden?
- Welche Maßnahmen können wir nicht mittragen?
- Können wir Maßnahmen miteinander verbinden, können wir auf Maßnahmen verzichten?
- Welche räumlichen, personellen und zeitlichen Bedingungen sind gegeben?

Für alle muß klar sein, ob Rehabilitation, palliative Pflege und Therapie oder die Diagnostik im Vordergrund steht.

Für die Dekubitusprophylaxe und -therapie müssen vorrangig Situation und Aktivitäten erfaßt werden, z. B.

- Bewegung (spontan),
- Ernährung,
- Schlaf/Ruhe,
- Schmerzen,
- Atmung,
- Medikamente,
- seelisches Befinden,
- Körperhygiene,
- Ausscheidung,
- Geruch der Wunde.

Hinzu kommt die Bedeutung der Prognose für den zu Pflegenden, d. h. die Dauer des Heilungsverlaufes.

Nach diesem Gesamtbild können systemische Vernetzungen vorgenommen werden.

Wege der Entscheidungsfindung

Ausgehend von der Grundannahme, der Patient/ Bewohner ist derjenige, der die Richtung vorgibt, können wir zu völlig unterschiedlichen Entscheidungen kommen.

Entscheidungen entstehen am günstigsten auf der Grundlage von gebündelter Information. Der Vorgang der Entscheidungsfindung sieht unterschiedlich aus. Er hängt von den Gegebenheiten ab.

- Man ist auf einen schriftlichen Austausch angewiesen (z.B. häusliche Situation):
  - Alle Beteiligten tragen systematisch ihre Erhebungen zusammen.
  - Alle sprechen Empfehlungen aus.
  - Eine Person ist verantwortlich, die Empfehlungen zu prüfen und ein Gesamtvorgehen vorzuschlagen.
  - Bedenken werden telefonisch miteinander besprochen.
  - Die Vorgehensweise wird beschlossen.
- Man kann gemeinsam über einen Patienten/ Bewohner sprechen:
  - Alle sammeln Informationen (auch schriftlich fixieren).
  - In der Besprechung werden besonders die Dinge vorgebracht, die aufgrund der eigenen Fachkompetenz ermittelt wurden.
  - Eine Person erstellt verantwortlich eine Planung.
  - Sie setzt Schwerpunkte im Gespräch.
  - Sie stellt die Vorgehensweise kurz vor.
- Peer-group
  - 2–3 Personen sammeln sämtliche gewonnenen Informationen.
  - Diese 2–3 Personen besprechen die Informationen, setzen die Schwerpunkte und entwickeln einen Vorgehensplan.
  - Jeder informiert bestimmte Personen über die Vorgehensweise und ist für die Anleitung, Durchführung und Kontrolle zuständig.
- Datengestützte Entscheidungsfindung:
  - Alle Informationen, die vorliegen, werden zusammengetragen.
  - Zentrale Fragestellungen werden herausgearbeitet.
  - An einem Datengerät werden Informationen bezüglich der Fragen gesammelt mit sämtlichen Ergebnissen des therapeutischen/pflegerischen Vorgehens (soweit diese schriftlich aufbereitet sind).
  - Danach findet die Planung der Vorgehensweise statt.

Alle Entscheidungen müssen nach *Prioritäten* aufgelistet werden, d.h., es muß entschieden werden, in welcher Reihenfolge sie umgesetzt werden sollen. Da es auch meist nicht möglich ist, alle möglichen Maßnahmen durchzuführen, ist die Rangliste besonders bedeutsam.

> Entscheidungen für etwas sind immer auch Entscheidungen gegen etwas.

Konkrete Beispiele

Fallbeispiel: Herr Schöning ist 72 Jahre, 185 cm und wiegt 60 kg. Er hatte vor ca. 10 Tagen eine Bypass-Operation am Herzen. Durch schwere arterielle Durchblutungsstörungen der Beine Grad II, Atemnot und mangelnden Appetit fühlt er sich ständig müde und schlapp. Er bewegt sich maximal einmal in der Stunde im Bereich der Extremitäten.

Ziel des Patienten ist es, wieder so weit gesund zu werden, daß er seinen Lebensabend mit seiner Frau verbringen kann. Er hat einen kleinen Garten, den er gerne pflegt, und einen netten Freundeskreis.

Herr Schöning ist insgesamt dekubitusgefährdet; er hat einen Dekubitus Grad I am Steißbein und am rechten Trochanter.

Das Team entscheidet mit Herrn Schöning: Erste Priorität ist, mehr Kraft zu entwickeln; dazu sind ausreichend Schlaf, Schmerzfreiheit und eine Lösung der Atemprobleme notwendig.

Das Ziel, mehr Kraft zu entwickeln, ist das sog. *Leitziel*, an dem sich alle orientieren müssen. Es dürfen einerseits keine Maßnahmen stattfinden, die diese Zielrichtung verhindern, andererseits keine unterlassen werden, die den Patienten unterstützen.

Das erste Ziel muß allen am Gesundungs- und Versorgungsprozeß Beteiligten bekannt sein; es ist ein wesentliches Merkmal qualifizierten Vorgehens. Eine Auflistung von vielen Zielen in beliebiger Folge ist unprofessionell, führt zu oberflächlichen Handlungen und verzögert den Heilungsprozeß („Gießkannenprinzip").

Alle Aktivitäten müssen so koordiniert sein, daß das Leitziel nicht gestört wird (Abb. 31.**3**). Das bedeutet z.B., es muß ein Lagerungsplan erarbeitet werden, der Herrn Schöning eine für ihn ausreichende Nachtruhe bietet.

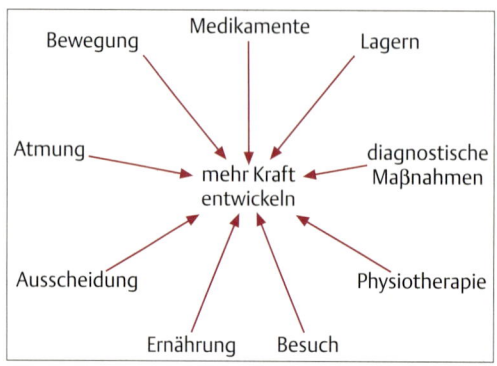

Abb. 31.**3** Beispiel für das Leitziel „mehr Kraft entwickeln".

Zuständige Pflegende:

- Nachts schiefe Ebene und Hohllagerung.

Die Bewegungsanbahnung erfolgt mit isometrischem Training im Bett und zunehmend im hohlgelagerten Sessel. Zuständig *Physiotherapeuten:*

- morgens und nachmittags
  Anleitung der Angehörigen.

Ernährungsaufnahme wird langsam aufgebaut. Die Absprache erfolgt zwischen Arzt, Pflege und Diätassistentin.
Zuständig *Diätassistentin:*

- findet seine Essenszeiten heraus,
- kleine Zwischenmahlzeiten,
- Vermeidung einer Kumulation der Nahrungsaufnahme in 8 Stunden mit 4 Mahlzeiten.

Genug Atemluft zu erhalten bedeutet, eine physiologische, schmerzfreie Lage und tiefes Durchatmen zu ermöglichen.

Zuständig *Arzt:*

- Die Schmerztherapie darf nicht zu Bewegungsreduktion, Appetitmangel oder Atemverringerung führen.

Zuständig *Pflegende:*

- korrekte Lagerung, z.B. A-Lagerung und schiefe Ebene.

Zuständig *Physiotherapeutin:*

- Anleitung zur gesicherten Zwerchfellatmung, produktives Husten.

Bei allen Maßnahmen wird eine Entlastung des rechten Trochanters und des Steißbeines beachtet.
Eine konsequente Verfolgung des Leitziels bedeutet gleichzeitig, daß Herr Schöning nicht beim Essen und bei den Atemübungen unterbrochen werden darf, daß nachts keine Blutdruckkontrolle erfolgt usw.

Fallbeispiel: Herr Marrek ist 42 Jahre, leidet an Leberzirrhose im Endstadium. Er ist kachektisch, kurzatmig, tachykard; es liegen rezidivierend Aszites (101) und Ösophagusvarizenblutung vor; er ist appetitlos. Ein faustgroßer Dekubitus 3. Grades hat sich am Steißbein gebildet.
Herr Marrek wünscht keine lebensverlängernden Maßnahmen. Er möchte rasch sterben und damit sein Leid nicht noch länger ertragen müssen. Seine Frau steht ihm gefaßt zur Seite.

Ziel für Herrn Marrek sind Schmerzfreiheit und problemlose Atmung.
Dieses Leitziel muß bei allen Beteiligten Beachtung finden. Der Dekubitus wird so behandelt, daß Schmerzen nur in geringem Maße auftreten. Herr Marrek wird per 5-Kissen-Methode mit erhöhtem Oberkörper gelagert. Dabei wird auf eine regelmäßige Entlastung des Bauchraumes (Aszitespunktion im stationären Umfeld) geachtet. Mobilisationen erfolgen langsam und mit Pausen. Diagnostische Maßnahmen, die zur Erhöhung der Atemnot oder der Schmerzen führen, finden nicht statt.
Insgesamt steht die palliative Betreuung des Patienten im Vordergrund.

Fallbeispiel: Frau Becker, 81 Jahre, Oberschenkelfraktur rechts, Herzinsuffizienz, zunehmende Desorientierung und Unruhe, keine Angehörigen, Dekubitus 3. Grades am Steißbein mit Taschenbildung zur linken Gesäßhälfte.

Leitziel: Frau Becker soll sich besser orientieren können.

Dazu ist es notwendig, daß sie körperorientierende Pflege erhält, nicht durch zwei Personen gleichzeitig angesprochen und berührt wird und feste Bezugspersonen hat. Für die Lagerung dürfen keine Weichlagerungsmaterialien verwendet werden, und die Lagerung muß so erfolgen, daß Frau Becker ihre Umgebung sehen kann.

Regelmäßiger Lagerungswechsel und Hydrokolloidverband sowie genügend Flüssigkeits-, Eiweiß- und Vitaminzufuhr gehören zu den grundlegenden Pflegehandlungen. Maßnahmen, die diesem Ziel zuwiderlaufen, sind zu vermeiden.

Erstellen Sie Leitziele für Ihre Patienten. Sie werden feststellen, es ist dringend notwendig, daß alle Berufsgruppen systemisch zusammenarbeiten, um dem Patienten/Bewohner gerecht zu werden. Die Zukunft des Gesundheitswesens hängt davon ab, ob wir alle diesem qualitativen Anspruch genügen.

Literatur

Benner, P.: Stufen der Pflegekompetenz. Huber, Bern 1994
Goleman, D.: Emotionale Intelligenz. Hanser, München 1996
Weidmann, R.: Rituale im Krankenhaus, Deutscher Universitäts-Verlag, Wiesbaden 1990
Walsh, M. P. Ford: Pflegerituale. Berlin 1996

Adressen zum Bezug von Spezialliteratur

CBO
  Centraal Begeleidingsorgan voor de Intercollegiale Toetsing
  Churchilliaan 11, postbus 20064
  NL-3502 Utrecht
Fachhochschule Osnabrück
  Fachbereich Wirtschaft
  Albrechtstr. 30
  D-49076 Osnabrück
Weltgesundheitsorganisation
  Regionalbüro Kopenhagen
  Scherfigsveg 8
  DK-2100 Kopenhagen 0
Bildungszentrum des DBfK
  Königgrätzstr. 12
  D-45138 Essen

32 Lehrbuchanalysen zur Dekubitusprophylaxe

Gerhard Schröder

■ Auswahl der Lehrbücher

„Das Neue Lehrbuch der Krankenpflege"

„Pflege" – L. Juchli

„Allgemeine Krankenpflege" – H.-G. Knoch u. Mitarb.

„Lehrbuch für Krankenpflege" – G. Münch u. J. Reitz

„Altenpflege" – B. Pomykala

„Die Pflege des Menschen" – M. Seel

■ Schlußfolgerung

Zusammenfassung

In diesem Kapitel werden häufig verwandte Lehrbücher für Pflegeberufe auf ihren Inhalt zur Dekubitusthematik untersucht. Dabei werden Kriterien angelegt, die einen Vergleich und eine subjektive Beurteilung durch den Leser zulassen. Unter anderem geht es dabei nicht nur um eine fachlich aktuelle Bewertung, sondern darüber hinaus um die Frage, in welchem Gesamtrahmen das Kapitel „Dekubitusprophylaxe" steht und wie ausführlich und fachlich aktuell es ist. In einer knappen, aus vier Fragen bestehenden Zusammenfassung kann sich der Leser selbst ein Bild davon machen, wie unterschiedlich die analysierten Lehrbücher sind.

Dieses Kapitel richtet sich nicht nur an Lehrkräfte in Schulen für pflegerische Berufe, sondern auch an alle Pflegekräfte, die etwas „mit Ausbildung zu tun haben".

Lehrbücher sind die Grundlage für Ausbildungsinhalte. Auf vielen Stationen gibt es mindestens *ein* Lehrbuch – wenn mitunter auch älteren Datums –, das für Problemfragen gerne herangezogen wird. Sind Lehrbücher aber auch das, was man von ihnen erwartet? Lehrbücher haben in der Vergangenheit (S. 9ff.) auch dazu beigetragen, daß so manches Ritual verewigt wurde. Deshalb werden die folgenden Ausführungen den Bereich Dekubitusprophylaxe in den Lehrbüchern für Pflegeberufe kritisch unter die Lupe nehmen.

■ Auswahl der Lehrbücher

Die analysierten Lehrbücher sind lediglich nach dem Prinzip der „häufig benutzten Lehrbücher" ausgewählt worden, d.h., daß es außer den hier erwähnten Lehrbüchern weitere gibt, die sicherlich ebenfalls als „brauchbare Bücher" bezeichnet werden können.

Die analysierten Bücher sind:

- Das Neue Lehrbuch der Krankenpflege, 4. Aufl. Kohlhammer, Stuttgart 1992,

- Juchli, L.: Pflege, 7. Aufl. Thieme, Stuttgart 1994,
- Knoch, H.-G., G. Dökert, K. D. Kühn: Allgemeine Krankenpflege, 2. Aufl. VEB Volk und Gesundheit, Berlin 1987,
- Münch, G., J. Reitz: Lehrbuch für Krankenpflege. De Gruyter, Berlin 1994,
- Pomykala, B.: Altenpflege – Ein praxisorientiertes Lehrbuch, 2. Aufl. Fischer, Stuttgart 1993,
- Seel, M.: Die Pflege des Menschen, 2. Aufl. Kunz, Hagen 1994.

„Das Neue Lehrbuch der Krankenpflege"

In diesem häufig in der Ausbildung benutzten Lehrbuch, das bereits seit einigen Jahrzehnten existiert, wird Pflege in über 1000 Seiten behandelt. Insgesamt ist das Buch von mehr als 20 Autoren/-innen geschrieben, so daß unterschiedliche Ausprägungen vom Pflegeverständnis zu finden sind.

Gesamtrahmen des Buches

In diesem Buch wird Pflege nach dem „alten Muster" geteilt in

- die pflegerischen Grundlagen (sog. *Grundpflege*) und
- die *Behandlungspflege*, die sich eher medizinisch an der jeweiligen Erkrankung des Patienten orientiert.

Dekubitusprophylaxe im Rahmen des Buches

Das Thema Dekubitusprophylaxe ist in zwei verschiedenen Kapiteln zu finden:
Einmal in „Die Pflege des bettlägerigen Patienten"; dort werden unter den Lagerungen auch Umlagerungen und Lagerungshilfsmittel zur Dekubitusprophylaxe gezeigt. Des weiteren werden in dem gleichen Kapitel „Komplikationen durch Bettruhe und Lagerungen" die Druckgeschwüre als eine mögliche Komplikation aufgezeigt und theoretisch beschrieben.
Zum anderen findet sich ein Extrakapitel „Dekubitus" im zweiten Hauptabschnitt des Buches, der Behandlungspflege. Hier ist der Dekubitus eingebettet in das Kapitel „Prophylaktische Maßnahmen".

Vorstellung der Dekubitusprophylaxe

Im ersten Abschnitt „Lagerungen" (7 ½ Druckseiten) werden verschiedene allgemeine Lagerungen – wie z. B. flache Rückenlagerung, Oberkörperhochlagerung, Beintieflagerung – in ihren Prinzipien mit jeweiligen Indikationsbeispielen (Erkrankungen) genannt. Unter den Lagerungshilfsmitteln werden auch Hilfsmittel zur Dekubitusprophylaxe vorgestellt: Fersenkissen bzw. Fersenschutz aus Kunstfell, das Wasserkissen, die Antidekubitusmatratze (Wechseldruckmatratze), das Gelkissen und diverse Unterlagen (Schaumstoffwürfelunterlage und Synthetikfelle). Die hier vorgestellte Auswahl ist natürlich nicht (auch nicht im exemplarischen Sinne) vollständig, entspricht aber auch nicht den aktuellen Erkenntnissen der Pflegeforschung.
Im zweiten Kapitel, in dem der Dekubitus speziell auf 3 ½ Druckseiten behandelt wird, werden zunächst die Pathophysiologie und die gefährdeten Körperstellen dargestellt. Hier wird als Ursache des Dekubitus neben konstantem Druck auch die Feuchtigkeit der Haut genannt. Weiterhin wird zwischen *äußerem Druck* (z. B. Falten im Bettlaken, Krümel) und *innerem Druck* (z. B. Drainagen, Katheter) unterschieden. Die Hauptursache des Dekubitus – nämlich die Zeitdauer der Druckeinwirkung – wird vernachlässigt. Die daraus abzuleitende Dekubitusprophylaxe müßte demnach die Weichlagerung, also die Druckreduktion sein. Interessant sind die ohne Quelle angegebenen Zeitangaben für mögliche Druckschäden (S. 75):

- Infiltration nach 6–10 Stunden Druckeinwirkung,
- Blasenbildung nach 12–14 Stunden,
- Nekrosen mit Mazeration nach 3–4 Tagen.

Daraus ließe sich ableiten, daß eine Druckschädigung erst nach 6 Stunden entstehen würde!
Die „eigentliche" Prophylaxe teilt sich dann in die Hautpflege und die Lagerungen auf. Erstere wird intensiver dargestellt und beinhaltet u.a. Maßnahmen, die die Haut widerstandsfähiger ma-

chen sollen: Einreiben mit Alkohol oder Franzbranntwein sowie Hautschutzsprays werden empfohlen.

Als Lagerung bzw. Umlagerung wird zur Dekubitusprophylaxe die 90°-Lagerung empfohlen, die 30°-Lagerung fehlt. Psychische Aspekte der Dekubitusentstehung bzw. -prophylaxe werden nicht benannt, insgesamt ist die Orientierung konzeptionell eher „rein somatisch".

Zusammenfassung

Wie ist die fachliche Aktualität? Insgesamt leider wenig aktuell, da sowohl nachweislich nicht mehr zu empfehlende Hilfsmittel (z.B. Wasserkissen) als auch kritisch einzustufende Hautmaßnahmen empfohlen werden. Alternative Hilfsmittel oder Umlagerungen oder Risikoschätzskalen werden nicht vorgestellt.

Wie ist der didaktische Ansatz gelungen? Es werden auf theoretischer Ebene Maßnahmen aufgezeigt, eine schüleraktivierende oder handlungsorientierende Ebene wird nicht erreicht.

Quellenangaben, Belege bzw. weiterführende Literaturangaben? Nein.

Bemerkungen. Durch die Trennung der beiden Kapitel „Lagerung" und „Dekubitus" sind die verschiedenen Lagerungen kaum zuzuordnen.

„Pflege" – L. Juchli

Dieses seit Jahrzehnten im deutschen Ausbildungsmarkt bekannte Buch beschreibt Pflege recht ausführlich auf fast 1200 Seiten.

Gesamtrahmen des Buches

Das Buch stellt zunächst alle Kapitel unter einen theoretisch geleiteten Rahmen. Als Struktur dienen die ATL – Aktivitäten des täglichen Lebens –, die das Buch in einzelne Kapitel gliedert.

Dekubitusprophylaxe im Rahmen des Buches

Dekubitusprophylaxe ist dem Kapitel „Sich bewegen" zugeordnet, in dem auch andere prophylaktische Maßnahmen besprochen werden. Auf insgesamt 9 Seiten(!) wird das Thema Dekubitusprophylaxe recht ausführlich besprochen.

Vorstellung der Dekubitusprophylaxe

Zunächst wird allgemein die Entstehung eines Dekubitus durch langeinwirkenden Druck erklärt. Nach der Darstellung der häufigsten Dekubituslokalisationen werden verschiedene Einteilungsformen aufgezeigt. Recht ausführlich wird die Pathophysiologie erklärt, wobei besonders Grafiken zum leichteren Verständnis beitragen. Fazit dieser pathophysiologischen Erklärungen müssen dann Entlastungslagerungen sein – entweder durch Hilfsmittel oder durch Umlagerungen des Patienten.

Zur besseren Erkennung der Dekubitusgefahr wird die erweiterte Norton-Skala empfohlen und in ihrer Anwendung ausführlich beschrieben.

Die eigentliche Dekubitusprophylaxe beinhaltet verschiedene Lagerungen: 30°-Lagerung, 5-Kissen-Lagerung und Superweichmatratzen. Besonders hervorzuheben ist, daß auch mögliche Nachteile bzw. Risiken der Lagerungen aufgezeigt werden. Psychische Aspekte der Dekubitusentstehung werden ebenfalls dargestellt.

Zusätzliche Pflegemaßnahmen werden in zwei Gruppen eingeteilt:

- *Durchblutungsförderung.* Hierzu werden Maßnahmen der Mobilisation gerechnet.
- *Hautpflege.* Sie wird kurz abgehandelt, da später (in einem gesonderten Kapitel) intensiver darauf eingegangen wird. Es wird eine hautschützende und -nährende Salbe mit Lanolin und Vitaminen empfohlen.

Nach dem anschließenden Abschnitt über die Dekubitustherapie wird eine ganzheitliche Sichtweise der Pflegenden bei der Betrachtung des Themas Dekubitus gefordert, um nur die Dekubitusgefährdung eines Patienten nicht isoliert wahrzunehmen.

Zusammenfassung

Wie ist die fachliche Aktualität? Insgesamt sind die Ausführungen sehr aktuell. Speziell aus der aufgezeigten Pathophysiologie lassen sich konkrete Schlüsse für eine effektive Dekubitusprophylaxe ziehen.

Wie ist der didaktische Ansatz gelungen? Einerseits ist die Dekubitusprophylaxe in den theoriegeleiteten Rahmen des Buches gesetzt, so daß sich auch daraus eine leichte Erlernbarkeit ergibt. Andererseits ist das Kapitel selbst durch Ausführlichkeit, klaren Text und verständliche Grafiken lernfördernd gestaltet.

Quellenangaben, Belege bzw. weiterführende Literaturangaben? Ja, im Text werden Quellen jeweils genannt, und am Ende des Gesamtkapitels „Sich bewegen" erfolgen Hinweise für weiterführende Literatur.

Bemerkungen. Die Ausführungen in diesem Buch entsprechen den aktuellen Erkenntnissen, die aus ganzheitlicher Sichtweise dargestellt werden.

„Allgemeine Krankenpflege" – H.-G. Knoch u. Mitarb.

Dieses in der ehemaligen DDR entstandene „Lehrbuch für die medizinische Fachschulausbildung" wurde von drei Ärzten in Zusammenarbeit mit einer Diplom-Medizinpädagogin (die allerdings nicht zu den drei Herausgebern zählt) geschrieben.

Gesamtrahmen des Buches

Es beschreibt auf 214 Seiten die erforderlichen Pflegekenntnisse aus einer praktischen Sichtweise. Die Pflege wird auch hier in „Grundkrankenpflege" und „Behandlungskrankenpflege" geteilt, nach der das Buch vorgeht. In einem einführenden Kapitel über die „allgemeinen Grundlagen der Krankenpflege" wird die Krankenpflege u.a. als ein „… untrennbarer Bestandteil der klinischen Medizin" beschrieben. Auch eine kurze geschichtliche Abhandlung über die Pflege „… vom Kapitalismus bis hin zum Kommunismus" findet hier ihren Platz.

Dekubitusprophylaxe im Rahmen des Buches

Das Thema Dekubitusprophylaxe ist auch hier dem Kapitel „Grundkrankenpflege" der Lagerung und Prophylaxe zugeordnet. Der Abschnitt Dekubitusprophylaxe umfaßt 1½ Druckseiten und ist unterteilt in

- Ursachen,
- Lokalisationen,
- Erkennung,
- Prophylaxe.

Vorstellung der Dekubitusprophylaxe

Als Ursache wird primär der langanhaltende Druck neben Ernährungsstörungen der Haut und einer unsauberen Hautoberfläche gesehen.

Den gefährdeten Personen werden weitgehend Erkrankungen zugeordnet, wobei Hilfen für die Risikoeinschätzung (z.B. Skalen) nicht gegeben werden. Psychische Aspekte der Dekubitusentstehung oder -verhütung werden nicht genannt.

Die eigentlichen Maßnahmen der Dekubitusprophylaxe wollen zwei Ziele verfolgen:

- Hautdurchblutung und -stoffwechsel fördern;
- Druckentlastung.

Zur Druckentlastung wird „häufiges Umlagern" und Weichlagern der betroffenen Körperteile auf Schaumstoffkissen, Antidekubitusmatratzen, Wasserkissen oder Hohllagerung von Gliedmaßen mittels Luftring, Knierolle und Lagerungskissen genannt. Konkrete Umlagerungen werden nicht dargestellt.

In einem gesonderten Kapitel über die „Lagerung des Kranken" wird als dekubitusprophylaktische Lagerung – neben anderen Standardlagerungen – die Seitenlagerung gezeigt.

Als „Heilhilfsmittel zur Druckentlastung" werden Luftringe(!), Schaumstoffkissen, Wasserkissen und eine Antidekubitusmatratze (Wechseldruckmatratze) gezeigt. Felle werden aus hygienischen Gründen abgelehnt.

Zusammenfassung

Wie ist die fachliche Aktualität? Die dargestellten Inhalte der Pathophysiologie konzentrieren sich zwar auf den langanhaltenden Druck als Ursache, jedoch werden keine alternativen Lagerungsverfahren oder -hilfsmittel vorgestellt. Die gezeigten Maßnahmen der Dekubitusprophylaxe entsprechen weitgehend nicht mehr dem aktuellen Stand.

Wie ist der didaktische Ansatz gelungen? Das Buch ist in erster Linie theoretisch-sachbezogen orientiert.

Quellenangaben, Belege bzw. weiterführende Literaturangaben? Nein.

„Lehrbuch für Krankenpflege" – G. Münch u. J. Reitz

Dieses relativ neue Lehrbuch entstand aus „Unzufriedenheit bei Kollegen und Schülern mit der gängigen Literatur". Es verspricht deshalb auch

- Schülerorientierung,
- Praxisorientierung,
- Prinziporientierung,
- Pflegeorientierung.

Es wurde von mehreren, meist aus der Pflege stammenden Autoren(innen) geschrieben.

Gesamtrahmen des Buches

Das Buch behandelt auf knapp 800 Seiten pflegerisches Wissen. Es gliedert sich in vier Abschnitte: Pflegekompetenzen, Krankenpflege in spezifischen Situationen, Fallbeispiele und Krankenpflegeberuf. Einen ausdrücklich pflegetheoretisch geleiteten Rahmen hat das Buch nicht.

Dekubitusprophylaxe im Rahmen des Buches

Das Buch behandelt die Prophylaxen im ersten Abschnitt (Pflegekompetenz), dort im Kapitel 3 „Grundversorgung".
Einige allgemeine Hinweise zu allen Prophylaxen sollen den Stellenwert der Krankenpflege als Beratungsaufgabe deutlich machen. Weiterhin wird aufgezeigt, daß meist mehrere Prophylaxen, aber nicht gleichzeitig alle, jeweils individuell an einem Patienten durchgeführt werden können.
Die Dekubitusprophylaxe wird in einem separaten Abschnitt auf 6 Seiten dargestellt. In einem vorhergehenden Abschnitt werden die verschiedenen Lagerungen und Lagerungshilfsmittel gezeigt.

Vorstellung der Dekubitusprophylaxe

Zunächst wird die Pathophysiologie des Dekubitus anhand der Ursachen des Druckgeschwürs aufgezeigt, wobei der Schwerpunkt deutlich auf die Druckdauer gelegt wird. Als kritischer Zeitpunkt der Druckeinwirkung wird die 2-Stunden-Grenze angegeben. In einer anschaulichen Grafik wird die Pathophysiologie aus drei Komponenten dargestellt:

- Druck und dessen Folgen,
- Risikofaktoren des Patienten,
- Zeitdauer.

Psychische Faktoren werden hierbei für die Bewegungsarmut und damit für die Dekubitusentstehung verantwortlich gemacht.
Nach dem Aufzeigen der üblicherweise gefährdeten Körperstellen wird mit einem Satz die Norton-Skala (erweiterte Fassung) als ein Hilfsmittel aufgeführt, „... um dem Pflegepersonal zu zeigen, welche Patienten dekubitusgefährdet sind." Leider werden andere Gründe für den Einsatz der Norton-Skala nicht genannt, noch wird deren Anwendung erklärt. Auch eine Erläuterung der einzelnen Faktoren der Norton-Skala fehlt.
Die Ziele der Dekubitusprophylaxe werden gesehen im

- Aufheben oder Ausgleichen der Druckeinwirkung,
- Fördern der Hautdurchblutung,
- Ausschließen der Risikofaktoren.

Diese Ziele werden dann konkret verfolgt.

- Weichlagerung, Hohllagerung, Umlagerung nach Plan alle 2 Stunden; als Beispiel werden Rückenlagerung und 30°-Lagerung schematisch gezeigt.
- Die Durchblutungsförderung der Haut soll mit Hauteinreibungen und -massagen (mindestens 10 Minuten Dauer) erfolgen.
- Die Hautpflege soll durch „tägliche Reinigung des Patienten durch Waschen mit hautschonenden, pH-neutralen Pflegemitteln erfolgen". Die Inkontinenz ist in diesem Rahmen eine Indikation für einen Blasendauerkatheter(!).
- Weiterhin wird eine „angepaßte Ernährung" empfohlen.

Abschließend werden einige „häufige Fehler bei der Dekubitusprophylaxe" aufgezählt, so z. B. fehlendes Umlagern, falsche Lagerungshilfsmittel und falsche Hautpflege.

Im Kapitel Lagerung werden als Umlagerungsvarianten die 30°-Lagerung, die 135°-Lagerung, die 5-Kissen-Lagerung, die 6-Kissen-Lagerung, die V- (eigentlich A-) und T-Lagerung aufgeführt. Als Lagerungshilfsmittel werden Kissen, Fellschuhe und Unterschenkelmanschetten, Schaffelle, Schaumstoffmatratzen und das Gelkissen genannt. Der Sitzring wird zur Dekubitusprophylaxe abgelehnt.

Zusammenfassung

Wie ist die fachliche Aktualität? Die Pathophysiologie konzentriert sich zwar auf den langeinwirkenden Druck, die Ausführungen zur Inkontinenz (Dauerkatheterindikation) sind jedoch nicht mehr aktuell. Die Ausführungen im Kapitel „Lagerungen" sind vielseitig und aktuell.
Wie ist der didaktische Ansatz gelungen? Der didaktische Ansatz, den das Buch verspricht, ist in einigen Teilen gelungen. Die Norton-Skala und die Lagerungshilfsmittel kommen allerdings zu kurz.
Quellenangaben, Belege bzw. weiterführende Literaturangaben? Nein. Es gibt zwar für den ersten Abschnitt des Buches ein Literaturverzeichnis, hier ist aber die gesamte Literatur zusammen aufgeführt.

„Altenpflege" – B. Pomykala

Dieses ebenfalls neuere Lehrbuch für die Berufe in der Altenpflege beschreibt auf insgesamt 276 Seiten grundlegendes pflegerisches Wissen.

Gesamtrahmen des Buches

Das Buch gliedert sich in vier Abschnitte:

- Berufskunde,
- Pflege und Betreuung,
- spezielle Pflege und Betreuung alter Menschen,
- Pflege bei Krankheiten im Alter.

Ein ausdrücklich theoriegeleiteter Rahmen ist nicht vorhanden.

Dekubitusprophylaxe im Rahmen des Buches

Das Thema Dekubitusprophylaxe wird im zweiten Abschnitt „Pflege und Betreuung" in einem gesonderten Kapitel „Die Dekubitusprophylaxe" dargestellt. In einem späteren Kapitel wird die „Lagerung des Pflegebedürftigen" anhand verschiedener Krankheitsindikationen aufgezeigt.

Vorstellung der Dekubitusprophylaxe

Das Kapitel Dekubitusprophylaxe umfaßt knapp 5 Druckseiten und beginnt mit begünstigenden Faktoren der Dekubitusentstehung:

- Druck auf Körperpartien,
- entstehende Durchblutungsstörungen,
- allgemeine Durchblutungsstörungen,
- gestörtes physiologisches Hautmilieu,
- schlechter Ernährungszustand,
- schlechter Allgemeinzustand.

Die „bevorzugten Körperstellen" werden in einer Zeichnung angedeutet. Als pflegerische Ziele werden sehr allgemein formuliert:

- Wundliegen verhüten,
- Druckgeschwür verhindern,
- Lebensqualität und Selbständigkeit des Betagten erhalten.

Die dazu gehörenden Maßnahmen sind genauso allgemein gehalten, wie z. B. „... vorbeugende Förderung der Hautdurchblutung" oder „frühzeitige Druckentlastung mittels häufiger Umlagerung" oder „physikalische Maßnahmen". Ausdrücklich wird die ausreichende Flüssigkeitszufuhr bei Betagten genannt.
Die Pathophysiologie wird an den verschiedenen Dekubitusgraden festgemacht. Gezeigt wird zur Dekubitusprophylaxe die 30°-Lagerung nach Seiler, wobei in zwei Bildern die unphysiologische Hüftbeugung zwar dargestellt, aber leider nicht weiter erläutert wird.
Zu den Lagerungshilfsmitteln erfolgt zunächst der allgemeine Hinweis, daß „... keine technischen Apparaturen Verwendung finden,... da Motorenlärm, Unansehnlichkeit und Defektanfälligkeit zusätzliche Störfaktoren darstellen."

In den Mittelpunkt wird die Superweichmatratze nach Seiler gestellt, ohne mögliche Risiken der extremen Weichlagerung zu nennen.

Weitere Materialien sind Lagerungskissen und Antidekubitusmatratzen, sog. bewegliche Matratzen(?). Hier wird darauf hingewiesen, daß die Patienten nicht „eingebettet" werden dürfen, da der Effekt der Druckreduktion hinfällig werden kann. Die Hohllagerung wird wegen der bekannten Nachteile abgelehnt.

Des weiteren werden das Gelkissen und das Fell beschrieben. Das echte Fell wird dem synthetischen in der Wirkung gleichgesetzt.

Zusammenfassung

Wie ist die fachliche Aktualität? Bei den Lagerungshilfsmitteln ist die Beschreibung weitgehend aktuell. Weitergehende Lagerungen bzw. Hilfsmittel werden nicht vorgestellt. Im nächsten Kapitel „Lagerungen" werden – im Widerspruch zum Kapitel „Dekubitusprophylaxe" – aber wieder der Sitzring und das Wasserkissen zur Dekubitusprophylaxe angepriesen. Risikoschätzskalen werden nicht genannt.

Wie ist der didaktische Ansatz gelungen? Insbesondere an den praktischen Stellen (wie Umlagern und Hilfsmittel) hätte das Buch praxisbezogener sein können.

Quellenangaben, Belege bzw. weiterführende Literaturangaben? Ja, es werden Quellen im Text genannt und im Literaturverzeichnis angegeben.

„Die Pflege des Menschen" – M. Seel

Dieses Lehrbuch der allgemeinen Krankenpflege beschreibt auf ca. 400 Seiten pflegerische Maßnahmen.

Gesamtrahmen des Buches

Das Buch orientiert sich am „Modell des Lebens" und gliedert sich demnach in die ATL (Aktivitäten des täglichen Lebens).

Dekubitusprophylaxe im Rahmen des Buches

Das Thema Dekubitusprophylaxe ist der ATL „Für Sicherheit sorgen" zugeordnet und behandelt diese auf insgesamt 13 Druckseiten! Zusätzlich werden noch eine Informationssammlung „Dekubitusrisiko" sowie fünf verschiedene Pflegestandards zur Dekubitusprophylaxe vorgestellt.

Vorstellung der Dekubitusprophylaxe

Nach einer Definition des Dekubitus wird der Wirkungszusammenhang zwischen Hautzustand und Dekubitusentstehung erläutert. Die daran anschließende Pathophysiologie nennt drei Faktoren der Dekubitusentstehung:

- Druck (Auflagedruck),
- Zeit (Druckverweildauer),
- Disposition (vorliegende Risikofaktoren).

Die Druck-Zeit-Relation wird ausführlich mit Beispielen erklärt. Zusätzliche prädisponierende Faktoren fließen bereits hier mit ein, um die generelle Zeitspanne der Dekubitusentstehung (von 2 Stunden) zu relativieren. Psychische Aspekte sind dem Faktor „Bewegungsarmut des Patienten" zugeordnet.

Darüber hinaus werden hier auch die Scherkräfte und deren Auswirkungen bei der unphysiologischen Hüftbeugung beschrieben. Auf die einzelnen Risikofaktoren wird jeweils intensiv eingegangen.

Die Norton-Skala oder andere Risikoschätzskalen werden nicht vorgestellt, statt dessen folgt am Ende die bereits genannte Informationssammlung „Dekubitusrisiko".

Die 5-Grad-Einteilung beschreibt abschließend den Dekubitus.

Die Maßnahmen der Dekubitusprophylaxe werden aus Sicht und mit dem Anspruch der Pflegeforschungsergebnisse vorgestellt. Sie müssen jedoch in der Praxis immer auf „… einer genauen Erhebung des individuellen Pflegebedarfs" basieren.

Die Umlagerungen werden sehr praxisnah mit Zeichnungen und entsprechenden Hinweisen dargestellt: schiefe Ebene, 30°-Lagerung, 135°-Lagerung, Bauchlage, V-Lagerung (die eigentliche A-Lagerung), 5-Kissen-Lagerung, T-Lagerung und das Freilagern der Fersen.

Die Lagerungshilfsmittel sollen nach folgenden Kriterien ausgewählt werden:

- Patientenfreundlichkeit,
- Personalfreundlichkeit,
- Hygiene,
- Wirtschaftlichkeit.

Hier werden beschrieben: Federkissen, spezielle Lagerungskissen, Schaumstoff, Antidekubitusmatratzen (Schaumstoffmatratzen), Wechseldruckmatratzen, Wasserkissen bzw. -matratze, Gelkissen, Felle. Zu den Fellen ist angemerkt, daß die natürlichen Felle wesentlich effektiver sind als die synthetischen. Als „nicht geeignete Hilfsmittel" werden die Luftringe aus Gummi genannt.

Abschließend werden allgemeine Maßnahmen als Ergänzung der vorgestellten Dekubitusprophylaxe beschrieben: Mobilisation, Hautpflege (hier entsprechend dem Hauttyp; Querverweis erfolgt auf das Kapitel Hautpflege), angemessene Ernährung und Flüssigkeitszufuhr, Förderung der lokalen Blutzirkulation (diese Maßnahmen werden kritisiert und erklärt), Reduzieren weiterer Risikofaktoren.

Zusammenfassung

Wie ist die fachliche Aktualität? Das Kapitel entspricht ingesamt der fachlichen Aktualität. Risikoschätzskalen finden allerdings keine Anwendung.

Wie ist der didaktische Ansatz gelungen? Insgesamt ist der Ansatz des Buches sehr sachorientiert und ausführlich erklärend. Durch die Pflegestandards ist das Kapitel sehr handlungsbezogen. **Quellenangaben, Belege bzw. weiterführende Literaturangaben?** Am Ende des Buches ist ein Literaturverzeichnis vorhanden. Im Text werden keine Literaturangaben gemacht.

■ Schlußfolgerung

Ein Lehrbuch kann natürlich nicht den fachlich-didaktischen Pflegeunterricht in Theorie *und* Praxis ersetzen. Aber diejenigen, die diese Ausbildungsinhalte gestalten wollen (oder müssen), brauchen Grundlagen, nach denen der Unterricht erfolgen kann. Aus der Analyse der sechs Lehrbücher kann abgeleitet werden, daß der Anspruch einer „fachlichen Aktualität nach dem neuesten Stand" nur bedingt erfüllt wird. Daraus resultiert, daß Pflegende als Unterrichtende in der Theorie und Ausbilder in der Praxis mehr als bisher vielleicht üblich lernen müssen, sich aktuelles Wissen zu besorgen und vorliegende Lehrbücher als nur *ein* Mittel zur Information ansehen.

33 Aufgaben der Forschung unter medizinischen und pflegerischen Gesichtspunkten

Klaus-Dieter Neander und Michael Braun

Zusammenfassung

Forschung in der Krankenpflege ist als eine neue wichtige Aufgabe für Pflegende anzusehen. Pflegeforschung und -wissenschaft kann nicht allein eine Domäne der Sozial- und Geisteswissenschaft bleiben, sondern es müssen auch die medizinisch-naturwissenschaftlichen Aspekte mit einbezogen werden. In diesem Kapitel werden Überlegungen darüber angestellt, mit welchen Fragestellungen sich die Forschung betreffend der Vermeidung eines Dekubitus und seiner Therapie in Zukunft zu beschäftigen hat.

Forschung in der Krankenpflege stellt eine neue Herausforderung an die Pflegenden dar. Bisher wird in den Fachdiskussionen unter Pflegeforschung vorwiegend die Forschung verstanden, die sich mit sozialwissenschaftlichen und psychologischen Fragestellungen beschäftigt. Als Beleg mag die Tatsache gelten, daß alle Pflegewissenschaftlerinnen, die die bisherigen Lehrstühle für Pflegewissenschaft innehaben, sich – wenn überhaupt – mit sozialwissenschaftlichen, psychologischen und pädagogischen Schwerpunkten auseinandergesetzt haben.

Auch die Diskussion um die Qualitätssicherung (in der Pflege) kreist offenbar mehr um die Frage, wie z.B. die Anwendung und Auswertung des Pflegeprozesses und der Pflegediagnose optimiert werden kann, als um Fragen der Qualitätssicherung hinsichtlich der Fragen, die sich z.B. mit der Vermeidung von Komplikationen beschäftigen.

Gerade die Forschung hinsichtlich der Vermeidung eines Dekubitus und seiner Therapie zeigt, daß Pflegeforschung und -wissenschaft nicht ausschließlich eine Domäne der Sozial- und Geisteswissenschaft bleiben kann und darf (auch wenn deren Ergebnisse für die Pflege zweifelsohne von großer Bedeutung sind).

Die Schnittstelle zwischen Pflege und Naturwissenschaft einerseits und Pflege und Sozial-/Geisteswissenschaft andererseits macht Pflegeforschung notwendig und spannend. Eine einseitige Betonung der sozial-/geisteswissenschaftlichen Forschung vernachlässigt jedoch jene, die auf den Stationen und in den Einrichtungen mit pflegepraktischen Problemen kämpfen.

Die Fragestellungen, mit denen sich die Forschung im Zusammenhang mit dem Thema dieses Buches in den nächsten Jahren zu beschäftigen haben, ergeben sich aus den vorangegangenen Kapiteln fast von selbst. Sie sollen hier kurz benannt werden.

Risikoeinschätzung und Hilfsmittelverordnung

Es gibt mehrere Risikoskalen, mit deren Hilfe der Versuch unternommen werden kann, das Dekubitusrisiko einzuschätzen, das ein Patient hat. Gleichzeitig gibt es unzählige Hilfsmittel, die mehr oder weniger gezielt eingesetzt werden können. Wissenschaftlich muß untersucht werden, ob es möglich ist, eine abgestufte Risikoskala zu entwickeln (leicht gefährdet, gefährdet, stark gefährdet) und diesen Stufen bestimmte Produkte zuzuordnen. Zum Beispiel wäre es wünschenswert, bestimmte Systeme nur bei stark gefährdeten Patienten einzusetzen, bei denen man keine anderen Möglichkeiten der Dekubitusprophylaxe mehr hat.

Kosten-Nutzen-Analyse hinsichtlich Einsatz von Lagerungshilfsmitteln

Gleichzeitig muß untersucht werden, welche Kosten entstehen, wenn eine gezielte Dekubitusprophylaxe durchgeführt wird (bei gleichzeitiger Untersuchung der Wirkung der Prophylaxe) und wie teuer eine Therapie ist. Liegen solche betriebswirtschaftlichen Zahlen zumindest für einige Kliniken einmal vor, ist es möglich, entsprechende Hochrechnungen anzustellen, mit denen der Beweis erbracht werden könnte, daß eine gute Dekubitusprophylaxe kostengünstiger ist als eine noch so effektive und kurze Therapie.

Beeinflussung der Durchblutung

Mehrere Untersuchungen belegen, daß die Durchblutungssteigerung der druckgeschädigten Haut nicht möglich ist. Gleichzeitig stellten andere Studien eine Hyperämie (Durchblutungssteigerung) durch Wechseldruckmatratzen fest. Bisher gelang der Nachweis einer Hyperämie aber nur semiquantitativ, d. h., es konnte gezeigt werden, daß mehr Blut pro Zeiteinheit antransportiert wurde oder der Sauerstoffspiegel in der Haut anstieg. Ob diese Veränderungen der Durchblutung aber auch die Versorgung der Zellen mit Sauerstoff ermöglichen, ist insofern strittig, als ein erhöhter Sauerstofftransport nur dann sinnvoll ist, wenn er von den Zellen auch aufgenommen werden kann. Wenn der erhöhte Blutfluß allerdings dazu führt, daß der Sauerstoff aus den roten Blutkörperchen nicht in das Gewebe eindringen kann, nutzt auch die erhöhte Durchblutung nichts.

Oxidativer Sauerstoffstreß und dessen Beeinflussung

Mit dem erhöhten Sauerstoffverbrauch fallen auch vermehrt Stoffwechselendprodukte an, die die Gewebezellen direkt angreifen. Das im Körper vorhandene System, die Zellen vor diesen Stoffwechselendprodukten zu schützen, reicht oftmals nicht aus, so daß es zu entsprechenden Schädigungen kommt. Einige Substanzen, von denen bekannt ist, daß sie dem oxidativen Sauerstoffstreß begegnen können, werden zunehmend auch in der Prophylaxe des Dekubitus eingesetzt, und es ist zu untersuchen, ob diese Art der Prophylaxe sinnvoll ist.

Einfluß bestimmter Mangelzustände auf die Entstehung eines Dekubitus und ihre Prophylaxe

In der Literatur wird immer wieder betont, daß eine Hypalbuminämie und ein erniedrigter Zinkspiegel die Dekubitusentstehung beschleunigen. Gesicherte Erkenntnisse liegen allerdings in noch nicht ausreichender Zahl vor, so daß auch hier Forschungsbedarf besteht.

Gleichzeitig muß geklärt werden, ob mit sog. Externa (Salben, Tinkturen und Lösungen) z. B. Zink oder Vitamine über die Haut in das dekubitusgefährdete Gebiet eingebracht werden können und ob diese Prophylaxe zu einer Senkung des Dekubitusrisikos beitragen kann.

Untersuchungen über Anzahl der Dekubitalgeschwüre

Es liegen bisher kaum Zahlen über die Häufigkeit der Dekubitalgeschwüre in deutschen Einrichtungen vor. Für den internationalen Vergleich, die Qualitätssicherung und die Einbindung von Kostenträgern ist es aber erforderlich, über entsprechendes Zahlenmaterial zu verfügen, das möglichst unabhängig von irgendwelchen Firmeninteressen zusammengestellt wurde.

Ebenfalls fehlen Zahlen über die Therapiedauer bei verschiedenen Therapieformen, über Kosten und Nutzen verschiedenster „klassischer" Verbände. Die bisher veröffentlichten Studien berücksichtigen in der Regel die deutschen Verhältnisse nicht oder sind meistens von Industrieinteresse geleitet.

Scherkräfte und deren Einfluß auf Durchblutung und Sauerstoffversorgung

Bisher ist zwar bekannt, daß die Scherkräfte einen nicht unerheblichen Anteil an der Entstehung eines Dekubitus haben; dennoch liegen kaum gesicherte Daten vor, wie verschiedene Materialien die Scherkräfte bedingen und welche Veränderungen der Durchblutungssituation durch Scherkräfte entstehen.

Weichlagerung kontra Bewegungsveränderung und Beeinflussung des Körperschemas

Die ersten Untersuchungen (S. 115) belegen, daß die Weichlagerung auch Nachteile hat. Es wäre wichtig, herauszufinden, wie weich eine Matratze maximal sein darf, um die Mobilität des Patienten nicht zu verändern und das Körperschema nicht zu beeinflussen.

Faktoren der Erholungszeit nach einmaliger und wiederholter Druckbelastung

Wie rasch sich die Haut nach einer einmaligen und nach einer mehrmaligen Druckbelastung erholt, ist eine Frage der Adaptationsfähigkeit. Es gibt Hinweise darauf, daß es bei Patienten mit einem schlechten Gesundheitszustand länger dauert, bis sich der Sauerstoffpartialdruck wieder normalisiert, als bei gesunden Versuchspersonen. Die Faktoren, die an der zeitlichen Verzögerung der Erholung mitwirken, sind nicht bekannt; ebenso fehlen Kenntnisse über ihre quantitative Beziehung.

Diffusionsgeschwindigkeit und Druck

Bei der Erörterung der Kosiak-Gleichung (S. 62) wurde darauf hingewiesen, daß die zweifache Proportionalität von Druck und Zeit nicht dadurch bestimmt ist, daß Blutgefäße verschlossen sind; denn die Kosiak-Gleichung gilt auch für Drücke, die weit oberhalb des Blutdrucks in den Kapillaren liegen. Zur Deutung dieses Sachverhalts wurde auf die Diffusion verwiesen, auf die Dettli aufmerksam gemacht hat.
Die Diffusion geschieht in dem Bereich, der zwischen der Kapillare und der Zelle liegt. In dem Gewebe, das unter einer äußeren Druckeinwirkung steht, muß die Diffusion gegen ein Druckfeld erfolgen. Dies bedeutet, daß alle Stoffe, die für den Stoffwechsel benötigt werden, gegen ein Potentialfeld, welches durch die Druckverteilung bestimmt ist, transportiert werden müssen.
Man könnte die These vertreten, daß der Gewebetod eintritt, wenn die Zelle nur genügend lange von der Sauerstoffversorgung abgeschnitten ist. Diese These wäre zutreffend, wenn es für die Dekubitusentstehung ausreichen würde, daß beide Bedingungen nebeneinander erfüllt werden, nämlich Unterbrechung der Sauerstoffversorgung *plus* Zeitdauer.
Dies steht aber im Widerspruch zur Kosiak-Gleichung, die besagt, daß das Produkt „Druck *mal* Zeitdauer" die Voraussetzung für das Entstehen des Dekubitus ist. Dafür, daß es also zum Zelltod kommt, muß eine weitere Struktur ins Kalkül gezogen werden, die zwischen der abgeschnürten Blutkapillare und der Zelle liegt. Es handelt sich um das Zwischenzellgewebe, in dem der Sauerstoffaustausch durch Diffusion geschieht. Der Träger für den Stoffaustausch durch Diffusion ist das Gewebewasser. Die Viskosität des Gewebewassers ändert sich proportional mit dem Druck; die Diffusionsgeschwindigkeit der Moleküle hängt direkt von der Viskosität des Lösungsmittels ab. Dies ist der theoretisch-physikalische Schlüssel zur Gültigkeit der Kosiak-Gleichung.

Basale Stimulation als Beitrag zur Dekubitusprophylaxe?

Es wäre der Frage nachzugehen, ob der gezielte Einsatz der basalen Stimulation zur Beeinflussung des Körperschemas eine Erhöhung der Bewegungsfähigkeit nach sich zieht. Wäre dies nachweisbar, könnte man den pflegerischen Einsatz der basalen Stimulation als Beitrag zur Prophylaxe werten.

Kinästhetik als Beitrag zur Dekubitusprophylaxe?

Geht man davon aus, daß mit den Möglichkeiten der Kinästhetik Patienten einfacher im Bett bewegt werden können, läßt sich daraus die Überlegung ableiten, daß die Scherkräfte vermindert werden, die normalerweise entstehen, wenn Patienten über die Matratzen „gezogen" werden. Ein gezielter Einsatz der Kinästhetik könnte somit die Scherkräfte reduzieren und als Beitrag zur Prophylaxe gewertet werden.

Erhöhung der Widerstandsfähigkeit der Haut

Es wird immer wieder berichtet, daß der Versuch unternommen wird, die Haut gegen mechanische Einflüsse widerstandsfähiger zu machen. Als Paradebeispiel wird hier das Mercu(ro)chrom genannt. Unabhängig davon, ob dies aus pathophysiologischen Gründen überhaupt wünschenswert ist, sollte geklärt werden, ob es Substanzen gibt, die einen solchen Einfluß haben.

Einfluß von Salben auf die Haut

Von vielen Pflegenden wird angeregt, die Haut vor Urin, Stuhl und Schweiß durch Einsatz von fetthaltigen Salben zu schützen (Vaseline, Wollwachs, Hirschtalg etc.). Auf S. 139 wurde dazu zwar ausführlich Stellung bezogen, gleichwohl wäre es sinnvoll, zu klären, ob diese Externa nicht eher dazu führen, daß die Haut aufquillt und damit Erregern (Pilzen, Bakterien) einen idealen Nährboden bietet.

Qualitätssiegel für Lagerungshilfsmittel

Die Zahl von Lagerungshilfsmitteln zur Dekubitusprophylaxe ist unübersehbar geworden. Als alleiniges Kriterium für oder gegen den Einsatz solcher Hilfsmittel reichen Aussagen über den Auflagedruck nicht aus. Es werden Informationen benötigt über

- Oberflächengestaltung der Bezüge (z.B. mittels elektronenmikroskopischer Untersuchungen),
- Scherkräfteentwicklung,
- Durchlässigkeit für Feuchte und Sauerstoff,
- Verhalten der Materialien bei chemischer und physikalischer Belastung (Haltbarkeit) usw.

Es wäre sicher sinnvoll, baldmöglich ein Siegel vergeben zu können, das bescheinigt, daß die verschiedensten Untersuchungen durchgeführt wurden und entsprechende Gutachten vorliegen,

die dann von den Endverbrauchern als Entscheidungshilfe genutzt werden können.

Diese Forderung wird durch die ISO-Norm 9000 unterstützt. Der Lieferant z.B. einer Antidekubitusmatratze hat in Zukunft nachzuweisen, wie der Produktionsprozeß der Matratze erfolgte und welche Eigenschaften das eingesetzte Material hat (Audit). Diese Nachweise wird er nur erbringen können, wenn er gemäß ISO 9000 ein Zertifikat besitzt.

Es wird in Zukunft nicht mehr darum gehen, das unter finanziellen Gesichtspunkten billigste Material zu verwenden, sondern das optimale für den erforderlichen Zweck zu einem günstigen Preis.

Therapiestudien

Bisher liegen über eine Vielzahl von Therapeutika keine gesicherten Studien vor, die belegen, daß sie die Dekubitustherapie positiv beeinflussen. Zwar weisen die meisten Untersuchungen nach, daß sie – in welcher Form auch immer – einen Einfluß auf Wunden haben, sie belegen aber nicht, ob Präparat A z.B. schneller einen Dekubitus zur Abheilung bringt als Präparat B. Hier besteht dringender Handlungsbedarf, um unnötige Kosten einsparen zu können.

Entwicklung von Pflegestandards zur Prophylaxe und -therapie

In der deutschen Pflegelandschaft existieren diverse Standards. Sie unterscheiden sich oft deutlich voneinander, und insbesondere in den ambulanten Pflegeeinrichtungen sind die Pflegenden von dem Wissensstand und dem „goodwill" der Mediziner abhängig. Es wäre daher wünschenswert, Standards zu entwickeln und verbindlich vorzuschreiben, die von allen Pflegenden (und Ärzten) zu berücksichtigen sind.

Überprüfung von Pflegeritualen

In der täglichen Routine haben sich Pflegerituale eingebürgert („Wir machen das hier so..." oder „Das haben wir schon immer so gemacht"), deren Wirksamkeit nicht überprüft wurde. Die Tatsache, daß mit einem bestimmten Ritual kein Dekubitus entstanden ist, besagt noch nicht, daß damit das Ritual (pflege)wissenschaftlich abgesichert sei. Vielmehr bedarf es der genauen Analyse und vergleichender Studien, die nachweisen, welche Verhaltensmaßnahmen und pflegerische Regeln tatsächlich das Dekubitusrisiko vermindern.

Selbsteinschätzung des Gefährdeten

Bisher liegen keine Studien vor, die geklärt hätten, ob die psychische Situation des Gefährdeten oder dessen Eigenmotivation Einfluß auf die Entstehung eines Dekubitus hat. Theoretisch ist es einleuchtend, daß z.B. Depressive oder Menschen, die in ihrem Leben keinen Sinn mehr sehen, eher einen Dekubitus bekommen als jene, die zwar die gleiche Grunderkrankung haben, aber in einer besseren psychischen Verfassung sind. Sollten sich Hinweise in dieser Richtung ergeben, wären die prophylaktischen und therapeutischen Bemühungen dringend zu erweitern.

34 Literatursuche

Angelika Zegelin

- Fachzeitschriften
- Broschüren
- Literaturangaben
- Literaturzugang
  Datenbanken

Zusammenfassung

Dieses Kapitel verschafft einen Überblick über verschiedene Informationsquellen, die dazu dienen, das Pflegewissen auf einem aktuellen Stand zu halten. Das Lesen und Austauschen von Fachzeitschriften und Broschüren ist hier primär zu nennen. Große Bedeutung hat aber auch der Literaturzugang durch Bibliotheken, Kliniken und Fachhochschulen, die u.a. Datenbanken und Bezugsadressen von Spezialliteratur anbieten.

Auch dieses Buch wird nach einiger Zeit nicht mehr dem neuesten Wissensstand entsprechen; bis zur nächsten Überarbeitung sollten Sie, wie in anderen Bereichen auch, verschiedene andere Informationsquellen nutzen.

Fachzeitschriften

Es sind zahlreiche Fachzeitschriften auf dem Markt, verschaffen Sie sich einen Überblick; kostenlose Probehefte können immer bestellt werden. Organisieren Sie einen Literaturaustausch in Ihrem Arbeitsgebiet, entweder in Form einer „Zeitschriftengruppe" (Journalclub) oder auch als ständiger Tagesordnungspunkt in Besprechungen. Kopieren Sie Artikel aus Fachzeitschriften und regen Sie eine Diskussion an. Wissen, das nicht weitertransportiert und modifiziert wird,

ist nutzlos. Es ist sinnvoll, in größeren Abständen die Fachzeitschriften verwandter Bereiche durchzusehen.

Leider ist der Umgang mit Texten in der Pflege immer noch unbefriedigend. Leisten Sie einen Beitrag, und abonnieren Sie Zeitschriften; dies ist eine stets aktuelle Möglichkeit der Fortbildung.

Broschüren

Fordern Sie Informationen der verschiedenen Produkthersteller an, bestehen Sie auf detailliertem Material. Auch Verbände, Krankenkassen, Ministerien, verschiedene Institutionen geben oft gutes (kostenloses) Informationsmaterial heraus. Meist ist ein Veröffentlichungsverzeichnis verfügbar, eventuell werden Sie auch in einen Literaturservice aufgenommen.

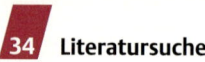

■ Literaturangaben

Achten Sie selbst stets darauf, Literaturquellen anzugeben – bei fachlichen Veranstaltungen dürfen Sie erwarten, daß Ihnen Angaben gemacht werden –, fragen Sie nach einer Literaturliste, und zitieren Sie bei Publikationen in der wissenschaftlich üblichen Form.

■ Literaturzugang

Organisieren Sie in Ihrem Bereich einen Literaturzugang. Vielleicht gibt es die Möglichkeit, eine Pflegebibliothek in Ihrem Haus einzurichten, möglicherweise reicht auch ein Regal auf Ihrer Abteilung. Während medizinische Bibliotheken in vielen Fachbereichen selbstverständlich sind, haben Pflegende bisher keine Parallelen gezogen. Prüfen Sie die Möglichkeit, die medizinische Bibliothek um Pflegeliteratur zu erweitern. Günstig ist auch eine Öffnung der Bibliothek der Krankenpflegeschule bzw. der Fortbildungsinstitute in Ihrem Haus; hier werden meist auch die Fachzeitschriften jahrgangsweise gesammelt.

Erstaunlich erfolgreich ist oft der Gang in normale Büchereien; die gesundheitsbezogene Literatur für den „informierten Laien" ist sehr umfangreich geworden. Die Suche in wissenschaftlichen Bibliotheken ist in bezug auf Pflegeliteratur bisher wenig erfolgreich, es sei denn, in Ihrer Nähe befindet sich eine pflegewissenschaftliche Hochschule.

In den nächsten Jahren wird die Nutzung von Datenbanken zum Auffinden von Pflegeliteratur (besonders internationale Literatur) stark zunehmen. Die Vorstellung vom Direktzugang („online") über Terminals auf jeder Pflegeeinheit ist keine Utopie mehr.

Im folgenden sind einige Serviceeinrichtungen zur Literaturnachfrage aufgeführt.

■ Datenbanken

In den letzten Jahren sind einige Datenbanken für pflegerische Fragen interessant geworden, in vielen Fällen wird dazu ein Antrag auf einem speziellen Antragsformular eingereicht. Die Formulare erhalten Sie bei den Datenbanken, die Kosten

für eine Recherche bewegen sich zwischen 40,– und 70,– DM. Oft ist aber auch ein direkter und schnellerer Zugriff möglich, z. B. über CD-ROM-Dateien oder einen Internet-Zugang.

Informieren Sie sich, an welcher akademischen Einrichtung (Universitätsbibliothek, Uniklinik, Fachhochschule) Ihrer Nähe dieser Datenzugang möglich ist. Eventuell existiert auch ein direkter und ständiger („On-line"-)Zugang; dieser Service wird in der Regel nach Nutzung (Minuten, Stunden) berechnet. Im folgenden einige ausgewählte Anbieter:

DIMDI Deutsches Institut für medizinische Dokumentation und Information (größter Anbieter)
Postfach 42 05 80
50899 Köln
Tel. 02 21/4 72 41, Fax 02 21/41 14 29
Bietet zahlreiche Datenbanken an, u. a.:

- MEDLINE (internationale medizinische Fachzeitschriften und den International Nursing Index)
- CANCERLIT (englischsprachige Literatur zur Onkologie)
- HEALTH (Gesundheitsmanagement, englischsprachig)
- HECLINET (nichtklinische Aspekte des Krankenhauswesens)
- PSYNDEX (Psychologie, deutsch)
- SOLIS (Sozialwissenschaften, international)
- GEROLIT (gerontologische Literatur, Deutsches Zentrum für Altersfragen)

Forschungsinstitut für Pflege- und Gesundheitssystemforschung über die Johannes-Kepler-Universität, Abteilung Pflegeforschung
Billrothstr. 78
A-1190 Wien
Tel. (02 22) 4 76 06/62 36

Zentralbibliothek der Medizin Köln; internationale (Pflege-)Fachzeitschriften
Postfach
50924 Köln
Tel. 02 21/4 78 56 00, Fax 02 21/4 78 56 97

Informations- und Dokumentationsstelle für Ernährung
Institut für Ernährungswissenschaft
Goethestr. 55
35390 Gießen
Tel. 06 41/7 02 60 55, Fax 06 41/7 55 17

Pflegebezogene Datenbank auf Disketten

(in zahlreichen Krankenpflegeschulen vorhanden)
BIBER-Programm/Windows-Version
BVS Gohl GmbH
Bornhagen 3
34225 Baunatal
Tel. 05 61/9 49 97 80, Fax 05 61/9 49 78 23

CLEVER-Programm
M. Ehmann Datenverlag
Hintergasse 1
69493 Hirschberg
Tel. 06 31/1 44 79

Programme auf CD-ROM

CINAHL (Cumulative Index to Nursing and allied Health Literature)
Ausführliche pflegerische Datenbank, Sammlung seit 1983. Etwa 200 000 Eintragungen (jährlich kommen ca. 16 000 Titel dazu). Ankauf für ein Jahr ca. 1315 US-$ des Grundstocks (einschließlich 12monatlicher Updates). Wird vertrieben durch „Silver Platter"; erkundigen Sie sich im Software-Fachhandel, und vergleichen Sie die Preise.

Datenbank LISK
Informationsleitsystem CARELIT
Maschmühlenweg 44 b
37081 Göttingen
Tel. 05 51/37 80 51, Fax 05 51/37 80 53
35 000 Artikel aus über 80 pflegebezogenen Fachzeitschriften

MEDLINE
Ausführliche medizinische Datenbank mit pflegebezogener Untereinheit (International Nursing Index). Sammlung seit 1966. Wird über verschiedene Grossisten vertrieben, u. a. „Silver Platter".
Nova Idea
Nova Idea (Knowledge Finder)
Bergisch-Gladbacher Str. 978
D-51069 Köln
Bitte unbedingt Preise vergleichen; der Komfort ist sehr unterschiedlich. Kosten ca. 2850 US-$ einschließlich 12monatlicher Updates, einfachere Versionen sind preiswerter.

35 Rund um die Welt ohne Dekubitus? Körperbeobachtung und Selbstverantwortung eines Querschnittgelähmten

Andreas Pröve

Zusammenfassung

Meine große Leidenschaft ist reisen: Himalaya, Borneo, die Philippinen – ich war schon dort. Jedoch muß ich auf meinen Reisen mit einem Handicap fertig werden: Ich bin gelähmt.

Ein Verkehrsunfall vor sieben Jahren veränderte mein Leben schlagartig, vom siebten Brustwirbel an bin ich querschnittgelähmt, d. h. ohne Sensibilität in der unteren Körperhälfte. Eines von vielen bis dahin nicht gekannten Problemen, die plötzlich Bedeutung bekamen, ist die Vermeidung von Dekubiti an der gelähmten Körperhälfte. Ich begann, körperbewußt zu leben, und ich unterzog meine Haut einem „Härtetest". Trotz Rollstuhl bereiste ich allein den asiatischen Kontinent. Dabei mußte ich mir individuelle Tricks und Tips in bezug auf Prophylaxe und Therapie von Druckgeschwüren aneignen, die ich mit meinem Erfahrungsbericht gern als Hilfe für andere Gefährdete weitergebe.

Meine Reisen führten mich in den letzten vier Jahren durch ganz Asien, wobei ich jedoch ausschließlich mit öffentlichen Verkehrsmitteln in der Lower class unterwegs war, was schon für einen Gesunden mit großen Strapazen verbunden sein kann. Auch habe ich mein Gepäck grundsätzlich selber getragen, wodurch der Komfort einer Reise natürlich stark eingeschränkt ist.

In der Regel beginnen die Probleme schon mit der Anreise. Als Beispiel sei nur ein Flug nach Indonesien genannt, der mit Anreise zum Flughafen 30 Stunden dauern kann und wo keine Möglichkeit besteht, die Haut am Sitzbein in genügender Weise zu entlasten. Es bleibt das regelmäßige Hochstützen an den Armlehnen der Sitze im Flugzeug.

Da mir die Sensibilität in der unteren Körperhälfte gänzlich fehlt, durfte ich nie der Weichheit der Polsterung vertrauen und habe immer das Sitzkissen aus dem Rollstuhl benutzt. Dieses Kissen ist luftgefüllt und in zwei Kammern geteilt. So konnte ich mir in jeder Situation die optimale Sitzhaltung über zwei Ventile einstellen.

Auf diese Weise wird der Druck auch gleichmäßiger auf die gesamte Sitzfläche verteilt, womit aus dieser Richtung ein größtmöglicher Schutz vor Dekubiti gegeben ist.

Ein weiterer Vorteil: Ich kann dieses Kissen, vom Bezug getrennt, beim Duschen benutzen.

Aber ich habe auch festgestellt, daß die Güte des Sitzkissens nicht von der Notwendigkeit befreit, mich regelmäßig hochzustützen. Also muß ich alle 30 Minuten einen Moment lang für Druckentlastung sorgen. Auch muß das Kissen so beschaffen sein, daß es Nässe beim Schwitzen von der Haut abführt, denn hier lauert wegen der hohen

Luftfeuchtigkeit, gerade in Äquatornähe, große Gefahr. In meinem Fall war die Sitzfläche immer trocken, während sich auf dem Bezug des Rollstuhls unter dem Kissen die Feuchtigkeit sammelte.

Weiterhin muß ich, egal wo ich bin, nach dem Duschen äußerste Sorgfalt beim Abtrocknen walten lassen; am besten ist es für mich, kurz vor dem Schlafengehen zu duschen, damit dann das Gesäß gut trocknen kann.

Zudem gehört bei mir zur Druckentlastung auch das Schlafen auf dem Bauch mit einer weichen Unterlage und zweimaliges Drehen pro Nacht auf die linke und rechte Seite. Inzwischen ist das schon so Routine, daß ich dabei nicht mehr wach werde.

Nun sind die Betten in den Billigunterkünften in Asien in den seltensten Fällen weich genug. Es ist daher unerläßlich, eine Luftmatratze im Gepäck zu haben, die wiederum mehrere Funktionen ausüben kann. Ich benutze sie z. B. als Unterlage zum Baden oder am Strand.

Alltäglichkeit ist für mich der Griff zum Spiegel, um den gesamten gefühllosen Bereich meines Körpers, aber vor allen Dingen das Gesäß, Hüftknochen und die Hautfalten genauestens zu inspizieren. So kann ich bei den kleinsten Veränderungen – Rötungen der Haut, Pickel oder Abschürfungen – sofort reagieren.

Eine weitere prophylaktische Maßnahme zur Verhütung von Dekubiti ist die Benutzung von Stützstrümpfen. Sie verhindern ein Anschwellen der Beine und Füße. Wie wichtig diese Kompressionsstrümpfe sind, mußte ich auf einer Reise nach Borneo erfahren, als ich die Strümpfe vergessen hatte. Meine Füße schwollen wegen der Hitze und mangelnder Bewegung um zwei Schuhgrößen an, wodurch die nun viel zu engen Sandalen Blasen an den Fersen verursachten. Abends, beim Untersuchen der Haut, sah ich die Katastrophe. Nun war es wichtig, die schon aufgeplatzten Blasen mit peinlicher Sauberkeit regelmäßig zu verbinden. Durch die schlechte Durchblutung und die große Hitze verzögerte sich der Heilungsprozeß erheblich und erhöhte die Gefahr von Dekubiti. Das bedeutete, drei Wochen lang jeden Morgen und Abend die Wunde mit Desinfektionsmittel möglichst steril zu säubern, enzymatische Salbe aufzutragen und zu verbinden. Durch Hochlegen der Beine konnte ich den Heilungsprozeß etwas beschleunigen.

Wann immer ich Probleme mit meiner Haut bekam, war grobe Unachtsamkeit der Grund dafür: eine Klettertour auf einem Pferd im Himalaya ohne Sitzkissen, eine Fahrt mit kaum gefedertem Jeep über Schotterwege und Schlaglöcher ohne ausreichendes Sitzpolster, ein Stein im Schuh, der bei einer Busfahrt 24 Stunden Druck auf die Hakken ausübte und somit eine klassische Druckstelle verursachte.

Jegliche Verletzungen der Haut am Sitzbein zwingen mich im Bett auf die Seite, um eine kontinuierliche Druckenlastung zu gewährleisten. Bei meiner Art und Weise zu reisen ergaben sich oft erhebliche Probleme der Versorgung, denn Hotelservice konnte ich mir nur selten leisten. So mußte ich mir in meinem Hotelzimmer einen Lebensmittelvorrat für die Tage der Druckentlastung anlegen, womit ich wiederum jede Menge Ungeziefer anlockte.

Anfangs probierte ich sehr viel herum und betupfte Hautabschürfungen am Sitzbein mit Kamillelösung, wodurch schon nach einem Tag eine erstaunlich stabile Schorfschicht entstand. In schlimmeren Fällen behandelte ich mit Wasserstoffsuperoxid und enzymatischer Salbe, nach Abheilung zusätzlich noch mit austrocknender Desinfektionslösung.

Der Stein im Schuh, der mich fast zum Abbruch einer Reise gezwungen hatte, löste eine Druckstelle aus, die 3 Monate verbunden werden mußte. Ziemlich spät erst wurde mir klar, daß das Schwarze in der Wunde verfaultes Fleisch war. Damals befand ich mich in einem kleinen Bergdorf auf den Philippinen, wo ich in einem Missionshospital die richtige Behandlung bekam. Mehrere Male wurde das immer wieder nachfaulende Fleisch herausgeschnitten, bis schon ein kräftiges Loch entstanden war. Nach zweiwöchigem Aufenthalt konnte ich mit der langsam heilenden Wunde weiterreisen. Doch es gab auch Rückschläge. Ich entdeckte wieder schwarze Stellen in der Wunde und griff selbst zum Messer, da mir – inzwischen in China – die hygienischen Verhältnisse in den Krankenhäusern suspekt erschienen. Den Heimweg mit der Transsibirischen Eisenbahn nutzte ich, um den Fuß hochzulegen, so oft es ging, wobei ich feststellte, daß dies einen sagenhaften Heilungsschub bewirkte.

Neben den Methoden, Dekubiti zu verhindern, möchte ich aber noch einen weiteren Aspekt in dieser Problematik nennen. Es ist das Verhältnis zu meinem Körper, gerade zum gelähmten und gefühllosen Bereich, das in Ordnung sein muß. Es kann schnell passieren, daß man in meiner Lage einen Trennstrich zwischen gelähmtem und intaktem Bereich des Körpers zieht und so eine Hälfte vernachlässigt. Zudem ist kein Schmerz da, der ein Alarmsignal geben könnte, womit bei Hinzukommen von Gleichgültigkeit ein guter Nährboden für das Entstehen von Druckgeschwüren gegeben ist.

Es ist aus diesem Grunde äußerst wichtig, daß der Patient seinen Körper, auch wenn er ihn nicht mehr fühlt, wieder akzeptiert und somit die nötige Sorgfalt und Pflege walten läßt. So kann auch langfristig ein Schutz vor Druckstellen gegeben werden, indem das pflegende Personal im Krankenhaus dem Patienten bei der Entlassung Selbstvertrauen und Selbstverantwortung mit auf den Weg gibt.

Der DBfK stellt sich vor

DBfK – das steht für den Deutschen Berufsverband für Pflegeberufe. Wir sind Ansprechpartner für beruflich Pflegende in der Alten-, Kranken- und Kinderkrankenpflege, ob angestellt oder selbständig, ob Altenpflegehelfer oder Krankenpflegehelferinnen. Auch SchülerInnen und StudentInnen, die einen der neuen Pflegestudiengänge belegt haben, sind unsere Mitglieder.

Dem DBfK sind Sie als aktives Mitglied so willkommen wie als passives. Bei uns können Sie „Frust" und Kritik loswerden, aber auch Ihre Ideen, Ihre Kompetenz, Ihr Fachwissen mit den anderen teilen. Wir bieten Ihnen die Chance, mitzumachen und ganz nebenbei auch noch Kontakte zu knüpfen.

Wir sind, als einzige deutsche Berufsorganisation, Mitglied im Weltbund der Krankenschwestern und Krankenpfleger (International Council of Nurses, ICN) und gehören den wichtigsten europäischen Krankenpflegevereinigungen und Gremien der Europäischen Union an. Auch sind wir Mitglied im Deutschen Paritätischen Wohlfahrtsverband.

Der DBfK bietet seinen Mitgliedern vor allem eins: Service.

Das heißt
- Beratung und Information rund um den Beruf
- Erfahrungsaustausch mit den KollegInnen
- Vertretung der Pflegenden in der Öffentlichkeit
- Beratung vor beruflichen Auslandsaufenthalten
- die monatliche Zeitschrift „Pflege aktuell"
- Fachliteratur aus dem verbandseigenen Verlag
- Mitgliedschaft im ICN
- Rechtsschutz für Angestellte
- Berufshaftpflicht für Angestellte

Darüber hinaus bieten wir unseren Mitgliedern besonders preisgünstige
- Versicherungen für FreiberuflerInnen
- sonstige Versicherungen (z. B. Kfz- oder Altersversicherungen)
- Reisen für DBfK-Mitglieder und Begleitpersonen
- Fort- und Weiterbildung
- Einkaufsmöglichkeiten
- Literaturrecherchen

Sollten Sie noch Fragen haben, Informationen wünschen oder wenn Sie Mitglied werden möchten, wenden Sie sich an den DBfK. Er ist auch in Ihrer Nähe!

DBfK-Geschäftsstellen und -Einrichtungen

Bundesverband

Bundesgeschäftsstelle
Hauptstraße 392
65760 Eschborn
Postfach 30 50
65746 Eschborn
Tel.: 061 73/6 50 86
Fax: 061 73/6 16 44
e-mail:
101333,576@compuserve.com

DBfK-Verlag und Redaktion „Pflege aktuell"
Hauptstraße 392
65760 Eschborn
Tel.: 061 73/6 30 16
Fax: 061 73/64 09 13

Bildungszentrum Essen – Fortbildungsinstitut für Pflegeberufe
Königgrätzstraße 12
45138 Essen
Tel.: 02 01/28 55 99
Fax: 02 01/27 35 34

Agnes Karll-Institut für Pflegeforschung
Hauptstraße 392
65760 Eschborn
Tel.: 0 61 73/6 65 49
Fax: 0 61 73/6 30 03

Landesverbände

Baden-Württemberg
Eduard-Steinle-Str. 9
70619 Stuttgart
Postfach 75 01 43
70601 Stuttgart
Tel.: 07 11/47 50 61
Fax: 07 11/4 78 02 39

Bayern
Romanstraße 67
80639 München
Tel.: 0 89/17 70 88
Fax: 0 89/1 78 56 47

Berlin – Brandenburg
Forckenbeckstraße 20
14199 Berlin
Tel.: 0 30/89 77 23-0
Fax: 0 30/89 77 23 99

Bremen, Hamburg und Schleswig-Holstein
Hochkamp 14
23611 Bad Schwartau
Tel.: 04 51/28 12 11
Fax: 04 51/2 14 69

Hessen – Rheinland Pfalz – Saarland – Thüringen
Mittelstraße 1
56564 Neuwied
Postfach 14 40
56504 Neuwied
Tel.: 0 26 31/83 88-0

Mecklenburg-Vorpommern
Schillerplatz 8
18055 Rostock
Tel. und Fax: 03 81/4 92 32 38

Niedersachsen
Lister Kirchweg 45
30163 Hannover
Tel.: 05 11/39 00 18-0
Fax: 05 11/39 00 18-26

Nordrhein-Westfalen
Altendorfer Straße 97–101
45143 Essen
Tel.: 02 01/23 71 85
Fax: 02 01/23 65 80

Koordinierende Geschäftsstelle für Sachsen und Sachsen-Anhalt
Roßmarkt 15
06217 Merseburg
Tel.: 0 34 61/20 09 75
Fax: 0 34 61/20 09 76

Sachverzeichnis

Fettgedruckte Seitenzahl bedeutet Hinweis auf Abbildung oder Tabelle